YOGA – MIT KRAFT UND ANMUT LEBEN

For dear Silvia
With Love,
Barbra

THESEUS

YOGA – MIT KRAFT UND ANMUT LEBEN

GRUNDLAGEN UND ÜBUNGSSEQUENZEN

von BARBRA NOH

Fotografie CHRISTIAN KRINNINGER

Haftungsausschluss:

Die im Buch enthaltenen Übungen wurden von der Verfasserin und vom Verlag sorgfältig erarbeitet und geprüft. Eine Garantie kann dennoch nicht übernommen werden. Weder die Autorin noch der Verlag übernehmen die Haftung für Schäden irgendeiner Art. Es handelt sich hierbei um Informationen, die nicht als Diagnose, Behandlung oder Ersatz für eine medizinische Betreuung gedacht sind. Bitte befragen Sie hierzu Ihren Arzt.

ISBN 978-3-89901-876-9

Projektleitung & Lektorat: Susanne Klein, Hamburg, www.kleinebrise.net

Design: Sylvie Reichert-Bisaillon, www.endframe.com

Umschlaggestaltung: Morian & Bayer-Eynck, Coesfeld, www.mbedesign.de

Alle Fotos © Christian Krinninger, www.christiankrinninger.com

Druck & Verarbeitung: Westermann Druck Zwickau, GmbH

www.weltinnenraum.de

1. Auflage 2015

Bibliografische Information der Deutschen Nationalbibliothek:

Die Deutsche Nationalbibliothek verzeichnet diese Publikation in der Deutschen Nationalbibliografie; detaillierte bibliografische Daten sind im Internet über http://dnb.d-nb.de abrufbar.

Dieses Buch ist all den Suchenden gewidmet, die danach streben, ihr Leben mit Mut und Kraft, in Anmut und in Schönheit zu leben. Mögen wir uns alle in unserem Körper, in unserem Herzen sowie auch geistig gut fühlen und die Reise genießen.

INHALT

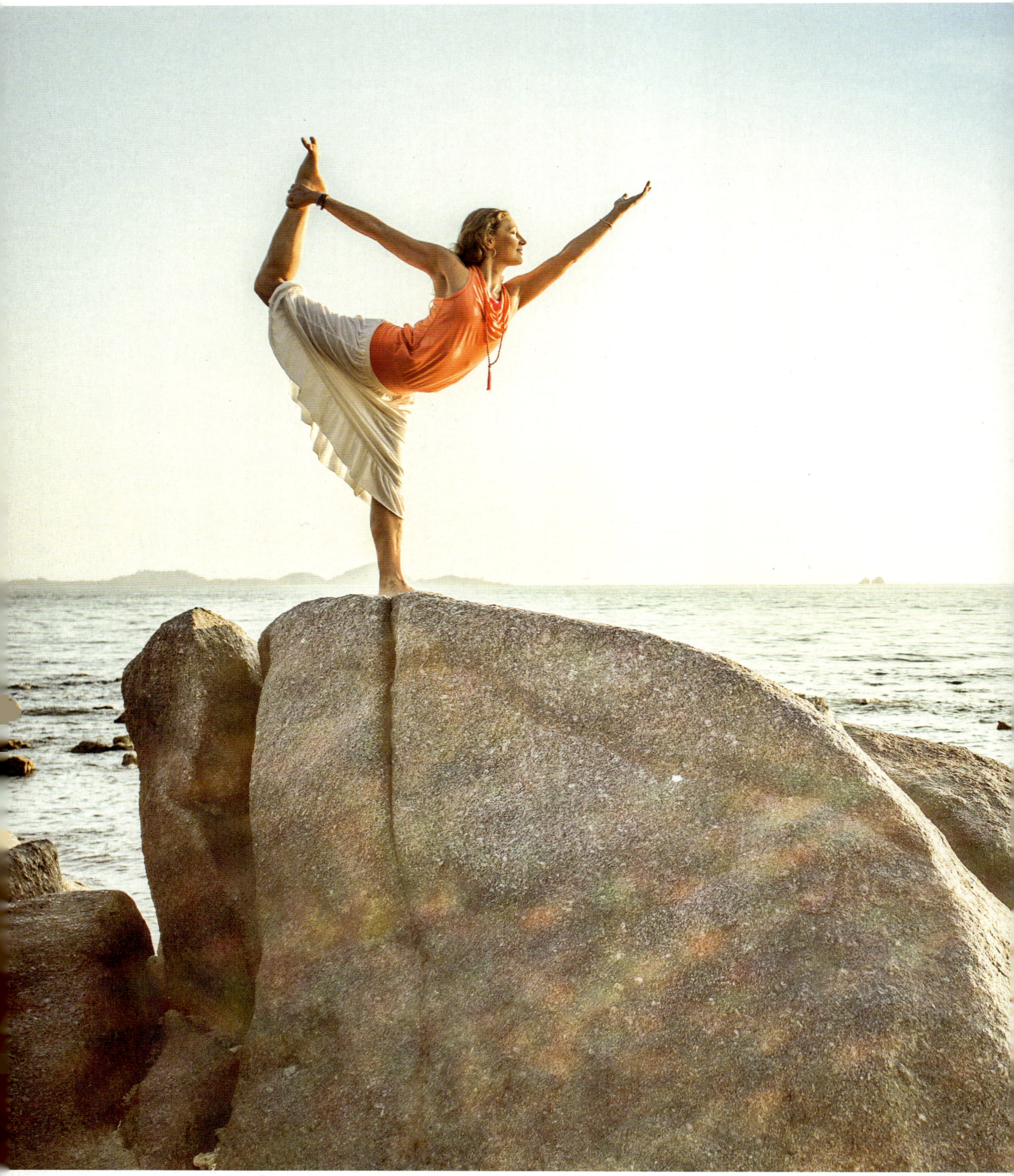

Vorwort

Yoga gibt uns ein wirkungsvolles Werkzeug an die Hand, um unsere Gesundheit und unser Wohlbefinden zu fördern. In den letzten Jahren ist seine Popularität noch gewachsen – nie zuvor haben so viele Menschen Yoga praktiziert wie heute.

Ich habe dieses Buch geschrieben, um all die Übenden zu inspirieren und zu unterstützen, die Yoga vollständiger in ihr Leben integrieren möchten. Du findest darin Erklärungen, warum es sich so gut anfühlt, Yoga zu praktizieren, worin die positiven Wirkungen liegen und wie man die Praxis sicher gestaltet. Es ist als hilfreicher Begleiter gedacht, in dem du jederzeit stöbern kannst, um Anregungen zu finden, wie du an die Praxis und ans Leben herangehen kannst.

Yoga ist immer dann am relevantesten, wenn er uns hilft, mit den Herausforderungen des Menschseins umzugehen. Meine eigene Reise begann in einer Schule für traditionelles Yoga. Dort wurde eine einfache Abfolge von Asanas (Haltungen) und Atemtechniken unterrichtet. Mir wurde beigebracht, dass Yoga täglich praktiziert werden muss, um in den Genuss seiner Wirkungen zu kommen. Und genau das tat ich. Meine Motivation, täglich zu üben, war ziemlich einfach: Jedes Mal, wenn ich es tat, fühlte ich mich besser mit mir selbst und in Bezug auf mein Umfeld. Am Ende meiner allerersten Yogastunde im Jahr 1997 setzte ich mich nach Shavasana (der Tiefenentspannungshaltung) auf und fühlte etwas, das ich noch nie zuvor empfunden hatte: tiefe Zufriedenheit und Ruhe. Selbstzweifel, Ängstlichkeit und mein permanentes Gefühl von Unzulänglichkeit verblassten. Für einige wenige kostbare Momente fühlte es sich einfach wunderbar an, ich zu sein. Yoga veränderte mein Leben.

Es ist für mich nach wie vor zutiefst erfüllend und eine Ehre, so viele Schülerinnen und Schüler darin zu begleiten, über ihre selbstwahrgenommenen Begrenzungen hinauszugehen und Fortschritte mit ihrer körperlichen Yogapraxis zu machen. Aber noch wichtiger ist: Diese Praxis des Yoga hilft ihnen, eine glücklichere Beziehung zu ihrem Körper und zu sich selbst zu entwickeln.

Ich hoffe, dass dieses Buch dich inspirieren wird, auf deine Matte zu gehen, zu atmen und dich auf eine Art und Weise zu entspannen, dass du vollkommen du selbst sein kannst. Denn ich glaube, dass die Qualitäten, die wir auf der Matte kultivieren, und die Dinge, die wir dort erleben, wie von selbst integriert werden. Deinen Yoga auch jenseits der Matte zu leben wird mühelos, es wird zu einem freudvollen Ausdruck deines höchsten Potenzials für Gesundheit und Wohlbefinden.

Namaste,

Barbra

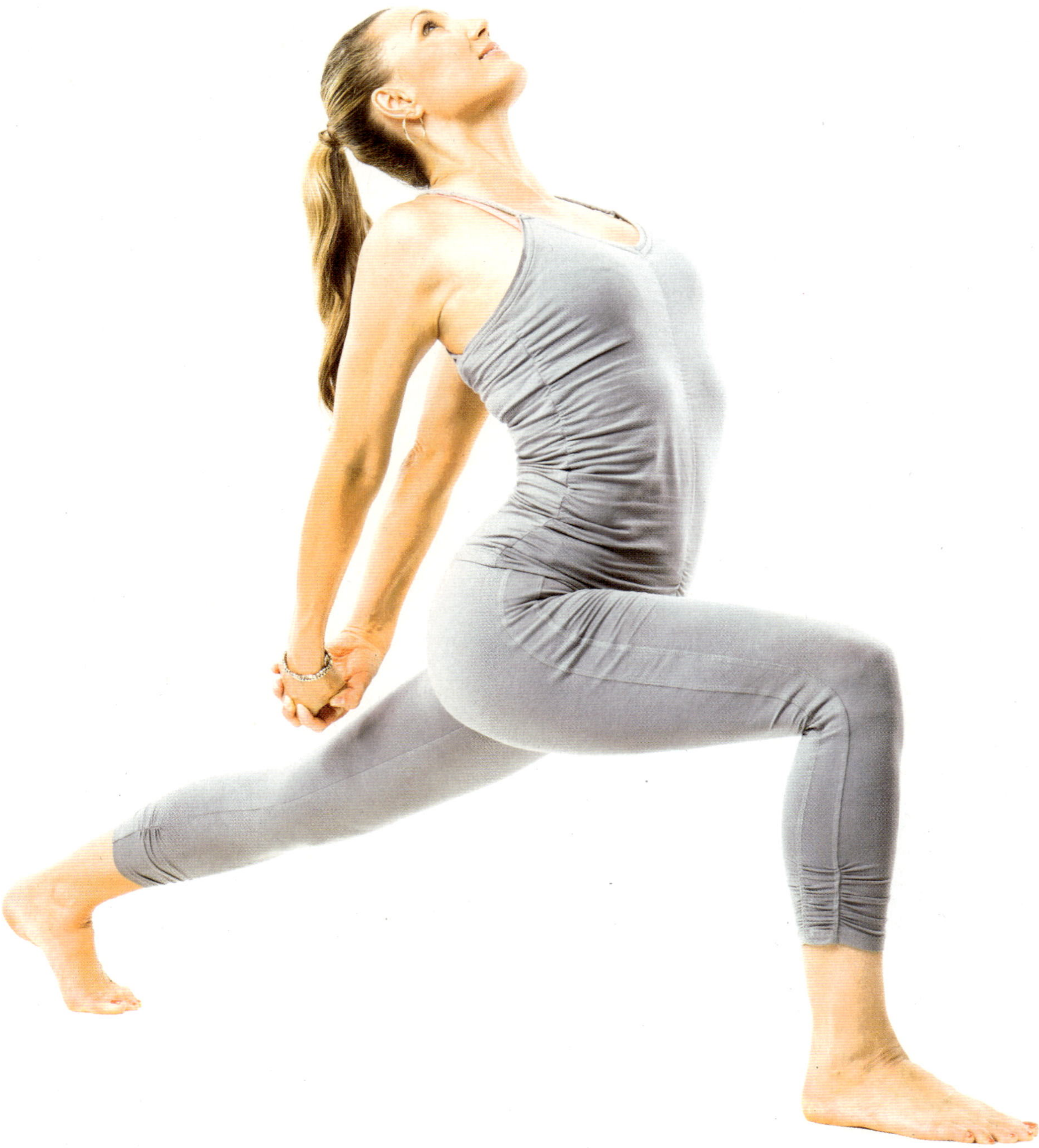

TEIL EINS

ATTITUDE

Yoga als Haltung zum Leben

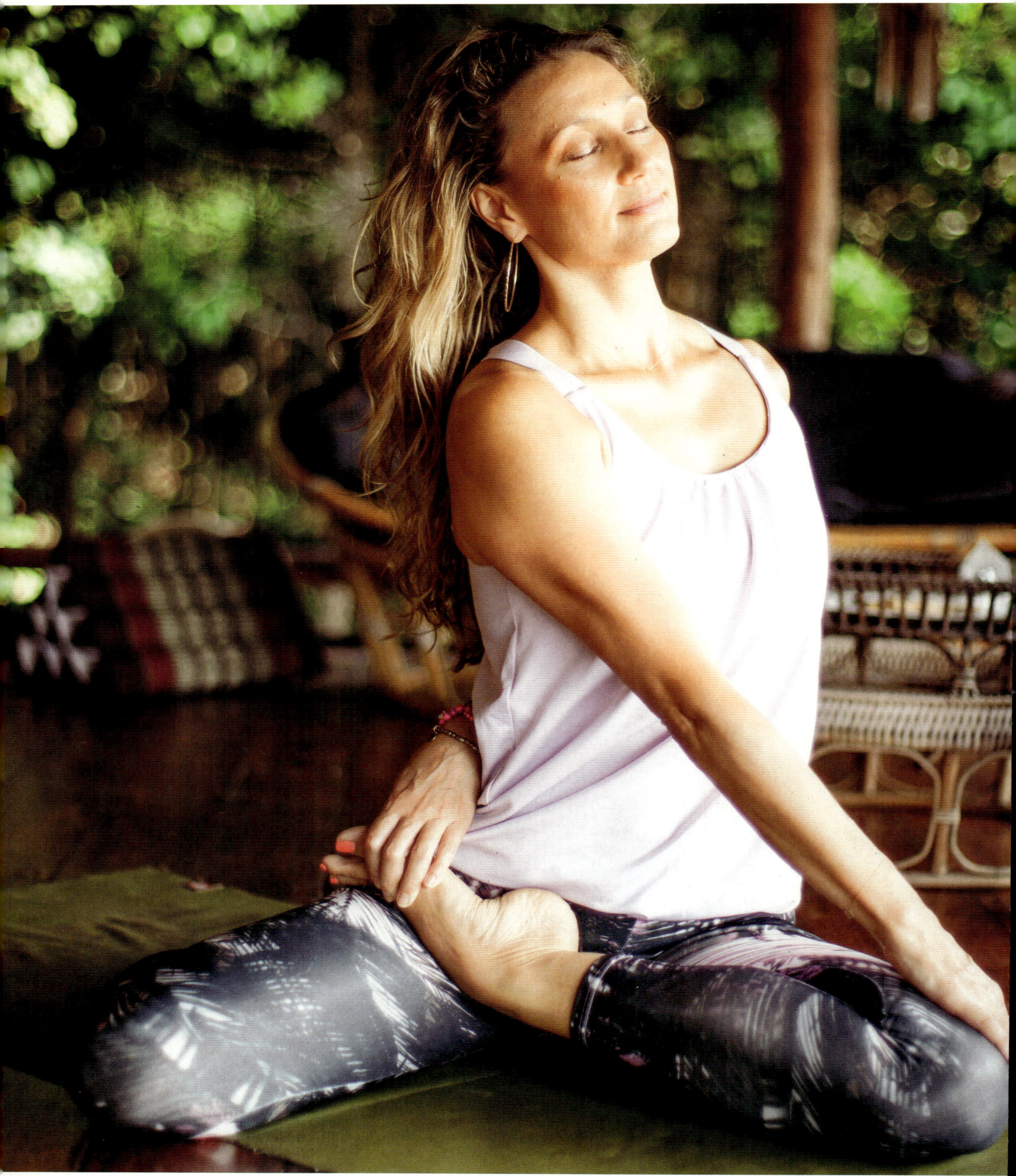

YOGA ALS HALTUNG ZUM LEBEN

Yoga ist eine philosophische Sicht auf das Leben, die weitaus mehr zu bieten hat als lediglich eine Methode, um den Körper zu stärken und die Beweglichkeit zu erhöhen. Ein yogisches Leben zu führen bedeutet, Bewusstheit und Mut zu entwickeln, um das schönste Leben zu gestalten, das uns möglich ist.

Der traditionelle Yoga umfasst eine vielfältige Bandbreite an Lehren und Vorstellungen, die unsere Gesundheit, unser persönliches Wachstum und unsere spirituelle Entwicklung fördern sollen. Sie reichen von Reinigungsritualen über Chanten, Atemtechniken, Meditation und sogar bis hin zum Auf-dem-Kopf-Stehen. Die meisten Leute assoziieren Yoga mit Körperhaltungen (Asanas). Die Asanas sind jedoch nur ein kleiner Teil des breiten Spektrums an Techniken, die man als Yoga bezeichnet.

Nie zuvor in der langen Geschichte des Yoga haben so viele Menschen den körperlichen Yoga praktiziert wie heute. Was aber macht diese Praxis zu Yoga und unterscheidet sie von einer bloßen Form körperlichen Trainings mit ungewöhnlichen Positionen und vielen Dehnübungen?

Es ist die *innere Haltung*, mit der wir praktizieren, und die dahinterliegende Intention, warum wir üben, die unsere Praxis zu Yoga macht. Yoga ist eine Haltung gegenüber dem Leben. Mit Haltung ist eine Perspektive gemeint, die wir bewusst einnehmen, und die Philosophie hilft uns, dies mit größerem Unterscheidungsvermögen zu tun.

Eine Sichtweise auf Philosophie besteht darin, sie als Versuch zu betrachten, das eigentliche Wesen der Wirklichkeit zu verstehen und zu beschreiben. Die Philosophie des Yoga dient als Unterstützung, damit wir uns in der komplexen Erfahrung zurechtfinden, als Mensch in dieser Welt zu leben. Sie stellt Weisheit und praktische Methoden bereit, um souveräner und leichter zu leben.

Klassischerweise wird Yoga als der Zustand beschrieben, in dem der Geist zur Ruhe kommt. Frei von Gedanken und Identifikation mit der materiellen Welt verschmilzt das Individuum mit dem Höheren Bewusstsein und wird eins mit ihm. Allerdings fühlen sich nicht viele Menschen aufgrund dieses Ziels vom Yoga angezogen. Was also bietet Yoga uns für unser tägliches Leben?

Das Wort *Yoga* wird oft im Sinne von „Vereinigung“ verstanden, was impliziert, das zwei oder mehr Dinge zueinanderkommen. Dies wiederum bedeutet, sich zu verbinden und somit Beziehungen einzugehen: deine Beziehung zu dir selbst, zur Welt, zur schöpferischen Energie hinter der Existenz – zu der mysteriösen Kraft, die das Leben selbst antreibt.

Beim Yoga geht es darum, Bewusstheit in alles zu bringen. Durch Bewusstheit erlangen wir Einsichten, und unser Bewusstsein sowie unsere Fähigkeit, uns auf die Wirklichkeit einzulassen, werden gesteigert. Yoga unterstützt uns in unserem Bestreben, in einer guten Beziehung zum Leben zu stehen.

Am stärksten wird diese Beziehung durch unsere innere Haltung beeinflusst. Sie formt unsere Beziehung zu uns selbst und zur Welt und die Art, wie wir beide erfahren. Philosophische Konzepte helfen uns, unsere Perspektive zu verfeinern und eine lebensbejahende Einstellung zu wählen.

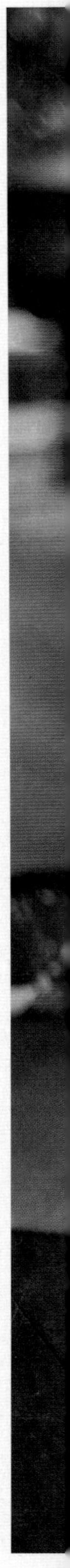

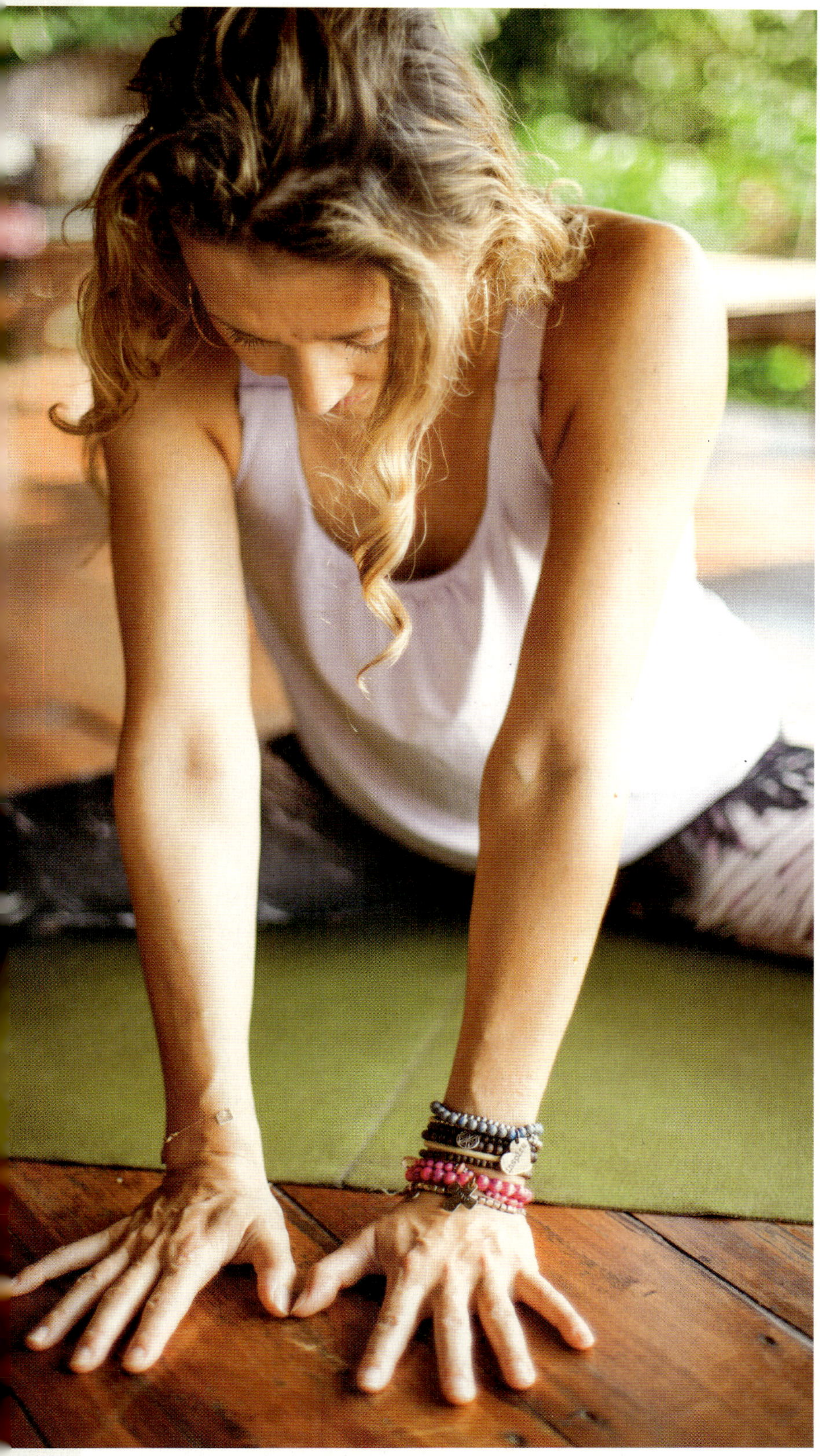

Alle Yogastile, die vorrangig Asana-Praxis enthalten, sind Formen des Hatha Yoga. Hatha Yoga kombiniert Asana, Meditation und Atemtechniken mit dem Gedanken, Verantwortung für unsere Haltung zu übernehmen und dafür, wie wir unser Handeln in der Welt mit dieser Haltung in Einklang bringen. Hatha Yoga macht voll und ganz Gebrauch von unserer Verkörperung als Pfad zur spirituellen Entwicklung. In einfacheren Worten: Er stellt eine Methode bereit, den Körper als Tor zur Entfaltung unseres menschlichen Potenzials zu nutzen. Der Schlüssel zu diesem Tor ist *Attitude*, die innere Haltung.

Es folgen einige Gedanken und Hinweise auf philosophische Konzepte, die ich für mein Leben als bereichernd empfunden habe. Die Sichtweise, die sie ermöglichen, hat mein Leben verändert und mich in gewisser Weise auch als Person verändert. Indem ich durch die Linse dieser Konzepte geschaut habe, konnte ich zu mehr Verständnis, mehr Akzeptanz und mehr Frieden finden. Ich versuche nicht, die Gesamtheit der yogischen Lehren abzudecken, die diese weitreichende Denkrichtung ausmacht. Stattdessen stelle ich meine persönlichen „Greatest Hits of Yoga“ vor.

AUS DEM HERZEN LEBEN

Einer meiner liebsten Zugänge zum Yoga ist, ihn als die Praxis zu betrachten, um die Herzensqualitäten und die Haltung zu kultivieren, die uns helfen, das Leben für uns zu kreieren, das wir wirklich wollen. Aus dem Herzen heraus zu leben bedeutet, sich für eine innere Haltung zu entscheiden, die mich mit der höchsten Vision für mein Leben in Einklang bringt.

Möchtest du mit mehr Mut, mehr Mitgefühl, mehr Geduld, mehr Freude leben? Vielleicht mit ein bisschen mehr Vertrauen, Beständigkeit, Feingefühl oder Großzügigkeit? Mehr von diesen Eigeschaften in dein Leben zu bringen ist mein Verständnis von „aus dem Herzen heraus leben".

Wie Samen im Erdboden existieren all diese Qualitäten bereits in dir, einige spürbarer als andere. Yoga stellt einen Weg zur Verfügung, sie zum Vorschein zu bringen und ihnen zu helfen, zu wachsen und zu gedeihen.

Kultiviere diese Eigenschaften, indem du sie als einen wichtigen Aspekt deiner Yogapraxis integrierst. Auf der Yogamatte kannst du Dinge wie Geduld, Mut, Beständigkeit und Mitgefühl üben. Es sind gerade unsere grundlegend menschlichen Eigenschaften, unsere Herzensqualitäten, durch die wir die Philosophie verkörpern und sie zum Leben erwecken.

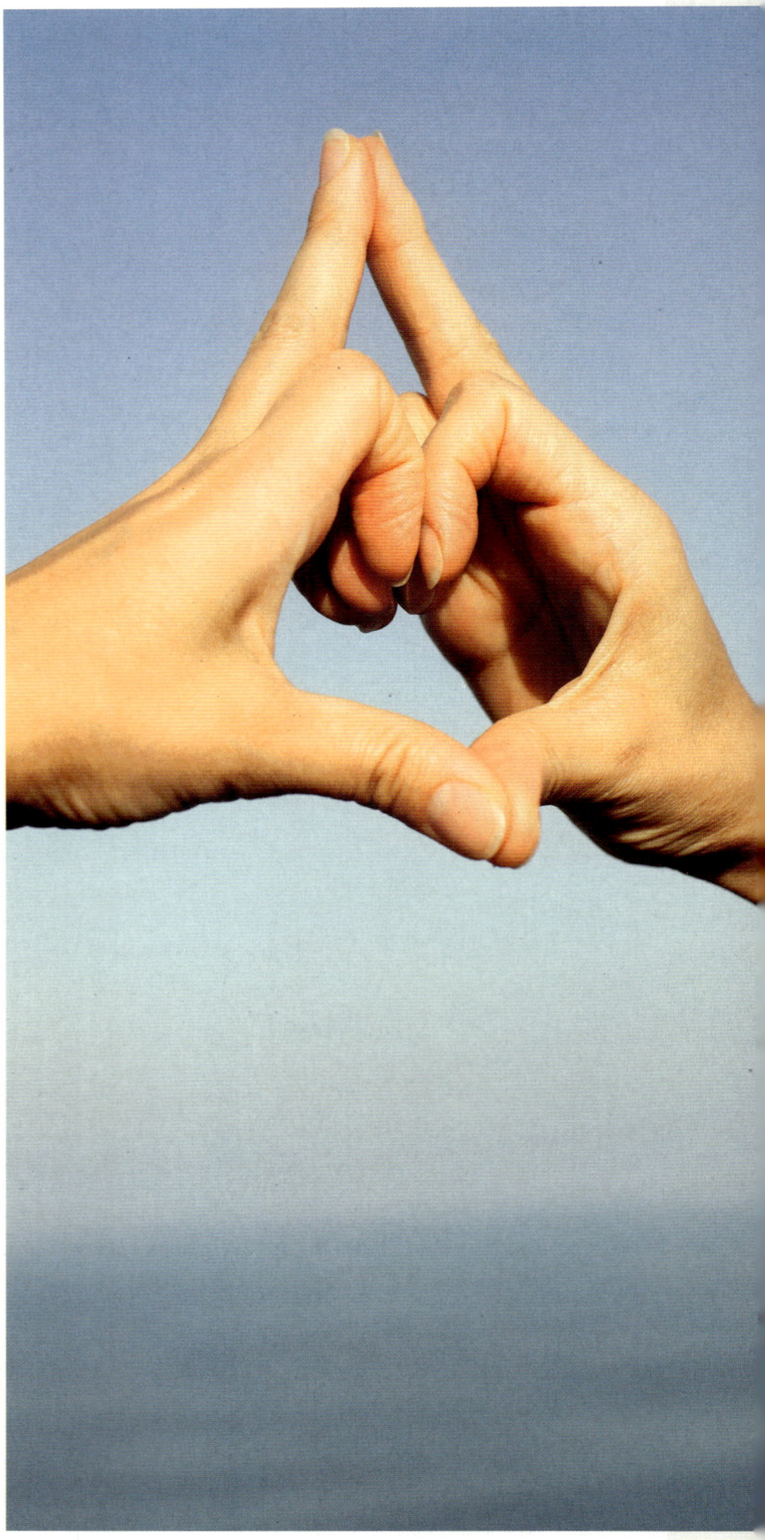

KRAFT UND ANMUT

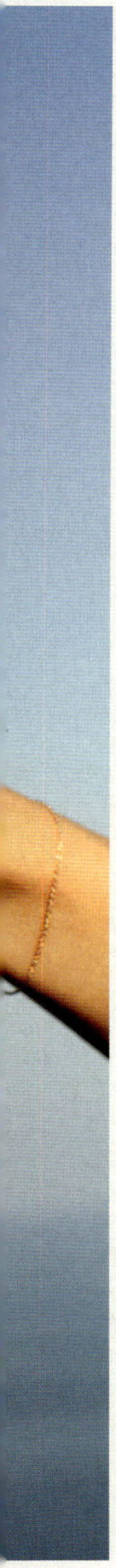

Das Leben ist geprägt von Höhen und Tiefen, von Schwierigkeiten und Freude. Kraft und Anmut sind zwei Qualitäten, die uns helfen, diese Wellen mit mehr Gelassenheit zu reiten. Sie sind die maßgeblichen Qualitäten, auf die ich immer wieder zurückgreife, während ich anstrebe, glücklich und sinnvoll zu leben.

Jeder und jede hat quasi permanent mit irgendetwas zu tun, was er oder sie als herausfordernd oder belastend empfindet. Es gibt Zeiten, in denen wir mit Problemen, Schmerz oder Verlust konfrontiert sind, die uns geradezu überwältigen. Vielleicht finden wir uns in einer Situation wieder, die so schwierig ist, dass es – egal in welche Richtung wir schauen – keinen passablen Ausweg zu geben scheint. In diesen Zeiten müssen wir uns Zugang zu unseren „Superkräften" verschaffen, jenen Kräften, die uns helfen, unseren allergrößten Herausforderungen zu begegnen.

Kraft gehört zu unserer „Superpower" und kann die Form von Disziplin, von Fokussierung, von Hingabe oder von Ausdauer annehmen. Superkräfte wie etwa Geduld, Großzügigkeit, Kreativität, Mitgefühl oder Vergebung stellen sicher, dass unsere Bemühungen und unsere Entschlossenheit uns nicht hart machen. Sie bringen die Kraft mit der Schönheit der Anmut ins Gleichgewicht.

Yoga ist eine Ressource, um unsere innere Stärke zu wecken und in unsere persönliche Kraft zu kommen, während wir offen und empfänglich bleiben.

Hier zwei Beispiele für einfache, aber dennoch tiefgreifende Yogatechniken, mit denen wir unsere Resilienz und Bewusstheit kultivieren:

- *Verbinde den Atem mit jeder Bewegung und lasse zu, dass der Atem die Führung übernimmt und die Bewegung ihm folgt.* Deine Bewegung so weich und anmutig wie möglich auszuführen erhöht das Körperbewusstsein und die Empfindsamkeit und beruhigt den Geist. Sich auf den Atem zu fokussieren verbindet den Geist mit dem Körper. Wenn wir weniger mit ablenkenden Gedanken beschäftigt sind, werden wir intuitiver und empfänglicher.
- *Halte die Positionen, während du bewusst atmest und Körperempfindungen wahrnimmst, ohne auf sie zu reagieren.* In einem Asana zu bleiben erfordert unsere volle Konzentration und körperlich den vollständigen Einsatz unserer Muskeln, um die Position auszubalancieren und zu halten. Dabei tief und gleichmäßig zu atmen trainiert das Nervensystem auf wirksame Weise dafür, in den „Entspannungsmodus" umzuschalten. Das Gehirn lernt, unter stressigen Umständen ruhig und fokussiert zu bleiben. Wir entwickeln mentale und emotionale Widerstandsfähigkeit

Schon diese beiden Techniken entwickeln in uns Kraft und Gleichmut; die Fähigkeit, inmitten von Drama und Chaos ruhig und stabil zu bleiben. Durch eine regelmäßige Yogapraxis kultivieren wir die Qualitäten und Fähigkeiten, die uns ermöglichen, die Sturmwellen besser auszuhalten und sie selbst in den turbulentesten Zeiten mit Anmut zu reiten.

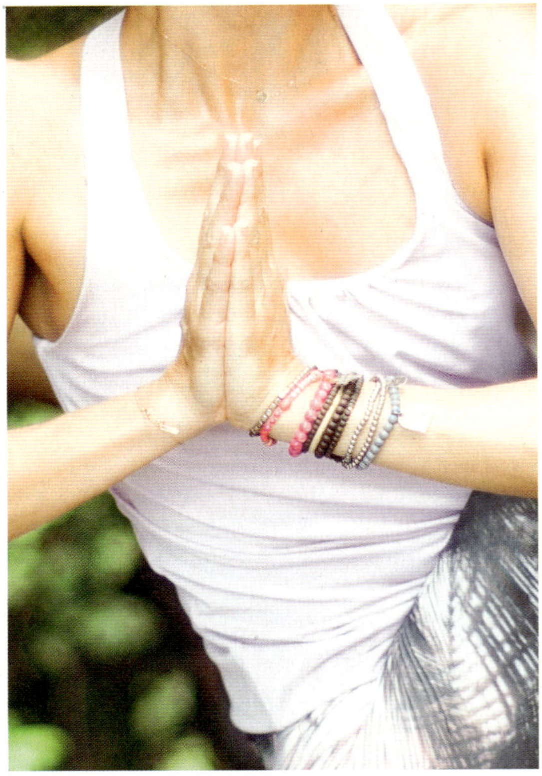
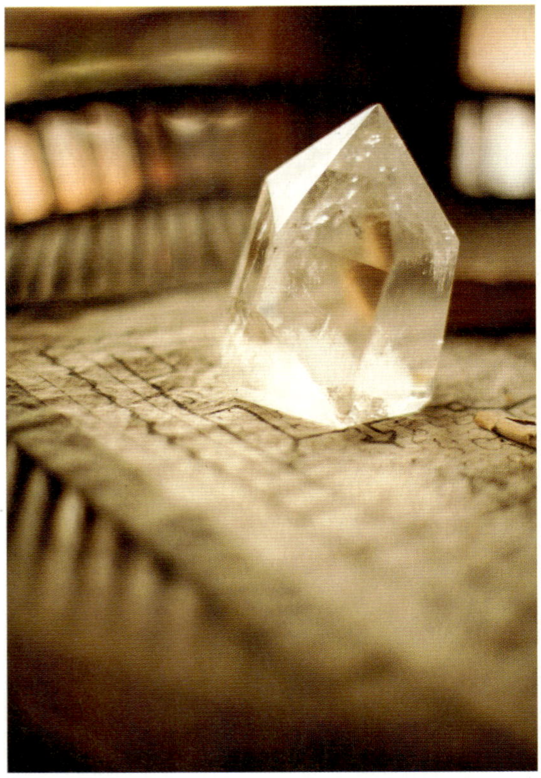
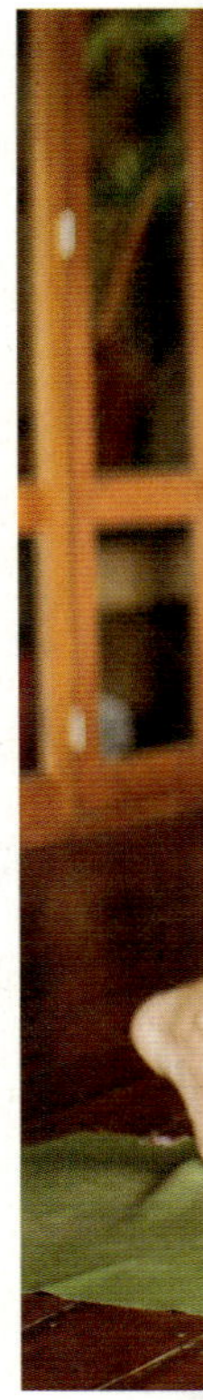

BEWUSSTHEIT UND TRANSFORMATION

Yoga ist in seiner Essenz ein System zur Transformation. Für mich ist die Annahme völlig einleuchtend, dass unser Bewusstsein sich stets ausdehnen möchte und es somit Teil unserer innewohnenden Natur ist, uns nach Wachstum und Veränderung zu sehnen. Niemand hofft darauf, dass die eigene Entwicklung aufhört. Dennoch können wir nichts transformieren, dessen wir uns nicht bewusst sind.

Ich fand es schon immer wirklich unglaublich, wie sehr sich Dinge verändern können, indem man sie sich einfach nur anschaut. Bewusstheit in irgendeinen Aspekt unseres Lebens zu bringen kann machtvolle Transformationsprozesse anstoßen.

Indem wir unsere Aufmerksamkeit auf etwas lenken, bringen wir es ans Licht. Da es nun nicht länger verborgen ist, können wir klarer und geschickter darauf eingehen. Unsere Fähigkeit, uns Dinge anzuschauen und sie zu beobachten, wächst. Wir werden besser darin, unsere Aufmerksamkeit auf ein Objekt unserer Wahl zu richten. Wenn wir weniger reaktiv und stattdessen kontemplativer werden, sind wir in der Lage, uns das Drama anzusehen, ohne uns hineinziehen zu lassen. Oft steigert allein der Akt, unsere Aufmerksamkeit auf etwas zu lenken, unsere Wertschätzung dafür.

Yogische Praktiken wie Asana, Pranayama (Techniken, die mit der Atmung arbeiten) und Meditation entwickeln allesamt unsere Fähigkeit, Bewusstheit in den gegenwärtigen Moment, in unsere Handlungen und Gedanken zu bringen, während wir die Emotionen und Empfindungen zur Kenntnis nehmen, die dabei aufkommen.

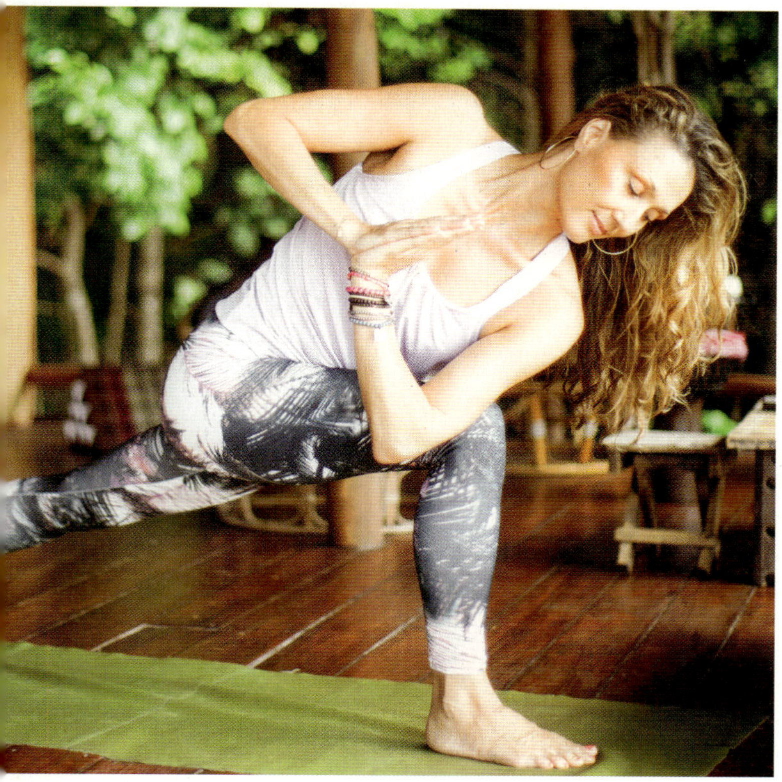

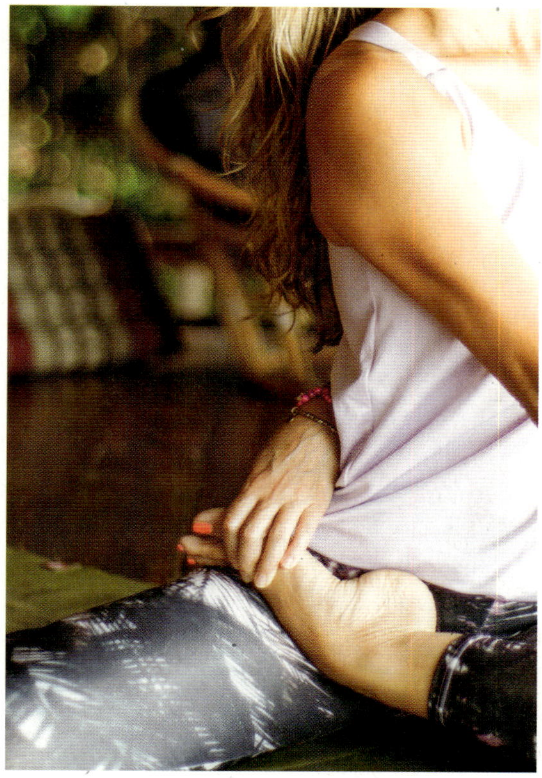

SANKALPA – DIE MACHT DER INTENTION

Intention ist eine Verfeinerung unserer inneren Haltung. Alles, was wir tun, beginnt als Gedanke oder Gefühl. Hinter jeder unserer Handlungen steht eine Absicht.

Das Sanskritwort *Sankalpa* bezeichnet ein Konzept oder eine Vorstellung, die im Herzen oder im Geist geformt wird, einen Schwur, eine definitive Absicht, die Entschlossenheit zur Umsetzung, einen Willensakt. Ich betrachte Sankalpa als ein Versprechen mir selbst gegenüber, nicht zu vergessen, was mir am wichtigsten ist.

Sankalpa ist der Ausgangspunkt, von dem aus sich unsere Handlungen und unser Leben entfalten. Die Klarheit deines Sankalpa entscheidet darüber, wie stark deine Worte und Handlungen das widerspiegeln, was du wirklich wertschätzt. Indem du deinen *Sankalpa* definierst und verstehst, was dich antreibt, werden deine Gedanken und Handlungen sich auf natürliche Weise an deinen höchsten Intentionen ausrichten und dich wirksamer darin führen, zu erfüllen, was du dir wünschst.

Definiere deinen Sankalpa

Nimm dir 10 bis 15 Minuten, um ganz frei über deinen *Sankalpa* zu schreiben, indem du die höchste Vision formulierst, die du für dich selbst und dein Leben hast. Alles ist erlaubt, halte nichts zurück. Was ist momentan dein *Sankalpa* für dein Leben? Was ist dein *Sankalpa* für heute? Dann schließe die Augen und visualisiere einen Aspekt von dem, was du aufgeschrieben hast. Stärke diese Vision innerlich, indem du für einige Minuten bei ihr verweilst und bei dem Gefühl, das dein *Sankalpa* hervorruft.

FOKUSSIERE DEINE AUFMERKSAMKEIT, UM DEINE WIRKLICHKEIT ZU ERSCHAFFEN

Ich kenne Menschen, die nach Indien gereist sind und alles, was ihnen dort begegnet ist, als interessant, inspirierend und bereichernd empfunden haben. Ich kenne aber auch Menschen, die dieselben Orte besucht haben und bei ihrer Rückkehr erzählten, dass sie alles dort gehasst haben und niemals wieder dorthin möchten. Der Unterschied liegt in der inneren Haltung und darin, worauf sich diese Menschen jeweils fokussiert haben. Auch Fokus ist eine Verfeinerung unserer Haltung.

Wann immer du feststellst, dass du mit der Wirklichkeit unzufrieden bist, frage dich: „Was habe ich als meinen Fokus gewählt?" Worauf wir uns fokussieren und der Wert, den wir diesem beimessen, formt unsere Realität.

Unser Gehirn filtert eingehende Informationen auf der Grundlage unserer Entscheidungen und der Dinge, die uns wichtig sind. Folglich nehmen wir bestimmte Dinge eher wahr als andere. Demnach kann unsere Aufmerksamkeit so ausgerichtet werden, dass sie einige Dinge stärker in den Fokus nimmt als andere.

Ist es dir schon einmal so ergangen, dass dir jemand eine bestimmte Art von Pflanze gezeigt hat, und du diese Pflanze von da an plötzlich überall gesehen hast? Diese Pflanzenart war schon immer da, aber du hast sie nicht wahrgenommen, bis sie eine Bedeutung für dich erhalten hat. Wir sehen nur, worauf wir uns fokussieren. Ähnlich sieht jemand, der einen Partner sucht, sich aber auf den Gedanken fokussiert „Ich treffe sowieso immer nur Frauen/Männer, die bindungsunfähig sind", stets nur die Beziehungsphobiker – ja, scheint diese geradezu anzuziehen – und scheitert daran, Menschen wahrzunehmen, die ebenfalls nach einer langfristigen Beziehung suchen.

Eine yogische Lehre, die diese Auffassung ausdrückt, kommt in den Yoga-Sutras des Patanjali, Kapitel 4, Vers 15, vor:

vastu-samye chitta-bhedat tayor vibhaktah panthah
„Jede Person nimmt das gleiche Objekt in einer anderen Weise wahr, je nach ihrem eigenen Geisteszustand und ihren Projektionen. Alles ist von sich aus leer und erscheint dementsprechend so, wie man es sieht."

Was wir als Fokus wählen, hat starken Einfluss darauf, wie wir die Wirklichkeit wahrnehmen. Wenn wir uns dafür entscheiden, den Fokus auf all das zu legen, was wir in der Welt für falsch halten, dann ist dies alles, was wir sehen. Wenn wir uns auf all das fokussieren, was wir an uns selbst als falsch betrachten, werden wir uns elend fühlen, und unsere mutmaßliche Schwäche wird unglaubliche Ausmaße annehmen.

Der erste Schritt, unsere Wirklichkeit zu gestalten, besteht darin, uns darüber bewusst zu sein, dass wir die Dinge selektiv wahrnehmen und dass wir dem, was wir sehen, einen Wert (oder Mangel an Wert) beimessen. Der nächste Schritt ist, dass wir uns bewusst dafür entscheiden, unsere Aufmerksamkeit auf die Dinge zu richten, die wir wertschätzen, was unser System darauf einstimmen wird, mehr davon zu sehen und anzuziehen.

Meditation ist eben diese Praxis, die unsere Fähigkeit entwickelt, zu wählen, worauf wir den Fokus legen. Statt den Geist wahllos umherwandern zu lassen, sind wir uns unserer Gedanken bewusst und entscheiden uns dafür, uns auf diejenigen Themen und Vorstellungen zu fokussieren, die uns dienlich sind. Meditation ist die Praxis der Aufmerksamkeit.

„Du erschaffst deine Gedanken, deine Gedanken erschaffen deine Absichten, und deine Absichten erschaffen deine Realität“ *Wayne Dyer*

MATRIKA-SHAKTI – DIE KRAFT DES GESPROCHENEN WORTES

Wenn unsere Gedanken laut ausgesprochen werden, wird ihre Schwingung stärker. Worte sind machtvoll und ein direkter Ausdruck unserer Gedanken und unserer Einstellung. Unsere Wortwahl zu verfeinern ist ein Weg, unsere innere Haltung zu verfeinern.

Hier ist eine Übung, um im Alltag eine lebensbejahende Haltung zu kultivieren:

Nimm dir einige Tage lang etwas Zeit, deine Gedanken und Worte zu beobachten. Welche Art von Schwingung erzeugst du? Auf welche Version der Wirklichkeit fokussierst du dich mittels deiner Worte?

Sagst du: „Ich hoffe, dass mich mein Freund niemals verlassen wird“ oder: „Ich freue mich auf viele erfüllende gemeinsame Jahre“? – „Nie bekomme ich die Bezahlung, die ich verdient hätte“ oder: „Meine Leistungen sind einen besseren Lohn wert“?

Übe, einige Tage nur in der positiven Form zu reden. „Entgifte“ deine Sprache, indem du Klagen und negative Bemerkungen unterlässt. Fokussiere dich mehr auf das, was du willst, und weniger auf das, was du nicht willst. Kommentiere laut die Dinge, die angenehm und erfreulich sind, mit Worten, die Dankbarkeit und Anerkennung vermitteln. Nimm wahr, wie sich dein Leben anfühlt und was du anziehst, wenn du dir der Kraft deiner Worte derart bewusst bist.

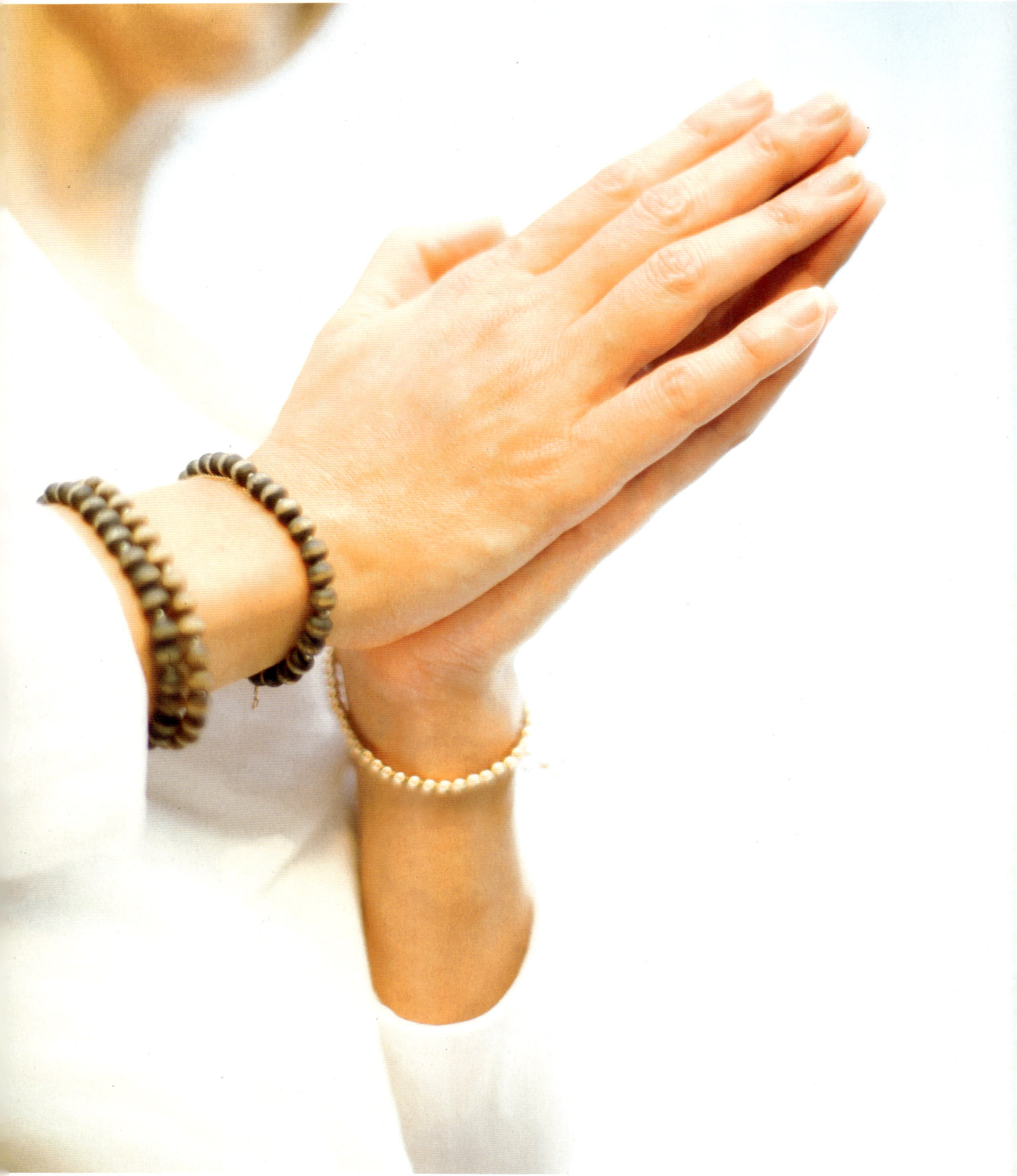

DAS ZIEL DES YOGA

Es ist populär geworden, Yoga als Weg zu Frieden, Liebe und Glück zu beschreiben. Die alten Yogis waren jedoch nicht so sehr mit Glück beschäftigt. Sie befassten sich vielmehr damit, die Hindernisse zu beseitigen, die Glück verhindern. Das traditionelle Ziel des Yoga war Erleuchtung, die als die endgültige und vollkommene Beendigung des Schmerzes und der Leiden betrachtet wurde.

Später entwickelte sich die Vorstellung, dass Glück die Essenz unseres Wesens sei, es jedoch Dinge gebe, die uns daran hindern, diesen glückseligen Teil unserer Natur zu erkennen.

Für Menschen, die auf irgendeine Weise Unzufriedenheit in ihrem Leben erfahren oder die große Tragödien erlebt haben, kann es schwierig sein, sich auf die Vorstellung einzulassen, dass Glück die fundamentale Essenz im Kern unseres Seins ist. Woher wissen wir, dass unser wahres Wesen darin besteht, glücklich zu sein?

Wann immer wir uns unglücklich fühlen, sind wir bestrebt, in einem Zustand des Glücklichseins zurückzufinden. Zu keiner Zeit denken wir: „Oh, gut. Ich bin so froh, mich wieder in diesem Zustand des Elends zu befinden. Das fühlt sich für mich richtig an." Genauso überlegt sich auch niemand, wenn er morgens aufsteht: „Was könnte ich tun, um meinen Schmerz und mein Leid zu vergrößern?" Alles, was wir tun, und unsere sämtlichen Entscheidungen sind davon motiviert, dass unserer Meinung nach Leid verringert und Glück vermehrt wird.

Die Yogatradition umfasst diverse philosophische Schulen, die sich in ihrer Weltsicht und auch in den praktischen Ansätzen voneinander unterscheiden. Der gemeinsame Nenner all dieser Schulen liegt in der Frage, wie man erleuchtet und vom Leiden befreit wird. Die Auffassung, die all diese Schulen teilen, besagt, dass die Wurzel des Leids (*Duhkha*) unser fundamentales Unwissen (*Avidya*) darüber ist, wer und was wir sind. Diese Unwissenheit bringt eine existenzielle Sehnsucht (*Trshna* = Durst) mit sich; ein Gefühl, dass etwas fehlt und dass wir unvollständig sind. Worin die Schulen sich unterscheiden, ist die Erklärung, worin unser wahres Wesen besteht und wie man es verwirklicht. Aber ihre Philosophien sind alle darauf angelegt, uns darin zu unterstützen, die Wirklichkeit zu verstehen und uns auf sie auszurichten.

Tantra ist eine Bewegung, die viele früher entstandene philosophische Schulen sowie auch den Buddhismus beeinflusst hat. Somit deckt dieser Begriff ein weites Feld ab, zu dem zahlreiche Strömungen gehören. Ein grundlegender Aspekt des Tantra liegt jedoch in dem Ziel, sich darüber bewusst zu werden, dass alles eins ist. Erleuchtung ist der Zustand, in dem man keine Trennung mehr wahrnimmt.

Eine Strategie, dies zu erreichen, ist, sich vollkommen auf die physische Wirklichkeit einzulassen. Nach dem tantrischen Verständnis entscheidet sich das Bewusstsein aus seiner eigenen Freiheit heraus, sich selbst in Form der physischen Welt auszudrücken. Die eine, alles durchwirkende, schöpferische Energie manifestiert sich in der Vielfalt, einfach um sich selbst in Myriaden von Formen zu erfahren. Alles ist Bewusstsein, und deshalb ist alles heilig und hat seinen Wert. In dieser Methode liegt der Fokus darauf, das Leben zu umarmen. Freiheit vom Leiden wird erreicht, indem man sich mit der Realität in Einklang bringt und in Harmonie mit dem befindet, was ist.

Hatha Yoga hat seine Wurzeln im Tantra. Die Tantriker nutzten den Körper als Werkzeug, um auf die Erleuchtung hinzuarbeiten. In einem hochentwickelten Bewusstseinszustand gibt es kein Leiden. Der oder die Erleuchtete nimmt alles als Bewusstsein wahr, alles als eins.

Im Widerstand gegen die Realität zu sein verursacht Schmerz und Leid. Wenn unsere Beziehung zur Wirklichkeit harmonisch ist, erfahren wir das Leben als einen mühelosen Fluss.

DUHKHA UND SUKHA

Duhkha ist ein Sanskritwort und wird üblicherweise mit „Schmerz" und „Leiden" übersetzt. Das Konzept dahinter besagt, dass Leiden entsteht, wenn wir nicht in Einklang mit der Realität sind.

Kha bedeutet „Raum" und bezieht sich auf die zentrale Achse eines Rads. Das Präfix *duh* bedeutet „schlecht". Wenn die Achse und das Rad nicht zusammenpassen, kommt es zu Reibungen, und das Rad dreht sich nicht gleichmäßig. *Duhkha* beschreibt den Zustand, wenn zwei Dinge nicht richtig aufeinander eingestellt sind. Wenn unsere Vorstellungen davon, wie die Dinge sein sollten, nicht damit übereinstimmen, wie die Dinge sind, dann wird das irgendeine Form von Leid zur Folge haben.

Das Präfix *su* bedeutet „gut". *Sukha* beschreibt einen Zustand von Leichtigkeit, Freude und Beschwingtheit. Die Dinge fließen mühelos, ohne Anstrengung, und das Leben fühlt sich gut an. Unsere Vorstellungen und Erwartungen sind in Harmonie mit der Wirklichkeit.

Sukha beschreibt einen Zustand von Leichtigkeit, Freude und Beschwingtheit. Die Dinge fließen mühelos, ohne Anstrengung, und das Leben fühlt sich gut an.

Ich kann mit den Konzepten von *Duhkha* und *Sukha* sehr viel anfangen. Es gab eine lange Phase in meinem Leben, in der ich mich traurig und deprimiert gefühlt habe. Zutiefst unzufrieden, musste ich in mich gehen und einen sorgfältigen Blick auf all die Dinge werfen, über die ich unglücklich war. Was ich entdeckte, war, dass ich mich nicht in Einklang mit meiner Lebenswirklichkeit befand.

Meine Vorstellungen davon, wie mein Leben sein sollte, und mein tatsächliches Leben wichen stark voneinander ab. Es war Zeit, eine neue Beziehung zu den Dingen zu finden, mit denen ich kämpfte.

Bei manchen Dingen schraubte ich meine sehr hohen Erwartungen herunter und entwickelte mehr Akzeptanz. Bei anderen Dingen überdachte ich, ob sie eigentlich wirklich so schlecht waren. Vielleicht spiegelten sie nicht das wider, was ich für das Beste hielt, aber als ich sie mir neu anschaute, stellte ich fest, dass sie im Grunde sehr wertvoll waren.

Statt dass ich mich blockiert fühlte, begannen sich die Räder nun reibungsloser zu drehen, und ich wurde zufriedener. Die äußeren Umstände blieben dabei unverändert. Das Einzige, was ich änderte, war meine Haltung dazu – ich veränderte meine Beziehung zu meinen Lebensumständen. Dies ist der Zustand von *Sukha*. Statt im Widerstand zu meinem Leben zu sein, stets mit dem beschäftigt, was es nicht war, entschied ich mich dafür, es zu umarmen und harmonischer mit dem zu arbeiten, was ich hatte.

Das nächste Mal, wenn du über irgendetwas unglücklich bist, nimm dir ein bisschen Zeit zur Selbstreflexion. Stell dir selbst Fragen wie:

Wie kann ich mit dieser Situation in Harmonie gelangen?

Welche Perspektive auf diese Angelegenheit wird mir weniger Leiden und mehr Freude bringen?

Wie kann ich meine Beziehung zu denjenigen Dingen, die ich nicht beeinflussen kann, positiv verändern?

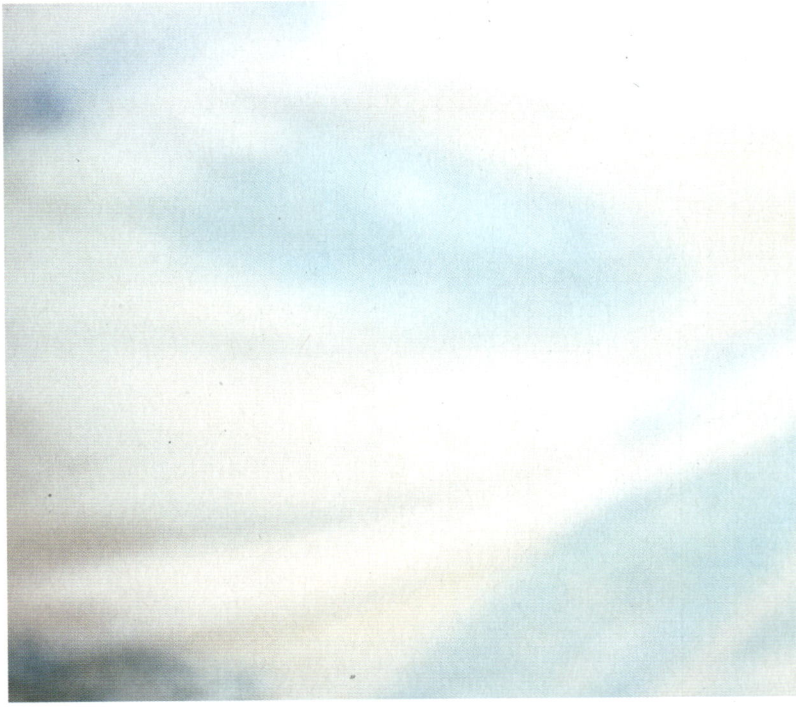

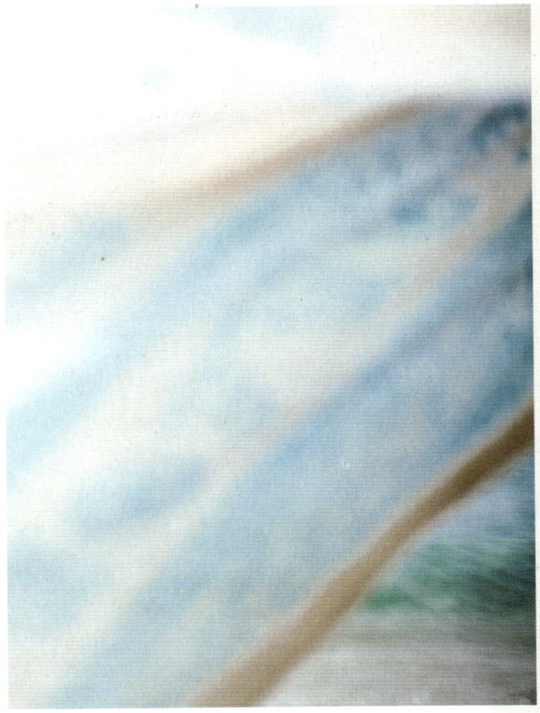

NICHT-ANHAFTEN

Nicht-Anhaften ist eine Lehre, die ich als sehr hilfreich empfinde. Die Annahme dahinter ist, dass es unsere Anhaftung an Dinge ist, die uns Schmerz, Angst, Sorgen und sogar Wut beschert. Diese Anhaftung kann sich auf materielle Objekte richten, auf Beziehungen, auf Menschen, auf Meinungen und Vorstellungen, auf die Vergangenheit oder auf den Ausgang von Situationen (also auf die Zukunft!).

Es kann jede Menge Stress bedeuten, wenn wir hoffen, dass die Dinge sich so entwickeln, wie wir es uns wünschen, und Angst haben, dass sie nicht so sein werden. Je mehr wir an etwas anhaften, desto größer unsere Angst, es zu verlieren.

Nicht-Anhaften schenkt uns Freiheit. Unser Glück hängt nicht länger davon ab, dass die Dinge in einer bestimmten Weise sein müssen. Ich habe festgestellt, dass es die leichtere Variante ist, Nicht-Anhaften mit materiellen Dingen zu üben. Beziehungen und der Verlauf wichtiger Situationen sind da eher für Fortgeschrittene.

Nimm wahr, wenn es dir Stress bereitet, eine Sache zu bekommen oder in deinem Besitz zu behalten. Wie wichtig ist diese Sache für dein Glück wirklich? Vielleicht schenkt sie dir eine gewisse Freude oder Bequemlichkeit, aber könntest du nicht auch ohne sie überleben? Ziehe in Betracht, beides zu tun: die Freude oder Annehmlichkeiten zu schätzen, die sie dir gibt, und zugleich zu erkennen, dass sie nicht unverzichtbar für dein Überleben oder dein Glück ist.

Vielleicht hoffst du auf eine bestimmte Entwicklung, z.B. einen neuen Job oder jemandes Zustimmung für dein Business-Projekt zu bekommen. Die Angst, nicht zu erreichen, was wir wollen, kann überwältigend werden und die Enttäuschung sehr schmerzhaft. Dies ist ein guter Moment, die Vorstellung loszulassen, dass das von dir bevorzugte Resultat der einzige Weg ist, glücklich zu sein. Bedenke die Alternativen und sogar das „Worst-Case-Szenario" und vertraue darauf, dass du sogar damit umgehen kannst.

Menschen und Beziehungen könnte man als das „fortgeschrittene Feld" des Nicht-Anhaftens betrachten. Nichts bleibt für immer. Alles hat einen Anfang und ein Ende. Menschen verändern sich, ziehen weiter, und letztendlich sterben wir alle. So schwierig es auch sein mag – die Unbeständigkeit des Lebens zu akzeptieren hilft uns dabei, loszulassen und zu neuen Situationen überzugehen. Sich hinzugeben bringt das Potenzial zu tiefer Transformation mit sich.

Unsere Fähigkeit, Dinge loszulassen, kann durch eine rationale Perspektive gefördert werden („Ich brauche das nicht unbedingt zum Überleben.", „Es ist die Natur unserer Existenz, dass Dinge sich verändern"), aber es erfordert auch eine Bereitschaft, uns dem zu unterwerfen, wie sich das Leben entfalten will.

Nicht-Anhaften darf nicht mit Apathie verwechselt werden. Es bedeutet nicht, dass uns das Objekt, die Person oder das Resultat egal sind. Es heißt lediglich, dass unser Wohlbefinden nicht mehr so sehr von dem Objekt, dem Menschen oder dem Resultat abhängt. Wir sind dann offen für andere Möglichkeiten und akzeptieren den Wandel. Wir halten weniger krampfhaft an unseren Hoffnungen, Wünschen und Erwartungen fest.

Nicht-Anhaften kann dir die folgenden Geschenke bringen:

- Erwartungen beherrschen nicht länger dein Leben.
- Deine Emotionen werden nicht dazu führen, dass du jegliche Perspektive verlierst.
- Du wirst dich weniger davon gequält fühlen, wie die Dinge verlaufen.
- Weniger verhaftet und nicht mehr so fixiert auf eine Sache, wirst du den Wert von etwas anderem erkennen können.
- Du wirst keine Energie darauf verschwenden, dem Leben hinterherzujagen und Situationen kontrollieren zu wollen.
- Du wirst frei von obsessiven Gedanken und Sorgen sein.
- Du wirst weniger hadern und dich mehr im Frieden fühlen.

Das nächste Mal, wenn du bemerkst, dass du dich an etwas klammerst und daran festhalten willst, nimm einen tiefen Atemzug und dann atme aus und lasse los. Gib das Kämpfen auf und lasse die Dinge so sein, wie sie sind, sodass du ein bisschen mehr Freiheit und innere Ruhe erfahren kannst.

SCHLEIER UND HINDERNISSE

In der Tradition des yogischen Denkens gibt es die wiederkehrende Thematik von Schleiern, Hindernissen und Verhüllungen. Darin spiegelt sich etwas wider, das ich immer sehr deutlich gespürt habe: Es gibt etwas zu entdecken, etwas zu offenbaren, etwas, das herausgefunden werden möchte! Yoga ist ein Pfad zur Erleuchtung – zu einer vollständigeren Kenntnis unserer selbst und einem tieferen Verstehen des Lebens.

Im Anschluss findest du einige Beispiele für yogische Konzepte, die Schleier und Hindernisse beschreiben – jene Dinge, die uns daran hindern, „erleuchtet" zu sein.

Maya ist der Schleier der Illusion, der uns dazu verleitet, uns übermäßig mit der materiellen Wirklichkeit zu identifizieren. Indem wir uns in der Unbeständigkeit der Welt verlieren, gelingt es uns nicht, das unveränderliche Bewusstsein dahinter zu erkennen. *Maya* ist auch der Begriff für die sich in viele Formen ausdifferenzierende Kraft des Universums, die das Bewusstsein verdeckt oder begrenzt.

Kanchukas sind die fünf Verhüllungen innerhalb der Maya, die das Höchste Bewusstsein einschränken. Wir erleben sie als begrenzte Fähigkeit, begrenztes Wissen, begrenzte Fülle (ein Gefühl des Mangels), begrenzten Raum und begrenzte Zeit.

Koshas sind die fünf Hüllen oder Schichten, die unsere Verkörperung bilden und die Glückseligkeit, die unsere Essenz ist, „ummanteln". Die grobstofflichste dieser Hüllen ist *Annamaya-Kosha*, der physische Körper. Von da an wird jede weitere Hülle immer feinstofflicher: *Pranamaya-Kosha* (Atem- oder Energiehülle), *Manomaya-Kosha* (Mentalhülle), *Vijnanamaya-Kosha* (Weisheitshülle) und die subtilste Schicht, Anandamaya-Kosha (Glückseligkeitshülle). Als Konzept beschreiben die *Koshas* die Verbundenheit all dieser Hüllen. Die „äußere Schicht", der physische Körper, ist für uns die sichtbarste und erreichbarste Hülle. Mit ihr beginnend können wir darauf hinarbeiten, auch die subtileren Aspekte unserer selbst zu erfahren, einschließlich der „Glückseligkeitshülle" im Kern unseres Daseins.

Kleshas sind die fünf Filter, durch die wir die Welt wahrnehmen. Sie begrenzen unsere Wahrnehmung auf eine sehr subjektive Version der Realität. *Avidya* (Unwissen, Täuschung) ist der primäre *Klesha*, aus dem die anderen vier entspringen. Der klassische Yoga fokussiert sich darauf, diese Beeinträchtigungen zu entfernen, die unsere Sicht vernebeln und uns daran hindern, klar zu sehen.

Malas sind limitierende Gedanken über uns selbst, die uns davon abhalten, uns wertvoll, fähig und mit anderen verbunden zu fühlen.

„Erleuchtung" ist der Zustand, unverschleiert zu sein und in der Wahrnehmung unserer selbst und der Wirklichkeit nicht länger eingeschränkt zu werden. Die Konzepte, die die Hüllen, Schichten, Hindernisse und Schleier beschreiben, zeigen, dass es mehr im Leben gibt als das, was an der Oberfläche sichtbar ist. Sie stellen einen intellektuellen Weg dar, mehr über uns selbst und über das Dasein herauszufinden.

VERHÜLLUNG UND OFFENBARUNG

Wenn der Kern unseres Seins, unsere Essenz selbst, *Ananda* (glückselige Wonne) ist, warum kann dann nicht alles einfach und freudvoll sein? Weshalb müssen wir *Duhkha* und Schwierigkeiten erfahren? Haben all die Herausforderungen und Einschränkungen, die uns daran hindern, uns glücklich und frei zu fühlen, irgendeinen Sinn? Das Konzept von „Verhüllung und Offenbarung" ist die beste Antwort, die ich kenne, auf diese Fragen.

Wenn wir jemandem ein Geschenk überreichen, was tun wir da vorher, um das Vergnügen des Beschenkten, dieses Geschenk zu erhalten, zu erhöhen? Wir packen es ein. Im Grunde bedecken und verstecken wir es. Wenn die Sonne 24 Stunden am Tag schiene, und das jeden Tag im Jahr, würden wir nicht aufwachen und uns über den Sonnenschein freuen. Es sind die Wolken, die diese Freude ermöglichen. Die Freude der Enthüllung wird durch Verhüllung erst möglich.

Ich vergleiche das Leben gern mit einem Fußballspiel. Was macht ein Fußballspiel so aufregend, dass Millionen von Menschen in ekstatische Freude ausbrechen, wenn der Ball ins Tor geht? Die Intensität der Freude ist direkt proportional dazu, wie schwer es war, das Tor zu erzielen. Wenn es keinen Torwart (Hindernis), keine Regeln (Einschränkungen) und keine Verletzungen (Schwierigkeiten) gäbe und jede Mannschaft fortwährend und problemlos Tore schießen könnte, wer würde dann aufspringen und vor Freude schreien? Die Spieler müssten nicht besonders geschickt sein, und das Spiel wäre langweilig. Das Leben wäre langweilig!

Es gibt eine bestimmte Art von Freude, die wir nur erfahren können, weil wir dafür arbeiten mussten. Wenn dieses Gefühl uns jederzeit zugänglich wäre, würden wir es gar nicht wahrnehmen. Gegensätze helfen uns, das Leben vollständiger zu erleben. Die Dualität des Lebens bedeutet, dass wir uns manchmal bedeckt und traurig fühlen müssen, damit wir das Gefühl von Freiheit und Glück überhaupt kennen können.

SAT-CHIT-ANANDA

Chit-Ananda ist eine äußerst wichtige Lehre im Yoga, deren Schönheit in ihrer Einfachheit liegt: Die Ausdehnung des Bewusstseins (*Chit*) führt zu Glückseligkeit (*Ananda*). Deine wahre Natur (*Sat*) ist Bewusstsein (*Chit*) und Wonne (*Ananda*).

Sat-Chit-Ananda bringt die Idee zum Ausdruck, dass wir letztlich alle bestrebt sind, zu verstehen, wie man glücklich sein kann. Wir möchten wissen, was uns eine tiefere innere Zufriedenheit gibt. Alles, wonach wir streben und was eine Bedeutung für uns hat, hilft uns, zu wachsen, zu lernen oder Einsichten über uns selbst und die Welt zu erlangen. Das natürliche Resultat davon ist Freude.

Sat ist das ewig Existierende, die Wahrheit unseres Daseins. Die Attribute dieser Essenz sind Bewusstsein und Freude. Die spirituelle Praxis ist das, was wir tun, um zu dieser Wahrheit zu erwachen, dass wir Bewusstsein sind, das sich freudvoll ausdrückt.

OM

Namah Shivaya Gurave

Ich verneige mich vor der Güte in mir, vor Shiva, dem wahren Lehrer.

Satchidananda Murtaye

Diese innere Essenz ist vollkommenes Sein, Bewusstsein und Glückseligkeit.

Nishprapanchaya Shantaya

Allgegenwärtig und voller Frieden ist die innere Essenz,

Niralambaya Tejase

vollkommen frei und strahlt mit göttlichem Glanz.

OM

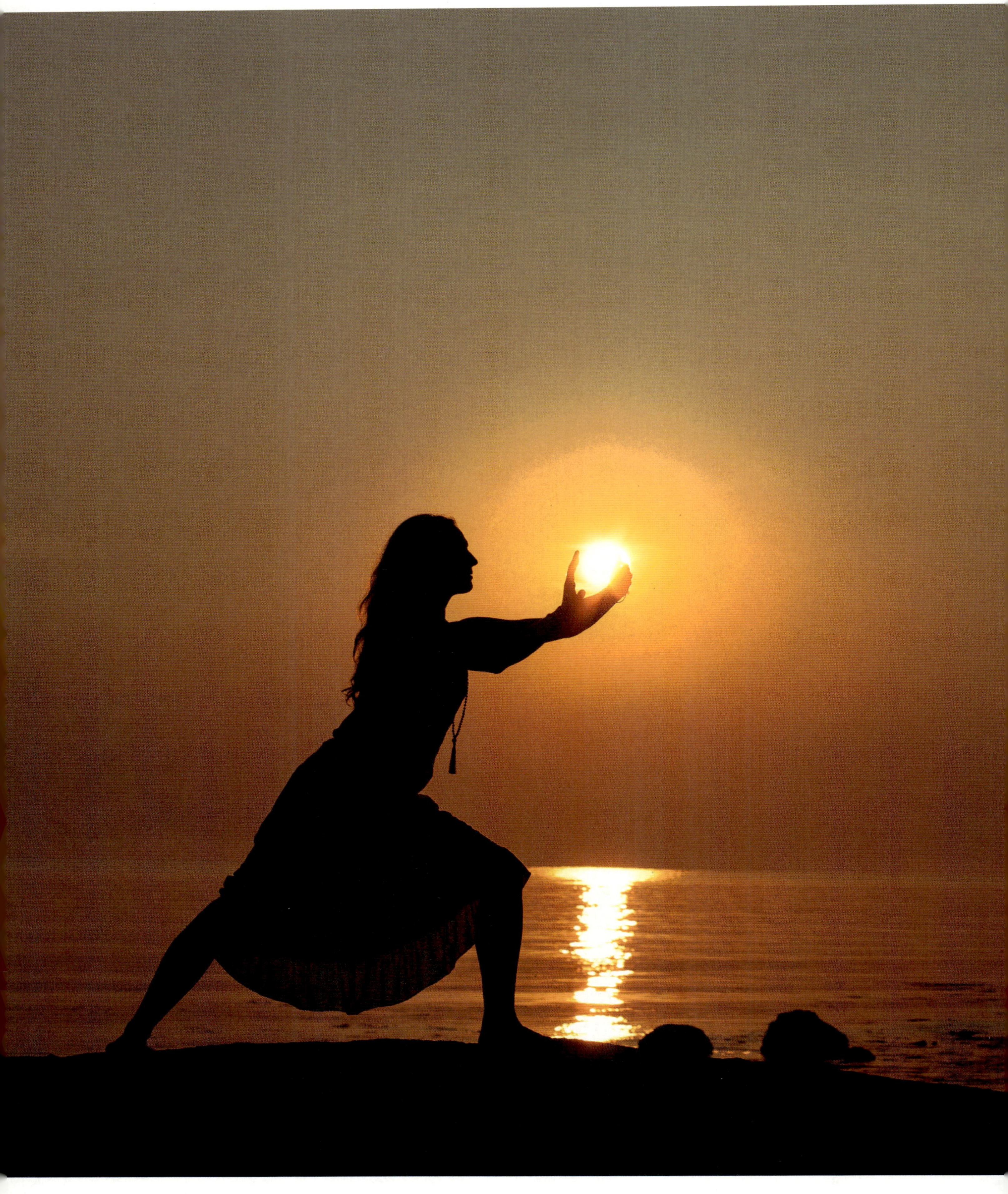

DIE WEISHEIT DES YOGA

Yoga stellt Konzepte bereit, mit deren Hilfe wir uns selbst und die Welt verstehen können – beispielsweise um den Geist, unsere Verkörperung und die Existenz selbst zu verstehen.

Hatha Yoga, was wörtlich eigentlich „gewaltsamer Yoga" bedeutet, hat sich als Sammlung von Techniken entwickelt, um aktiv die Energie zu erwecken und zu bewegen. Er bezieht den Körper als Tor zur Selbst-Verwirklichung mit ein. Die philosophische Basis des Anusara® Yoga – der Form des Hatha Yoga, die in diesem Buch vorgestellt wird – ist Tantra.

Wenngleich der Begriff üblicherweise dahingehend missverstanden wird, geht es beim Tantra nicht um Sex. Stattdessen geht es um Transformation – darum, unsere Wahrnehmung des Gewöhnlichen und Weltlichen zu transformieren, das gesamte Leben als heilig und schön zu betrachten. Dies bedeutet unter anderem, auch die schwierigsten oder hässlichsten Dinge, mit denen wir konfrontiert werden, anzunehmen und unsere Beziehung zu ihnen zu wandeln, sodass sie für uns wertvoll werden.

Die tantrische Perspektive auf die Wirklichkeit geht davon aus, dass alles Bewusstsein ist. Nichts ist gut oder schlecht. Es *ist* einfach. Alles ist *Shiva* oder Höchstes Bewusstsein. Die Kraft dieses Bewusstseins ist *Shakti*. Gemeinsam erschaffen *Shiva* und *Shakti* durch den spielerischen Tanz der Dualität, genannt *Lila*, die Welt.

> „Du bist das Universum, das sich für eine kleine Weile als Mensch erfährt."
> *Eckhart Tolle*

Das Höchste Bewusstsein (formlos, ewig, allmächtig, unveränderlich, omnipräsent) möchte sich als physische Realität manifestieren, als die Welt der Formen, der Begrenzungen und der Unbeständigkeit. Warum?

Wenn nur das Eine existiert, gibt es keine Erfahrungen. Das Bewusstsein sehnt sich nach Ausdehnung. Um sich selbst zu erkennen und zu erfahren, entschließt es sich, sich in Vielfalt zu manifestieren – das ist die tantrische Theorie darüber, weshalb wir alle hier sind. Denselben Gedanken hat der Philosoph Alan Watts so eloquent dargelegt:

„Durch unsere Augen nimmt sich das Universum selbst wahr. Durch unsere Ohren lauscht das Universum seinen Harmonien. Wir sind die Zeugen, durch die das Universum sich seines Glanzes, seiner Großartigkeit bewusst wird."

Tantra sieht alles in unserer Erfahrung als heilig an. Alles ist sich selbst zum Ausdruck bringendes Bewusstsein, und deshalb ist alles ein potenzielles Tor zum Göttlichen. Tantra lädt uns ein, das Leben so zu sehen, wie es ist, und uns damit zu verbinden; es nicht zurückzuweisen oder zu unterdrücken, sondern uns auf das volle Spektrum an Erfahrungen einzulassen, das uns zur Verfügung steht.

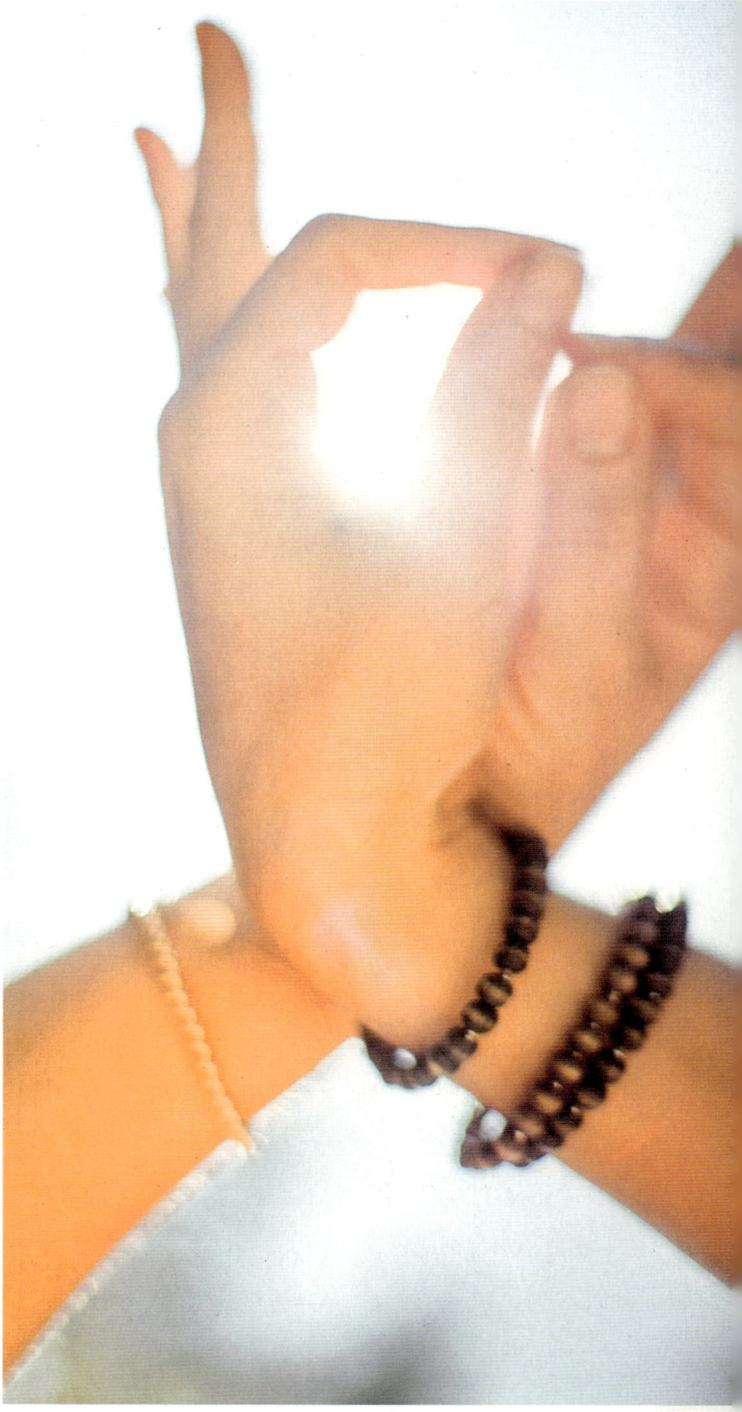

DER GEIST

Die Yogatradition hat viel anzubieten, wenn es um das Thema Geist geht. Sie beschreibt unterschiedliche Qualitäten des Geistes sowie verschiedene Wesensarten des Geistes und zeigt mehrere Ansätze auf, mit dem Geist zu arbeiten.

Ein Punkt der yogischen Weisheit, dem ich ohne Weiteres zustimme, ist, dass der Geist ohne Disziplin und ohne jegliche Schulung dazu neigt, einfach zu tun, was er will. Ein großer Teil des Yoga besteht darin, zu begreifen, wie man mit dem Geist umgeht. Anstatt uns mit seinem Erkenntnisvermögen und seinen rationalen und analytischen Fähigkeiten zu dienen, kann er unser Leben übernehmen und uns quälen. Oder, wie es der spirituelle Lehrer Osho beschrieben hat: „Die Bediensteten haben das Haus übernommen".

Die Natur des Geistes ist Bewegung – er kann eine unendlich große Menge an Gedanken hervorbringen. Leider sind nicht alle davon nützlich. Der Geist ist ziemlich gut darin, sinnlos um Themen zu kreisen, die dafür sorgen, dass wir uns deprimiert, ängstlich, frustriert oder minderwertig fühlen. Er liebt es, zu vergleichen, zu urteilen, sich auf Mängel zu fokussieren und Trennung zu erzeugen. Wir können uns selbst mit unseren Gedanken verrückt machen und uns so in ihnen verlieren, dass wir uns vollkommen mit ihnen identifizieren und ihnen blind Glauben schenken.

Allgemein anerkannt ist die auf einem alten Text basierende Definition, dass Yoga der Zustand ist, in dem der Geist zur Ruhe kommt. Mit anderen Worten: Yoga übt man für einen ruhigen und klaren Geist.

Aber Gedanken zu unterbinden oder anzuhalten ist leichter gesagt als getan. Paradoxerweise werden wir dann, wenn wir uns hinsetzen, um zu meditieren und den Geist zu beruhigen, erst richtig damit konfrontiert, wie unglaublich beschäftigt er eigentlich ist. Die „einfache" Aufgabe, sich für die Meditation auf ein einzelnes Objekt zu fokussieren, statt von einem Gedanken zum anderen zu springen, kann sich als erstaunlich schwierig erweisen und Jahre regelmäßigen Übens erfordern.

Im klassischen Yoga wird der Geist als etwas betrachtet, das man beherrschen und kontrollieren muss. Statt sich auf diesen Kampf einzulassen, besteht ein tantrischer Ansatz darin, Harmonie zu kultivieren, indem man eine bessere Beziehung zum Geist aufbaut. Wenn man seine Neigungen kennt und versteht, kann man seine Muster und Tricks durchschauen, und er beherrscht uns nicht länger. Die Bediensteten haben nicht mehr die Herrschaft über das Haus. Allerdings setzt auch der tantrische Ansatz, eine harmonische Beziehung herzustellen, die im klassischen Yoga beschriebene Fähigkeit voraus, den Geist zu beruhigen. Ohne diese Fähigkeit ist es nicht möglich, zwischen hilfreichen Gedanken und schädlichen Gedanken zu differenzieren (*Viveka* – Unterscheidungsvermögen).

Die Aussage „yogash chitta vritti nirodhah" aus dem Yoga-Sutras des Patanjali wird für gewöhnlich übersetzt mit „Yoga ist das Erlöschen der Fluktuationen des Geistes". Yoga kann auch als der Zustand beschrieben werden, mit dem Geist und allen Aspekten des Selbst in Harmonie zu sein.

Traditionell geht es beim Yoga also darum, ruhig zu werden. Ein Grund, warum sich die Leute so stark zur Praxis des Hatha Yoga hingezogen fühlen, liegt in der beruhigenden Wirkung, die er auf den Geist hat. Nach dem Üben ist man weniger aufgewühlt, wir sehen die Welt mit friedvollen und zufriedeneren Augen.

Die Stress-Management-Gesichtspunkte dieser Praxis sind sehr tiefgehend. Stress ist eine Überstimulation des sympathischen Nervensystems. Unsere Flucht-oder-Kampf-Reaktion ist immer noch aktiviert, wir sind nach wie vor „in Alarmbereitschaft", obwohl die Gefahr längst vorüber ist. Es ist absolut notwendig für unsere Gesundheit, unser Immunsystem und unser emotionales Wohlbefinden, dass wir in der Lage sind, zurück zum parasympathischen Nervensystem zu schalten, das uns gestattet, „zu ruhen und zu verdauen".

Yoga-Asanas, Atemtechniken und Meditation helfen uns, das Nervensystem zu regulieren. Indem wir uns darauf konzentrieren, den Körper auszurichten, und indem wir währenddessen bewusst atmen, gehen wir ganz im gegenwärtigen Moment auf. Unsere Aufmerksamkeit bewegt sich weg von den Gedanken und Überlegungen, die üblicherweise den Geist in Beschlag nehmen – wir nehmen Urlaub von unseren Sorgen. Der Geist und unser gesamtes System können wieder „herunterfahren". Dieser Effekt findet auf schöne Weise in *Shavasana*, der abschließenden Entspannungshaltung (Seite 246), seinen Höhepunkt.

Hier ist die Perspektive, zu der ich durch Yoga gekommen bin, und einige Ideen, mit denen ich gern arbeite:

- Wenn wir uns auf den Körper und auf den Atem fokussieren, verlangsamen sich die Aktivitäten des Geistes.
- Wir können unsere Gedanken nicht aufhalten, aber wir können sie uns mit Achtsamkeit anschauen.
- Sobald wir uns unserer Gedanken bewusst sind, können wir weiser auswählen, auf welche wir den Fokus lenken möchten.
- Wenn wir die Bewegungen des Geistes voller Mitgefühl betrachten, kämpfen wir weniger und schließen Frieden mit uns selbst.
- Am besten ist, nicht all unsere Gedanken ernst zu nehmen. Wir neigen dazu, die Dinge persönlich zu nehmen und Bedeutung in etwas hineinzuinterpretieren, das eigentlich keine hat.
- Wir nehmen die Welt subjektiv wahr, indem wir sie durch diverse Filter betrachten (z.B. durch die *Kleshas* und *Malas*, siehe Seite 20 and 37). Eine regelmäßige Yogapraxis hilft, die Welt klarer zu sehen.
- Wenn wir unsere Gedanken mit Achtsamkeit beobachten, begeben wir uns in die Rolle des „Zeugen", also desjenigen, der alles wahrnimmt, aber dennoch nicht in das Drama involviert ist. Dies hat eine starke heilende Wirkung.
- Die Perspektive des „Zeugen" bringt uns weg vom wertenden, vergleichenden „kleinen" Geist, hin zum Geist der Weisheit, Intuition, Klarheit und Unterscheidungskraft.
- Das „Zeugenbewusstsein" schenkt uns die Erfahrung des unveränderlichen, immerzu präsenten Gewahrseins hinter der Geistesaktivität. Diese Perspektive ist grundlegend und lebensverändernd.
- Durch Yoga-Asanas und Meditation entwickeln wir die Fähigkeit, unsere Gedanken zu beobachten und unsere Emotionen wahrzunehmen. Das verändert die Art, wie wir auf die Welt reagieren.

> „Achtsamkeit schenkt dir Zeit. Zeit schenkt dir Entscheidungsmöglichkeiten. Sorgfältig getroffene Entscheidungen führen zu Freiheit. Du musst dich nicht von deinen Gefühlen aus der Bahn werfen lassen. Du kannst mit Weisheit und Freundlichkeit antworten statt aus Gewohnheit und Reaktivität heraus.“ *Henepola Gunaratana*

Nutze Yoga-Asanas und Meditation, um mit deinem Geist Freundschaft zu schließen, sodass er mit dir zusammen statt gegen dich arbeitet. Es kann schnell passieren, dass man sich in jener Art von Gedanken verfängt, die sich obsessiv im Kreis drehen und Angst, Traurigkeit oder Frustration erzeugen. Erforsche sie mit Interesse, aber richte deine Aufmerksamkeit dann auf die Gedanken, die dir dienlich sind und die deine bevorzugte Sicht auf das Leben widerspiegeln.

Drei Funktionen des Geistes

Manas: rationaler Geist, Denkvermögen

Ahamkara: Ego-Identifikation, Ich-Bewusstsein

Buddhi: Unterscheidungsfähigkeit, Intelligenz, Weisheit

Fünf Qualitäten des Geistes

Kshipta: aufgewühlt, rastlos

Mudha: unklar, leicht abgelenkt, nach Vergnügen suchend

Vikshipta: manchmal rastlos, jedoch zu Klarheit fähig

Ekagrata: zur Konzentration fähig, nicht leicht abzulenken

Niruddha: gezügelt, ruhiger Geist

Vier Geisteshaltungen für inneren Frieden

Maitri: Freundlichkeit gegenüber denen, die glücklich sind

Karuna: Mitgefühl gegenüber denen, die unglücklich sind

Mudita: Freude am Tugendhaften

Upeksha: Gleichmut gegenüber den Untugendhaften

Konkret kann das zum Beispiel so aussehen: *Manas* stellt fest: „Es beginnt zu regnen.“ *Ahamkara* nimmt Bezug darauf mit einer Äußerung wie „Regen finde ich schlecht, ich will nicht nass werden“. Buddhi hingegen sieht alles aus einer umfassenderen Perspektive aus und wählt die dazu passenden Handlungen. Sie würde also sagen: „Der Regen tut der Natur gut, und ich ziehe jetzt einen Regenmantel an.“

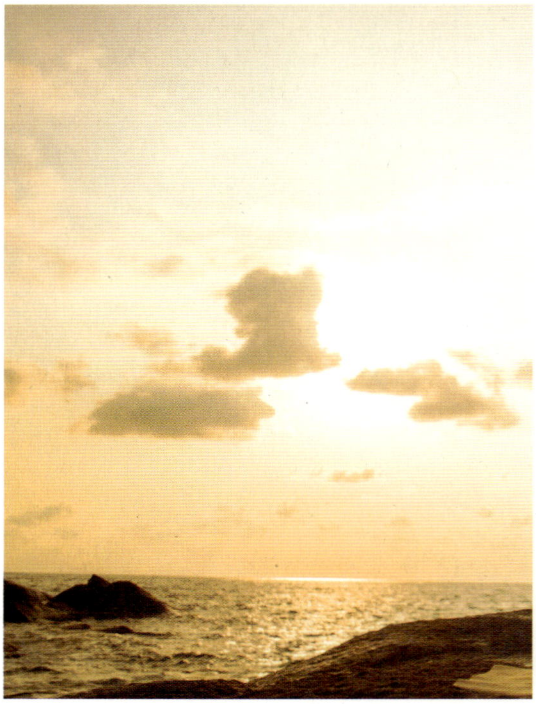

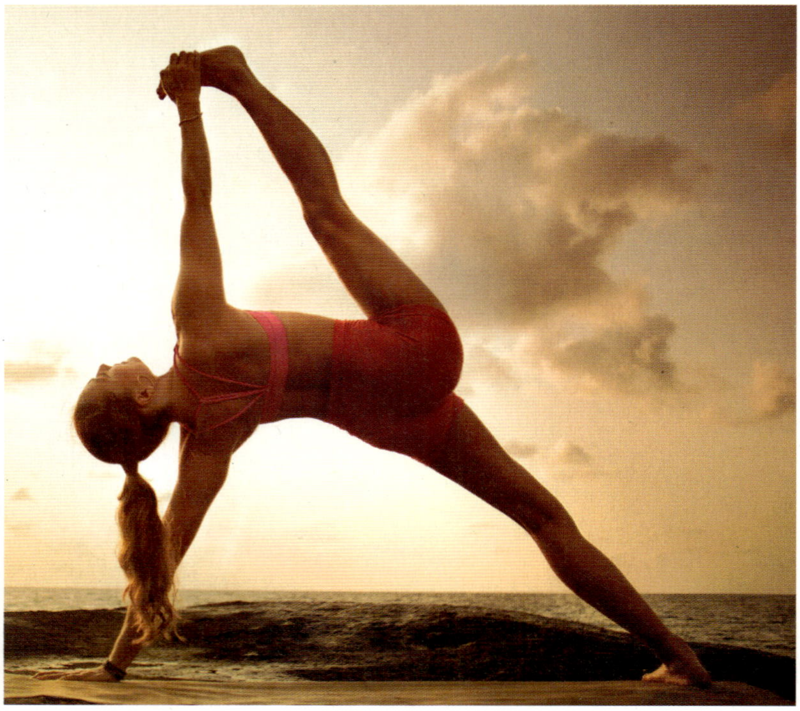

OPEN TO GRACE – ÖFFNE DICH FÜR DIE GNADE

Open to Grace, das erste Prinzip des Anusara® Yoga, ist ein philosophisches Konzept, das eine Einstellung zum Leben beschreibt: Sei offen, sei empfänglich, umarme das Leben und fließe mit ihm.

In der Philosophie des Anusara® Yoga wird *Grace* als „die transformierende und offenbarende Kraft des Höchsten Bewusstseins" definiert. Für mich steht das Konzept der Gnade für Momente von Einsicht und Schönheit, die mir die Tatsache bewusst machen, dass dieses Leben, diese Verkörperung, ein Geschenk und ein Wunder ist. Wenn Gnade „in Erscheinung tritt", erkenne ich mehr Zusammenhänge. Ich nehme eine Intelligenz und Eleganz hinter der Art und Weise wahr, wie sich die Dinge entwickeln, und ich bin in der Lage, dem Leben tiefer zu vertrauen.

Offen für Gnade zu sein bedeutet, offen zu sein für das volle Spektrum dessen, was das Leben zu bieten hat. Es umfasst eine Bereitschaft, das gesamte Leben hereinzulassen – die Aspekte, die willkommen zu heißen uns leichtfällt, ebenso wie diejenigen, die wir als schwierig oder unbequem empfinden. Diese Bereitschaft ergibt sich aus der Perspektive, dass sich alles im Nachhinein als Segen erweisen kann. Das ist nicht einfach ein Versuch, die Welt durch eine rosafarbene Brille zu sehen. Vielmehr gründet es sich auf das Verständnis, dass wir nicht alles wissen können und vieles möglich ist. Letztendlich liegt die Kontrolle nicht bei uns.

„Deine Lebensqualität ist direkt proportional zu der Menge an Ungewissheit, mit der du problemlos zurechtkommen kannst." *Tony Robbins*

Offen, empfindsam und empfänglich zu sein erhöht erheblich die Chancen, die Gnade zu bemerken, die sich zeigt – die Gaben des Lebens klopfen an deine Tür.

Wenn es darum geht, die Zukunft zu blicken oder darüber nachzudenken, was der beste Verlauf eines Ereignisses oder das optimale Ergebnis einer Situation wäre, ist jeder von uns in seiner Sicht viel zu begrenzt, um dies vollständig beurteilen oder wissen zu können. Bedenke, wie oft du dir sicher warst, dass eine bestimmte Situation nicht gut aussah. Wenn es dir möglich gewesen wäre, hättest du sie sicherlich anders gestaltet. Aber als du sie später noch einmal hast Revue passieren lassen, konntest du wahrscheinlich einen Wert oder Nutzen erkennen, den du anfangs nicht erkannt oder überhaupt für denkbar gehalten hättest.

Open to Grace heißt, sich für die Möglichkeiten zu öffnen und zu akzeptieren, dass es einen Unterschied zwischen den Zielen gibt, die wir uns selbst setzen, und den Zielen, die das Universum offenbar für uns vorgesehen hat. Ich habe oft erlebt, dass ich ein Ziel verfolgte, aber das Gefühl hatte, dass mich das Universum trotz meiner Entschlossenheit in eine andere Richtung lenkt. Wenn ich mich dafür entscheide, meine Pläne loszulassen und der Richtung zu folgen, in die mich die Ströme des Lebens zu führen scheinen, fühlt es sich für mich an, als ob ich mich für etwas „Größeres" öffnete.

Wir können ständig mit der Wirklichkeit hadern, oder wir können sie umarmen und die darin enthaltenen Reichtümer entdecken. Eine Situation oder ein Ereignis voll und ganz anzunehmen ist eine sehr kluge Strategie, denn die Wahrheit ist: Du kannst die Realität sowieso nicht ändern. Also kannst du dich auch gleich mit ihr anfreunden. Die Einstellung, die *Open to Grace* in sich birgt, ist das genaue Gegenteil davon, Widerstand gegen das Leben zu leisten. Statt zu kämpfen, halten wir inne, nehmen unseren Atem wahr und werden weich, um die Wahrheit des gegenwärtigen Moments gänzlich anzunehmen. Emotional kann es eine große Erleichterung sein, das Kämpfen sein zu lassen und sich vertrauensvoll in das hineinzuentspannen, was das Leben dir gibt. Wenn ich mich der Gnade öffne, kann ich mit dem Fluss gehen und darauf vertrauen, dass die Art, wie die Dinge sich entwickeln, der beste Plan ist, auch wenn mein eigener Plan ein bisschen anders aussah.

„Wir sind nicht menschliche Wesen, die eine spirituelle Erfahrung machen. Wir sind spirituelle Wesen, die eine menschliche Erfahrung machen.“ *Pierre Teilhard de Chardin*

Hier ein recht weltliches, aber anschauliches Beispiel für das, was ich meine. Jedes Jahr buche ich für meine jährliche Unterrichtspause schon lange im Voraus meine Lieblingsunterkunft in Thailand. Es ist eine einfache, aber wundervolle Hütte in offener Bauweise. An nur einer Seite mit Wänden versehen, hat sie ein Dach, das sich nur über die Hälfte des Wohnbereichs erstreckt, während sich der Rest direkt zur Terrasse hin öffnet. Letztes Jahr erhielt ich die Auskunft, dass „meine“ Hütte für meinen Wunschzeitraum nur teilweise verfügbar sei. Ich müsste zunächst für zwei Wochen auf die benachbarte Hütte ausweichen, bevor „meine“ Hütte frei wäre. Der Gedanke, zwei Wochen in einer gewöhnlichen Hütte mit vier Wänden und geschlossenem Dach zu verbringen, widerstrebte mir sehr. Ich war tief enttäuscht und haderte innerlich damit, nicht zu bekommen, was ich wollte. Nach einigen Tagen beschloss ich jedoch, die neue Hütte zu akzeptieren und das Ganze als Gelegenheit anzusehen, etwas Neues auszuprobieren.

Während der gesamten zwei Wochen, die ich in der überdachten Hütte untergebracht war, regnete es stark. Ich hörte, dass die Person in der halboffenen Hütte einen sehr unkomfortablen, von Feuchtigkeit beeinträchtigten Aufenthalt hatte. Es kam permanent Regenwasser in die Hütte, das über die Bodenpaneelen bis in die überdachten Bereiche lief. In meiner Standardhütte war es hingegen behaglich und trocken. Als es an der Zeit war, in meine Lieblingshütte umzuziehen, hatte sich das stürmische Wetter gelegt.

Dies erinnerte mich daran, dass mein Plan nicht immer der beste ist – und dass das Leben die Dinge manchmal einfach perfekt regelt. *Open to Grace* ist genau dieser Augenblick, in dem ich beschließe, mich dem hinzugeben, was das Leben mir bietet, und darauf vertraue, dass die Wirklichkeit, mit der ich konfrontiert werde, mehr Gutes bereithält, als ich mir vorstellen kann.

Wir können nicht erzwingen, dass Gnade in unser Leben tritt, aber wir können dafür empfänglich sein. Wir können anerkennen, dass das Mysterium des Lebens größer ist als wir, und dafür zugänglich sein. Letztlich liegt die Kontrolle nicht in unserer Hand, und zugleich haben wir einen Einfluss. Empfänglich zu sein ist nicht mit Passivität gleichzusetzen. Sei offen und tritt in den Fluss der Wirklichkeit ein, und steuere dann aktiv deinen Weg in dem Lebensstrom, in dem du dich wiederfindest. Das Bild ist das eines Menschen, der mit dem Strom schwimmt statt gegen ihn, der sich aber auch nicht einfach treiben lässt und wartet, dass der Fluss ihn irgendwo an Land spült. Arbeite mit dem, was du hast, um dein Leben mitzugestalten.

Es ist einfach, offen für die Dinge zu sein, die wir mögen. Es ist indes ein fortwährender Lernprozess, in dem Maße offen zu sein, dass wir sogar Wertschätzung für Dinge empfinden, die wir zunächst ablehnen wollen. *Open to Grace* ist der Moment, in dem wir die Entscheidung treffen, in die bestmögliche Beziehung mit der Wirklichkeit einzutreten. Wir haben die Fähigkeit, in Harmonie zu kommen mit dem, was ist.

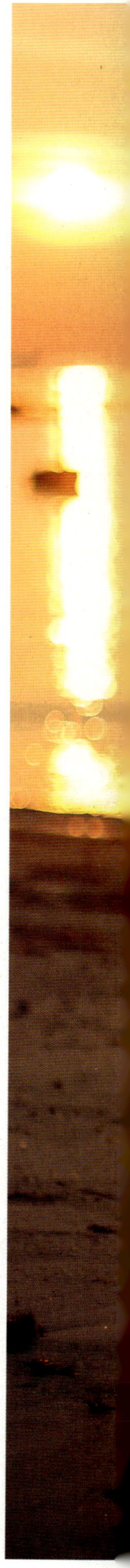

STAUNE ÜBER DIE WUNDER DER EXISTENZ

Nimm dir ein bisschen Zeit, um darüber nachzudenken, was für ein riesiges Wunder das Leben ist.

In meiner Heimat Australien habe ich viele Tage damit verbracht, den Ozean vom sicheren Strand aus zu bewundern. Dann erhielt ich eine Einladung zum Schnorcheln. Zum allerersten Mal schaute ich unter die Wasseroberfläche und sah eine ganz neue Welt erstaunlicher Geschöpfe. Es gab mehr Farben und Fischarten, als ich mir je hätte vorstellen können. Es war, als ob ein Künstler sie erschaffen hätte – ich war voller Staunen und Ehrfurcht. Wie fantastisch und schön ist dieser Planet und all das Leben, das auf ihm existiert?!

Solche Momente in der Natur können uns helfen, das Wunder der Existenz und unsere eigene Rolle in diesem unglaublichen Leben zu bestaunen. Hinter der unfassbaren Bandbreite dieser Vielfalt ist die Energie in allem ein- und dieselbe. Dieses Spiel des Göttlichen Bewusstseins kann in seiner Komplexität überwältigend und verwirrend sein, aber auch wunderschön und Ehrfurcht einflößend.

Bedenke, wie erstaunlich es ist, dass wir geboren werden. Was ist diese Lebenskraft hinter allem – die den Wind aufkommen lässt, die Ozeane bewegt, die Gebirge formt und die Jahreszeiten ändert? Warum schenkt uns der Herbst ein letztes Feuerwerk der Farben, bevor das Grau des Winters einsetzt? Hast du jemals in den Nachthimmel geschaut und dich gefragt, wie die Sterne entstanden sind, und dich selbst aus der Perspektive des Universums betrachtet? Kannst du die Vorstellung erfassen, dass das Universum keinen Anfang und kein Ende hat? Was treibt das Sperma dazu an, die Eizelle zu finden? Was ist diese Sehnsucht, ins Leben zu kommen und am Leben zu bleiben? Weshalb hat ein Sonnenuntergang all diese Farben – und warum bewegt er uns so sehr? Ist die wissenschaftliche Erklärung, wie sich das Leben auf der Erde entwickelt hat, nicht faszinierend? Woher wissen wandernde Büffelherden oder Vogelschwärme kollektiv, wann es Zeit ist, aufzubrechen? Was lässt unsere Herzen weiterschlagen? Und was ist der Zweck der Tränen, die wir vergießen, wenn wir traurig sind?

Mache es zu einer Übung, gelegentlich innezuhalten und zu würdigen, was du um dich herum siehst. Nimm dir einen Moment, um diese Ehrfurcht zu empfinden und das Geschenk und Wunder wertzuschätzen, am Leben zu sein.

DHARMA

Meist wird *Dharma* mit „richtige Lebensweise", „göttliches Gesetz" oder „Pflicht" übersetzt. Das Konzept von Dharma wirft einige Fragen auf, über die es sich nachzudenken lohnt – Fragen, die sich die Leute schon seit Anbeginn der Menschheit stellen.

Was ist die richtige Art zu leben?
Wie lebe ich ein bedeutungsvolles Leben?
Habe ich die Pflicht, mein Leben in einer bestimmten Weise zu führen?
Hat mein Leben einen Sinn?

Wir können in den spirituellen und philosophischen Lehren der Welt große Weisheit und viele Ratschläge finden. Aber kann dir irgendjemand wirklich sagen, wie du leben sollst und was dein Lebenszweck ist? Ich glaube, dass es bei unserer spirituellen Reise darum geht, unsere eigenen Antworten auf diese Fragen zu finden. Und vor allem glaube ich, dass es uns freisteht, zu wählen, wie wir das tun.

Weitere Fragen, die sich mir in Bezug auf das Konzept des *Dharma* stellen, sind:

Gibt es so etwas wie Schicksal, oder üben wir einen freien Willen aus? Und wenn es freien Willen gibt, woher kommt unser Wille und Begehren dann? Wo liegt seine Quelle? Gibt es so etwas wie innere Weisheit? Und haben die vielen spirituellen Lehrer, die behauptet haben, dass wir alle Antworten und alles, was wir brauchen, in uns tragen, wirklich recht?

Wenn ich über *Dharma* nachdenke, denke ich an meinen Lebensweg – an meine persönliche Reise bis zum heutigen Tag – und daran, wie meine Geschichte sich von diesem Punkt an zukünftig weiter entfalten wird. Ich schreibe das Drehbuch für den Film „Barbras Leben" und entwickle die Geschichte aktiv mit. Gleichzeitig bin ich aber auch Teil des Publikums und schaue nur zu, wobei ich mich frage, wie die Geschichte wohl weitergeht und wie sie enden wird. Als Drehbuchautorin kann ich jederzeit Entscheidungen treffen, die den Verlauf der Ereignisse dramatisch beeinflussen. Zugleich bin ich jedoch immer noch Zuschauerin und habe keine Ahnung, wie die Geschichte ausgeht. Die Spannung kann schier unerträglich werden! Doch sicherlich wäre das Leben sehr langweilig, wenn wir immer genau wüssten, was als Nächstes passiert.

Jeder und jede von uns „schreibt" die Geschichte seines und ihres Lebens. Wir gestalten die Geschichte mit jeder Entscheidung, die wir treffen, mit jeder Handlung und mit jedem Wort, das wir sprechen. Alles, was wir tun, hat Konsequenzen und schlägt Wellen wie ein Kieselstein, der ins Wasser fällt. Dies ist das einfache Prinzip von Ursache und Wirkung, oder in der Yogatradition das Prinzip des *Karma*.

Wir selbst sind diejenigen, die unserem Leben Bedeutung verleihen. Wir sind frei, zu wählen, was und wie wir leben möchten, zumindest im Rahmen der Möglichkeiten, die uns gegeben sind. Für viele Menschen ist es das Lernen, was ihrem Leben Sinn gibt: der Wunsch, zu wachsen und sich zu entwickeln. Für andere ist Liebe das Wichtigste im Leben – Verbundenheit, Beziehungen, Familie. Und für manche gibt es dem Leben Sinn und Bedeutung, anderen etwas zu geben und einen gewissen Beitrag zu leisten.

Hinter dem Lernen, dem Sich-Verbinden und dem Geben – hinter allen unseren Handlungen – steht ein Verlangen. Das Verlangen scheint die treibende Kraft in unserem Leben zu sein. Wenn du also darüber nachsinnst, was für dich Bedeutung hat, was dein Lebenszweck sein könnte, dann frage dich: Was willst du wirklich?

Um herauszufinden, was für dich von Bedeutung ist, erlaube dir, dich von deinen Herzenswünschen leiten zu lassen. Was bringt dich zum Strahlen, was inspiriert und bewegt dich? Viel zu oft fühlen wir uns gedrängt, den Vorstellungen anderer Leute davon, wie wir leben sollten, zu folgen. Die Einflüsse von Familie, Kultur und sozialen Bedingungen können es schwer machen, unserem eigenen Herzen zu folgen. Hier ist eine *Dharma*-Lehre, die ich für sehr sinnvoll halte:

Es ist wichtig, den eigenen *Dharma* zu leben und nicht zu versuchen, den eines anderen zu leben. Folge deinem eigenen Weg, deinem eigenen Herzen. Vergleiche dich nicht mit anderen. Tu, was dir richtig erscheint. Es ist schmerzhaft, nicht nach der eigenen Wahrheit zu leben.

Zu wissen, was „richtig" ist, kann kompliziert sein. Soll ich meinen Partner verlassen oder soll ich bei ihm bleiben und an der Beziehung arbeiten? Soll ich den sicheren Job annehmen, der mein Bedürfnis nach finanzieller Sicherheit erfüllt, oder soll ich lieber dem Beruf nachgehen, von dem ich schon immer geträumt habe? Das Leben ist komplex, und es gibt nur sehr wenige Antworten, die „schwarz oder weiß" sind. Sei nicht besorgt um Perfektion, tu einfach nur dein Bestes, um dich in die Richtung zu bewegen, die sich richtig anfühlt. Und während du dein Bestes gibst, sei nicht zu sehr auf das Ergebnis fixiert. Die Reise des Lebens ist ein Prozess, in dem man erfahrener und kompetenter wird und durch die Trial-and-Error-Methode lernt. Fehler zu machen oder Misserfolge zu erleben gehört zu diesem Prozess dazu. Es folgen einige Anregungen zur Selbstreflexion:

Die drei S: Shri, Satya, Svatantrya

Ein Dilemma ist eine Situation, in der wir uns festgefahren fühlen. Es scheint dann unmöglich, eine Entscheidung zu fällen, weil uns keine der verfügbaren Optionen zusagt. Dies verlangt von uns, einen Schritt von dem direkten Anlass unserer Besorgnis zurückzutreten und zu versuchen, die höchste und weiteste Perspektive einzunehmen, die möglich ist. Tue dies, als ob du vom Himmel hinab auf die Erde blicktest.

Schau dir die Situation unter dem Gesichtspunkt an, welcher Weg der lebensbejahendste wäre. Welche Wahl bringt mehr Harmonie und Schönheit ins Leben? Dies ist der Aspekt von *Shri*. Dann frage dich, welche der verfügbaren Möglichkeiten am wahrhaftigsten ist – das ist *Satya*. Und zu guter Letzt bedenke, welche Wahl die Freiheit am grundlegendsten fördern wird – da bist du bei *Svatantrya*.

Svatantrya ist eine der ermutigendsten Lehren, die ich kenne. Sie bezieht sich auf das Gefühl von Freiheit, das du erlebst, wenn du auf deinem Weg bist und dem eigenen Herzen folgst. Es ist die Freiheit, zu sein, wer du bist, und souverän deinen Willen auszuüben. Wenn dir das Leben Zitronen gibt, obwohl du um Äpfel gebeten hast, dann kannst du dich entweder beklagen oder Limonade daraus machen. Erschaffe dir das Leben, das du willst, innerhalb der Umstände, die dir zur Verfügung stehen. Erinnere dich daran, dass es dir stets freisteht, zu wählen, wie du auf die Begrenzungen, die dir begegnen, reagierst und wie du mit ihnen umgehst. Diese Einstellung wird dich komplett aus der Opfermentalität herausholen und dich stärken.

Yoga ist Geschicklichkeit im Handeln

Im Yoga geht es darum, geschickt zu sein, um ein Leben voller Schönheit und Harmonie zu erschaffen. Wir nehmen unser Glück und unseren Lebensweg in die eigenen Hände. Ein Yogi bzw. eine Yogini ist jemand, der oder die die volle Verantwortung für die eigenen Gedanken und Handlungen, für Körper und Gefühle übernimmt, um souverän, weise und anmutig zu leben.

Vielleicht sind wir nur hier, um Erfahrungen zu machen – die volle Bandbreite menschlicher Erfahrungen von Herzschmerz und Kummer bis hin zu Freude und Ekstase. Strebe danach, die beste Version deiner selbst zu sein, während du die Berg-und-Tal-Fahrt des Lebens durchlebst. Nach dem Dharma zu leben heißt, die Schönheit dieses einzigartigen Menschen, der du bist, in einer Weise zur Entfaltung zu bringen, die zu mehr Harmonie führt und den Fluss des Lebens unterstützt.

Ziehe in Betracht, dass deine einzige „Pflicht" in diesem Leben darin bestehen könnte, deinen unvergleichlichen Ausdruck in die Welt zu bringen und ganz du selbst zu sein. Niemand ist genau wie du. Sieh deine Individualität und deine Talente als Geschenke an, die du darbringen kannst, um dieses Leben noch schöner, vielfältiger und interessanter zu machen. Unsere Talente sind häufig die Dinge, die uns so selbstverständlich und normal vorkommen, dass wir sie vielleicht übersehen. Wenn du mit einer eher durchschnittlichen Auge-Hand-Koordination geboren wurdest, aber mit einer Stimme, die die Menschen zu Tränen rühren kann, ist es dann nicht sinnvoller zu singen, statt zu versuchen, ein Tennisprofi zu werden? Du musst im Leben nicht den schwierigsten Weg nehmen. Es kann auch derjenige sein, der sich natürlich und stimmig anfühlt und der dir Freude schenkt.

Innere Führung

Yogapraxis ist ein Tor zu einer innigeren Beziehung mit dir selbst. Es ist auch in Ordnung, im Außen nach Führung und Orientierung zu suchen, aber letztendlich kannst nur du deine Entscheidungen treffen, nur du kannst wählen. Dafür ist es notwendig, dass du dich dir zuwendest und dir zuhörst. Meditation, Atempraxis und Asana-Praxis erhöhen die Bewusstheit und die Rezeptivität. Sie helfen uns, unsere Aufmerksamkeit nach innen zu richten und uns mit unserer Intuition und inneren Führung zu verbinden. Intuition ist Weisheit, die von innen kommt und sich nicht immer mit rationalen Überlegungen erklären lässt. Baue durch Yoga eine Beziehung zu deiner inneren Weisheit auf, so dass du immer Zugang zu ihr findest, wenn du sie am meisten brauchst.

DIE MALAS – DIE SELBSTWERT-THEMATIK

Die *Malas* zu verstehen hat mir zu einer ganz neuen Sicht auf etwas verholfen, das – so glaube ich – fast alle beschäftigt: sich gut genug zu fühlen. Ich nenne es „das Selbstwert-Thema".

Die drei *Malas* definieren einschränkende Glaubenssätze, mit denen wir besonders häufig zu tun haben. Sie sind ein Beispiel für das im Yoga immer wieder auftauchende Thema der Begrenzungen, die notwendig sind, um eine Offenbarung zu erleben. Wir vergessen, wie großartig wir sind, damit wir uns freuen können, wenn wir uns wieder daran erinnern.

Das Wort *Mala* bedeutet „Schmutz" oder „Verunreinigung". In der Tradition des Kashmirischen Shaivismus, des spirituellen Zweigs, der die Grundlage des Anusara® Yoga darstellt, werden die *Malas* mit einer Staubschicht verglichen, die das Herz bedeckt und unsere Sicht auf unsere göttliche Natur verhindert. Wir erleben die Malas, die unter anderem auch als Zusammenziehendes Bewusstseins beschrieben werden, in Form von Glaubenssätzen, die unsere Selbstwahrnehmung einschränken.

Anava-Mala, das *Mala* der Individuation, verdeckt die Fülle des Herzens. Es erzeugt ein Gefühl von Mangel und Wertlosigkeit. Wir fühlen uns unvollkommen, was häufig zu Traurigkeit führt. Es ist die Stimme in unserem Kopf, die uns Dinge einredet wie: „Ich bin nicht gut genug, ich bin wertlos."

Mayiya-Mala, das *Mala* des begrenzten Geistes, bringt die Wahrnehmung von Trennung und Verschiedenheit hervor. Wir fühlen uns abgetrennt von anderen. Das führt oft zu Wut oder gar zu Hass. Dieses *Mala* ist die Stimme, die flüstert: „Ich bin allein, alle sind gegen mich, niemand interessiert sich für mich."

Karma-Mala, das *Mala* des Körpers, verursacht das Gefühl eingeschränkter Handlungsfähigkeit. Wir sehen uns nicht in der Lage, Dinge zu vollenden; wir glauben, dass wir nicht die nötigen Ressourcen haben. Das führt zu Nervosität und Angst. Dieses *Mala* flüstert uns Dinge ein wie: „Ich werde es nicht schaffen, es kann mir nicht gelingen, ganz bestimmt wird etwas schiefgehen."

Diese einschränkenden Glaubenssätze schwächen uns und beeinträchtigen unsere Fähigkeit, das Leben zu genießen und uns daran zu erfreuen, wer wir sind. Die *Malas* sind veränderlich und werden normalerweise von bestimmten Situationen oder Personen ausgelöst. Da sie nicht beständig sind, haben wir die Möglichkeit, zu beobachten, was bei uns ein bestimmtes *Mala* aktiviert. Dort können wir ansetzen, um mit unserem Verstand zu arbeiten und zu verstehen, warum wir uns so traurig, wütend oder ängstlich fühlen.

> „Tantra sagt: Akzeptiere, was immer du bist. Du bist ein großes Mysterium vieler multidimensionaler Energien. Akzeptiere es und bewege dich mit jeder Energie in tiefer Empfindsamkeit, mit Gewahrsein, mit Liebe, mit Verständnis. Geh mit! Dann wird jedes Verlangen zu einem Vehikel, um darüber hinauszugehen. Dann wird jede Energie zu einer Hilfe. Und dann ist die Welt selbst das Nirvana, der Körper ein Tempel – ein heiliger Tempel, ein heiliger Ort." *Osho*

Die drei Kategorien von Emotionen, die durch die *Malas* hervorgerufen werden (Traurigkeit, Wut und Angst), haben alle dieselbe Auswirkung auf das Körper-Geist-System. Sie bewirken ein In-sich-Zusammenziehen und Anspannung. Mental übersetzt sich die Kontraktion in eine sehr enge, begrenzte Sichtweise. Im Körper führt die Kontraktion dazu, dass der Brustraum eng wird oder „dichtmacht" und die Schultern sich nach vorn runden. Yoga bietet uns Wege, diese Enge aus unserem Körper und unserem Geist zu entfernen, um unser Herz von den einschränkenden Vorstellungen zu befreien. Eine regelmäßige Asana-Praxis, insbesondere das Üben von Rückbeugen, stellt einen Weg dar, die „Staubschicht" zu beseitigen und unsere Wahrnehmung zu klären.

Ich habe oft darüber nachgedacht, wie es kommt, dass nach einer guten Yogapraxis der gnadenlose „innere Kritiker" in meinem Kopf leiser wird. Mein Selbstwertgefühl und die Wertschätzung für mich selbst wachsen - oder genauer gesagt: Sie sind nicht länger verhüllt und mit Staub bedeckt. Meine Theorie dazu ist, dass ich, wenn mein Körper sich gut anfühlt, mich auch insgesamt gut fühle. Mit einem solchen Wohlgefühl ist es viel schwieriger, selbstkritisch und negativ zu sein. Wenn der Geist ruhig und klar wird, sind wir in unserer Art zu denken weniger beengt. Wir sehen und schätzen ganz natürlich viel mehr gute Dinge an uns selbst und anderen. Wir werden großzügiger und mitfühlender.

Mein Ratschlag für die Arbeit mit den *Malas* ist, herauszufinden, was sie auslöst. Ich habe beispielsweise beobachtet, dass *Anava-Mala* bei mir immer dann aktiviert wurde, wenn ein anderer Yogalehrer an meinen Stunden teilnahm. Das leise Geplapper in meinem Kopf klang ungefähr so: „Ich bin so eine schlechte Lehrerin, mein Unterricht ist überhaupt nichts Besonderes. Sie werden meine Stunden hassen – ich bin sicher, dass ihnen alle anderen Kurse, die sie besuchen, viel besser gefallen ..." Das ist lediglich eine andere Variante von „Ich bin nicht gut genug, ich fühle mich wertlos".

Es erfordert etwas Mut, sich solche Gedankenmuster anzuschauen. Es fällt meist nicht leicht, sich selbst einzugestehen, wie verletzlich man manchmal ist und wie „idiotisch" die Gedanken sein können. Wenn du an deinen *Malas* arbeitest, empfehle ich dir unbedingt, sie mit ganz viel Mitgefühl für dich selbst zu betrachten.

Ich habe festgestellt, dass sie allein schon dadurch, dass ich sie mir anschaue, weniger Macht über mich haben. „Oh, da ist ja wieder mein guter alter Freund *Anava-Mala*, der auftaucht, um mir das Leben schwer zu machen. Hätte ich mir denken können, dass du in dieser Situation wieder auftauchst!" Indem du erkennst, was deine Unsicherheiten auslöst, und du diese Gedanken beim Namen nennst und sie als das siehst, was sie sind, bist du wieder der Herr bzw. die Herrin in deinem Haus und kreierst ein Umfeld, das dir dienlich ist.

Hier einige Beispiele für Gedanken, die nicht dienlich sind:

- Alles oder nichts. Entweder erreiche ich Perfektion, oder ich gebe auf.
- Verallgemeinernde Pauschalaussagen, die Wörter enthalten wie: *immer, niemals, alle, niemand.*
- Vom Schlimmsten ausgehen.
- Voreilige Rückschlüsse ziehen, sich negative Geschichten „zurechtspinnen".
- Sich mit anderen vergleichen.
- Ungnädige Meinungen und Urteile über sich selbst oder andere formulieren.

Fokussiere dich mehr auf Fortschritt statt auf Perfektion, um echtes Selbstwertgefühl und Verbundenheit mit anderen zu erschaffen und an deine Fähigkeiten zu glauben. Sieh, wie weit du bereits gekommen bist, und nicht, wie weit du noch zu gehen hast. Jeder hat seine Schattenanteile. Sei mitfühlend und schließe Frieden mit dir selbst als dem einzigartigen Menschen, der du bist.

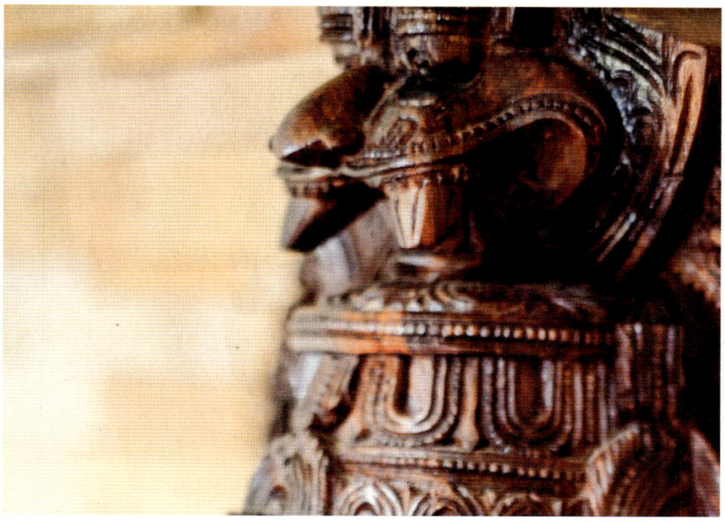

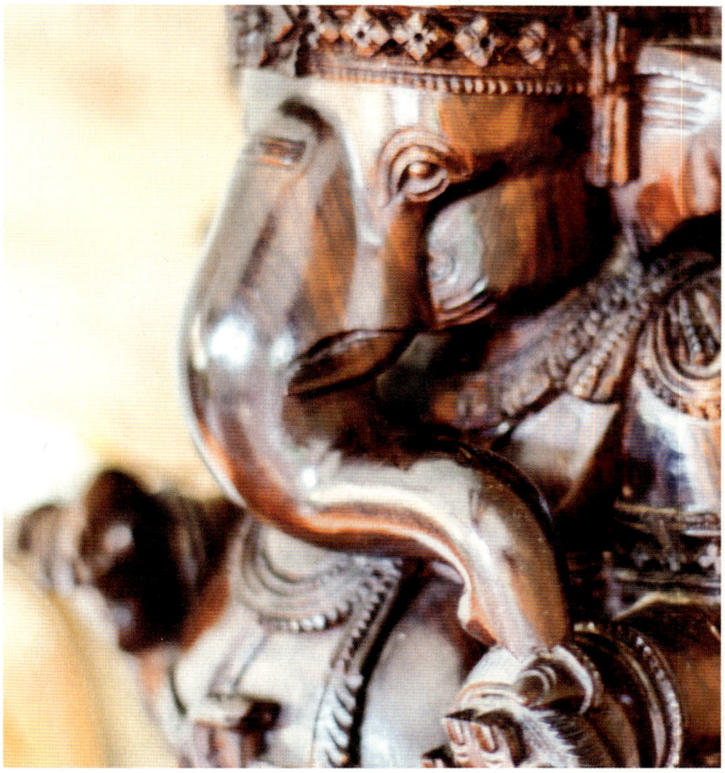

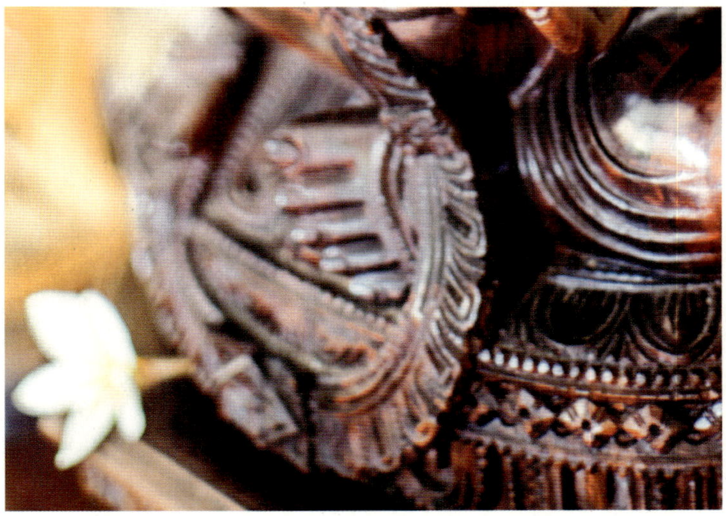

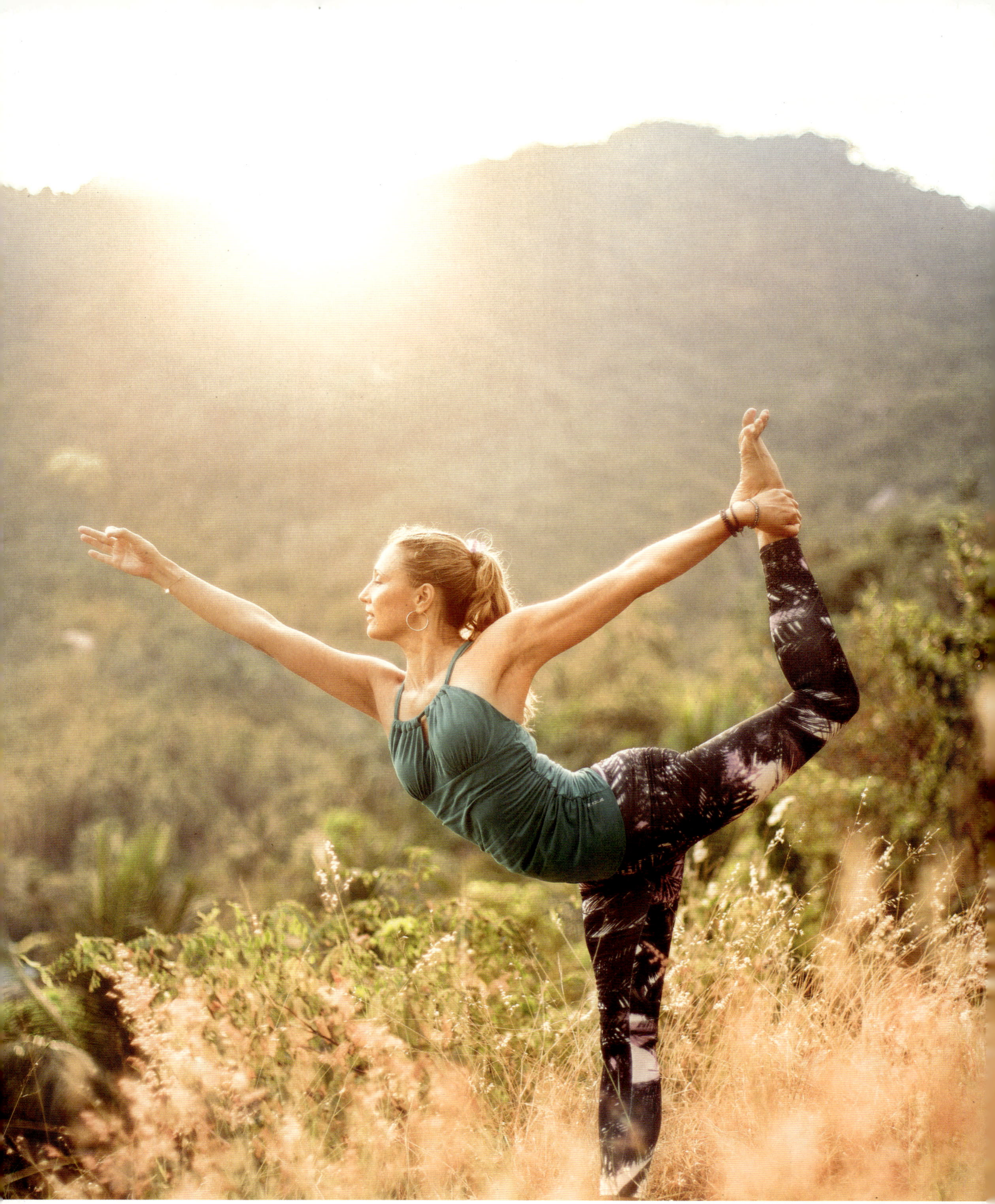

SADHANA

Fortschritte mit sich selbst zu machen und sich in die Richtung zu entwickeln, die man anstrebt, ist nicht immer einfach. Es erfordert Übung, wir brauchen dafür eine Praxis.

Sadhana bedeutet „spirituelle Praxis“ oder „ein Mittel, um etwas zu erreichen”. Ich betrachte *Sadhana* als einen persönlichen Prozess, um die beste Version von sich selbst zum Vorschein zu bringen. Dies verlangt sorgsames und permanentes Bemühen.

Es ist eine fortwährende Übung, die Yogaphilosophie im Leben anzuwenden und wirklich nach unseren höchsten Idealen zu leben. Nichts davon wird sich einfach zufällig ergeben. Wir benötigen dafür eine Praxis.

Was wir uns auf der Yogamatte aufbauen, ist ein privates, sicheres und kontrollierbares Übungsfeld, um mit uns selbst zu arbeiten. Wir beginnen bei der Beziehung zu unserem Körper, unserem Geist, unseren Emotionen. Dann tragen wir die Einsichten und Fähigkeiten, die wir dort gewinnen, in unser Leben hinein.

Einer der paradoxen Aspekte an spiritueller Praxis ist, dass in ihrem Kern der Wunsch liegt, Fortschritte zu machen, wir aber zugleich danach streben, zu akzeptieren, wer wir sind. Spirituelle Praxis wird nicht von Erfolg oder Freude gekrönt sein, wenn wir mit der Einstellung herangehen, dass wir so, wie wir sind, nicht gut genug seien – dass etwas korrigiert werden müsse.

Wie also strengen wir uns an, die beste Version unserer selbst zu werden, ohne gleichzeitig zu unterstellen, dass an der momentanen Version irgendetwas falsch sei?

Patanjali gibt im Yoga-Sutra den Hinweis auf *Abhyasa Vairagya*.

Setze dich mit Anstrengung, Willenskraft und Ausdauer (*Abhyasa*) ein und sei gleichzeitig nicht dem Resultat verhaftet; übe dich in Akzeptanz und Gleichmut, nimm es nicht zu ernst (*Vairagya*).

Bemühen und Hingabe ins Gleichgewicht zu bringen stellt sicher, dass dir die Freude an deiner Sadhana erhalten bleibt. Dein Enthusiasmus wird dann nicht obsessiv oder fanatisch, und du bist auch nicht frustriert oder demotiviert, wenn du nicht so schnell vorankommst, wie du möchtest. *Abhyasa Vairagya* gibt dir auf kluge Weise zu verstehen, dass auch deine größten Bemühungen, im Einklang mit deinen höchsten Idealen zu leben, nicht immer von Erfolg begleitet sein werden. Wir alle stolpern von Zeit zu Zeit, und es passieren Fehler. Tu dein Bestes und lass es los.

In meinem eigenen Unterricht versuche ich die folgende Idee weiterzugeben: Im Yoga geht es nicht darum, etwas zu werden, das du nicht bist, sondern darum, mit dem zu arbeiten, was du hast, um die beste Version deiner selbst zu sein.

Manche sagen, dass wir mit unserem Yoga Fortschritte machen, wenn wir glücklicher, friedlicher und zufriedener werden. Die spirituelle Lehrerin Sally Kempton sagt: „Wenn du denkst, dass du erleuchtet bist, dann geh und besuche deine Familie.“ Das ist eine humorvolle Formulierung, um aufzuzeigen, dass es sehr einfach ist, allein auf deiner Yogamatte friedlich und zufrieden zu sein. Erst in unseren persönlichen Beziehungen stellt sich wahrhaft heraus, ob unser Yoga tatsächlich Wirkung zeigt.

In Isolation finden wir nicht viel über uns heraus. Es ist die Interaktion mit anderen, in der wir uns selbst erfahren – unsere Eigenschaften, Muster und gewohnheitsmäßigen Reaktionsweisen. Hier eine Liste mit Gesichtspunkten, an denen du erkennst, dass deine *Sadhana* wirkt:

- Du kannst entspannter mit Leuten umgehen, die dich bislang stets gestört haben.
- Die großen Berg-und-Tal-Fahrten des Lebens sind leichter zu handhaben und regen dich weniger auf.
- Du hast weniger Angst, dich auszudrücken und deine Wahrheit auszusprechen – und du weißt, wie du dies auf sanfte Weise tun kannst.
- Du reagierst weise statt emotional.
- In schwierigen Zeiten verlierst du nicht die Hoffnung, sondern bleibst offen für unerwartete Lösungen.
- Du fokussierst dich mehr auf Lösungen anstatt auf Probleme.
- Dein Glück hängt weniger von äußeren Umständen ab, sondern kommt eher von innen.
- Du wirst empfindsamer und „spürst" mehr.
- Du fühlst dich geerdet und dazu fähig, auch an einem stressigen Tag ganz präsent zu sein.
- Du schätzt Dinge, die du vorher als selbstverständlich angesehen hast, und hast mehr Freude am Leben.
- Du fürchtest dich weniger vor Veränderungen und siehst sie als Gelegenheit zu persönlichem Wachstum an.
- Du kannst mit dem Fluss gehen und musst Situationen nicht unbedingt kontrollieren.
- Es fällt dir leichter, zu vergeben (Eltern, Ex-Partnern und Menschen, die dich unfreundlich behandelt haben).
- Du empfindest mehr Verbundenheit und Mitgefühl für andere Menschen, die Tiere und die Erde.
- Du übernimmst die Verantwortung für deine Emotionen und betrachtest Gefühle wie Wut, Eifersucht oder Selbstvorwürfe als Gelegenheiten, an deinem Geist und seinen Mustern zu arbeiten.
- Wenn das Leben kompliziert wird, wendest du dich Praktiken wie Meditation, Yoga-Asanas und Selbstbefragung zu.
- Du weißt, wie du dich wieder motivierst und inspirierst, wenn du dich niedergeschlagen fühlst.
- Du kannst dir deine Unzulänglichkeiten mit Mitgefühl und Akzeptanz anschauen.
- Du urteilst weniger über dich selbst und über andere.
- Es gelingt dir, dich selbst mit Humor zu betrachten und über deine Eigenheiten zu lachen.
- Du erkennst, wann du aufgebracht oder aus dem Gleichgewicht bist, und du weißt, wie du dich wieder beruhigen kannst.
- Du spürst eine wachsende Verbindung mit deinem inneren Selbst, und diese Verbindung bleibt auch angesichts der größten Herausforderungen stabil.
- Du bist in der Lage, Zeiten des Alleinseins zu genießen, und brauchst nicht so viel, um zufrieden zu sein.
- Allgemein stellst du fest, dass deine Fähigkeit zu Freundlichkeit, Mitgefühl und Wohlwollen gegenüber dir selbst und anderen immer größer wird.

> „Die größte Errungenschaft im Leben liegt nicht darin, niemals hinzufallen, sondern darin, jedes Mal wieder aufzustehen, wenn wir gefallen sind.“ *Nelson Mandela*

HERAUSFORDERUNGEN – KEIN SCHLAMM, KEIN LOTUS!

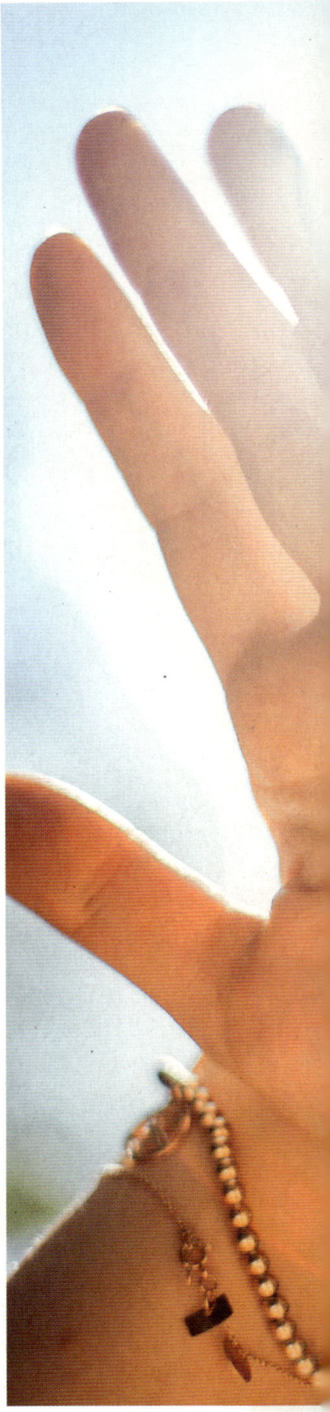

Zeiten des persönlichen Wachstums sind meistens anstrengend. Wir erleben selten eine Veränderung in unserer Wahrnehmung oder sind bemüht, an uns zu arbeiten, wenn wir uns in einem Zustand dauerhafter Harmonie befinden. Normalerweise sind es eher Probleme und belastende Situationen, die uns aus der Komfortzone herausholen und dazu aufrufen, uns der Herausforderung zu stellen und einen ganz neuen Blick auf uns selbst zu werfen.

Ich glaube, dass alle Leute sich danach sehnen, zu wachsen, und darauf hoffen, irgendeine Art von Transformation zu erleben. Für mich ist Yoga dann am kraftvollsten und am wirksamsten, wenn er uns dabei hilft, mit den Herausforderungen und Schwierigkeiten des Menschseins umzugehen. In meiner Weltanschauung sind Herausforderungen immer ein Tor zu spirituellem und persönlichem Wachstum, wenn ich mich dafür entscheide, dementsprechend mit ihnen zu arbeiten.

Die Lotusblume ist im Yoga und im Buddhismus ein geläufiges Bild. Die Lotusblüte ist ein Symbol für Reinheit, Schönheit und Göttlichkeit. Der lange Stängel hält die Blüte über der Wasseroberfläche. Diese Blume, ein Zeichen vollkommener Schönheit, wächst direkt aus den schlammigsten, trübsten Bereichen eines Teichs hervor. Kein Schlamm, kein Lotus.

Wenn wir beginnen, uns selbst näher zu betrachten, werden wir auf den gleichen Schlamm stoßen. Der Schlamm steht für die verborgenen, dunklen Orte, die undurchsichtig und schwer zu durchschauen sind. Das sind diejenigen Anteile in uns, die wir niemandem zeigen wollen.

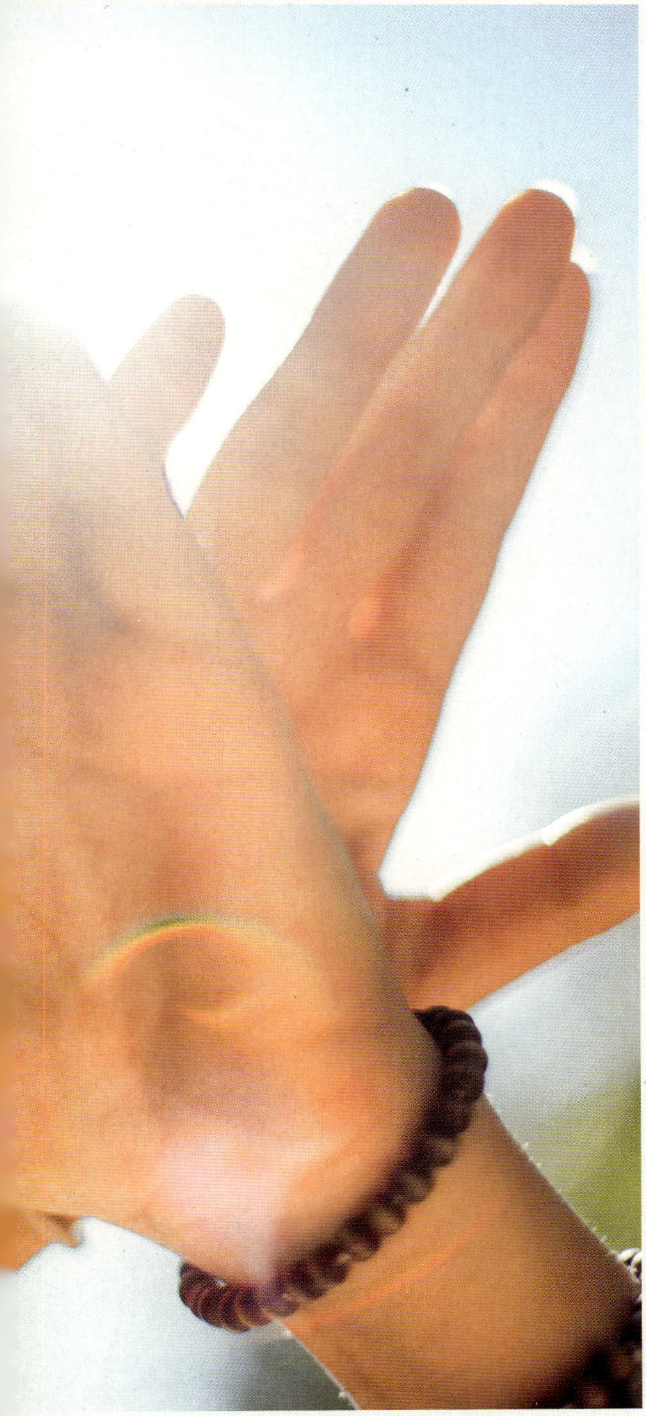

Schlamm möchte sich nicht bewegen oder verändern, und dennoch bildet er den fruchtbaren Boden, aus dem du deinen Lotus wachsen lassen kannst. Wenn wir uns davor drücken, den Schlamm anzuschauen, vermeiden wir, den schönsten und reinsten Ausdruck unserer selbst zu entwickeln.

Die Lektion, die ich in der Symbolik der Lotusblume sehe, ist: „Habe keine Angst vor dem Schlamm!" Strebe danach, zu wachsen und zu blühen. Aber zuerst musst du tief in den Schlamm tauchen, bevor du aus ihm eine schöne Blume wachsen lassen kannst. Erkenne, dass die dunklen und schlammigen Anteile deiner persönlichen Entwicklung dienlich sein können, wenn du bereit bist, sie dir anzusehen.

Andere Formen von „Schlamm" sind die Herausforderungen und belastenden Situationen, denen wir oft ausgesetzt sind. Probleme sind ein Anzeichen dafür, dass wir auf einem Weg zu Wachstum und Transformation sind – etwas blubbert unter der Oberfläche. Im Sinne des Yoga zu leben bedeutet für mich, die Situationen im Außen dafür zu nutzen, innerlich zu wachsen. Nur durch Herausforderungen und Schwierigkeiten wird unser Potential an Stärke, Mitgefühl, Hingabe, Mut und Liebe offenbart.

ATEM UND MEDITATION

Während du Fortschritte machst und mit den Herausforderungen arbeitest, stellen der Atem und die Meditation wirksame Mittel dar, um ganz präsent zu sein und innere Ruhe zu erlangen.

Sowohl der Atem als auch die Meditation sind Themen, die eigentlich jeweils ein eigenes Buch füllen könnten. Nachfolgend dazu nur ein paar Gedanken, bevor du zum Praxisteil des Buches übergehst.

Eine bewusste, tiefe und fließende Atmung zu kultivieren ist allen Yogastilen gemeinsam. Der Atem dient als Brücke, die den Geist mit dem Körper verbindet. Er bringt Bewusstheit und Empfindsamkeit in jeden Teil des Körpers.

Letztendlich kontrollieren wir den Atem nicht. Er geschieht, er pulsiert, er hat seinen eigenen Rhythmus. Wir können an diesem Pulsieren jedoch teilhaben und die Atmung nutzen, um unsere Gedanken, Gefühle und Handlungen eins werden zu lassen. Der Atem hilft uns, uns mit allen Aspekten unseres Lebens harmonisch verbunden zu fühlen. Bewusstes Arbeiten mit dem Atem in Asanas sowie als Vorbereitung auf die Meditation beruhigt den Geist und die Sinne.

Mein Ratschlag ist, den Atem einfach geschehen zu lassen – übe keinen Zwang aus. Erlaube dem Atem, frei zu fließen, und fange dann an, sanft daran teilzuhaben, sodass die Einatmung und die Ausatmung einander in ihrer Länge und Intensität gleichen.

Atmen sollte mühelos sein. Wahrzunehmen, wie wir atmen, eignet sich wunderbar, um einzuschätzen, ob wir uns überfordern oder uns zu sehr anstrengen. Idealerweise sollte der Atem zu jeder Zeit und in jedem Asana frei fließen.

Unsere Gedanken und Gefühle nehmen Einfluss darauf, wie wir atmen. Beispielsweise wird unsere Atmung knapper oder flacher, wenn wir nervös oder angespannt sind. Möglicherweise halten wir sogar unbewusst den Atem an. Wenn unser Nervensystem entspannt ist, ist die Atmung rhythmisch; sie wird außerdem langsamer und tiefer. Diesen Zusammenhang können wir nutzen. Wenn wir tief und langsam atmen, entspannt sich unser Nervensystem. Bewusstes Wahrnehmen der Atmung kann dich immer wieder in den gegenwärtigen Moment bringen und dein Nervensystem beruhigen.

Respektiere den Atem als Mittel, das dir eine direkte Erfahrung der Lebensenergie schenken kann, die durch dich hindurchströmt, dich nährt und unterstützt.

Dich einfach hinzusetzen und deine Atmung zu beobachten ist eine wundervolle Art, die ersten Schritte in Richtung Meditation zu unternehmen. Du kannst entweder die natürliche Atmung geschehen lassen, ohne sie zu beeinflussen, oder du kannst ganz bewusst und langsam atmen, um all die Empfindungen zu beobachten, die man haben kann, wenn der Atem mit Fülle und Tiefe fließt.

Für mich ist Meditation die Praxis, um gut darin zu werden, einfach in meiner eigenen Gesellschaft zu sein. Sie entspricht meinem Wunsch, meine Aufmerksamkeit von all den Ablenkungen der Welt abzuziehen und nach innen zu gehen. Und Meditation ist eine Übung, mittels deren ich mir friedvoll und ohne Werturteile anschauen kann, was immer ich dort finde.

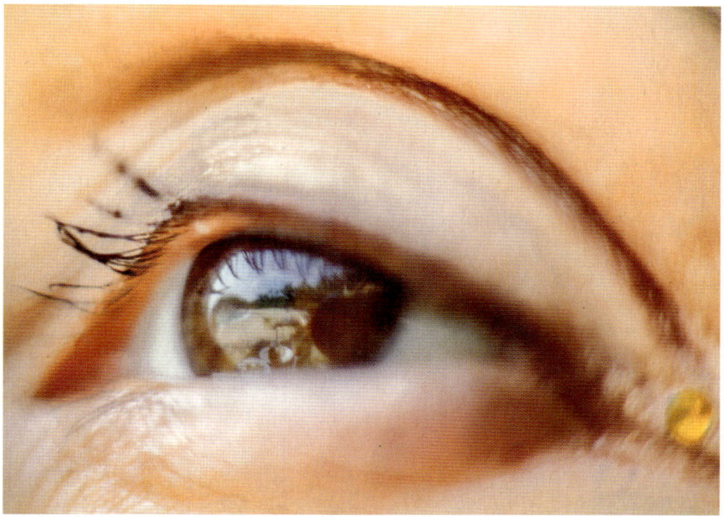

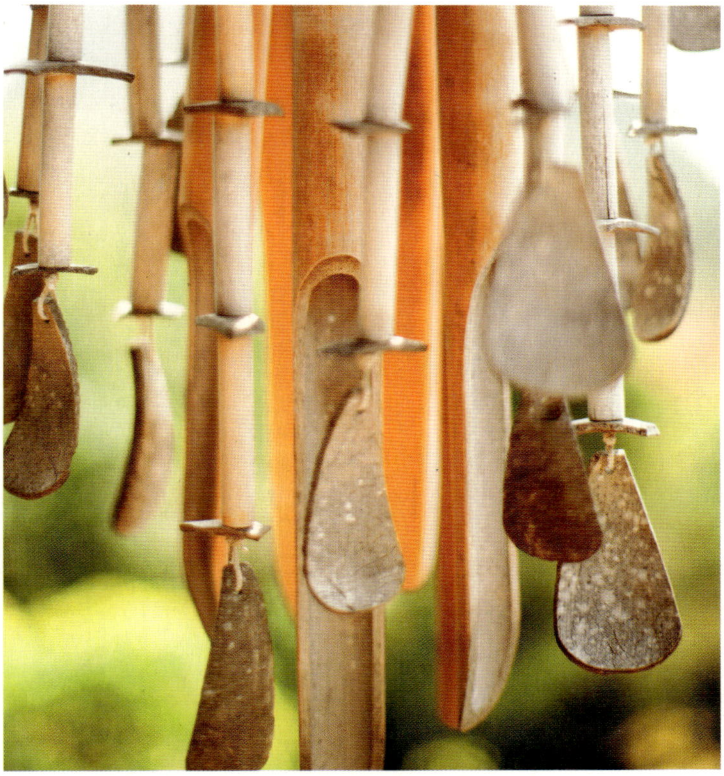

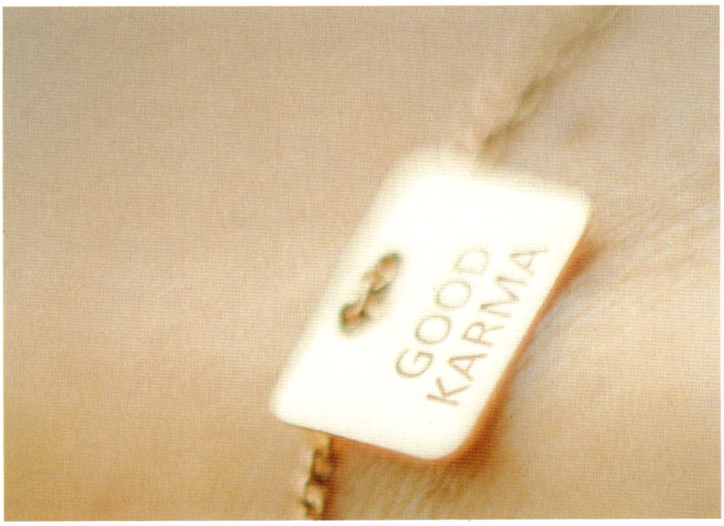

Es gibt viele Meditationstechniken zu entdecken. Ich empfehle dir, unterschiedliche Techniken auszuprobieren und bei jeder davon für eine Weile zu bleiben, um herauszufinden, ob sie zu dir passt.

Oft bringen Leute ihre Sorge zum Ausdruck, dass sie nicht „gut" im Meditieren seien. Es gelingt ihnen nicht, ihre Gedanken zur Ruhe zu bringen oder ihre Aufmerksamkeit konstant auf eine Sache zu richten (z. B. auf den Atem). Sie stellen fest, dass ihr Geist zu allen möglichen anderen Dingen abschweift. Das gibt ihnen das Gefühl, sie hätten versagt und das Ganze sei nur Zeitverschwendung gewesen. Hier kommt eine andere Betrachtungsweise.

Jedes Mal, wenn du merkst, dass deine Gedanken mit etwas anderem beschäftigt sind als mit der eigentlichen Aufgabe (beispielsweise der von dir ausgewählten Meditationstechnik), ist deine Metakognition aktiv. Das ist der Teil deiner Gehirnfunktion, der erkennt, worauf deine Aufmerksamkeit gerichtet ist. Das heißt, du bist fähig, darüber nachzudenken, worüber du nachdenkst. Metakognition stellt den mentalen Kontrollturm dar, von dem aus du wählen kannst, woran du denkst. In dem Moment, in dem du realisierst, dass du dich in beiläufigen Gedanken verloren hast, statt dich auf eine bestimmte Meditationstechnik zu konzentrieren, trainierst du deine Metakognition. Wenn du dann beschließt, deine Aufmerksamkeit wieder auf deine Technik zu lenken, entwickelst du Meisterschaft über den Geist.

Hier findest du drei meiner Lieblingsmeditationen. Meine Empfehlung ist, anfangs 10–15 Minuten zu sitzen. Wenn du dann geübter bist, wirst du ohne Schwierigkeit 20–30 Minuten meditieren können.

ॐ Komme körperlich zur Ruhe. Fokussiere deine Aufmerksamkeit auf die natürliche Atmung. Erlaube allen Gedanken, die aufkommen, vorbeizusegeln wie Wolken am Himmel. Nimm sie zur Kenntnis, aber lasse dich nicht auf sie ein. Verschmelze stattdessen mit dem Himmel, mit der Stille und dem Atem. Wolken können kommen und gehen, Gedanken können kommen und gehen. Sei der Himmel, unendlich friedvoll. Sei der Atem, durchgehend präsent.

ॐ Nimm dir etwas Zeit für ein paar Runden tiefer und bewusster Atmung. Dann lasse jegliches Bemühen, den Atem zu kontrollieren, los. Beginne, ein Mantra zu wiederholen, oder eine Affirmation, die dich mit Frieden und Zufriedenheit erfüllt. *Om Shri Maha Lakshmyai Namaha*, „Ich ehre die große Lakshmi, die Göttin der Fülle", ist ein traditionelles Mantra für Wachstum und Gedeihen, das bekräftigt, dass es keinen Mangel geben und wir alles haben mögen, was wir brauchen – dass die Fülle des Lebens uns unterstützen möge. Alternativ kannst du auch etwas in deiner eigenen Sprache formulieren, das in seiner Botschaft aufbauend wirkt, wie z. B.: „Ich heiße Fülle in meinem Leben willkommen" oder – einer meiner Favoriten – „Es gibt nichts zu erreichen, nichts zu tun. Das Leben kommt zu mir."

ॐ Dankbarkeit zum Ausdruck zu bringen ist einer der wirksamsten Wege, sich auf ein Gefühl von Zufriedenheit und innerem Frieden hin zu bewegen. Wenn wir uns auf das fokussieren, was wir haben, und sogar für die banalsten Dinge in unserem Leben eine aufrichtige Wertschätzung kultivieren, macht uns das, was wir als fehlend oder unzureichend empfinden, nicht mehr so viel aus. Nimm dir Zeit, um all die Dinge in deinem Leben zu benennen, für die du dankbar bist. Sitze danach für einige Minuten still in einer Stimmung der Zufriedenheit.

DAS LEBEN ALS YOGI

Als Yogi zu leben heißt, deinen Weg in diesem Leben in die eigenen Hände zu nehmen. Damit ist das Streben gemeint, die Kluft zwischen dem, was du im Inneren bist, und dem, wie du im Außen lebst, zu verringern.

Möge deine Reise mit Yoga dir helfen, präsent, bewusst und wohlwollend zu sein. Mögest du durch Yoga eine liebevollere Beziehung zu dir selbst und zu deinem Körper entwickeln. Und mögest du die Kraft, die Anmut, die Empfindsamkeit und das Mitgefühl, die du in deinem Inneren entwickelst, mit den Menschen um dich herum teilen.

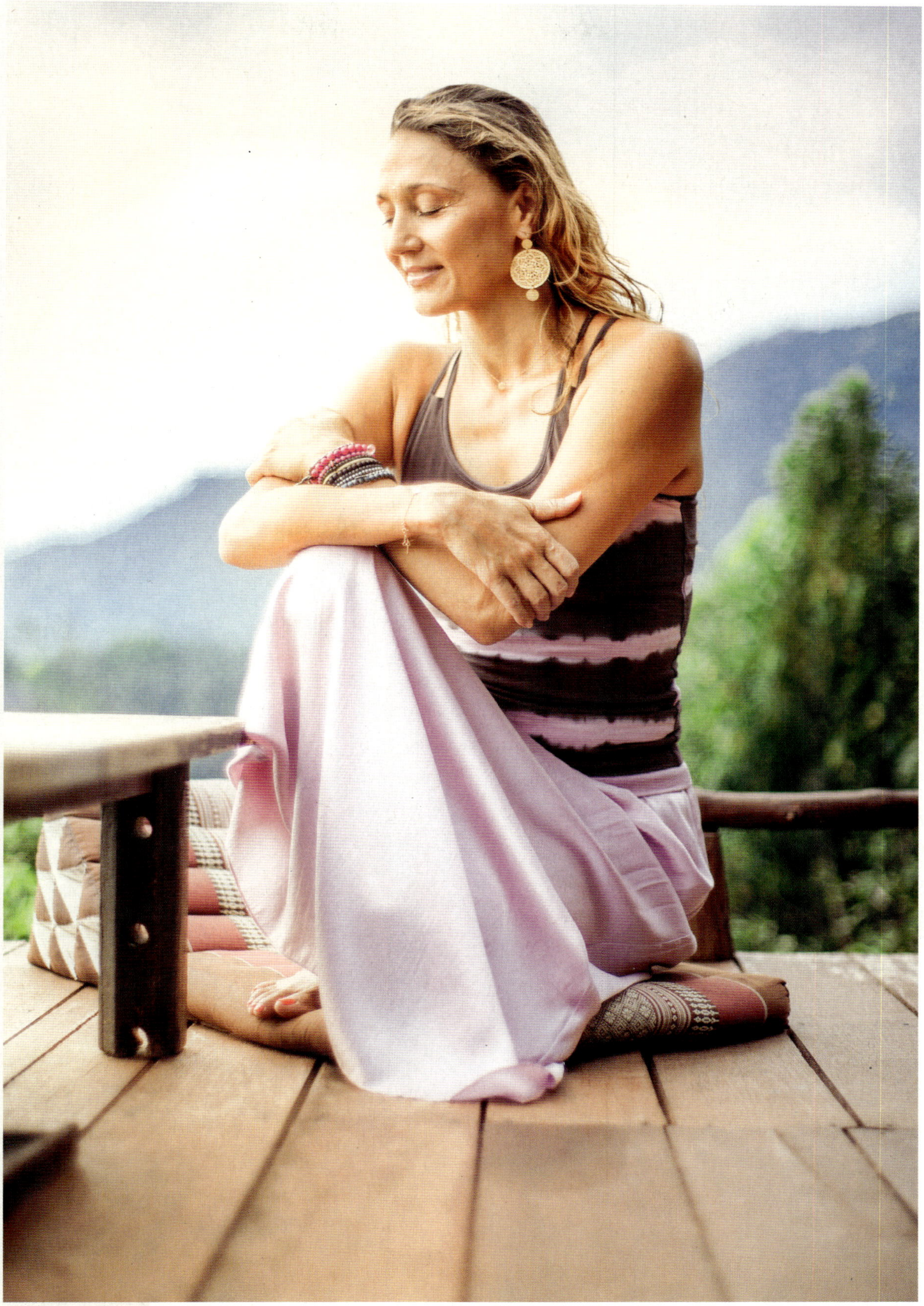

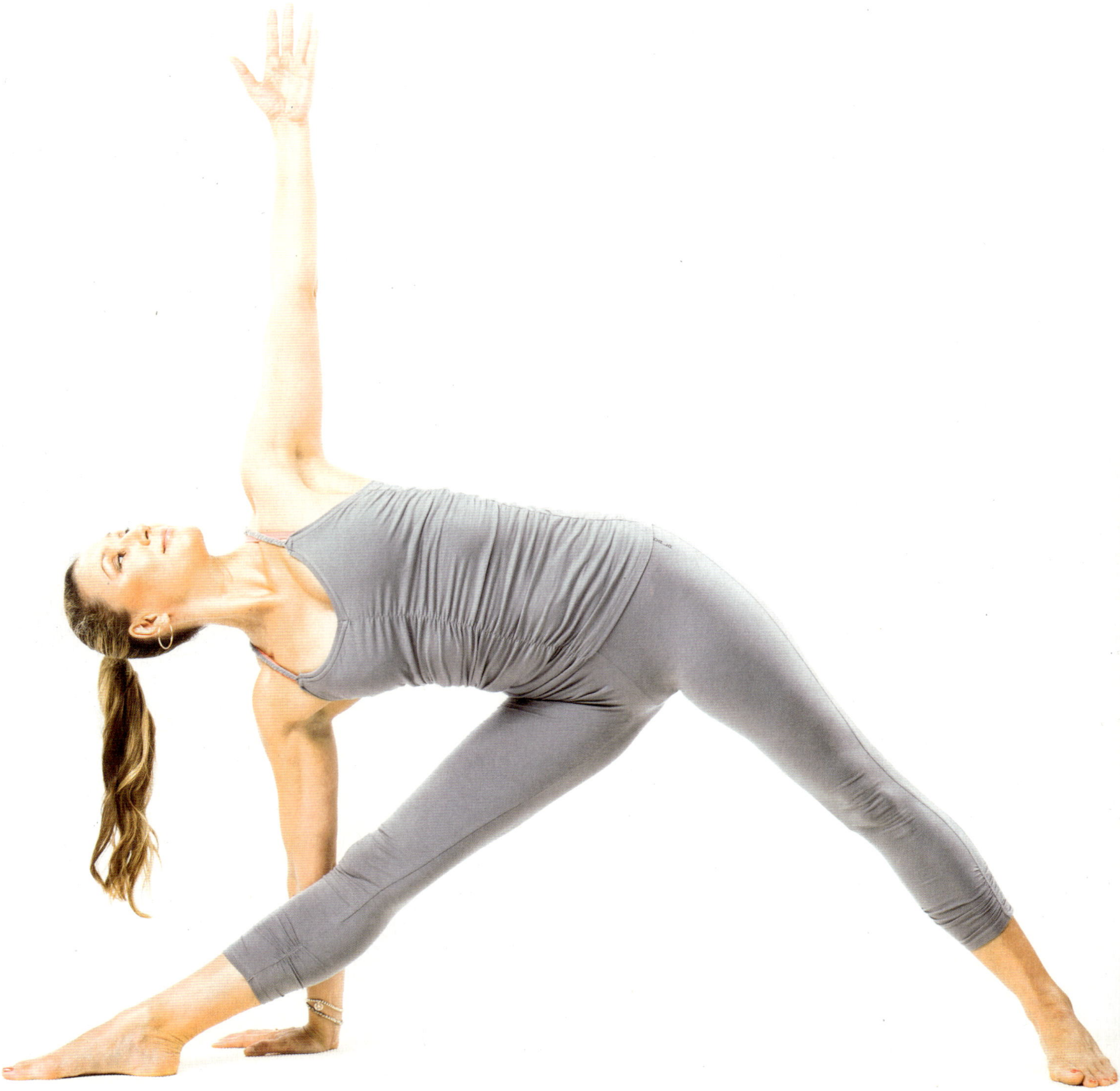

TEIL ZWEI

ALIGNMENT

Körper, Geist und Herz in Harmonie bringen

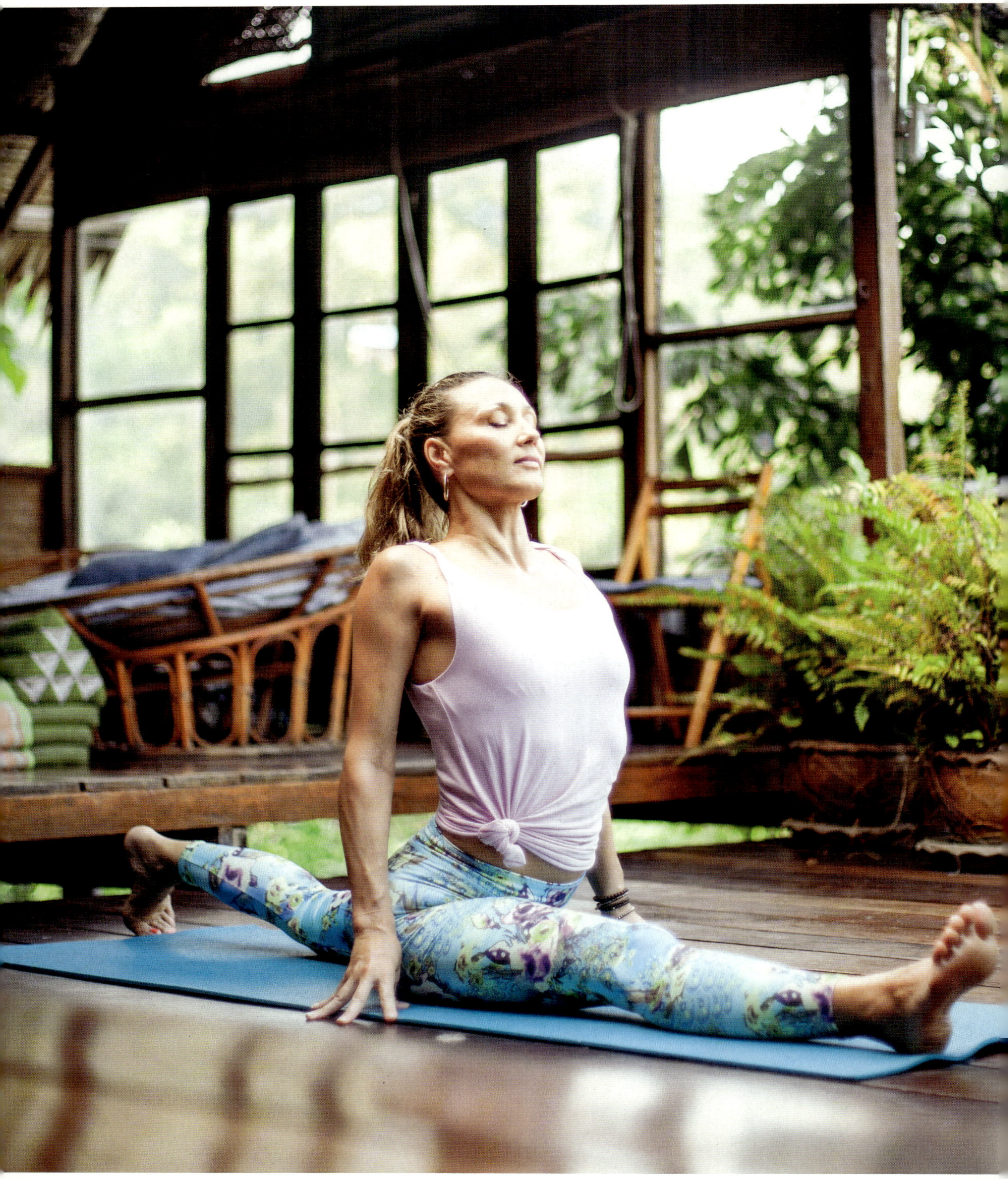

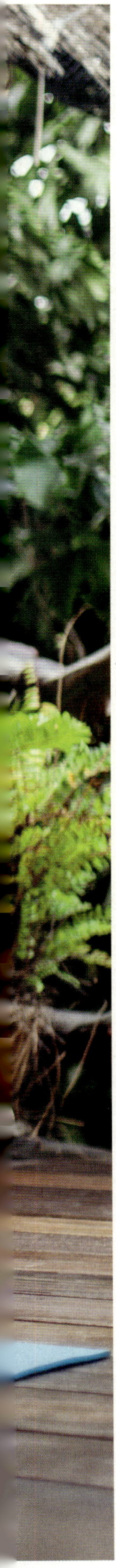

KÖRPER, GEIST UND HERZ IN HARMONIE BRINGEN

Die transformativen Wirkungen des Hatha Yoga waren mir nicht neu, als ich damit begann, meiner Asana-Praxis Ausrichtungsprinzipien hinzuzufügen. Ich hatte bereits einige Jahre Asanas in Kombination mit Atemtechniken praktiziert – mit guten Ergebnissen. Ausrichtung zu integrieren brachte jedoch alles auf eine neue Ebene der Verfeinerung, Tiefe und Leichtigkeit. Ich vergleiche es damit, wie sehr ich mein erstes Auto liebte. Mein kleiner, roter, sehr alter Opel hätte es nie durch den nächsten TÜV geschafft, aber er brachte mich von A nach B. Ich war absolut glücklich damit. Ein paar Jahre später wurde mir der Schlüssel für einen Mietwagen überreicht. Es handelte sich um einen nagelneuen BMW auf dem aktuellsten Stand der Technik. Was für ein Unterschied! Alles funktionierte besser, und das Fahrerlebnis war so viel angenehmer, als ich mir jemals hätte vorstellen können. Genau das ist der Unterschied, den die Ausrichtung für deine Asana-Praxis und deine Körpererfahrung machen wird.

Asanas können als Stellungen oder Formen beschrieben werden, die das gesamte Bewegungspotenzial des Körpers nutzen. Indem du Ausrichtungsprinzipien anwendest, wirst du darüber hinausgelangen, einfach nur die Form auszuführen oder dich in eine Position zu bringen. Es gibt eine klare Unterscheidung zwischen „Form" und „Ausrichtung". Die Form stellt lediglich das Äußere der Haltung dar, z.B. Arme senkrecht über dem Kopf, ein Bein um 90° gebeugt, ein Bein gerade nach hinten ausgestreckt, beide Hüften waagerecht nach vorn: Dies ist die Form des Krieger I. Bei der Ausrichtung geht es indessen um die Beziehung, in der die verschiedenen Körperteile während dieser Haltung zueinander stehen. Beispielsweise könnte die Beziehung zwischen dem Hüftgelenkskopf und dem Hüftgelenk des hinteren Beins darin bestehen, dass der Gelenkkopf in die Gelenkpfanne hineinrollt, oder aber, dass er nach vorn und vom Gelenk weggedrückt wird.

Ausrichtung ist das präzise Verständnis davon, wie man durch bestimmte Handlungen, die den Bezug zwischen den verschiedenen Teilen des Körpers verbessern, innerhalb der Form optimale Harmonie kreiert. Indem wir biomechanische Prinzipien anwenden, um unsere Ausrichtung zu optimieren, ziehen wir die meisten Vorteile aus den Asanas und erleben das größere Potenzial dessen, was jede Haltung zu bieten hat.

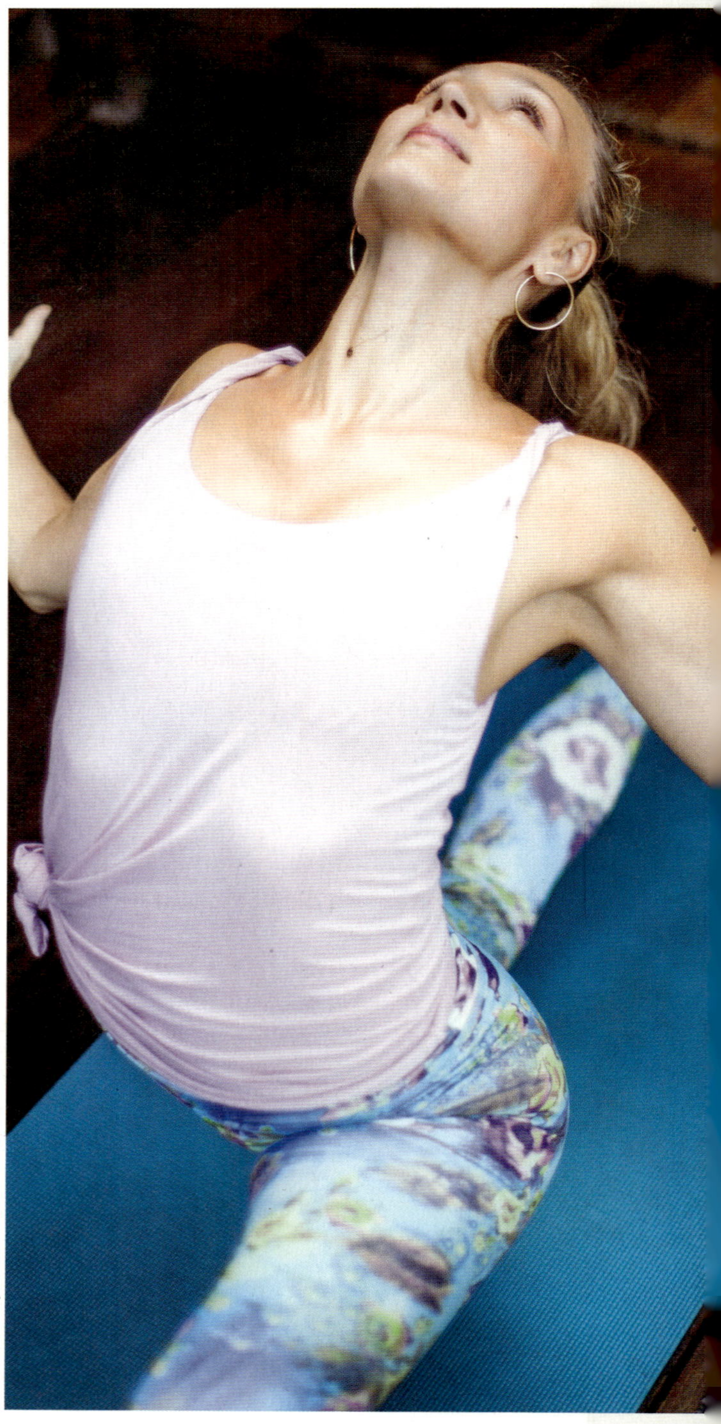

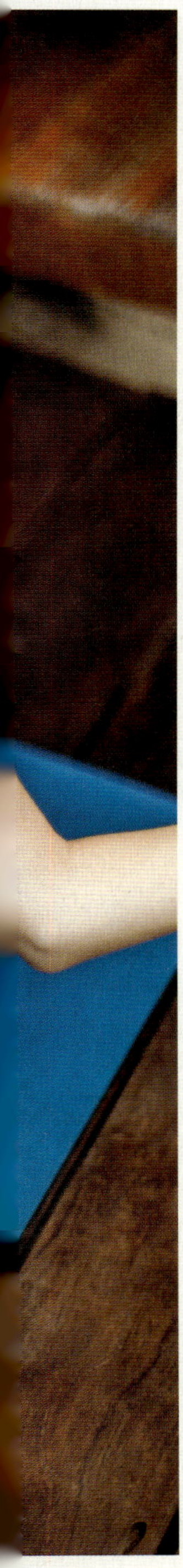

Eine gute physische Ausrichtung bringt ein noch größeres Geschenk mit sich als nur das Wohlbefinden des Körpers. Es fasziniert mich noch immer, dass der Geist ruhiger wird, sobald ich meinen Körper ausrichte. Die Qualität meiner Gedanken verändert sich, und ich fühle mich emotional geerdet. Der Körper ist ein Kanal, um Geist und Herz in Harmonie zu bringen.

In diesem Teil des Buches werde ich die Ausrichtungsprinzipien des Anusara® Yoga vorstellen, der Methode also, auf der mein Unterricht basiert. Viele hervorragende Yogalehrer und -lehrerinnen haben zur Evolution des Hatha Yoga beigetragen. Sie haben einander beeinflusst und kollektiv den fruchtbaren Boden bereitet, aus dem viele der neueren Stile ent standen sind. Mein persönlicher Respekt gilt dem Lehrer John Friend, der eine recht komplexe Bandbreite an Yogalehren und -techniken zur einzigartigen Methode des Anusara® Yoga zusammengestellt hat. Als ein wunderbares Ausbildungssystem für Yogalehrende und wertvoller Beitrag für die Welt des Yoga hat Anusara weltweit Tausenden von Praktizierenden geholfen, Schmerzen zu lindern, mehr Freiheit zu erfahren und eine neue Perspektive auf ihren Körper und auf ihr Potenzial zu erlangen, als spirituelle Wesen in einer physischen Gestalt zu wachsen und sich zu entwickeln. Was ich an Anusara am meisten schätze, ist die grundlegende Absicht dahinter: jedes Individuum darin zu unterstützen, seinen immensen ihm innewohnenden Wert anzuerkennen. Durch seine Philosophie geht Anusara über die körperliche Ausrichtung hinaus und lehrt, dass wir alle die Fähigkeit haben, in Einklang mit uns selbst und in Ausrichtung mit etwas Höheren zu leben.

Biomechanik ist die Erforschung und Anwendung der mechanischen Gesetze hinsichtlich der Bewegung oder der Struktur lebender Organismen. Sie beschäftigt sich damit, wie der Körper als ein lebender, sich bewegender Apparat funktioniert. Das Interessante am Yoga ist, dass es dabei ursprünglich um Stille, nicht um Bewegung ging. Dennoch ist das Erkunden der natürlichen und optimalen Bewegungsbahnen ein Tor zu einer tiefen inneren Erfahrung von Frieden und Stille.

„In guter Ausrichtung zu leben“ ist eine Metapher, die mehr als nur die optimale Organisation des physischen Körpers beschreibt. Eine gute Ausrichtung zu haben heißt, in einer guten Beziehung zu stehen. Das Konzept der Ausrichtung lässt sich auf alle Lebensbereiche anwenden. Es geht darum, zu verstehen, wie man die Beziehung zwischen zwei Dingen verbessern kann, sodass die Energie optimal fließen kann. Das bedeutet, so zu handeln, dass man das Leben dabei unterstützt, sich mit noch mehr Schönheit und Harmonie zu entfalten.

Wenn wir uns in einer guten Ausrichtung befinden, stehen unsere Gefühle, Gedanken, Worte und Handlungen in einer harmonischen Beziehung zueinander. Unser Handeln ist dann ein Ausdruck unserer tiefsten Sehnsüchte, unserer Herzensanliegen und unserer höchsten Werte. So gut das auch klingt, scheint es doch zur menschlichen Existenz dazuzugehören, dass man manchmal damit zu kämpfen hat. Genau deshalb wenden sich so viele von uns einer Praxis wie dem Yoga zu. Yoga hilft uns, Klarheit zu finden, uns wieder auszurichten und einen Weg dahin zurückzufinden, die beste Version unserer selbst zu sein.

Ich arbeite mit den Universellen Prinzipien der Ausrichtung (UPA / *Universal Principles of Alignment™*), welche die Basis der Anusara-Methode und ihrer körperlichen Ausrichtungstechniken darstellen. Wenngleich „universell" wie ein Versuch klingen mag, alle Körper in ihrer Ausrichtung und ihrer Bewegung gleich zu betrachten, sind die UPA wunderbare Werkzeuge für jedes Individuum, um an seiner Ausrichtung zu arbeiten und das aus seiner einzigartigen und persönlichen Perspektive optimale Alignment zu finden. Ich betrachte die UPA als eine Art Vorlage, dafür, von einer höheren Perspektive aus Muster, Richtungen und Handlungen abzurufen, die offenbar den meisten Leuten dienlich sind. Seit ich angefangen habe, die UPA in meinen Unterricht zu integrieren, habe ich erstaunliche Resultate beobachtet. Mit diesen Prinzipien kann ich Schülern und Schülerinnen immer wieder helfen, Schmerz oder Widerstände entweder vollständig hinter sich zu lassen und tiefer und mit mehr Leichtigkeit in die Haltungen zu kommen oder zumindest binnen weniger Minuten eine deutliche Verbesserung zu erzielen. Diese Ausrichtungsprinzipien haben sich im Unterricht durchgehend als Hilfe für Yogaübende erwiesen, sich körperlich und emotional besser fühlen, indem sie mehr Vertrauen in ihren Körper und ihre Fähigkeiten gewinnen.

Es ist interessant, darüber nachzudenken, warum wir Hilfe und Anleitungen benötigen, um uns in unserem eigenen Körper wohlzufühlen. Anders als Tiere, die instinktiv sehr physisch orientiert sind, haben wir Menschen oft eine distanzierte oder sogar negative Beziehung zu unserem Körper. Wir haben jede Menge Vorstellungen davon entwickelt, wie unser Körper sich anfühlen oder aussehen *sollte*. Da wir nicht mehr auf unsere eigene Körperlichkeit eingestimmt sind, haben wir unser intuitives Verständnis davon verloren, wie wir uns auf natürliche, organische Weise bewegen und unseren Körper nutzen können. Zu unseren Körpern wurde kein Benutzerhandbuch mitgeliefert – aber offensichtlich brauchen wir ab und an ein solches. Yoga ist ein Weg, unsere Beziehung zu unserer physischen Form zu vertiefen, wiederzuentdecken, wie wir wirklich in unserem Körper sein können, und uns dabei gut zu fühlen.

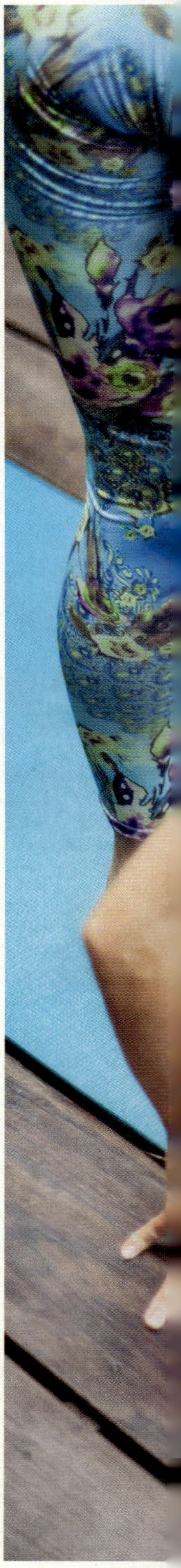

Wie erkennen wir, wann wir in optimaler Ausrichtung sind? Wir fühlen uns gut! Wir fühlen uns sowohl körperlich als auch emotional und spirituell ausgeglichen, stabil und frei.

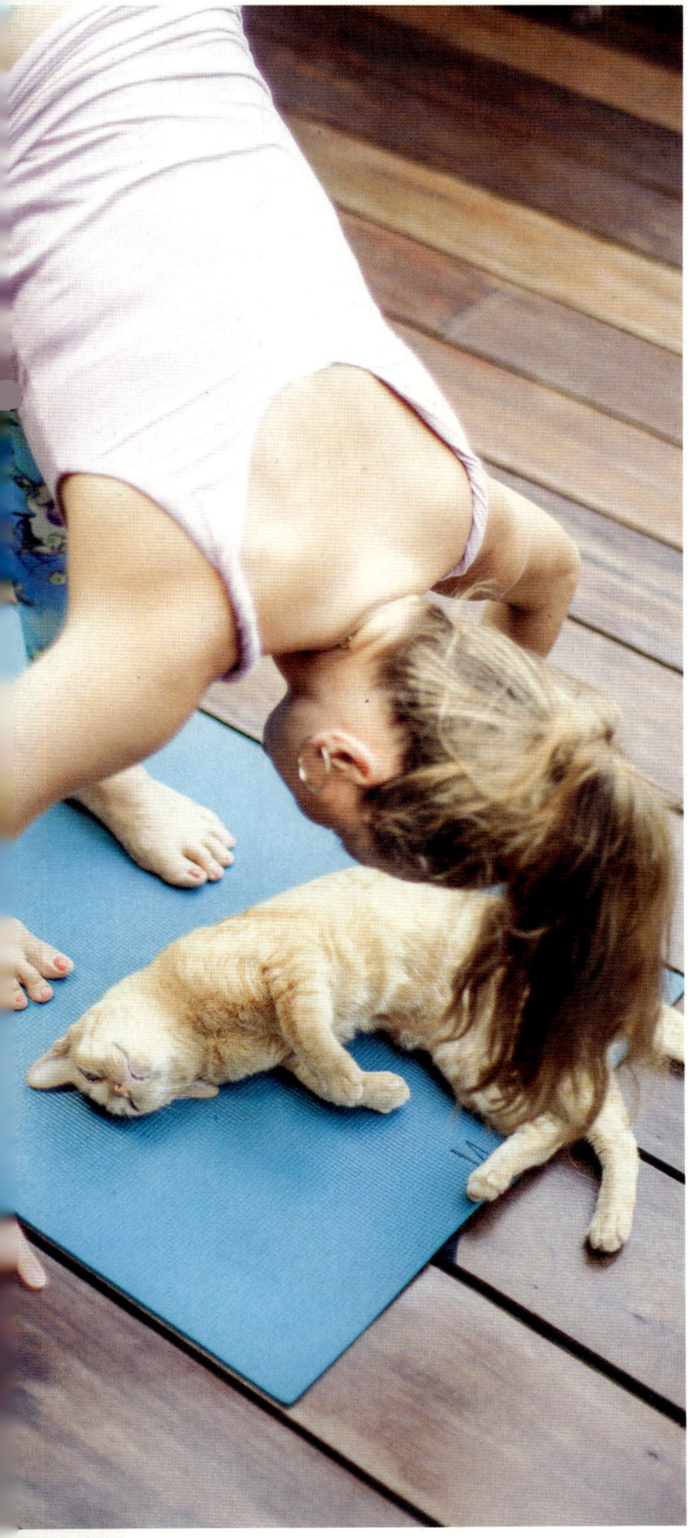

Mein Rat ist, die UPA als grundsätzliche Leitlinien anzusehen, nicht als feste Regeln. Sie bilden einen intelligenten Rahmen, der Orientierung gibt, wie man sich auf die bestmögliche Erfahrung zubewegt, die man mit seinem Körper machen kann. Ich sehe in ihnen den Anfang der Reise, nicht das Ende. Bis zu einem gewissen Grad vereinfachen die UPA die Komplexität des Körpers und machen es somit leichter, durch die Asanas zu navigieren, damit zu experimentieren und sich auf die Reise zu begeben. Die Prinzipien sind dazu gedacht, dich zu stärken und dich deiner Fähigkeiten bewusst werden zu lassen. Statt ein Opfer der Umstände zu sein, wirst du zum Meister bzw. zur Meisterin deiner Erfahrungen.

Ausrichtung dient uns als den Übenden im eigenen Bestreben, uns besser zu fühlen und den uns innewohnenden Wert zu erkennen. Mit anderen Worten unterstützt die ausrichtungsbasierte Asana-Praxis eine lebensbejahende Philosophie und hilft uns, unseren eigenen Wert und das Gute in uns zu erfahren. Wenn man sich in seinem Körper gut fühlt, nimmt man sich selbst positiver wahr, und in der Folge wird auch die Sicht auf die Welt positiver. Wenn wir uns körperlich und emotional gut fühlen, erleben wir oft eine bedeutsame spirituelle Wende, die uns auf neue Art für das Leben öffnet. Wir sind dann nicht nur innerhalb unseres Körpers gut ausgerichtet, sondern befinden uns auch in optimaler Ausrichtung mit dem Leben selbst. Dies ist die ultimative herzöffnende Erfahrung, die wir anstreben.

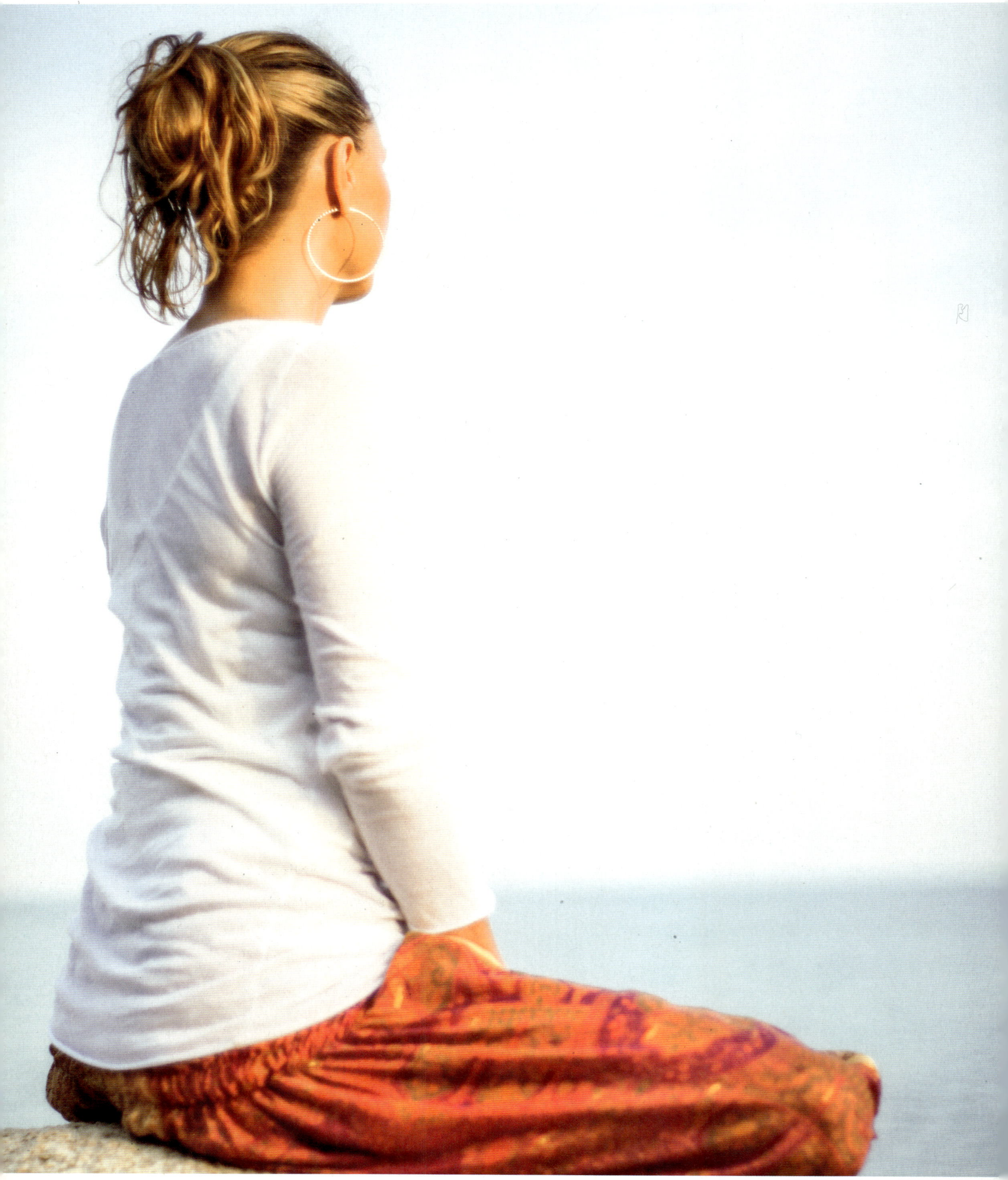

HATHA YOGA

Das Konzept des Yoga hat seine frühesten Wurzeln in vedischer Zeit. Diese Periode (ca. 1700–900 v. Chr.) war durch Rituale und Verehrungszeremonien charakterisiert, die dazu dienten, sich mit einem kosmischen Prinzip zu verbinden, von dem man annahm, dass es alles miteinander vereine. Das Wort „Yoga" taucht erstmalig in den Texten der upanishadischen Phase (ca. 600–100 v. Chr.) auf, wo es sich auf ein Mittel bezieht, die individuelle Seele mit der universellen Seele zu vereinigen. Später, in der Periode des klassischen Yoga, wurden die Ideen und Praktiken des Yoga klarer definiert. Diese Praktiken bestanden im Wesentlichen aus Studium, Innenschau, Meditation und Beherrschung des Geistes. Sie sind in den Yoga-Sutras des Patanjali dokumentiert, die vermutlich um 400 n. Chr. zusammengestellt wurden. Hatha Yoga – die physische Yogapraxis – entwickelte sich viel später als Teil der tantrischen Praktiken, in denen der Körper genutzt wurde, um Energie, auch Prana oder Shakti genannt, zu beeinflussen, zu bewegen und anzuheben. Der erste Anleitungstext darüber, wie man Asanas ausübt, sozusagen das erste Übungshandbuch, war die Hatha-Yoga-Pradipika, die in etwa auf das 15. Jh. datiert wird. Man wird darin allerdings zum Beispiel keinen nach unten schauenden Hund, keinen Schulterstand und auch kein „Wild Thing" finden.

Vor dem Aufkommen der Tantra-Bewegung wurden der Körper und alle physischen Belange als Hindernisse für das spirituelle Leben betrachtet. Tantra brachte hier eine radikale Veränderung. Die Tantriker sahen den Körper nicht als etwas, das es zu negieren gilt und das man umgehen muss, sondern eben gerade als das passende Mittel, um unsere spirituellen Qualitäten zu erkunden und die Natur der Wirklichkeit zu verstehen. Die grundlegende Prämisse im Tantra lautet, dass alles Höchstes Bewusstsein ist. Gott, Spirit, Universelle Energie, Shiva – oder wie auch immer man es nennen mag – drückt sich in der Welt als die pulsierende Kraft in allem aus. Das Eine beschloss, die vielen zu werden. Die Vielfalt des Lebens, wie wir es kennen, ist Ausdruck der einen schöpferischen Kraft, die sich entschlossen hat, sich in endlosen Myriaden von Formen zu manifestieren, nur um sich selbst und all ihr wundersames Potenzial zu erfahren. Somit ist auch der Körper eine Manifestation göttlicher Energie. Shiva ist das Unendliche, Formlose, Potenzielle. Shakti ist die gestaltgebende Kraft dieses Potenzials. Durch Tantra erhielt die individuelle Form, der Körper, eine neue Bedeutung.

Die Wissenschaft, und insbesondere die Quantenphysik, beschreibt etwas ganz Ähnliches: ein vereintes Energiefeld, eine einzige intelligente Quelle, die alles verbindet. Auf subatomarer Ebene existiert ausschließlich Schwingung. Auf das kleinste Teilchen reduziert, gibt es zwischen mir und einem Tisch keinen Unterschied. Auf der grundlegensten Ebene existieren nur Raum und das Nichts, ein formloses Potenzial. Und wieder läuft es darauf hinaus, dass „alles eins" ist.

Die ursprüngliche Praxis des Hatha Yoga bestand hauptsächlich aus Sitzhaltungen und einigen ziemlich intensiven Reinigungsritualen. Der Gedanke dahinter war, willkürlich die Kundalini-Shakti – die schlafende, potenziell vorhandene Energie an der Basis der Wirbelsäule – zu erwecken und die Energiekanäle sowie den Körper zu reinigen, um diese auf den Aufstieg der Shakti entlang der Chakras (Energiezentren) durch den zentralen Kanal namens Sushumna-Nadi zum Kronenchakra vorzubereiten. Ob du mit der Vorstellung von Chakras, Nadis usw. etwas anfangen kannst oder nicht – es ist in jedem Fall ein schöner Gedanke, dass unser menschliches Potenzial etwas ist, auf dessen Erwachen wir hinarbeiten können. Die Intention hinter all diesen Praktiken war es, übernatürliche Kräfte und Erleuchtung zu erlangen. Heutzutage sind die meisten Yogapraktizierenden damit zufrieden, ihre Rückenschmerzen zu lindern, psychosomatische Beschwerden im Körper zu lösen und ihren Geist zu beruhigen.

In der Yogatradition heißt es, dass vollständige Erleuchtung eintritt, wenn die Kundalini-Shakti das Kronenchakra oberhalb des Kopfes erreicht. In diesem Zustand höchsten Bewusstseins weitet sich die gewöhnliche, begrenzte Sicht auf die Welt, sodass sie die Einheit erfasst. Falsche Vorstellungen von uns selbst und der Welt lösen sich auf, und wir erkennen „die Wahrheit" über das Dasein. Nicht länger an einen Zustand eingeschränkter Wahrnehmung gebunden, werden wir sehen, dass alles eins ist, alles miteinander verbunden ist. Ein und dieselbe Quellenergie bringt alles hervor.

Nichts wird dich mehr entspannen, als zu wissen, dass die Lebensenergie, das Universum, für dich da ist. Yoga ist das Mittel, durch das du weniger Trennung erfährst, mehr Verbundenheit erlebst und einen stetig wachsenden Glauben entwickelst, dass das Leben dich unterstützt.

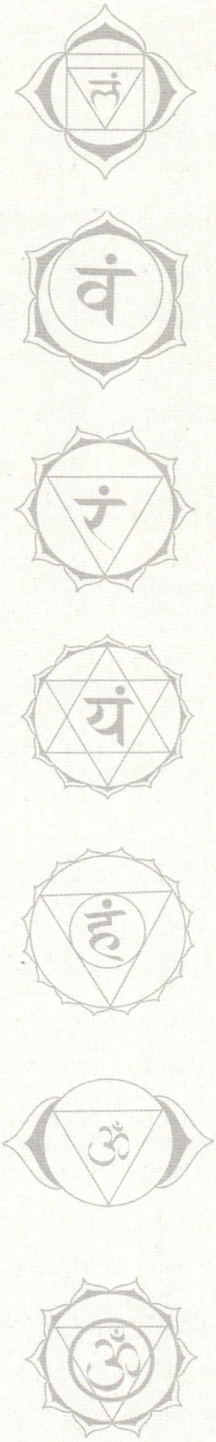

Eine weitere universelle Wahrheit ist, dass die meisten von uns nicht mit dieser Art von Bewusstheit herumlaufen. Wir sehen eher die Unterschiedlichkeit. Wir erleben uns selbst als getrennt vom Rest. Oft fühlen wir uns unverbunden, und nur selten nehmen wir uns als göttliche Manifestationen der Einen Schöpferischen Macht wahr. Sadhana, oder spirituelle Praxis, ist das, was wir tun, um uns bewusst zu werden, dass wir nicht abgetrennt sind; um die verschiedenen Aspekte unseres Seins zu vereinen und uns selbst als vollständig, vollkommen und in keiner Weise mangelhaft wahrzunehmen. Das Sanskrit-Wort dafür ist *purnatva* – Fülle, Vollständigkeit. Die Konsequenz daraus sind Frieden, Shanti, und Zufriedenheit, Santosha. Es waren diese Erfahrung von innerem Frieden, eine tiefe Zufriedenheit und das Gefühl, dass nichts fehlte, die mich nach meiner ersten Yogastunde nicht mehr losließen.

Die Sanskritwurzel des Wortes Yoga ist *yui*. Wissenschaftler sind sich über die tatsächliche Bedeutung bis jetzt nicht ganz einig; am gebräuchlichsten ist jedoch die Übersetzung „Vereinigung", die sich auf das Verbinden des Individuums mit dem Höchsten Bewusstsein bezieht. Meine Interpretation ist: Yoga ist die Arbeit, die wir tun, um unsere innere Welt mit der äußeren Welt zu vereinen, oder anders gesagt: um unsere innere Wirklichkeit – die subjektive Wahrnehmung – mit einer größeren Wirklichkeit – einer weniger eingeschränkten Wahrnehmung der Welt – zu verbinden. Wir erlangen Einsicht in unsere subjektiv gefärbten, begrenzten Wahrnehmungen und entwickeln ein vollständigeres, erweitertes Verständnis für das Leben. Ich sehe Yoga als fortwährendes Üben, um eine bessere Beziehung zwischen mir und der größeren äußeren Wirklichkeit herzustellen. Yoga ist das Mittel, durch das ich weniger Trennung erfahre, mehr Verbundenheit erlebe und einen stetig wachsenden Glauben entwickle, dass das Leben mich unterstützt.

Heute wird Yoga oft mit Entspannung und Stressmanagement assoziiert. Nichts wird dich mehr entspannen, als zu wissen, dass die Lebensenergie, das Universum, für dich da ist.

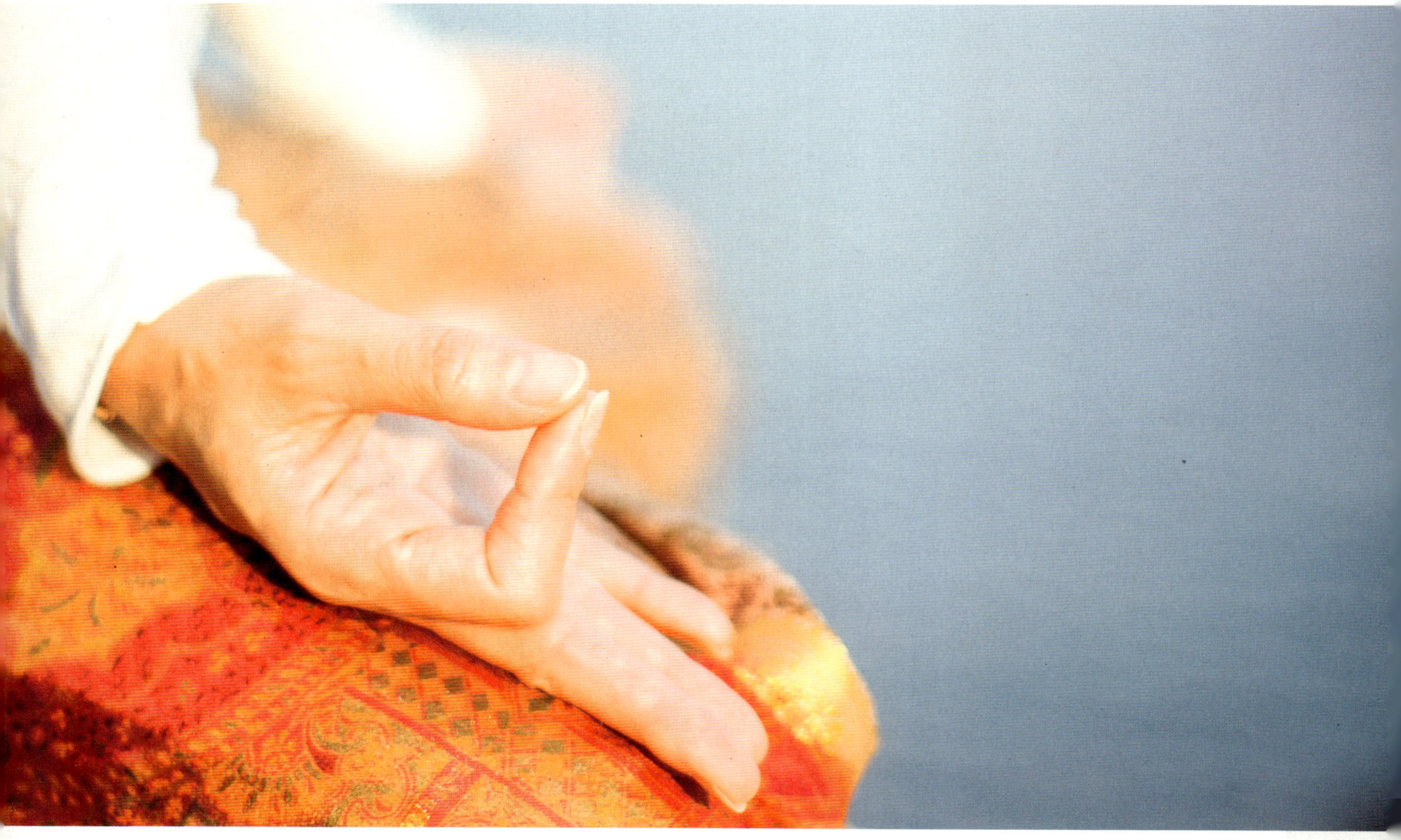

Trotz der langen Geschichte des Yoga als Lebensphilosophie ist das, was die meisten Leute heutzutage als Yoga bezeichnen, eine ziemlich neue Entwicklung. Hatha Yoga entstand in seiner frühesten Form im 11. oder 12. Jh. in Indien. Die Praktiken verschwanden fast gänzlich wieder, bis sie in den 1920er Jahren von Lehrern wie Tirumalai Krishnamacharya wiederbelebt wurden. Krishnamacharya war ein ayurvedischer Heiler, ein Kenner der Veden und Sanskrit-Gelehrter und zudem ein Erneuerer. Beeinflusst von der Körperkultur in dieser Zeit, erschuf er eine umfassendere körperliche Praxis, indem er mehr Bewegung und eine größere Bandbreite von Haltungen einbrachte. In den 1960ern und 1970ern verbreiteten einige seiner Schüler ihre Formen des Yoga weltweit, insbesondere K. Pattabhi Jois mit Ashtanga Vinyasa Yoga und B. K. S. Iyengar mit Iyengar Yoga. Viele der Asanas, die wir heute mit Yoga verbinden, entstanden in dieser Zeit. Ein weiterer Lehrer, der einen immensen Einfluss darauf hatte, dass Hatha Yoga auch außerhalb Indiens leichter zugänglich und populärer wurde, war Swami Sivananda, der seinen Schüler Swami Vishnudevananda in den 1960ern in die Welt hinausschickte, um Yogazentren zu gründen. Zuvor war Yoga nur zu Füßen eines Guru irgendwo in Indien zugänglich.

Seitdem haben sich weltweit viele unterschiedliche Stile des Hatha Yoga herausgebildet. Gegenwärtig befinden wir uns in einer sehr aufregenden Zeit der Innovation, Erforschung, Neuschöpfung und Spezialisierung. Yoga war noch nie so beliebt und für so viele Leute so wichtig wie heute.

Yoga bietet ein breites Spektrum von Lehren, Techniken und Ideen, die auf vielerlei Weise angewendet und ausgedrückt werden können. Die Vielfalt der Ansätze für die Ausführung der im Grunde gleichen Haltungen ist erstaunlich und stellt für sich ein Beispiel dafür dar, wie sich „das Eine in der Vielfalt ausdrückt". Ich habe viele Yogastile erlernt und habe dies sehr genossen. Jeder davon nimmt einen speziellen Aspekt des Yoga in den Fokus, den ich bereichernd und wertvoll finde.

Die spezifische Art von Yoga, um die es in diesem Buch geht, Anusara® Yoga, hat ihre Wurzeln in den Traditionen des Iyengar und des Siddha Yoga. Der Gründer, John Friend, war viele Jahre lang Lehrer der Iyengar-Methode, während seine spirituelle Heimat in der Tradition des Siddha Yoga unter der Leitung von Gurumayi Chidvilasananda begründet liegt. Anusara® Yoga wurde 1997 im Wesentlichen aus diesen beiden Einflüssen geboren und ist eine moderne Form des Yoga, die darauf angelegt ist, Menschen in der heutigen Zeit mit ihren Anliegen und Interessen zu unterstützen.

Yoga hat im Westen große Popularität erlangt, woraus sich nicht nur schlussfolgern lässt, dass die Leute großen Nutzen aus dieser Praxis ziehen, sondern auch, dass es einen Bedarf für eine solche Form des körperlich-spirituellen Rituals gibt. Die Menschen suchen nach einem Tor zu jenem Teil ihrer selbst, der jenseits der handlungs- und leistungsorientierten Werte der materiellen Welt liegt.

Hatha Yoga beeinflusst uns auf mehr Ebenen als nur auf der körperlichen. Er verändert unsere Perspektive. Wir kommen dadurch der Person näher, die wir in Wahrheit sind – diese wahre Version unserer selbst, die nicht von Unsicherheit, Ängsten und Zweifeln überlagert ist. Wir werden weniger reaktiv – dafür mitfühlender, weniger gestresst und widerstandsfähiger. Wir entwickeln eine tiefere Bewusstheit dafür, wer wir sind, und eine Verbindung zu etwas in unserem Wesen, das beständig und unveränderlich ist. Wir sind in der Lage, mit jeder Yogastunde zumindest einen Geschmack von Frieden und Zufriedenheit zu erlangen. Wir gehen aus der Stunde hinaus in die Welt und meistern unser Leben mit mehr Leichtigkeit.

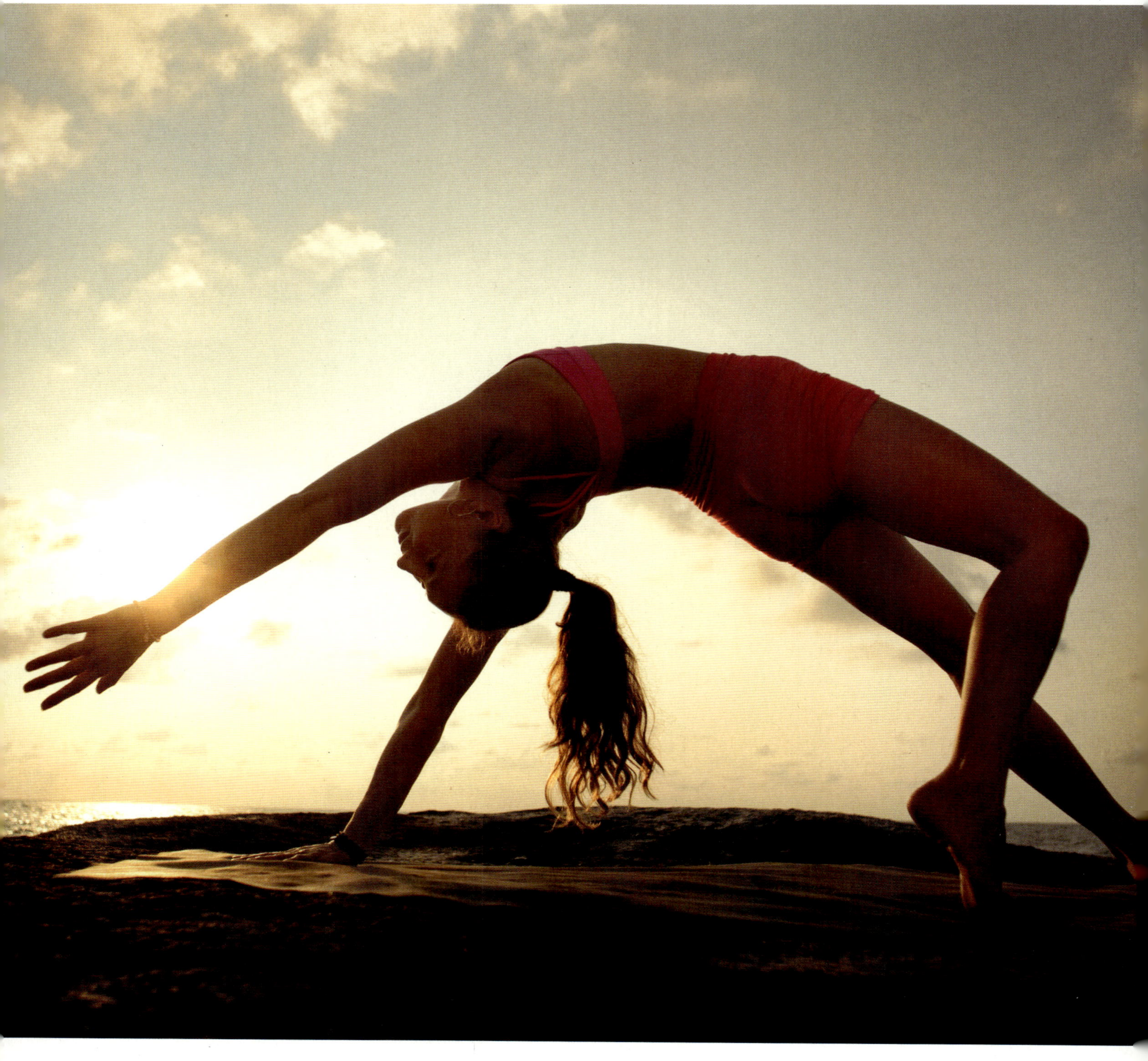

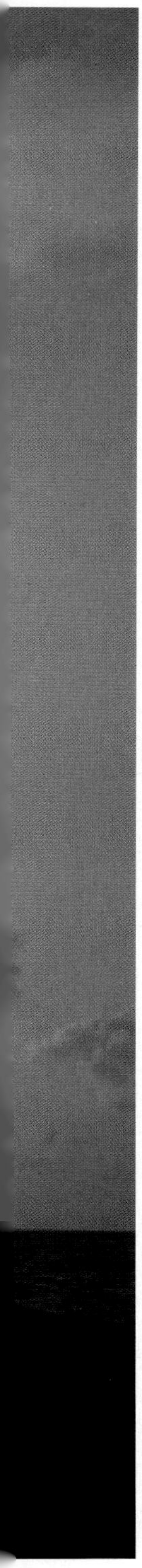

ANUSARA® YOGA – DIE METHODE DER HALTUNG, DER AUSRICHTUNG UND DES HANDELNS

Anusara ist die Yogamethode, die mir die bedeutsamste transformative Veränderung für Körper, Geist und Herz gebracht hat. Deshalb ist sie mein Hauptwerkzeug, um Yogaübende in ihrem eigenen Streben nach einer Geist-Körper-Herz-Transformation zu unterstützen.

Als Methode umfasst Anusara® Yoga drei grundlegende Aspekte: eine non-dualistische tantrische Philosophie, Ausrichtungsprinzipien und Gemeinschaft. Diese drei Aspekte beziehen sich auf die drei Säulen der Methode: *Attitude, Alignment, Action* – auch „die drei A" genannt.

Bei „den drei A" geht es um etwas, was wir alle kennen. Hinter jeder Handlung steckt ein Wunsch, eine Intention oder ein Gefühl. Alles beginnt mit unserer inneren Haltung, dem ersten A, *Attitude*. Um unseren Wunsch oder unser Verlangen zu erfüllen, brauchen wir eine Methode, eine Technik oder Wissen darüber, wie es uns gelingen kann. Was ist nötig, welche Ausrichtung brauchen wir genau, um die Wahrscheinlichkeit zu erhöhen, dass unsere Wünsche in Erfüllung gehen? Das ist das zweite A, *Alignment*. Wenn wir das nötige Wissen, den richtigen Plan einmal haben, müssen wir diesen auch in Handlung umsetzen. Das dritte A, *Action*, beschreibt den Zustand, wenn der ursprüngliche Wunsch, die Absicht oder das Gefühl seinen Ausdruck findet und sich manifestiert.

Attitude (Haltung)

Attitude beinhaltet das Warum hinter dem, was wir tun. Es geht um das Gefühl in uns, das uns dazu bewegt, handeln zu wollen. Sie ist unsere Absicht, die Macht des Herzens, die treibende Kraft hinter all unseren Handlungen. *Attitude* beschreibt die Sehnsucht in uns, uns selbst in der Welt auszudrücken und das Leben voll und ganz zu erfahren. Frag dich selbst: „Warum mache ich Yoga?“ Hinter diesem Wunsch, Yoga zu praktizieren, oder auch hinter allem anderen, was wir anstreben, steht der Wunsch, uns selbst tiefer kennenzulernen und glücklich zu sein. Es gibt keine Handlung ohne einen Wunsch oder Willen, der dahintersteckt. Einfach ausgedrückt: Wir wollen uns besser fühlen. Es ist dieses grundlegende Bedürfnis, das uns motiviert und das die Haltung formt, mit der wir dem Leben begegnen.

Auf die körperliche Yogapraxis bezogen, bedeutet dies, dass wir auf die Matte gehen, um eine bestimmte Haltung und eine Vision für das Leben zu kultivieren. Es ist unsere Einstellung zu der Praxis, unsere Absicht und das Gefühl, mit dem wir üben, was die Körperübungen zu einer Yogapraxis macht.

Alignment (Ausrichtung)

Alignment beantwortet die Fragen „Wie erschaffe ich das, was ich möchte?“ und „Wie soll das gehen oder funktionieren?“. Letztendlich möchten wir alle ein glückliches und erfülltes Leben führen. *Alignment* repräsentiert das Wissen, wie man geschickt agiert und auf die Begebenheiten in einer lebensfördernden Weise reagiert – es dreht sich darum, wie wir uns am übergeordneten Fluss des Lebens ausrichten. Auf der Yogamatte sowie im Leben begreifen wir, dass wir entweder Entscheidungen treffen können, die mehr Schmerz und Leid erzeugen, oder achtsam mehr Schönheit und Harmonie in unserem Leben erschaffen können.

Alignment, das zweite A, repräsentiert damit die Methodik und das Wissen darüber, wie wir eine optimale Ausrichtung schaffen. Es gibt eine Technik, wie wir den Körper mittels einer Asana-Praxis auf sichere Art zu öffnen und zu stärken.

Action (Handeln)

Action bezieht sich auf den letzten Teil in diesem Zyklus und bringt uns die Fragen „Was habe ich erschaffen?“ und „was zeigt sich da?“. Es ist die Erfüllung des ersten A (*Attitude*) – des in der Realität unseres alltäglichen Lebens manifestierte Wunsches des Herzens. In unserer Yogapraxis besteht Action, angetrieben durch die Intention, in der Anwendung unseres Wissens, damit der volle Ausdruck in einer Haltung erreicht wird. Im Leben bedeutet *Action* genau dasselbe. Sie ist dann gegeben, wenn wir so handeln, dass unsere Gefühle und Gedanken sich in ihrem vollsten Ausdruck gelangen – sie beschreibt den Moment, in dem wir erleben, wohin uns unsere höchsten Absichten (*Attitude*) und Einsichten (*Alignment*) geführt haben. Dieses dritte A beinhaltet auch die Gemeinschaft (Kula), denn genau da erfahren wir, was unsere Praxis bewirkt. Unsere Beziehungen und der Austausch mit anderen sind das Feld, auf dem wir den Fortschritt als Menschen auf einem spirituellen Pfad messen können.

In unserer Yogapraxis ist *Action* – angetrieben durch *Attitude* und unterstützt durch *Alignment* – die Vollendung. Wir erleben in unserer Haltung eine optimale Ausgeglichenheit zwischen Stabilität und Freiheit.

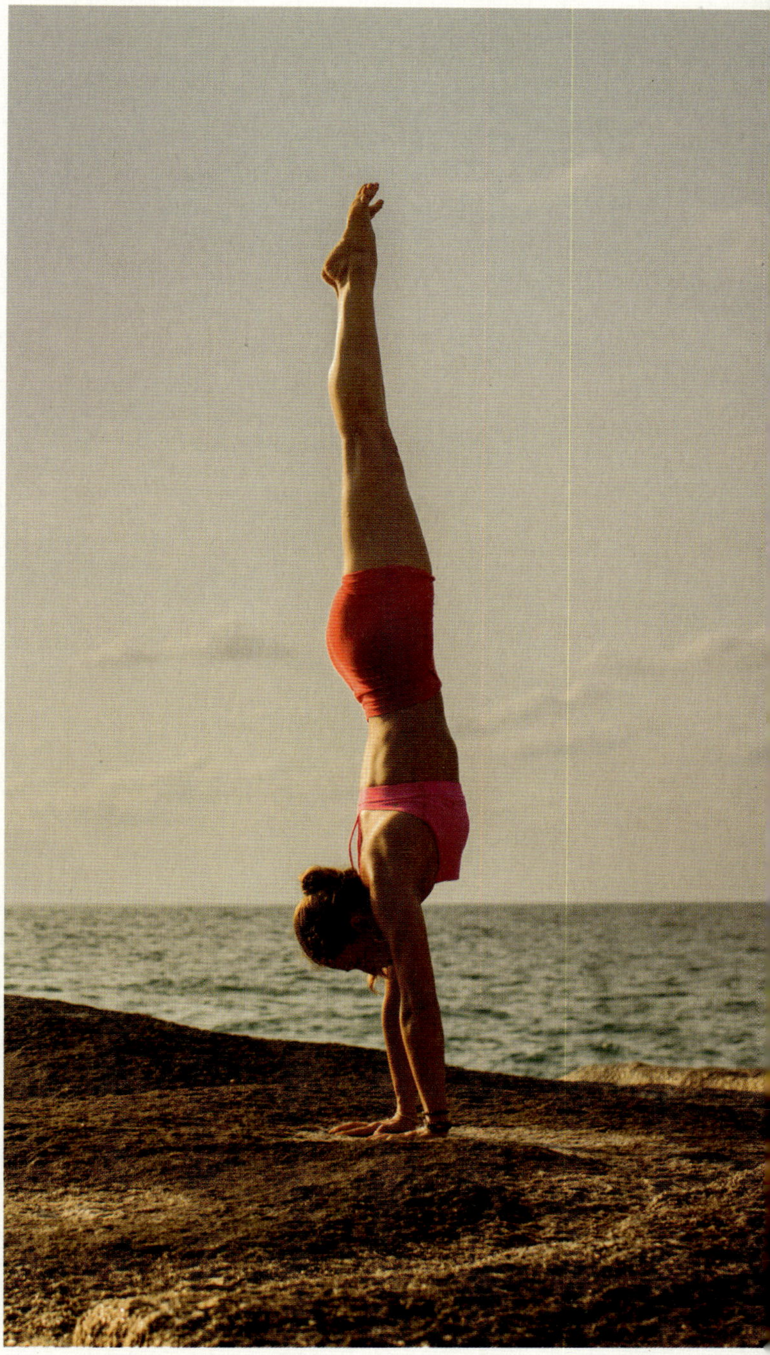

Action ist das spontane, natürliche Resultat von Attitude und Alignment. Es ist der Moment, in dem sich unsere höchsten Intentionen manifestieren und gelebt werden.

Im Anusara Yoga wird die Asana-Praxis als Gelegenheit betrachtet, die Ideale und Qualitäten zu kultivieren, die wir in unserem Leben verkörpern möchten. Letztlich möchten wir alle herausfinden, wie wir glücklich sein können. Wir möchten wissen, was uns Freude und Zufriedenheit bringt.

Unser Handeln in der Welt – wie wir Beziehungen und den Austausch mit anderen handhaben – ist unser Yoga im Alltag, jenseits der Matte. Es ist das, worauf uns Yoga auf der Matte vorbereitet. Gemeinschaft, oder Kula, ist entsprechend das Feld, auf dem wir unsere Fortschritte beobachten und die Theorie in die Praxis umsetzen können. Im Anusara® Yoga wird die Asana-Praxis als Gelegenheit betrachtet, die Ideale und Qualitäten zu kultivieren, die wir in unserem Leben verkörpern möchten.

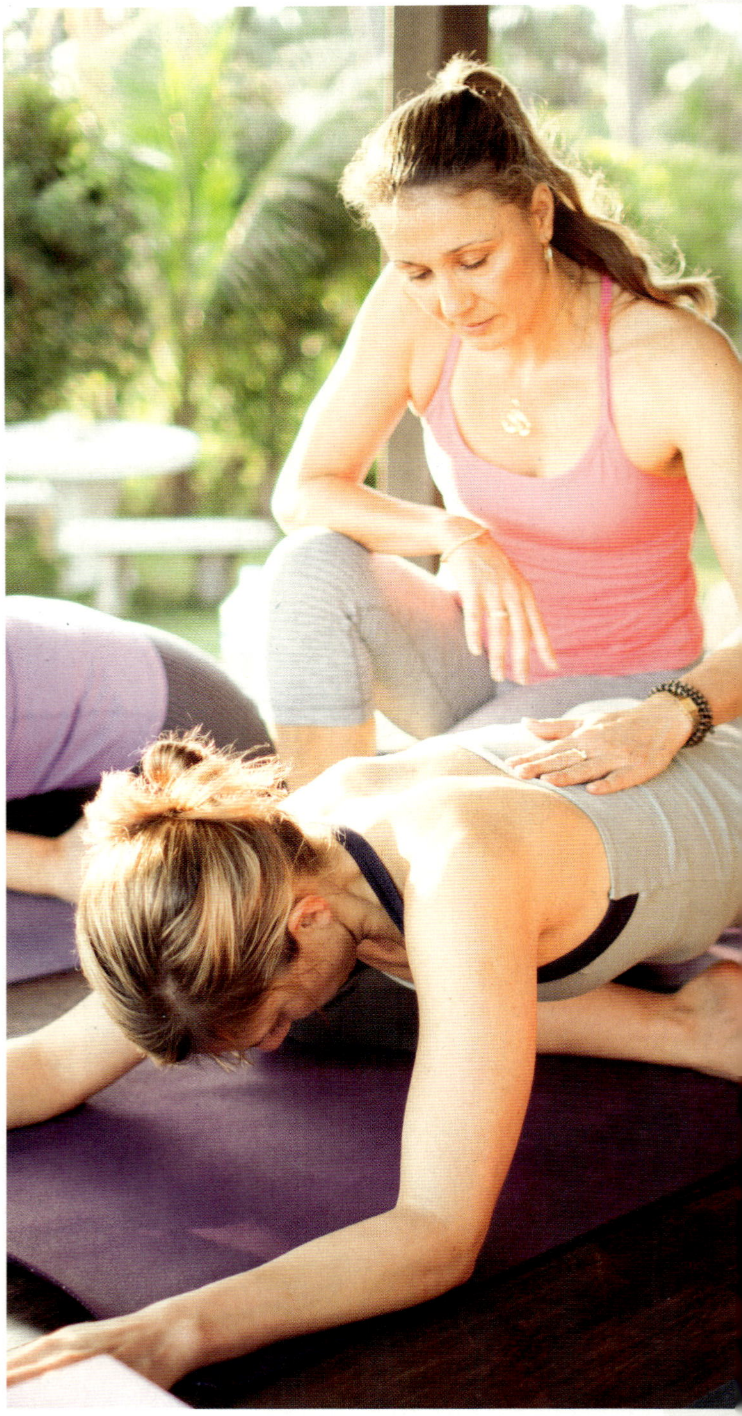

Eine Anusara-Klasse spiegelt die drei A, also *Attitude*, *Alignment* und *Action*, dadurch wider, dass sie drei bestimmte Elemente einbezieht: ein spirituelles Thema, das auf der tantrischen Weltanschauung beruht, die Universellen Prinzipien der Ausrichtung und Gemeinschaftssinn.

Die körperliche Praxis legt den Fokus darauf, den weitverbreiteten Beschwerden entgegenzuwirken, die Menschen im modernen Leben haben, beispielsweise verkürzte Hüftbeuger, Schmerzen im unteren Rücken, Verlust der natürlichen Kurve in der Lendenwirbelsäule, verspannte Schultern, Nackenverspannungen, Rundrücken, schwacher Muskeltonus, Steifheit und schlechte Haltungsmuster.

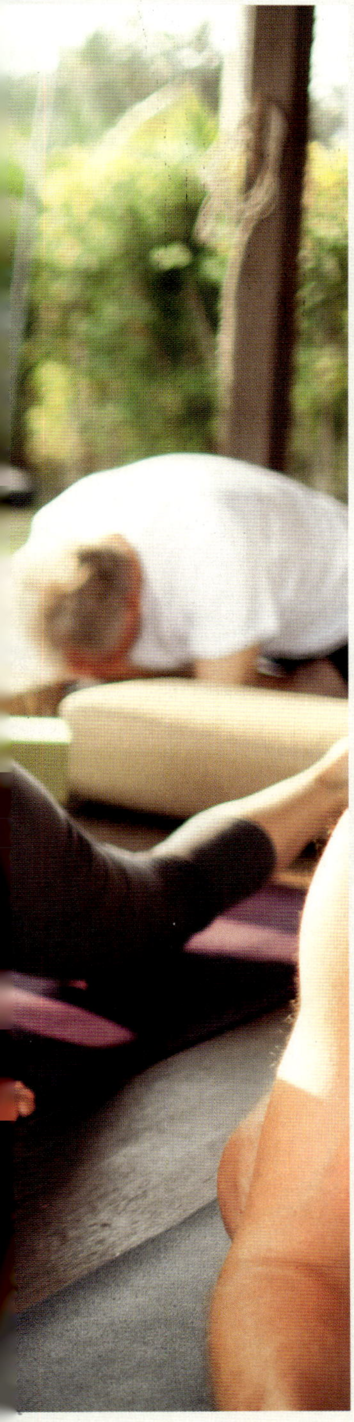

Die Philosophie soll dazu dienen, die Übenden zu inspirieren und zu ermächtigen. Sie wird in Form von Themen dargeboten, welche relevant für Leute sind, die ein ganz „normales“ Leben führen und mit all den Herausforderungen zu tun haben, die es mit sich bringt. In der Regel kommen Leute zum Yoga, weil sie nach Strategien für den Umgang mit denjenigen Dingen suchen, die nicht einfach sind und die in ihrem Leben nicht gut laufen. Philosophische Themen in Asana-Kursen einzubinden ist ein wundervoller Weg, bestimmte Lehren und Ideen mitzuteilen, die die Schüler und Schülerinnen dazu inspirieren können, eine neue Perspektive zu entwickeln und eine souveränere Haltung zu den Schwierigkeiten einzunehmen, denen sie begegnen.

Eine Anusara-Stunde definiert sich nicht über eine bestimmte Auswahl von Asanas, die Zusammenstellung der Übungsabfolgen oder das Bewegungstempo, sondern dadurch, wie und mit welcher inneren Haltung die Asanas praktiziert werden. Es sind die biomechanischen Prinzipien, die innerhalb der Form ausgeführt werden, die Herzensqualitäten, die wir damit verbinden und die durch die gesamte Praxis hindurch verkörpert werden, und schließlich die innere Haltung der Bescheidenheit und Offenheit gegenüber der Großartigkeit des Lebens, die eine Praxis zur Anusara-Praxis machen.

Das Ziel ist, eine Stunde anzubieten, die ebenso emotional und spirituell erhebend ist wie auch therapeutisch wirksam für den Körper. Die Prinzipien und die Methodologie dienen dazu, die Übenden darin zu unterstützen, ihren Wert und ihr unerschöpfliches Potenzial zu erkennen. „Chit-Ananda“ – die Ausweitung des Bewusstseins, die zur Glückseligkeit führt – wird als ultimatives Ziel der Praxis verstanden. Mit anderen Worten: Was wir wirklich wollen, ist, uns selbst vollständig zu kennen und die wahre Essenz dessen, was wir sind, zu erkennen, unverdeckt durch Schleier der Dunkelheit, des Zweifelns oder des mangelnden Selbstwertgefühls. Dieses Wissen ist eine Offenbarung unserer glückseligen Natur und ermöglicht uns, uns schöpferisch und frei aus dieser Essenz unseres Wesens heraus auszudrücken.

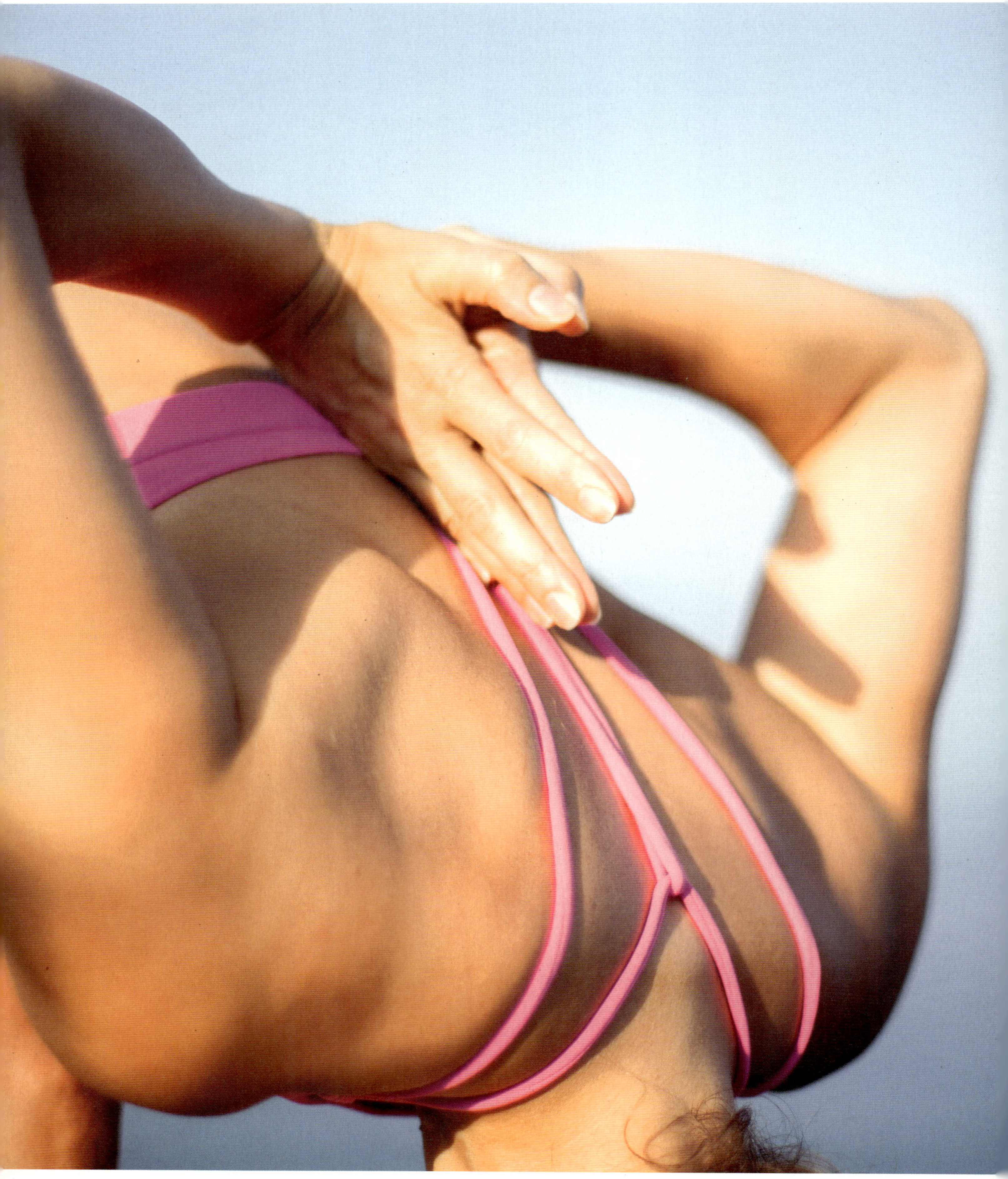

DIE AUSRICHTUNGSPRINZIPIEN

Einheit und Vielfalt

Obwohl alles aus derselben Quelle entstanden ist, sind wir doch alle verschieden. Unsere Nasen haben nicht die gleiche Form. Und so sind auch meine Hüftgelenke und Hamstrings (die Muskeln entlang der hinteren Oberschenkel von den Sitzbeinhöckern bis zum Knie) anders als deine, genau wie auch meine Vorlieben und Abneigungen, meine Reaktionen auf Stress, meine Talente und Schwächen. Dennoch eint uns letztlich viel mehr, als uns trennt. Die Praxis des Yoga ist ein wunderbarer Weg, deine Individualität innerhalb des universellen Kontextes anzunehmen und zu verstehen. „Ich bin einzigartig *und* ich werde durch ein Feld gemeinschaftlicher Tendenzen und Reaktionen auf die Umwelt beeinflusst." Die grundlegende Prämisse der Ausrichtungsprinzipien, die ich hier vorstelle, ist diese: Manche Dinge funktionieren fast für jeden sehr gut, und es ist eine individuelle Angelegenheit, in welchem Maß du für dich die jeweiligen Prinzipien anwenden willst, um die gewünschten Wirkungen zu erzielen. Ausrichtung basiert nicht auf einem dogmatischen Regelwerk. Sie soll deiner Selbsterfahrung dienen.

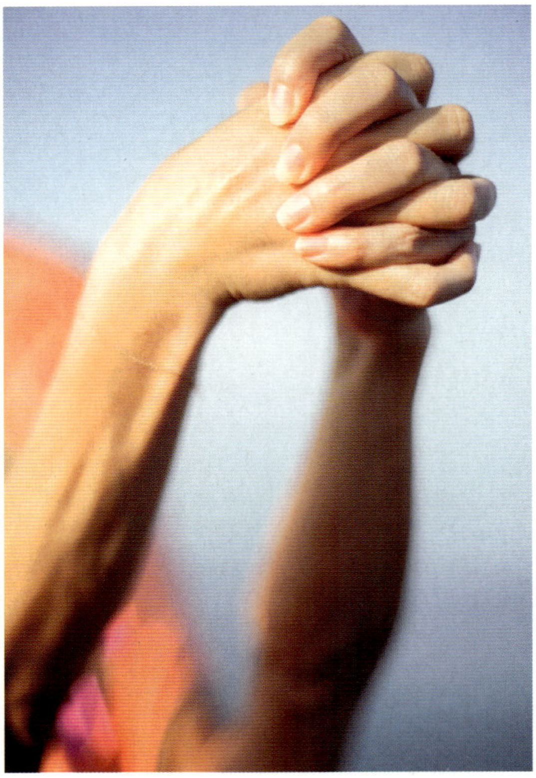

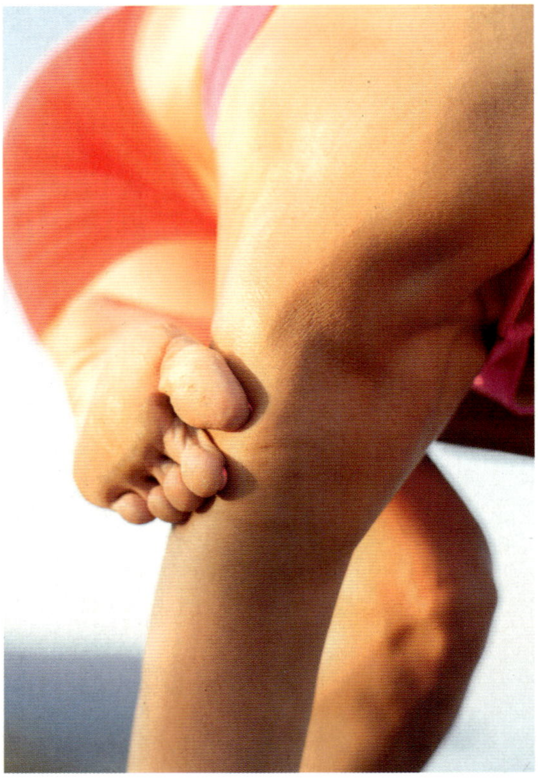

Bei der Ausrichtung geht es nicht darum, zu etwas zu werden, was du nicht bist. Es bedeutet, geschickter mit dem zu arbeiten, was du hast.

Kein Buch und nichts, was ich hier schreibe, kann das geschulte Auge eines gut ausgebildeten und intuitiv-feinfühligen Yogalehrenden ersetzen. Jeder Körper ist anders, jeder Schüler bzw. jede Schülerin hat eine ganz eigene Geschichte und Lebensweise, hat andere Neigungen und genetische Veranlagungen. Wenn du Ausrichtung erlernst, geht es nicht darum, zu etwas anderem zu werden, als du bist. Es geht darum, zu lernen, geschickter mit dem zu arbeiten, was du hast. Die Ausrichtungsprinzipien werden dir helfen, dich weniger eingeschränkt zu fühlen. Sie stellen Werkzeuge dar, mit denen du daran arbeiten kannst, dein volles Potenzial freizulegen.

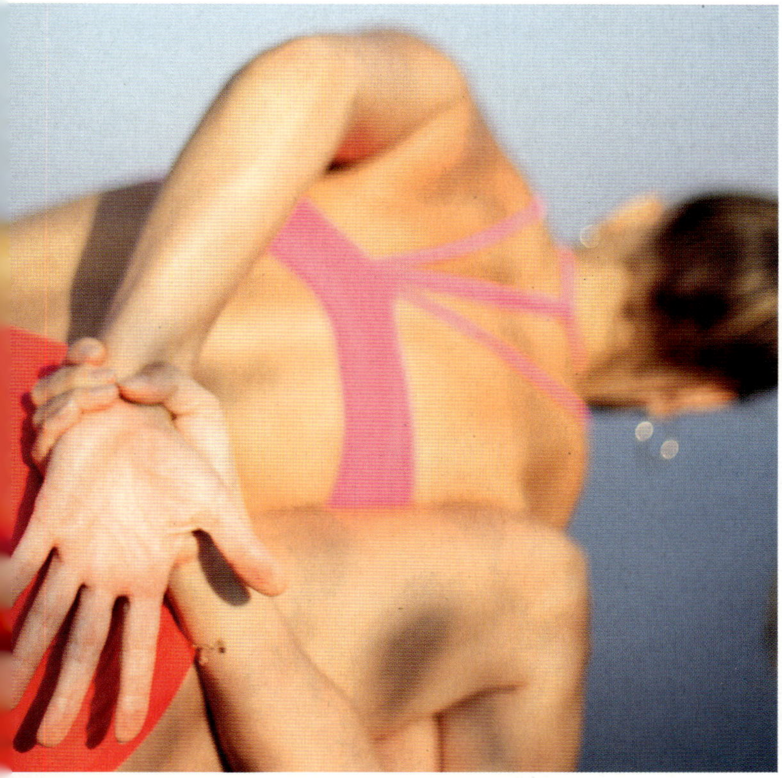 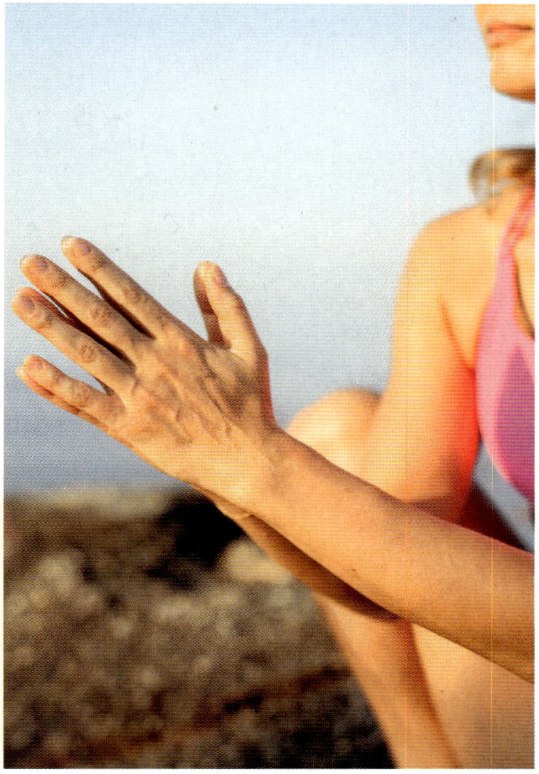

Vom Allgemeinen zum Spezifischen

In diesem Leitfaden zur Ausrichtung werde ich zuerst allgemeine Konzepte vorstellen und dann zu spezifischeren Ausrichtungsdetails übergehen. Die Universellen Prinzipien der Ausrichtung (UPA) sind die fünf Hauptprinzipien des Anusara® Yoga, die als generelle Leitlinie zur Anordnung deines Körpers in einer Haltung zu betrachten sind. Auf diese fünf Prinzipien gehe ich später weiter ein, wenn ich erkläre, wie man sie speziell für den Oberkörper, den Unterkörper, für bestimmte Kategorien von Haltungen und schlussendlich in den einzelnen Positionen (Asanas) anwendet. Aus jeder der Kategorien wird dafür ein Schlüssel-Asana herausgegriffen. Die Ausrichtung in diesem Asana anzuwenden und zu verstehen wird für dich der Schlüssel dazu sein, sie auch für jede andere Haltung derselben Kategorie zu verstehen.

Die Universellen Ausrichtungsprinzipien des Anusara® Yoga

Die fünf Universellen Prinzipien der Ausrichtung haben therapeutische Wirkung und bilden die Basis der Anusara-Methode, da sie die drei A in unserer Yogapraxis zum Leben erwecken.

1

Beim Ersten Prinzip geht es um den Weg, den wir wählen, um eine offene und empfängliche Haltung dem Leben gegenüber einzunehmen.

Das Erste Prinzip

Das Erste Prinzip, *Open to Grace*, ist ein Prinzip der inneren Haltung, das sich durch den Körper ausdrückt. In Teil 1 dieses Buches habe ich bereits über die philosophische Idee geschrieben, sich dem Leben vollkommen zu öffnen. Mit diesem ersten Prinzip erkennen wir an, dass das Mysterium des Lebens größer ist als wir. Wir sind demütig genug, uns einzugestehen, dass wir letztendlich nicht am Hebel sitzen, dass wir nicht alles wissen und dass uns mehr Möglichkeiten zur Verfügung stehen, als wir uns mit der begrenzten Wahrnehmung unserer selbst und der Welt vielleicht vorstellen können.

Open to Grace ist das Gegenteil davon, dem Leben mit Widerstand zu begegnen. Statt gegen das anzukämpfen, was das Leben uns präsentiert, halten wir inne, nehmen einen tiefen Atemzug und werden weich, um die Realität des gegenwärtigen Augenblicks voll und ganz willkommen zu heißen.

Das Erste Prinzip beschreibt eine bewusste Ausrichtung unserer Intention, offen für die Ströme der Lebensenergie zu sein und mit ihnen zu fließen. In der yogischen Tradition wird die schöpferische Kraft hinter der gesamten Existenz oft als das Höchste Bewusstsein bezeichnet. *Grace* ist die transformative und offenbarende Kraft des Höchsten Bewusstseins. Es ist die Art, wie sich die Lebensenergie uns zeigt, sodass wir Einsicht darin erlangen können, wer wir sind, wie wir in diese komplexe und manchmal verwirrende Welt passen und wie wir uns auf eine Weise einbringen können, die mehr Harmonie erzeugt. Für die Gnade, die in unser Leben kommt, offen zu sein bedeutet, eine empfängliche Haltung zu kultivieren, eine Bereitschaft, empfindsam für die Energie des Lebens zu sein und sich für das zu öffnen, was das Leben uns zu bieten hat.

Das Erste Prinzip zu verinnerlichen ist in erster Linie eine Sache der Einstellung, findet aber auch im Körper

Open to Grace – Öffne dich für die Gnade

Setze ein gutes Fundament, atme und öffne dich dem Leben.

seinen Ausdruck. Wie stehst du da? Wie fühlst du dich in deinem Körper, wenn du vollkommen offen gegenüber dem Leben und seinen Möglichkeiten bist?

Hier sind einige Arten, wie *Open to Grace* auf der Yogamatte praktiziert wird:

- Setze ein gutes Fundament.
- Atme und öffne dich für noch ungeahnte Möglichkeiten.
- Innerer Körper leuchtet – Körperseiten lang.
- Äußerer Körper weich – Schmelze im Herzbereich.

Ein physischer Ausdruck dieses ersten, grundlegenden Prinzips besteht darin, für alle Positionen achtsam ein gutes Fundament aufzubauen. Ein solches Fundament sorgt sowohl für Stabilität als auch für Freiheit, und zwar durch die Ausgewogenheit der Proportionen (z. B. bezogen auf den Abstand zwischen den Füßen) und dadurch, dass wir gefestigt und gut geerdet sein können, indem wir vom Becken abwärts passiv abgeben und „loslassen“.

Eine weitere Art, das erste Prinzip umzusetzen, ist „Innerer Körper leuchtet” – eine sanfte, von der Atmung unterstützte Ausdehnung des inneren Körpers. „Innerer Körper leuchtet“ erzeugt das natürliche Gefühl geräumiger Fülle, das wir erleben, wenn etwas Wundervolles geschieht, das uns von innen zum Strahlen bringt.

Diese innere Fülle führt zu einer angenehmen Verlängerung der Körperseiten. Die Aufforderung „Körperseiten lang“ umzusetzen bewirkt, dass du dich aus der Taille und aus dem unteren Rücken heraushebst. Die dadurch geschaffene Länge und der entstandene Raum bringen eine offene, einladende Haltung dem Leben gegenüber zum Ausdruck und gestatten dem äußeren Körper, weich zu werden und sich sozusagen um den stützenden inneren Körper zu drapieren. „Äußerer Körper weich“ wird oft auch in Form von „Schmelze im Herzbereich“ formuliert, besonders wenn der obere Rücken (= Rückseite des Herzens) rund geworden und verhärtet ist.

Eine bewusste, achtsame Verbindung mit dem Atem ist der ultimative Ausdruck des Ersten Prinzips. Der Atem ist das Medium, durch das wir die pulsierende Qualität der Lebensenergie (Prana) direkt erfahren. Die Einstellung zum Atem ist von Offenheit und Freiheit geprägt. Es gilt: „mit dem Fluss gehen“, d. h., teilzuhaben, aber nicht zu versuchen, zu kontrollieren oder zu beherrschen. Dadurch, dass wir dem Atem erlauben, sich frei auszudehnen, werden wir empfänglicher für die genüssliche Erfahrung der durch uns hindurchfließenden und uns unterstützenden Lebensenergie.

Erlebe dieses Prinzip in deinem Körper:

Stehe in Tadasana. Setze ein gutes Fundament, indem du die Füße hüftweit auseinander und parallel zueinander platzierst. Lasse deinen Atem tiefer werden und nutze ihn, um den inneren Körper sanft auszudehnen, sodass alle Seiten des Oberkörpers voller werden. Benutze die Einatmung, um dich in den Seiten aus der Taille herauszuheben, bis die seitlichen Rippen und die Achselhöhlen höher schweben. Während du die Fülle des inneren Körpers und die Länge der Körperseiten beibehältst, atmest du aus, um die Rückseite des Herzens sowie Gesicht und Augen weich werden zu lassen. Halte den Hals offen, während du in voller Größe dastehst, erfüllt von der Vision deiner eigenen Bereitschaft, das Leben in all seinen Formen willkommen zu heißen.

Das Zweite Prinzip

2

Muskuläre Energie gibt dir die Stärke und Stabilität, deinen Körper zu bewegen und zu organisieren und eine gute Beziehung zwischen seinen Teilen herzustellen.

Muskuläre Energie ist mit einer aktiven Einbeziehung der Muskeln verbunden, um Energie von der Peripherie des Körpers nach innen zu einem zentralen Ort zu ziehen, der „Fokuspunkt" genannt wird.

- Haut und Muskeln werden fest zu den Knochen „herangesaugt".
- Die Gliedmaßen werden isometrisch* nach innen zur Körperachse (Mittellinie) gezogen.
- Von den äußeren Extremitäten (Füße, Hände, Kopf) wird Energie entlang dieser Körperglieder in Richtung Zentrum geleitet.

Diese drei Handlungen resultieren in gesteigerter Kraft, Stabilität der Gelenke und allgemeiner körperlicher Integration. *Muskuläre Energie* ist die komplementäre Kraft zu *Organischer Energie*.

Muskuläre Energie erhöht das Körperbewusstsein – insbesondere die propriozeptive Fähigkeit, wahrzunehmen, wo genau der Körper sich in Relation zum Raum befindet. Das Gefühl, dass alle Körperteile miteinander verbunden sind, intensiviert sich, und dadurch wird ein integratives Erleben von Körper und Geist gefördert.

Dieses Prinzip ist ein Lebensretter für Übende, die etwas „floppy" sind, d. h. sehr weiche, hyperbewegliche Leute, die dazu neigen, bloß in den Gelenken „drinzuhängen" und sich ausschließlich auf ihre Beweglichkeit zu verlassen, sich dabei aber häufig verletzen.

* Eine isometrische Handlung liegt vor, wenn die Muskeln aktiviert sind, sich jedoch nicht verkürzen. Der Körperteil bleibt statisch, und es findet nur eine minimale bis gar keine Bewegung im Raum statt.

Muskuläre Energie – die integrierende Kraft

Spanne die Muskeln an, ziehe sie nach innen und stabilisiere die Gelenke.

Diesem Körpertyp mangelt es an natürlichen Grenzen, sodass man beim Üben zu schnell zu weit gehen kann, was dann Schmerzen oder sogar Verletzungen nach sich zieht, etwa Gelenkschäden, gezerrte Muskeln und ausgeleierte oder gerissene Bänder und Sehnen. Alle Schüler und Schülerinnen profitieren von der sicherheitsspendenden Stabilität, die durch die *Muskuläre Energie* aufgebaut wird, aber es sind ganz besonders die beweglichen Schüler, die diese verbesserte Integration und Stabilität durch die *Muskuläre Energie* brauchen.

Weniger bewegliche Leute profitieren ebenfalls sehr von diesem Prinzip. *Muskuläre Energie* erzeugt im Körper Widerstandsfähigkeit, die ihm – wenn ihr etwas entgegengesetzt wird – ermöglicht, sich sicher und sanft zu öffnen. Mit dem gesteigerten Körperbewusstsein und der größeren Kraft, die dieses Prinzip mit sich bringt, können Übende die steiferen Bereiche des Körpers besser in eine gute Ausrichtung bringen.

Zu lernen, wie du *Muskuläre Energie* in deiner Asana-Praxis anwendest, wird dir die Fähigkeit schenken, all deine Haltungen zu transformieren. Es gibt dir die Kraft, deinen Körper besser auszurichten, indem du eine gute Beziehung zwischen seinen verschiedenen Teilen herstellst. *Muskuläre Energie* hilft dir, durchgehend die Ausrichtung in einer Haltung und auch beim Übergang in die nächste Position beizubehalten, und ermöglicht somit sicherere und elegantere Übergänge.

Muskuläre Energie ist die Grundlage für die Anwendung der anderen Prinzipien, die dann folgen. Zu geringer Muskeltonus ist oft der Grund, warum wir in nicht optimal ausgerichtete, gewohnheitsmäßige Muster zurückfallen. Kontinuierliche Arbeit mit diesem Prinzip wird den Muskeltonus verbessern, sodass es mit der Zeit weniger Anstrengung erfordert, eine gute Ausrichtung und eine gute Haltung aufrechtzuerhalten.

Jenseits des physischen Aspekts unterstützt dich *Muskuläre Energie* auch dabei, großartige menschliche Eigenschaften zu entwickeln wie Ausdauer, Durchhaltevermögen, Beständigkeit, Entschlossenheit, Klarheit, mentale Stärke und die Fähigkeit, fokussiert zu bleiben.

Erlebe dieses Prinzip in deinem Körper:

Stehe in Tadasana mit den Füßen parallel und hüftweit auseinander. Ziehe die Haut und die Muskeln der Beine zu den Knochen hin, so ähnlich, wie es sich anfühlen würde, eine sehr enge Strumpfhose oder Leggings zu tragen, die die Beine „hält". Ziehe außerdem die Füße und Beine isometrisch zueinander, als ob du möchtest, dass sie sich berühren. Ziehe nun Energie aus dem Fundament ins Zentrum des Beckens, als wenn du versuchtest, die Füße in die Hüften hineinzuziehen.

Nimm die feste, starke und integrierende Qualität in den Beinen wahr.

Für Muskuläre Energie im Oberkörper siehe „Schultern nach hinten" im Abschnitt zu den Anusara-Formeln.

3

Die Innere Spirale verfeinert die Ausrichtung des Oberschenkelknochens im Hüftgelenk, weitet die Beckenbasis und verstärkt die Lordose in der Lendenwirbelsäule.

Dieses Prinzip verbessert die Ausrichtung der Hüften und des unteren Rückens. Es setzt vorn an der Innenkante des Fußes an und bewegt sich an den Beinen entlang als sich weitende Energiespirale hinauf bis zum Becken, um dann hoch oben an der Rückseite der Taille zu enden.

Die *Innere Spirale* besteht aus den folgenden Aktionen:

- Sie dreht die Vorderseite des oberen Teils der Oberschenkel nach innen.
- Sie bewegt die Köpfe der Oberschenkelknochen nach hinten.
- Sie weitet die Oberschenkel voneinander weg.

Die *Innere Spirale* ist das komplementäre Prinzip zur *Äußeren Spirale*. Sie weitet die Beckenbasis aus, indem sie den Raum zwischen den Sitzhöckern vergrößert. Die *Innere Spirale* verfeinert die Ausrichtung des Oberschenkelknochens im Hüftgelenk, macht die Leisten weich und verstärkt die Lordose der Lendenwirbelsäule – die natürliche Wölbung der Wirbelsäule nach innen, die viele Leute durch das permanente Sitzen in buckliger Haltung und mit gekipptem Becken verloren haben, oder durch andere ungünstige Haltungsgewohnheiten, wie z. B. zu weit nach vorn genommene Oberschenkelknochen und nach hinten überdehnte Knie.

Obwohl die *Innere Spirale* die Lendenlordose im unteren Rücken intensiviert, hat das nichts mit einem instabilen, ins Hohlkreuz gebogenen Rücken zu tun, wie er zustande kommt, wenn man ohne Spannung in Beinen oder Bauch im unteren Rücken einsinkt. Die *Innere Spirale* ist eine starke Aktivität der Beine, die das Becken und den unteren Rücken beeinflusst. Wenn sie korrekt ausgeführt wird, wirst du einen erhöhten Muskeltonus im Unterbauch und um die Lendenwirbel herum feststellen.

Hier kann es leicht passieren, dass man die Schienbeine und die Knie nach innen eindreht, wenn die

Innere Spirale – die sich weitende Spirale

Bewege die Innenseiten der Oberschenkel nach hinten und weite sie voneinander weg.

Oberschenkelknochen gedreht werden. Um dies zu vermeiden, stabilisiere weiterhin das Fundament (ziehe die Fersen leicht zueinander, damit sie nicht auseinandergehen) und die Schienbeine mit *Muskulärer Energie* (dem vorausgegangenen Prinzip), indem du die Schienbeine zur Mittellinie ziehst und einer Rotation des Unterschenkels und des Kniegelenks widerstehst.

Die *Innere Spirale* hilft, gut integrierte, stabile Hüftgelenke beizubehalten, während wir unsere Beweglichkeit und den entstandenen Spielraum erforschen. Der Kopf des Femurs (des Oberschenkelknochens) rollt tiefer zurück in das Acetabulum (Hüftgelenkspfanne), wo er besser umschlossen wird. Der Femurkopf ist dann besser integriert und das Gelenk stabiler, was gesünder für das Hüftgelenk als Ganzes ist und zu einem erweiterten Bewegungsradius führt. Es ist nicht erstrebenswert, den Oberschenkelkopf vorn gegen die Hüftbeugemuskeln zu drücken und vom Hüftgelenk weg zu bewegen. Dies ist eine gängige Fehlausrichtung im Yoga, wenn Leute mit Gewalt versuchen, ihre Hüften zu „öffnen". Idealerweise sollte die Leistengegend bzw. die Hüftfalte leicht hohl bleiben. Das Zurückbewegen der Femur-Köpfe tiefer ins Hüftgelenk kippt den oberen Rand des Beckens nach vorn, d. h., die Oberkante des Kreuzbeins neigt sich nach vorn in den Körper. Die Lendenlordose beginnt hier an der oberen Kante des Kreuzbeins und erstreckt sich bis direkt unter die Schulterblätter.

Viele von uns verbringen täglich etliche Stunden auf einem Stuhl sitzend oder sogar zusammengesunken in einen Sessel, wobei sich die Lendenwirbel nach außen wölben, statt flach anzuliegen und sich in den Körper hineinzubewegen. Diese weitverbreitete Fehlhaltung bedeutet, dass viele Menschen die Lendenlordose verloren haben: Der untere Rücken ist flach geworden, es ist kaum Muskeltonus vorhanden, und es ist zu viel Druck auf den Wirbeln. Die natürliche Kurve der Lendenwirbelsäule zu erhalten ist für die Gesundheit des unteren Rückens essenziell. Wende deshalb die *Innere Spirale* an, um eine gleichmäßige Kurve mit gutem Tonus zu erzeugen. Diese Art Kurve in der Wirbelsäule macht dich größer, länger und stärker.

Der *Inneren Spirale* folgt die *Äußere Spirale*, um diese Kurve auszugleichen und zu verlängern.

Diese Art Kurve in der Wirbelsäule macht dich größer, länger und stärker.

Erlebe dieses Prinzip in deinem Körper:

Stehe in Tadasana mit den Füßen parallel zueinander und hüftweit voneinander entfernt. Aktiviere die Beinmuskulatur mit *Muskulärer Energie*. Ziehe die Haut von den Großzehballen aus beginnend nach hinten in Richtung Ferseninnenseiten und nimm wahr, wie das die Oberschenkel beeinflusst – ihre Vorderseite wird sich leicht nach innen drehen. Nun gehe dabei noch weiter: Presse die Großzehenballen nach unten und drehe die Oberschenkel nach innen, ohne die Schienbeine zu bewegen (ziehe sie zueinander mit *Muskulärer Energie*). Bring den obersten Bereich der Oberschenkelinnenseiten nach hinten (was auch Hüften und Gesäß nach hinten bewegen wird) und weite die Innenseiten der Oberschenkel voneinander weg. Ziehe die Schienbeine und Fersen weiter zu einander hin, um zu verhindern, dass du die Knie eindrehst. Du wirst feststellen, dass die Leisten etwas „hohler" werden, d. h. sich nach innen wölben, die Sitzhöcker sich weiter auseinanderbewegen und dass die Lendenwirbelsäule etwas stärker gebogen ist. Nimm diesen Bogen mit hoch bis unter die Schulterblätter, sodass er zu einer langen Kurve wird und du nicht im unteren Rücken einsinkst.

Das Vierte Prinzip

4

Die Äußere Spirale verlängert den unteren Teil der Wirbelsäule, festigt den Beckenboden und stabilisiert das Becken.

Dieses Prinzip arbeitet ergänzend zur *Inneren Spirale*, um die Ausrichtung des unteren Rückens und des Beckens zu verbessern. Die *Äußere Spirale* ist die kontrahierende Kraft, die aus der Rückseite der Taille aktiviert, über die Sitzhöcker und durch das Steißbein nach unten geschickt wird und sich spiralförmig nach unten in die Beine und Füße bewegt. Sie besteht aus drei Handlungen:

- Sie dreht den oberen Teil der Oberschenkel nach außen.
- Sie bewegt den oberen Teil der Oberschenkel nach vorn.
- Sie zieht die Oberschenkel zur Mittellinie hin fest zueinander.

Die *Äußere Spirale* ist das komplementäre Prinzip zur *Inneren Spirale*. Sie bewegt das Steißbein nach unten in den Raum zwischen den geweiteten Sitzhöckern, der vorher von der *Inneren Spirale* geschaffen wurde, bringt ein Gefühl von Länge in den unteren Rücken und Festigkeit in den unteren Bauchbereich und in den Beckenboden. Sie stabilisiert die beiden Seiten des Beckens, indem sie sie fester zueinanderbringt, was sehr hilfreich für hyperbewegliche Yogaübende ist oder solche mit instabilem Kreuzbein.

Äußere Spirale – die zusammenziehende Spirale

Behalte die Kurve im unteren Rücken bei, während du das Steißbein nach unten verlängerst und das Becken festigst.

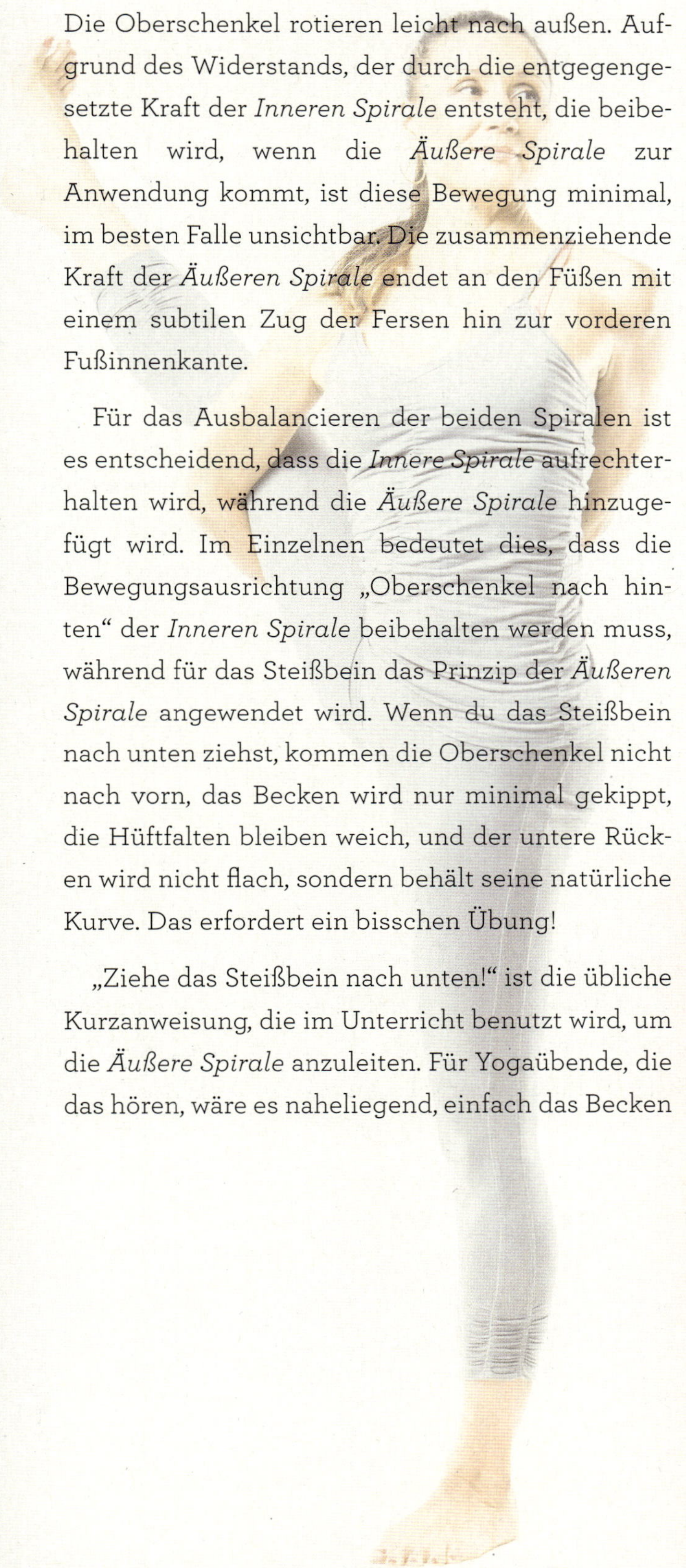

Die Oberschenkel rotieren leicht nach außen. Aufgrund des Widerstands, der durch die entgegengesetzte Kraft der *Inneren Spirale* entsteht, die beibehalten wird, wenn die *Äußere Spirale* zur Anwendung kommt, ist diese Bewegung minimal, im besten Falle unsichtbar. Die zusammenziehende Kraft der *Äußeren Spirale* endet an den Füßen mit einem subtilen Zug der Fersen hin zur vorderen Fußinnenkante.

Für das Ausbalancieren der beiden Spiralen ist es entscheidend, dass die *Innere Spirale* aufrechterhalten wird, während die *Äußere Spirale* hinzugefügt wird. Im Einzelnen bedeutet dies, dass die Bewegungsausrichtung „Oberschenkel nach hinten" der *Inneren Spirale* beibehalten werden muss, während für das Steißbein das Prinzip der *Äußeren Spirale* angewendet wird. Wenn du das Steißbein nach unten ziehst, kommen die Oberschenkel nicht nach vorn, das Becken wird nur minimal gekippt, die Hüftfalten bleiben weich, und der untere Rücken wird nicht flach, sondern behält seine natürliche Kurve. Das erfordert ein bisschen Übung!

„Ziehe das Steißbein nach unten!" ist die übliche Kurzanweisung, die im Unterricht benutzt wird, um die *Äußere Spirale* anzuleiten. Für Yogaübende, die das hören, wäre es naheliegend, einfach das Becken nach unten zu schieben und die Oberschenkel und Lenden nach vorn zu drücken. Die Ausführung der *Äußeren Spirale*, also das Steißbein nach unten zu ziehen, besteht aber nicht darin, das Becken zu kippen, sondern es ist eine innere Aktivität, bei der das Steißbein nach unten und nach vorn verlängert wird (die Beckenbodenmuskulatur wird dadurch aktiviert), während die Oberschenkelknochen immer noch nach hinten gedrückt werden (*Innere Spirale*). Letztlich „treffen" sich die *Innere* und die *Äußere Spirale* im Becken.

Die ausbalancierte Aktivität beider Spiralen bewirkt eine Form von Mulabandha, einem energetischen Anheben des Beckenzentrums, das die Beckenbodenmuskulatur einbezieht. Dies kommt auf natürliche Weise zustande, wenn das Becken in der beschriebenen Weise ausgerichtet wird, und gibt dem innersten Kern des Körpers Unterstützung.

Erlebe dieses Prinzip in deinem Körper:

Stehe in Tadasana und führe zuerst die *Innere Spirale* aus. Dann, während du die *Innere Spirale* und insbesondere den Aspekt „Oberschenkel nach hinten" beibehältst (die Köpfe der Oberschenkelknochen bleiben hinten im Hüftgelenk), verlängerst du das Steißbein nach unten und ziehst die beiden Seiten des Beckens fest zueinander. Während du dies tust, wirst du merken, dass du Energie nach unten in die Beine schicken kannst, und zwar in Form einer sich zusammenziehenden Spirale, die in den Füßen endet und die inneren Fersen in Richtung der vorderen Fußinnenkante zieht.

Das Fünfte Prinzip

Organische Energie verlängert, weitet, streckt und dehnt aus.

Organische Energie beschreibt einen Energiefluss, der im Vergleich zur *Muskulären Energie* von subtiler Qualität ist. Zu ihr gehören drei Handlungen:

- Sie erstreckt sich vom Körperzentrum ausgehend und verlängert sich entlang der Körperlinien (Glieder) bis zur Peripherie.
- Sie dehnt sich aus von der Mittellinie ausgehend und weitet den Körper zu den Seiten hin.
- Sie weitet sanft die Haut von den Knochen weg.

Dieses Prinzip ist die komplementäre Kraft zur *Muskulären Energie*. *Organische Energie* verlängert, weitet, streckt und dehnt aus. Die erhöhte körperliche Ausdehnung schenkt den Übenden mehr Beweglichkeit und ein freudiges Gefühl von Freiheit in den Haltungen. Dieses Prinzip ist wichtig, um die zusammenziehende Eigenschaft der *Muskulären Energie* auszubalancieren. Es sollte die *Muskuläre Energie* nicht ersetzen, sondern drückt vielmehr nach außen dagegen, um den Körper sicher und gut integriert zu öffnen. Sehr steife Übende werden feststellen, dass die organische Ausdehnung ihnen anfangs nicht leichtfällt, jedoch werden sie gute Erfolge erzielen, wenn sie bewusst vom angegebenen Fokuspunkt aus (der in Kürze erklärt wird) entlang der Körperlinien (Glieder) und über sie hinausgehend arbeiten.

Organische Energie – die ausdehnende Kraft

Schicke die Energie aus dem Zentrum des Körpers nach unten ins Fundament und werde in alle Richtungen weit und lang.

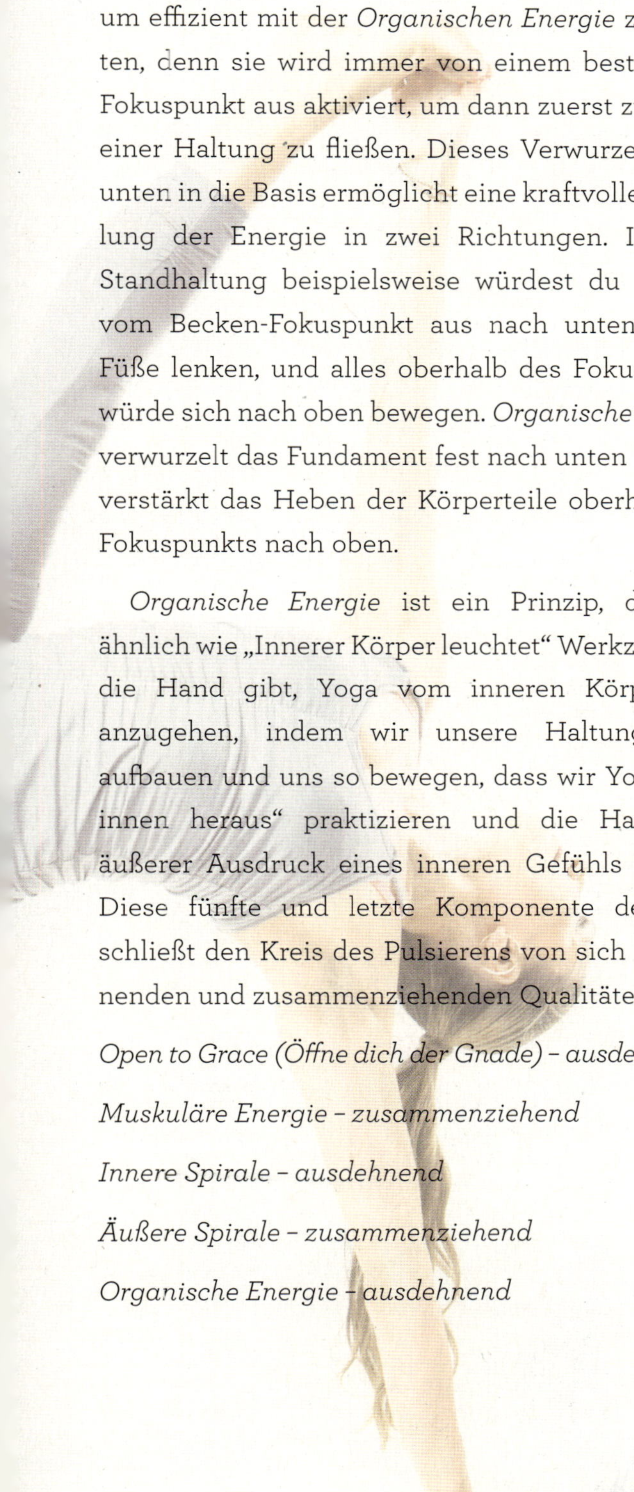

Das Wissen um den Fokuspunkt ist entscheidend, um effizient mit der *Organischen Energie* zu arbeiten, denn sie wird immer von einem bestimmten Fokuspunkt aus aktiviert, um dann zuerst zur Basis einer Haltung zu fließen. Dieses Verwurzeln nach unten in die Basis ermöglicht eine kraftvolle Aufteilung der Energie in zwei Richtungen. In einer Standhaltung beispielsweise würdest du Energie vom Becken-Fokuspunkt aus nach unten in die Füße lenken, und alles oberhalb des Fokuspunkts würde sich nach oben bewegen. *Organische Energie* verwurzelt das Fundament fest nach unten hin und verstärkt das Heben der Körperteile oberhalb des Fokuspunkts nach oben.

Organische Energie ist ein Prinzip, das uns ähnlich wie „Innerer Körper leuchtet" Werkzeuge an die Hand gibt, Yoga vom inneren Körper aus anzugehen, indem wir unsere Haltungen so aufbauen und uns so bewegen, dass wir Yoga „von innen heraus" praktizieren und die Haltungen äußerer Ausdruck eines inneren Gefühls werden. Diese fünfte und letzte Komponente der UPA schließt den Kreis des Pulsierens von sich ausdehnenden und zusammenziehenden Qualitäten:

Open to Grace (Öffne dich der Gnade) – ausdehnend

Muskuläre Energie – zusammenziehend

Innere Spirale – ausdehnend

Äußere Spirale – zusammenziehend

Organische Energie – ausdehnend

Das Prinzip *der Organischen Energie* bringt uns in seiner Qualität beinahe zum ersten Prinzip *Open to Grace* zurück. Hier hören wir auf, die Haltung ständig korrigieren zu wollen, und öffnen uns stattdessen voll und ganz dafür, sie zu erfahren.

Mit diesem Prinzip kultivieren wir Ungezwungenheit und Offenheit, da es ein angenehmes Gefühl von sich ausbreitender Leichtigkeit in die Praxis bringt – ein Gefühl, dass wir größer und mehr sind als das, was innerhalb unseres physischen Körpers eingeschlossen ist.

Erlebe dieses Prinzip in deinem Körper:

Stehe in Tadasana und aktiviere zuerst die *Muskuläre Energie.* Presse dann vom Becken-Fokuspunkt aus durch die Beine nach unten ins Fundament. Während du Energie vom Becken nach unten in die Füße ausdehnst, wirst du merken, wie sich der Oberkörper automatisch leicht anhebt. Intensiviere diese Wirkung, indem du vom Fokuspunkt aus noch mehr nach unten presst, während du aktiv den Oberkörper und alles, was über dem Fokuspunkt liegt, höherhebst – Taille, Brustkorb, Hals und Kopf. Während die Füße nach unten in den Boden tiefer verwurzelt werden, streckt sich der Kopf in die entgegengesetzte Richtung. Du solltest dich nun größer fühlen! Nutze auch das Potenzial, dich zu den Seiten hin auszuweiten. Dehne dich vom Halsansatz über die Schlüsselbeine aus, um die Schultern und den oberen Rücken zu weiten

Weitere Aspekte der Methode

FOKUSPUNKTE

In jedem der Asanas wird einer der insgesamt drei Fokuspunkte (FP) der aktive FP dieser Haltung sein. Ein FP ist eine bestimmte Stelle im Körper – der Ort, zu dem die *Muskuläre Energie* hingezogen wird und von dem aus sich die *Organische Energie* ausdehnt. Der aktive Fokuspunkt in einer Haltung ist derjenige, der dem Fundament im jeweiligen Asana am nächsten ist und/oder am meisten Gewicht trägt. Folge in einer Haltung vom Fundament aus den Körperlinien entlang nach oben: Der erste FP, auf den du stößt, ist meistens der aktive FP.

Für alle Standhaltungen ist der Becken-Fokuspunkt der aktive FP, für den Handstand und Adho Mukha Shvanasana ist es der Herz-Fokuspunkt und für Setu Bandha, Shirshasana und Sarvangasana der Fokuspunkt am oberen Gaumen. In einer Haltung wie Chaturanga Dandasana, wenn die Verbindung aller drei Fokuspunkte parallel zum Boden verläuft, ist der Becken-Fokuspunkt der aktive FP.

Die Fokuspunkte beschreiben Orte im Körper und dürfen nicht mit den drei Bandhas verwechselt werden, bei denen es sich um Aktionen handelt, die im Körper ausgeführt werden, um den Fluss der subtilen Körperenergie zu lenken. Es ist interessant, dass die drei Fokuspunkte des Anusara ungefähr mit der physischen Verortung der drei Haupt-Bandhas des traditionellen Hatha Yoga übereinstimmen, was darauf hinweist, dass die energetische Bedeutsamkeit dieser drei Orte über die verschiedenen Systeme hinweg anerkannt wird.

Die Anusara-Methode arbeitet mit drei Fokuspunkten:

- dem Becken-Fokuspunkt, der sich im Zentrum des Beckens befindet,
- dem Herz-Fokuspunkt,
- der „auf dem Grund des Herzens", d.h. im unteren Bereich des Herzens hinter der Basis des Brustbeins, angesiedelt ist,
- dem Fokuspunkt oben am Gaumen, in der Mitte des Kopfes.

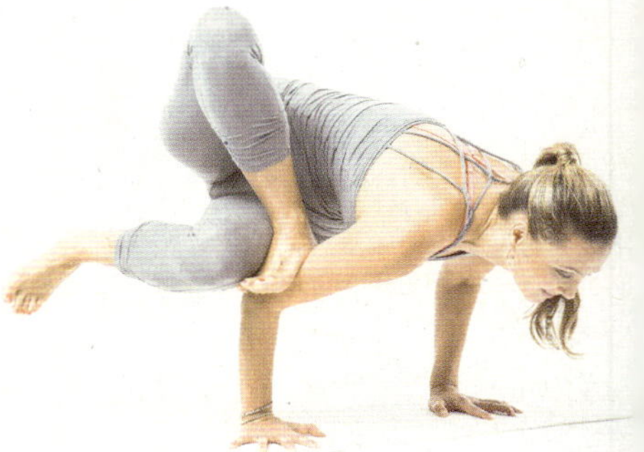

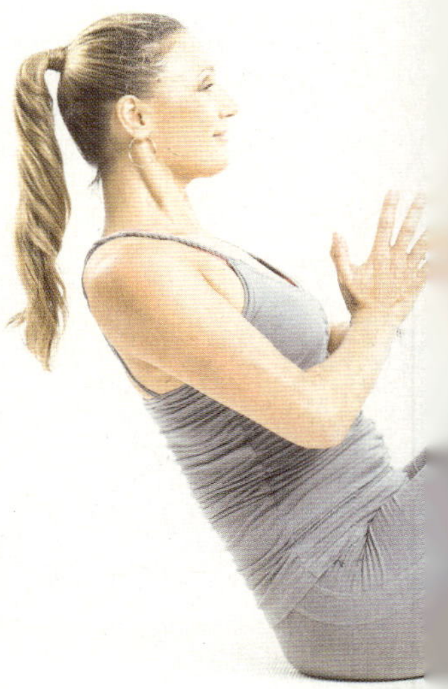

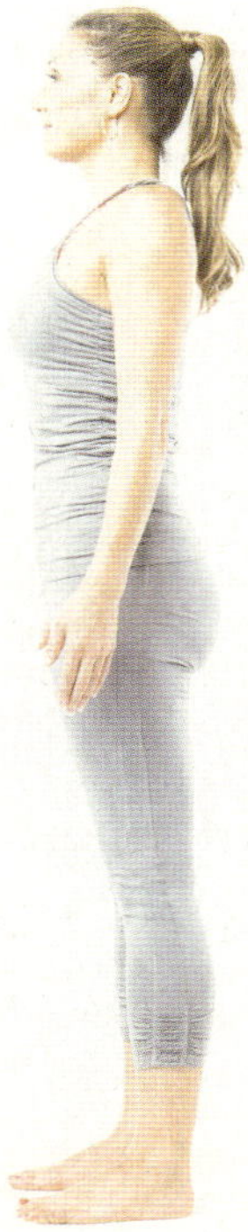

BALANCED ACTION – EINE AUSGEGLICHENE HANDLUNG

Die Prinzipien auf die einzelnen Haltungen anzuwenden ist eine anmutige und schöne Kunst. Wenn man Anusara Yoga praktiziert, arbeitet man mit allen UPA. Diese fünf Ausrichtungsprinzipien werden nacheinander angewendet und bewegen sich abwechselnd mit ihren ausdehnenden und zusammenziehenden Qualitäten durch den Körper. Die Haltungen werden noch lebendiger, wenn wir beim Üben diese Handlungen ausführen und uns dabei dynamisch von einem Prinzip zum nächsten bewegen.

Am Anfang werden die Prinzipien eines nach dem anderen angewendet, zum Schluss – nach viel Übung – treten sie dann gleichzeitig auf. Wie viel *Muskuläre Energie* wird benötigt? Wie viel *Organische Energie*? Wie ein Meisterkoch, der genau die richtige Menge an Gewürzen und Aromen hinzufügt, um eine perfekte Mahlzeit zu kreieren, setzen wir die Prinzipien so ein, dass wir in jeder Haltung eine harmonische, ausbalancierte Erfahrung von Stabilität und Freiheit erschaffen.

Die Ausrichtung dient dazu, die körperlichen Aspekte der Haltung zu verfeinern, was wiederum den Fluss des Prana, die mentale und emotionale Klarheit und das Gefühl eines Zusammenspiels von Stärke und Offenheit fördert. Wenn sich der Körper verändert, stärker und offener wird, gehört das Finden der jeweils richtigen Intensität, mit der die Prinzipien angewendet werden, zu einer kontinuierlichen Praxis der Verfeinerung. Diese Art von Empfindsamkeit und Bewusstheit zu kultivieren ist im Herzen des Yoga verankert.

Atme dabei gleichmäßig weiter, beobachte die Empfindungen in deinem Körper und denke daran, dass Gleichgewicht ein dynamisches Konzept ist. Es verändert sich von Tag zu Tag und von Haltung zu Haltung.

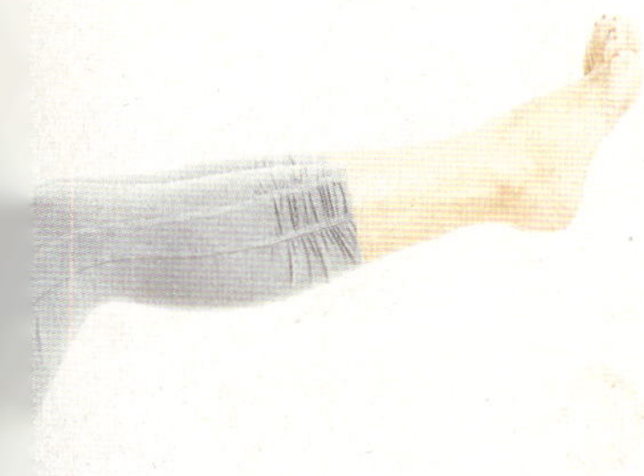

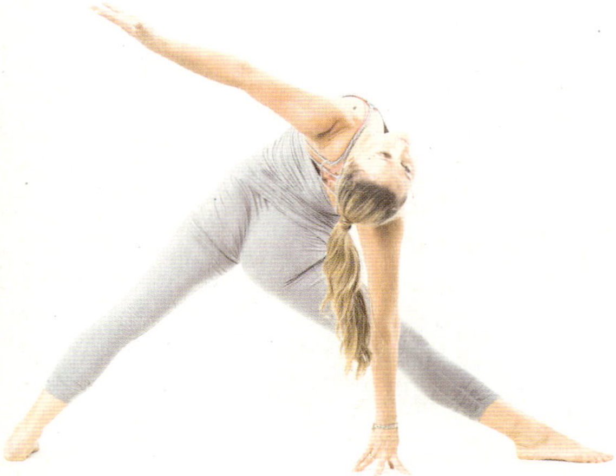

Die Sieben Loops

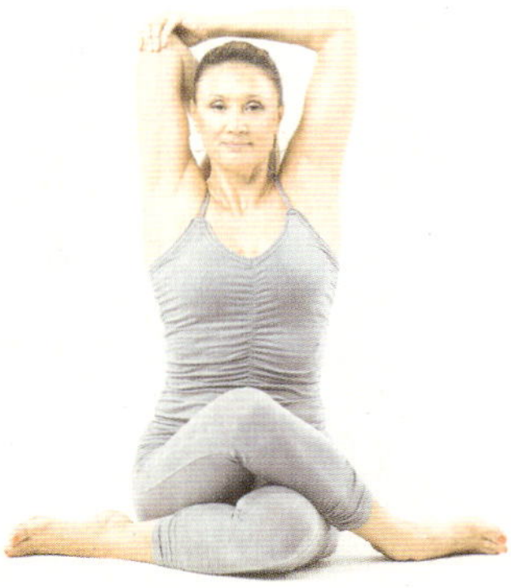

Die Energie-Loops entsprechen schleifenförmigen Bewegungsverläufen im Körper. Wenn man sich den Körper im Profil anschaut, beginnt jeder dieser Loops an der vertikalen Mittellinie, rotiert in Richtung Rückseite des Körpers und kreist an dieser entlang entweder nach oben oder nach unten, bevor er sich umdreht, um über die Vorderseite wieder zum Zentrum zurückzukehren.

Jeder dieser sieben Loops überschneidet sich mit benachbarten Loops, die oberhalb oder unterhalb verlaufen, und hat eine rechte und eine linke Seite.

Diese Loops werden in der Praxis nach den fünf Hauptprinzipien (UPA) angewendet und sind die Werkzeuge für die Feinabstimmung, die eingesetzt werden, um spezifische und manchmal sehr individuelle Fehlausrichtungen zu beheben.

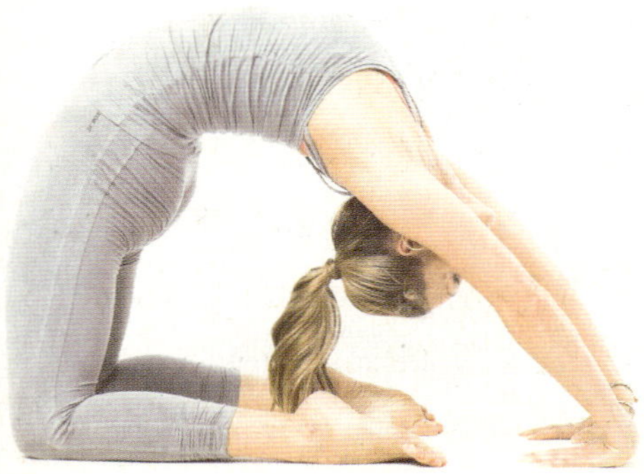

Der Schädel-Loop beginnt am oberen Gaumen, fließt zum Hinterkopf, an der Hinterseite des Schädels nach oben, über den Kopf und über das Gesicht wieder hinunter. Er verlängert den Nacken und hebt den Kopf vom Nacken weg.

Der Schädel-Loop gibt dem Nacken Länge und balanciert den Kopf in einer guten Haltung in Bezug zum Oberkörper. Er ist besonders geeignet, um die Nackenausrichtung zu verbessern, wenn der Kopf sich zu weit hinten befindet, also wenn der Kopf nach hinten fällt und den Nacken verkürzt.

Praxis: Hebe die Schädelbasis nach oben und vom Nacken weg, ohne das Kinn zu senken.

Der Schulter-Loop beginnt am oberen Gaumen, fließt nach hinten und nimmt die Schultern mit nach hinten. Von den Schultern und dem oberen Rücken aus geht er nach unten zum Herz-Fokuspunkt an der Basis der Schulterblätter. Er bewegt sich dann zur Basis des Brustbeins, hebt den Brustkorb an und öffnet den Hals, während die Schleife weiter ihren Lauf nimmt. Es handelt sich um ein Prinzip zur Feinabstimmung der Ausrichtung des Oberkörpers, das zudem die Schulterblätter präziser und fester auf dem Rücken platziert. Insbesondere zieht dieser Loop die Schulterblätter leicht nach unten, um deren untere Spitzen nach innen und nach vorn im Richtung Herz zu bringen und so den Schultergürtel zu stabilisieren. Er ist entscheidend, um in Handbalancen eine gesunde Ausrichtung von Schultern und Nacken aufrechtzuerhalten und um in tieferen Rückbeugen die Beweglichkeit der Lendenwirbelsäule zu erhöhen.

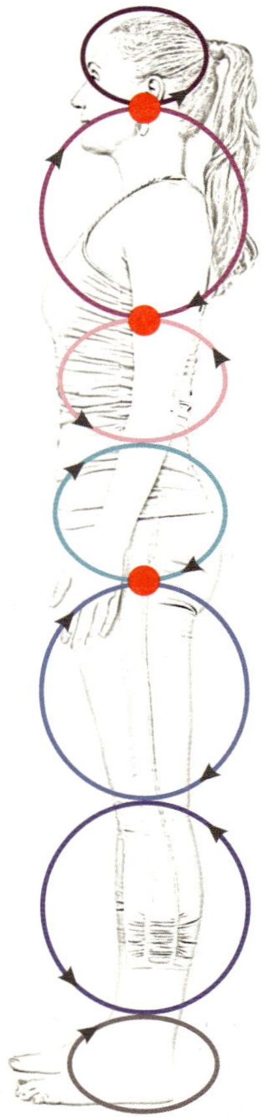

Der Schulter-Loop aktiviert den Muskeltonus des oberen Rückens, macht die Schultern offener und verbessert die Beziehung zwischen Nacken und Schultern. Er ist sehr nützlich, um mehr Beweglichkeit in der Brustwirbelsäule zu erlangen.

Praxis: Liege auf dem Boden und beuge die Arme in die „Roboter-Haltung“, d.h., die Ellenbogen sind neben dem Brustkorb und die Unterarme zeigen senkrecht nach oben. Drücke den Hinterkopf Richtung Boden, sodass du spürst, wie sich der Halsbereich öffnet. Das Kinn bewegt sich dabei weg von der Brust. Drücke auch die Schultern nach hinten in Richtung Boden und ziehe die unteren Spitzen der Schulterblätter zueinander und in den Rücken, bis du merkst, wie sich die Brust hebt. Wiederhole dies im Stehen und nutze dabei die Muskeln des oberen Rückens, um die unteren Spitzen der Schulterblätter nach vorn zum Herzen zu ziehen und so die Brust nach oben zu bringen. Während die unteren Spitzen der Schulterblätter zueinanderziehen und flach auf dem Rücken ankommen, weitet sich der obere Bereich.

Der Nieren-Loop beginnt an den Lenden, bewegt sich nach hinten und dort an den Rippen entlang nach oben bis zum Ansatz der Schulterblätter; von hier nach vorn und dann zurück nach unten zum Bauch, wobei er die unteren, vorderen Rippen nach unten zieht. Er bewegt den Bauch und die Seiten der Taille nach hinten, wodurch er eine festigende Wirkung auf den Bauch hat und den mittleren Rücken „auffüllt" und unterstützt.

Der Nieren-Loop bringt mehr Raum und Fülle in den mittleren Rücken und in die Nierengegend. Er stärkt den Bauchbereich und ist sehr hilfreich, wenn wir dazu tendieren, in diesem Bereich einzusinken. Er kann z. B. die übermäßig gebogene „Bananenform" aus einem Kopfstand oder Handstand nehmen. Mit diesem Loop kannst du nach tiefen Rückbeugen deinen mittleren Rücken wieder strecken.

Praxis: Senke für einen Moment den Kopf und schaue zum Bauch. Atme aus, dein Bauch wird sich dabei nach hinten bewegen. Folge diesem Impuls und nimm auch die Seiten der Taille nach hinten. Hebe die hintere Seite der Taille höher und bringe damit mehr Fülle in den Nierenbereich. Bewege die vorderen unteren Rippen in Richtung Becken und bringe dann den Kopf in eine neutrale Position zurück. Du solltest eine Festigung der Bauchgegend bemerken, die dir aber noch erlaubt, zu atmen.

Der Becken-Loop entspringt im Zentrum der Lendengegend, fließt nach hinten und kreist dann nach unten zum Beckenboden und hoch zum Bauch. Er verändert die Position des Beckens, indem er die Sitzhöcker nach unten bewegt und den Unterbauch anhebt. Er erhöht die Fähigkeit, das Becken nach unten zu erden (z. B. in sitzenden Vorwärtsbeugen), und erschafft mehr Raum in der vorderen Hüftfalte in Haltungen wie Parshva Konasana (beim vorderen Bein). Der Becken-Loop wird die Kurve im unteren Rücken tendenziell etwas flacher werden lassen und die Oberschenkelknochen nach vorn drücken, deshalb ist er kontraproduktiv für all jene, die daran arbeiten, die Oberschenkelknochen stärker nach hinten zu bringen und die natürliche Kurve in der Lendenwirbelsäule wiederzuerlangen.

Der Becken-Loop ist sehr nützlich, um das Becken so auszurichten, dass es nicht mehr zu weit nach vorn kippt (wobei die Oberkante des Beckens sich nach vorn neigt), sondern in eine aufrechtere Position kommt, wodurch sich der untere Rücken öffnet und mehr Raum an der Vorderseite der Hüften entsteht (z. B. in einer Vorwärtsbeuge oder in jeder Haltung, die eine extreme Hüftbeugung erfordert).

Praxis: Bringe die Oberseite der Gesäßmuskeln nach unten, ohne die Oberschenkel nach vorn zu bewegen, um einen Rotationseffekt im Becken zu erzeugen, der den Unterbauch nach oben schiebt.

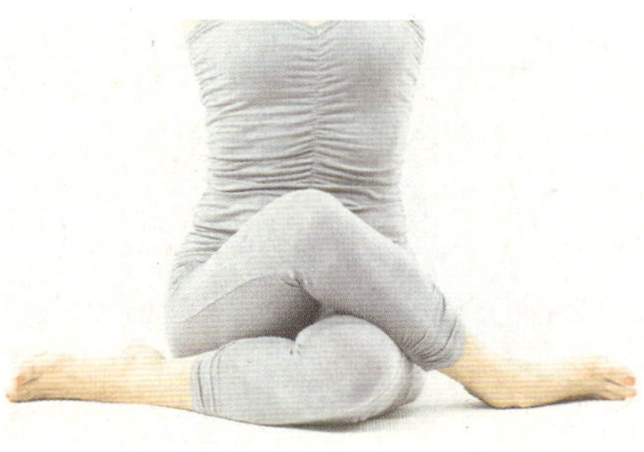

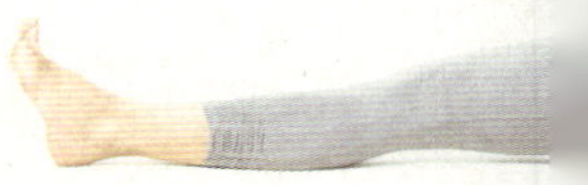

Der Oberschenkel-Loop setzt am Zentrum des Beckenbodens an, auf Höhe der Hüftgelenke. Er fließt nach hinten, an der Rückseite der Oberschenkel hinab bis knapp unter die Knie, dann an der Vorderseite der Oberschenkel wieder hinauf. Er ist eine Schlüsselhandlung für das Zurücknehmen der Oberschenkel und somit für das Intensivieren der Lendenlordose und dafür, dass der Femurkopf gut ins Hüftgelenk integriert bleibt.

Der Oberschenkel-Loop ist besonders nützlich, um den oberen Teil des Oberschenkelknochens nach hinten zu bewegen, um die Spannung in den Hüftbeugern zu verringern und Steifheit im unteren Rücken zu lösen.

Praxis: Drücke die Oberseite der Oberschenkelknochen nach hinten, ohne den Knien und Schienbeinen zu erlauben, sich auch nur das kleinste bisschen nach hinten zu bewegen, bis die Höhlung in den Leisten sich etwas mehr vertieft und die Seiten der Hüften im Profil betrachtet auf einer Linie mit den Fußknöcheln und den Knien sind.

Der Schienbein-Loop beginnt ebenfalls an der Basis des Schienbeinknochens, bewegt sich nach hinten, dann an der Wade hinauf bis direkt unters Knie, läuft nach vorn durch den oberen Teil des Schienbeins und kehrt dann über die Vorderseite des Schienbeins nach unten zum Knöchel zurück. Er festigt die Wadenmuskulatur, erhöht die Stabilität in den Schienbeinen und verhindert, dass sich die Knie nach hinten überstrecken.

Der Schienbein-Loop ist der nützlichste Loop, um den oberen Teil des Schienbeins nach vorn zu bewegen und somit einer Überstreckung des Kniegelenks entgegenzuwirken.

Praxis: Presse die Fußballen nach unten, als ob du die Fersen anheben möchtest, und nutze die Fußballen, um den Boden (gefühlt) zu den Fersen zu ziehen. Nimm wahr, wie sich die Wadenmuskeln anspannen, und benutze sie, um den oberen Teil des Schienbeinknochens nach vorn zu drücken. Die Knie werden sich dabei leicht beugen, sich aber stabil anfühlen und nicht eingeknickt.

Der Fußgelenk-Loop beginnt an der Schienbeinbasis am Fußknöchel, bewegt sich nach hinten und läuft zur Ferse hinunter, verläuft dann an der Fußsohle entlang, um schließlich durch das Fußgewölbe wieder nach oben zurück zum Knöchel zu kommen. Er steigert die *Muskuläre Energie* in den Füßen und aktiviert folglich mehr Kraft für die Beine.

Der Fußgelenk-Loop hilft, ein nach unten abgesunkenes Fußgewölbe anzuheben.

Praxis: Hebe und spreize die Zehen, hebe auch die Fußgewölbe. Lasse die Fußgewölbe angehoben, während du die Zehen wieder auf dem Boden platzierst.

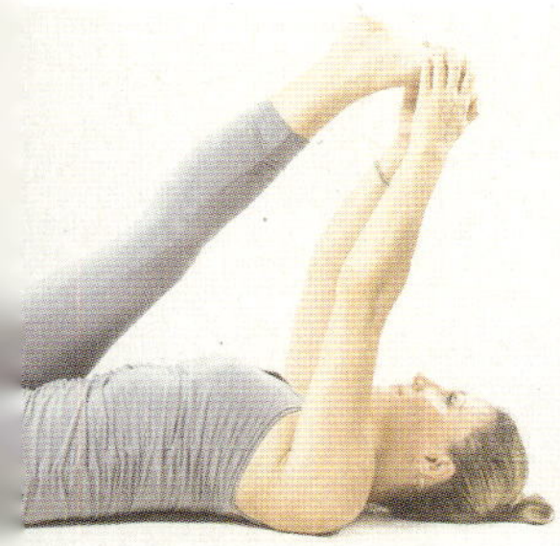

Anders als die fünf UPA, die in jeder Haltung zum Einsatz kommen, werden nicht jedes Mal alle Loops benötigt. Sie stellen zusätzliche Werkzeuge dar, um je nach Bedarf an einer bestimmten Haltung den Feinschliff vorzunehmen. Den Hauptprinzipien nachgeordnet, können sie je nach Bedarf angewandt werden, um die Ausrichtung ganz individuell weiter zu verfeinern und zu optimieren.

Anusara-Formeln

Diese Ausdrücke beziehen sich auf die Prinzipien und dienen als kurze Formeln, um dich daran zu erinnern, was zu tun ist.

INNER BODY BRIGHT
innerer Körper leuchtet

Dies ist eines der entscheidenden Mittel, um die gefühlte innere Haltung des Ersten Prinzips körperlich zum Ausdruck zu bringen. Durch den Atem und durch eine Erinnerung daran, dass die Quelle allen Lebens durch uns hindurchfließt, wird im Innern unseres Körpers mehr Raum geschaffen. Erwecke das Gefühl von spiritueller und emotionaler Fülle in dir, das du aus glücklichen Momenten in deinem Leben kennst. Atme in alle vier Seiten des Oberkörpers: Beginne damit, den hinteren Brustkorb aufzufüllen, bewege den Atem dann in die Flanken und schließlich nach vorn. Dehne mit jeder Einatmung den gesamten Umfang des inneren Körpers und des Brustkorbs aus und halte die Fülle bei jeder Ausatmung.

SIDE BODY LONG
die Körperseiten langziehen

„Side Body Long" steht mit „Inner Body Bright" in Verbindung und ist ein nützlicher erster Schritt, um die Schulterausrichtung zu verbessern. Es hebt den gesamten Oberkörper von den Hüften bis zu den Achseln an und verhindert, dass man im unteren Rücken einsinkt. Dafür ist ein aktives Anheben und Verlängern der Taillenseiten erforderlich (benutze die Bauchmuskeln!). Während die Taille länger wird, schweben die seitlichen Rippen und die Achselhöhlen höher. Auch der Nacken wird länger, während sich die Ohren von den Schultern wegheben. Die Schultern bewegen sich ebenfalls, aber bitte beachte, dass es ein großer Unterschied ist, ob man „Side Body Long" ausübt oder einfach die Schultern hebt. Die Schultern in Richtung Ohren zu bewegen kann im Lernprozess hilfreich sein, aber achte darauf, nicht den Trapezius oder die Schulterblattheber (Musculus levator scapulae) zu überfordern. Fokussiere dich stattdessen darauf, durch den Atem Länge in die Flanken zu bringen, indem du ganz unten an der Taille beginnst und dann nach oben zu den Achselhöhlen hochgehst, bis sie von den Hüften weggleiten, ohne Spannung in die oberen Schultern (Trapezius) zu bringen. Bei Schmerzen im unteren Rücken bringt die Anwendung dieses Prinzips oft sofortige Hilfe.

MELT THE HEART
schmelze im Herzbereich

Dieser Ausdruck steht in Bezug zum Aspekt „Outer Body Soft", der zum Ersten Prinzip gehört. Der obere Rücken ist an der Rückseite des Herzens oft hart oder sogar gerundet wie ein Schutzschild. „Melt The Heart" ist die Erinnerung daran, den oberen Rücken weicher werden zu lassen und empfänglich zu werden (Arbeite nicht zu hart!). Komme in den Vierfüßlerstand. Nimm einen tiefen Atemzug. Lass den oberen Rücken ganz weich werden, während du langsam ausatmest. Erlaube der Rückseite des Herzens, nach unten in den Körper zu schmelzen. Wenn der obere Rücken weniger gerundet ist, verbessert sich die Ausrichtung der Schultern. Die Schulterblätter liegen flacher auf dem Rücken, die Köpfe der Oberarmknochen sind besser in die Schultergelenke integriert, der Brustkorb öffnet sich und der Atem kann mühelos fließen.

SHOULDERS BACK
Schultern nach hinten

„Schultern nach hinten" bedeutet „Bringe die Schultern nicht nach vorn", denn das ist die gängigste Fehlausrichtung der Schultern. Diese Ansage ist eine Kurzformel für die Muskuläre Energie (die integrative, stabilisierende Kraft) in den Armen. Um diese Anweisung auszuführen, ziehst du die Köpfe der Oberarmknochen fest in die Schultergelenkspfanne, bis sie sich angenehm „eingestöpselt" anfühlen. Die Schultergelenkspfannen setzen seitlich an den Schulterblättern an, die sich wiederum auf der Rückseite des Körpers befinden. Um eine gute Integration des Oberarmkopfes ins Schultergelenk zu gewährleisten, ist die Orientierung also zur Körperrückseite hin ausgerichtet. Das Ausführen der Anweisung „Schultern nach hinten" erfordert die entgegengesetzte Kraft der sich fest auf den oberen Rücken ziehenden Schulterblätter. Dies optimiert die Position der Schulterblätter auf dem Rücken und verbessert die allgemeine Stabilität des Schultergürtels.

Ein häufiger Fehler beim Zurücknehmen der Schultern besteht darin, sie zugleich auch nach unten zu drücken. Dies verkürzt die Flanken, nimmt dem Oberkörper seine Kraft und belastet den Nacken. Wende deshalb vor „Schultern nach hinten" immer „Side Body Long" an. Sie wirken wunderbar zusammen.

HUG THE MIDLINE
zur Mittellinie ziehen

Dieses Prinzip beschreibt einen ganz bestimmten Teil der Muskulären Energie – das isometrische Ziehen der Glieder zur zentralen Körperachse, der Mittellinie. Es ist ein großartiges Prinzip, um Haltungen wie etwa Virabhadrasana III, den Handstand und alle Drehhaltungen zu stabilisieren. Stehe mit den Füßen hüftweit auseinander auf einer Yogamatte, sodass du nicht wegrutschen kannst. Nun versuche, die Füße und Beine zueinanderzuziehen. Du wirst feststellen, dass sich mit dieser isometrischen Kontraktion die Oberschenkelinnenseiten anspannen. Strecke nun die Arme über den Kopf hinaus und ziehe sie zur Mittellinie, ohne die Arme tatsächlich zusammenzubringen – als ob du einen Block zwischen den Unterarmen hättest

THIGHS BACK
Oberschenkel nach hinten

Die Anweisung „Bewege deine Oberschenkel nach hinten" kann auch als „Lasse die Oberschenkel nicht nach vorn kommen" verstanden werden. Dies ist eine sehr häufige Fehlausrichtung, nicht nur in Yogahaltungen, sondern ganz generell. Die Oberschenkel nach vorn zu drücken belastet das Hüftgelenk sowie die Hüftbeugemuskeln und verursacht Druck auf den unteren Rücken. Den oberen Teil der Oberschenkel zurückzunehmen rollt nicht nur den Femurkopf tiefer zurück ins Hüftgelenk (optimale Integration), sondern sorgt auch dafür, dass der obere Rand des Kreuzbeins weiterhin nach innen zeigt (der obere Rand des Beckens wird nach vorn gekippt), was dazu beiträgt, dass eine gesunde Lendenlordose (Wölbung nach innen) aufrechterhalten wird. Dies sind Aspekte der Inneren Spirale und des Oberschenkel-Loops.

SHINS IN AND THIGHS OUT
Schienbeine nach innen, Oberschenkel weiten

Diese Anweisung stabilisiert die Schienbeine und schützt somit die Knie, während sie dir hilft, die Hüften zu öffnen. Sie ist eine Kurzformel, die an die kräftigende Handlung erinnert, bei der die Schienbeine zueinandergezogen werden (Muskuläre Energie) und der obere Teil der Oberschenkelinnenseiten benutzt wird, um das Becken zu weiten (Innere Spirale). Dies erzeugt einen gegenläufigen Effekt (oder „Wippen-Effekt"): eine verengende Handlung mit den Unterschenkeln, die in einer ausweitenden Handlung der oberen Beine resultiert. „Shins In" eignet sich ausgezeichnet, um der Tendenz entgegenzuwirken, die Schienbeine nach außen zu beugen, stabilisiert die Fußgelenke und verbessert die Ausrichtung der Knie. Es aktiviert auch die Adduktoren (die inneren Oberschenkelmuskeln), die ihren Ursprung an den Sitzbeinhöckern haben, und befähigt deshalb dazu, die Sitzhöcker voneinander wegzubewegen, um einen weitenden Effekt für Becken und Hüften zu erzielen.

CORE TO PERIPHERY
vom Zentrum zur Peripherie

Wenn du dich in eine Haltung begibst, bewege dich zuerst von der Körpermitte ausgehend und passe zuletzt die Ausrichtung der Extremitäten an. Um beispielsweise Trikonasana einzunehmen, drehst du zuerst vom Brustbein aus den Oberkörper, optimierst dann die Schulterausrichtung (integriere dabei den Kopf der Oberarmknochen ins Gelenk) und streckst danach erst die Hand zur Decke. Sich aus dem Zentrum zu bewegen, erschließt die Haltungen aus einer inneren Stabilität heraus und gewährleistet eine gute Ausrichtung, während sich die Haltung entfaltet. Es ist auch eine Manifestation des Prinzips, Yoga von innen nach außen zu praktizieren, und der Idee, dass die Haltungen ein äußerer Ausdruck innerer Qualitäten sind.

ROOT TO RISE (DESCEND TO ASCEND)
sich erden, um zu wachsen

Verwurzele dich nach unten in dein Fundament hinein, um größer zu werden. Diese Anweisung bezieht sich auf die spezifische Komponente der Organischen Energie, wenn Energie aus dem Fokuspunkt nach unten zum Fundament der Haltung geschickt wird. Dadurch entsteht eine „Aufteilung der Energie", die ein Anheben aller Körperteile oberhalb des Fokuspunkts auslöst. Sie dehnt die Haltung von innen aus und gibt dem Fundament zusätzliche Stabilität, außerdem verleiht sie der gesamten Haltung Leichtigkeit und Freiheit.

FIRST CURVE, THEN LENGTHEN
Kurve schaffen, dann verlängern

Dies gilt für den unteren Rücken und für den Nacken. Diese beiden Bereiche der Wirbelsäule sollten sich natürlich und subtil nach innen wölben (Lordose). Bestimmte Gewohnheiten und unser Lebensstil haben zu einer Schwächung und Abflachung dieser Kurve geführt, was wiederum Spannung und Belastung für die Bandscheiben nach sich zieht. Erzeuge die Kurve, um dies zu vermeiden, mit gutem Muskeltonus und bringe dann Länge in sie hinein, ohne sie wieder flach werden zu lassen. In der Wirbelsäule erzielst du diese Kurve mithilfe der Inneren Spirale und des Schulter-Loops und verlängerst sie dann mit „Körperseiten lang" der Äußeren Spirale und mit Organischer Energie. Im Nacken verbessern der Schulter-Loop und Muskuläre Energie die natürliche Kurve. Verlängere sie mit Organischer Energie und mit dem Schädel-Loop.

Der Optimale Blueprint: Tadasana in jeder Haltung

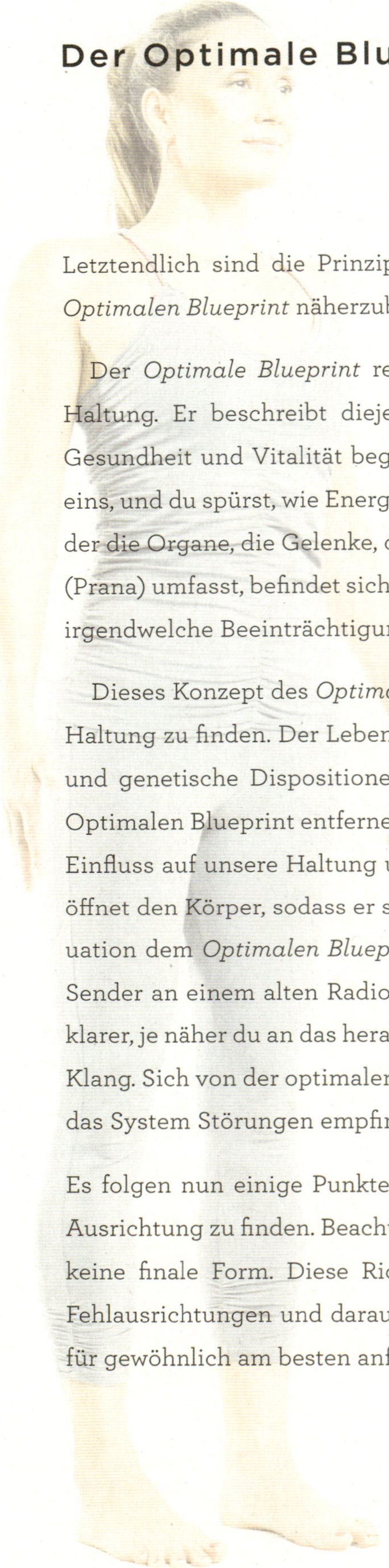

Letztendlich sind die Prinzipien der Anusara-Methode darauf angelegt, dich deinem *Optimalen Blueprint* näherzubringen.

Der *Optimale Blueprint* repräsentiert die ideale Ausrichtung des Körpers in jeder Haltung. Er beschreibt diejenige Anordnung des physischen Körpers, die optimale Gesundheit und Vitalität begünstigt. Der Atem ist frei, du fühlst dich auf allen Ebenen eins, und du spürst, wie Energie frei durch den gesamten Körper fließt. Der innere Körper, der die Organe, die Gelenke, die zirkulierenden Körperflüssigkeiten und die Vitalenergie (Prana) umfasst, befindet sich in harmonischer Beziehung mit all seinen Elementen, ohne irgendwelche Beeinträchtigungen.

Dieses Konzept des *Optimalen Blueprints* dient uns als Orientierung, um die optimale Haltung zu finden. Der Lebensstil, Haltungsgewohnheiten, Verletzungen, die Ernährung und genetische Dispositionen können Faktoren sein, durch die wir uns von unserem Optimalen Blueprint entfernen. Auch Emotionen und unsere seelische Verfassung haben Einfluss auf unsere Haltung und unsere Bewegungen. Asana-Praxis tonisiert, stärkt und öffnet den Körper, sodass er sich leichter an neue Muster anpassen und sich in jeder Situation dem *Optimalen Blueprint* annähern kann. Ähnlich, wie wenn man den richtigen Sender an einem alten Radio einstellt, wird die subtile Schwingung des Körpers immer klarer, je näher du an das herankommst, was optimal für dich ist – sie wird zu einem süßen Klang. Sich von der optimalen Ausrichtung zu entfernen fühlt sich hingegen so an, als ob das System Störungen empfinge. Die Schwingung wird dumpf und „verstimmt".

Es folgen nun einige Punkte, an denen du dich orientieren kannst, um deine optimale Ausrichtung zu finden. Beachte jedoch, dass hier Richtungsvorgaben beschrieben werden, keine finale Form. Diese Richtungsvorgaben beziehen sich direkt auf die häufigsten Fehlausrichtungen und darauf, wie Energie „am liebsten" im Körper fließt, d. h. was sich für gewöhnlich am besten anfühlt.

Bei der optimalen Ausrichtung geht es nicht darum, wie eine Haltung aussieht, sondern darum, wie es sich anfühlt, im Asana zu sein. Am besten lernt man diese Richtungsvorgaben zunächst in Tadasana und überträgt das gewonnene Verständnis der Beziehung zwischen den verschiedenen Teilen und der bestmöglichen Anordnung des Körpers dann auf jedes andere Asana – „Tadasana in jeder Haltung“. Haltungen werden immer vom Fundament aus nach oben aufgebaut.

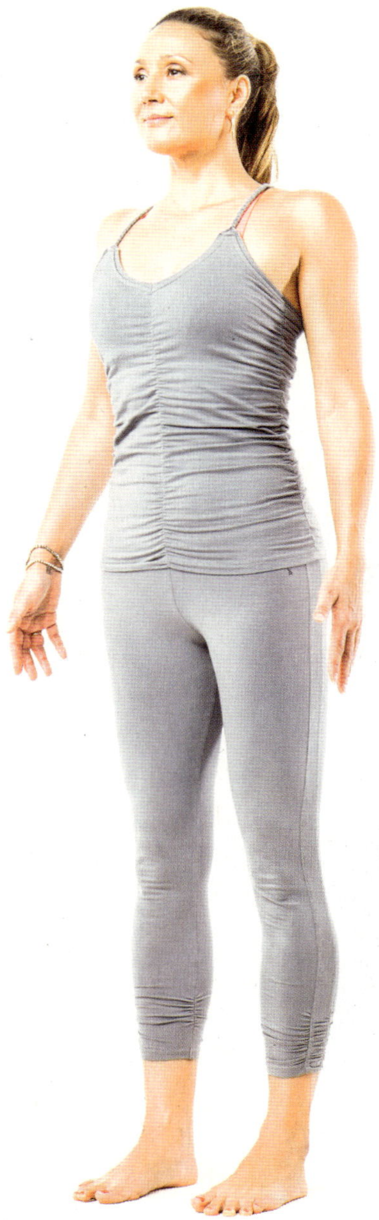

- Die Krone des Kopfes strebt vom Oberkörper weg nach oben.
- Der Halsbereich ist offen.
- Die Schultern weiten sich und bewegen sich Richtung Körperrückseite.
- Das Steißbein wird von der Krone des Kopfes weg verlängert.
- Das Becken ist leicht nach vorn gekippt (die Oberkante des Beckens kippt nach vorn) und erdet sich nach unten.
- Die Körperseiten heben sich.
- Der untere Rücken ist sanft nach innen gewölbt.
- Der obere Teil der Oberschenkel bewegt sich nach hinten und weitet sich.
- Die Schienbeine bewegen sich in Richtung Mittellinie, und der obere Teil der Schienbeine bewegt sich nach vorn.
- Die Fußgewölbe heben sich.
- Die vier Eckpunkte beider Füße drücken nach unten.

[Anwendung der Prinzipien]

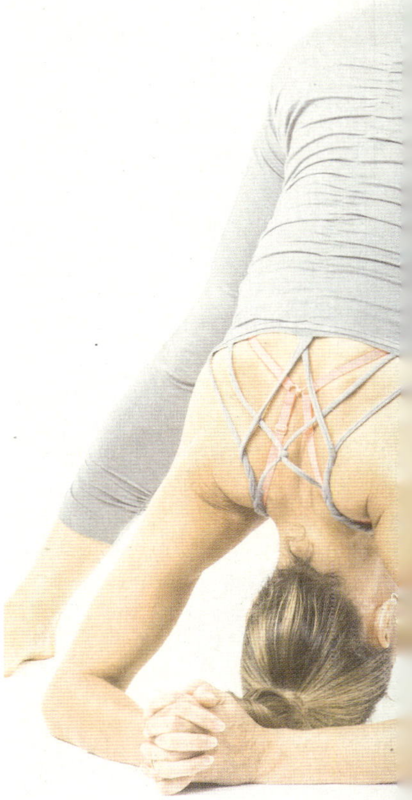

Als Nächstes folgt ein Leitfaden für die Anwendung der Prinzipien auf bestimmte Körperbereiche und für die einzelnen Haltungskategorien. Du wirst feststellen, dass stets ein spezieller Aspekt eines Prinzips betont wird. Experimentiere in deiner Praxis mit diesen „Templates“ (Richtlinien, die als Orientierung dienen) und entdecke, wie sie sich in deinem Körper anfühlen und wie sie dich energetisch verändern.

SCHULTERN & OBERKÖRPER

1. Erstes Prinzip:
   Körperseiten lang.

2. Muskuläre Energie:
   Oberarmköpfe nach hinten.

3. Schulter-Loop:
   Öffne den Hals und ziehe die Schulterblätter fest auf die Rückseite des Brustkorbs.

4. Spiralen / ausbalancierte Drehung der Arme:
   Unterarme nach innen, Oberarme nach außen.

5. Organische Energie:
   ausdehnen, verbreitern, längen.

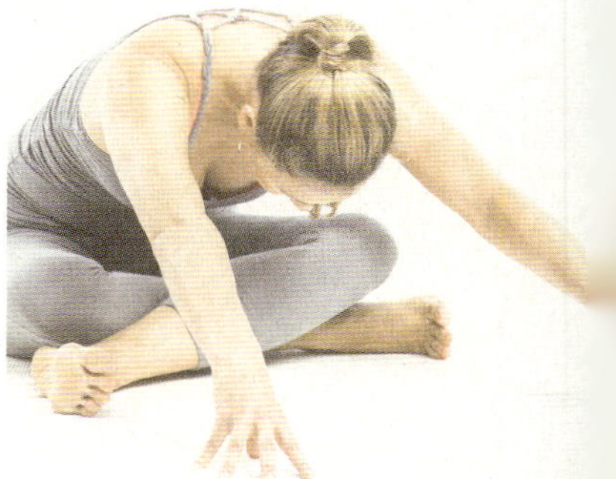

HÜFTEN & UNTERER KÖRPER

1. Setze das Fundament, entspanne dich, atme.

2. Ziehe zur Mittellinie.

3. Innere Spirale.

4. Äußere Spirale.

5. Erde dich, um zu wachsen.

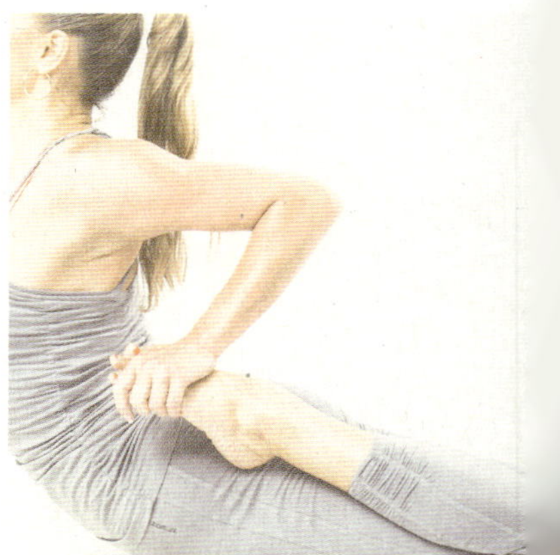

STEHHALTUNGEN

Muskuläre Energie.

Schienbeine nach innen (Ziehe zur Mittelinie) und Oberschenkel weiten (Innere Spirale).

Organische Energie / Erde dich, um zu wachsen.

UMKEHRHALTUNGEN

Setze ein gutes Fundament.

Schmelze im Herzbereich.

Schultern nach hinten.

Schulter-Loop.

HANDBALANCEN

Aktiviere die Füße.

Ziehe zur Mittellinie.

Schultern nach hinten.

RÜCKBEUGEN

Ziehe zur Mittellinie.

Ausbalancieren der Inneren und Äußeren Spirale.

Körperseiten lang.

Schulter-Loop.

SITZHALTUNG MIT AUF-GERICHTETEM OBERKÖRPER

Fundament mit guter Balance zwischen linker und rechter Seite.

Natürliche Kurve im unteren Rücken (Innere Spirale).

Steißbein und Becken erden sich nach unten (Äußeren Spirale).

VORWÄRTSBEUGEN IM SITZEN

Erde die Oberschenkelknochen (Oberschenkel nach hinten & Innere Spirale).

Strecke den Oberkörper (Organische Energie).

Finde die Lendenlordose, bevor du dich nach vorn beugst.

In der Vorwärtsbeuge: Erzeuge eine fließende, gleichmäßige Rundung vom Steißbein bis zur Krone des Kopfes.

HÜFTÖFFNER

Schienbeine nach innen (Ziehe zur Mittelinie) und Oberschenkel weiten.

Innere Spirale.

DREHHALTUNGEN

Ziehe zur Mittellinie.

Körperseiten lang und Schultern nach hinten.

ENTSPANNUNGSHALTUNG & SHAVASANA

Sei ganz ruhig, entspanne dich tief.

Kultiviere das Nichtstun, ein offenes Gewahrsein und eine erlaubende Haltung der Hingabe.

Entspanne Augen, Gesicht und Kiefer.

Minimale Anstrengung: Tu nur das, was nötig ist, um die Form der Position aufrechtzuerhalten.

Verwende Hilfsmittel für mehr Bequemlichkeit und Unterstützung.

Wende dich nach innen, während du zugleich präsent und wach bleibst.

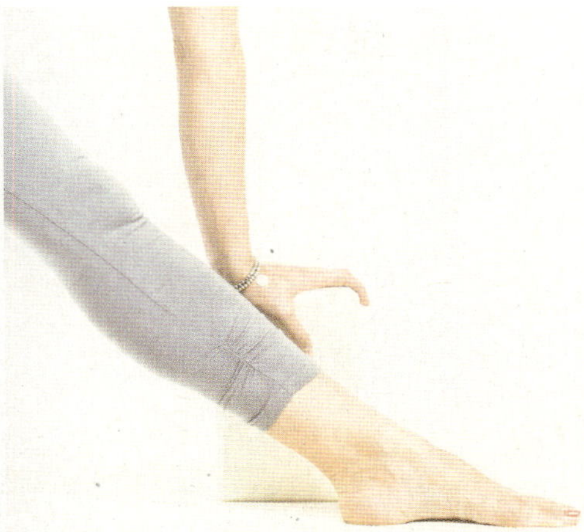

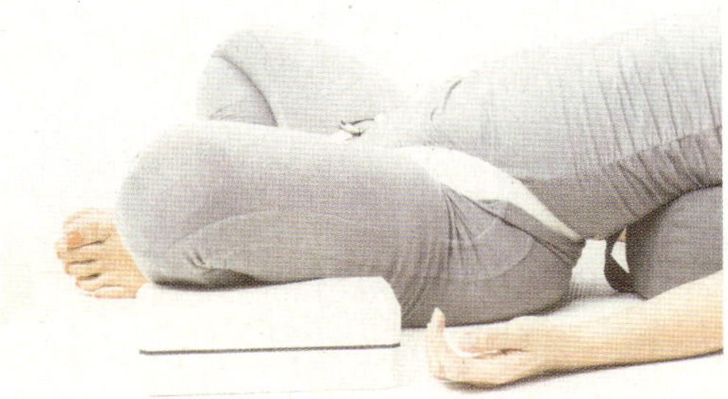

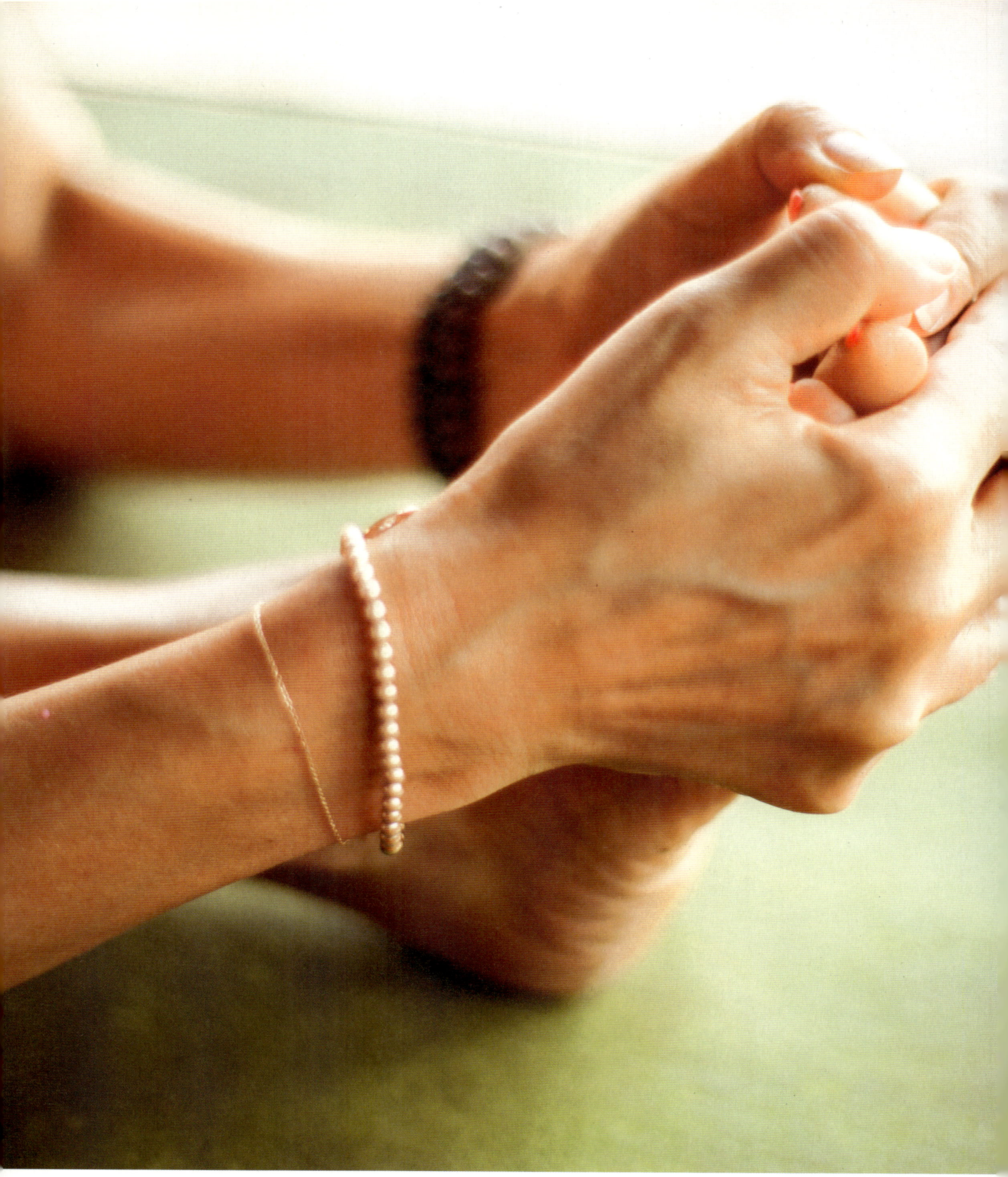

DIE ASANAS

Das Hervorragende an der Arbeit mit den Prinzipien ist, dass die Ausrichtung letztlich in allen Haltungen die gleiche ist. Statt zehn Regeln für den nach unten schauenden Hund zu lernen und fünfzehn andere Regeln für die Kobra, wendest du einfach dieselben fünf Prinzipien in jeder Haltung an und fügst dann nach Bedarf Loops oder andere zusätzliche Prinzipien zur Feinabstimmung hinzu.

Anstelle einer Beschreibung für jedes einzelne Asana werden die Haltungen daher hier in Form von Kategorien vorgestellt, z. B. Standhaltungen oder Armbalancen. Zu jeder Kategorie findest du eine detaillierte Anleitung für ein Haupt-Asana, das stellvertretend für eine ganze Gruppe ähnlicher Haltungen steht. Indem du lernst, wie man die Ausrichtung auf dieses Beispiel-Asana anwendet, wirst du auch ein Verständnis dafür entwickeln, wie man die anderen Asanas dieser Gruppe ausführt. Mit anderen Worten gelten die Hinweise, die für das Haupt-Asana gegeben werden, für die anderen Haltungen aus der Gruppe genauso.

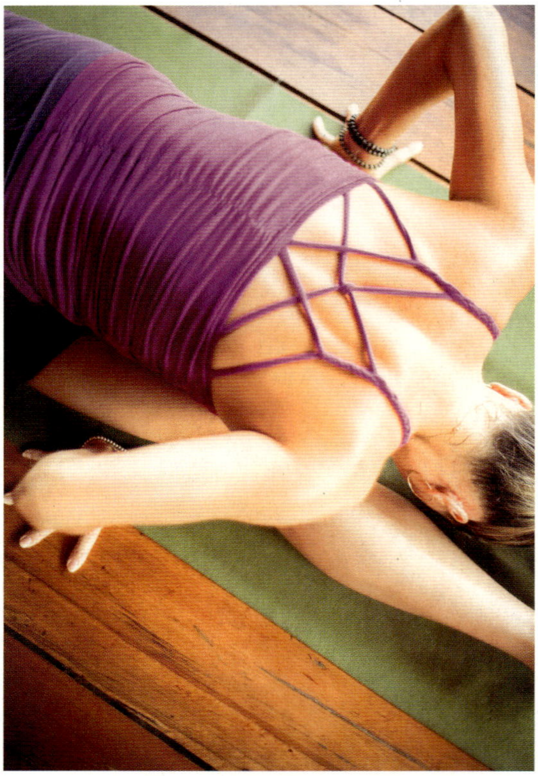

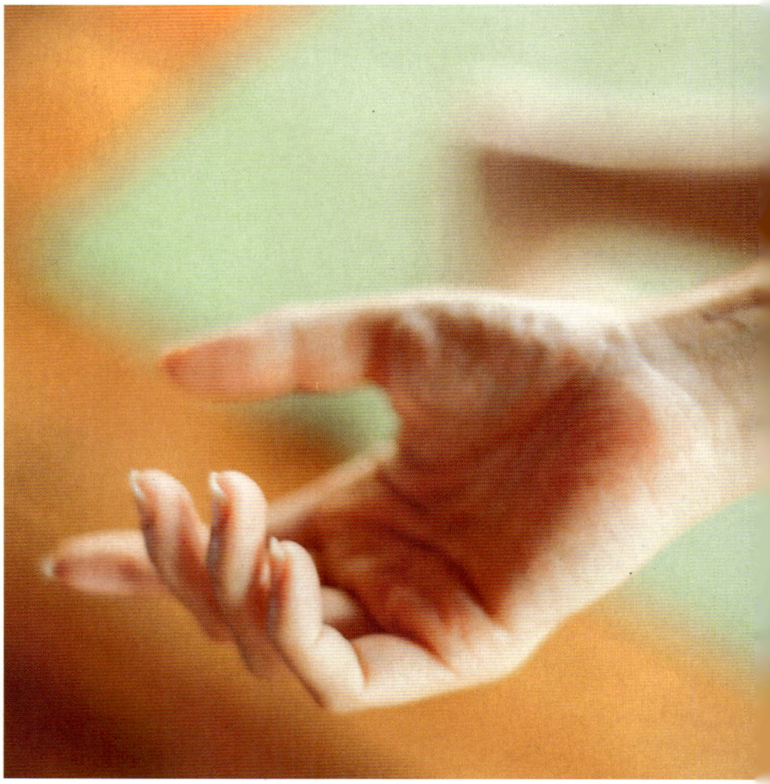

Frage dich: „Wie fühlt es sich an?“, nicht: „Wie sieht es aus?“

Aus Platzgründen ist jeweils nur ein Asana, stellvertretend für eine ganze Gruppe ähnlicher Haltungen, abgebildet und detailliert beschrieben. Um die vielen anderen Asanas und Variationen zu sehen, besuche bitte meine Website www.barbranohyoga.com und bestelle dir das *Asana-Workbook*.

„Ein Bild sagt mehr als tausend Worte.“: Meine Empfehlung für die Praxis ist, sich zuerst auf das hier vorgestellte Beispiel-Asana zu fokussieren und zu lernen, wie man die Prinzipien darin anwendet, und dann die Abbildungen der anderen Haltungen als Anhaltspunkt zu nehmen, um Varianten des gleichen körperlichen Themas auszuprobieren (diese findest du im *Asana-Workbook*).

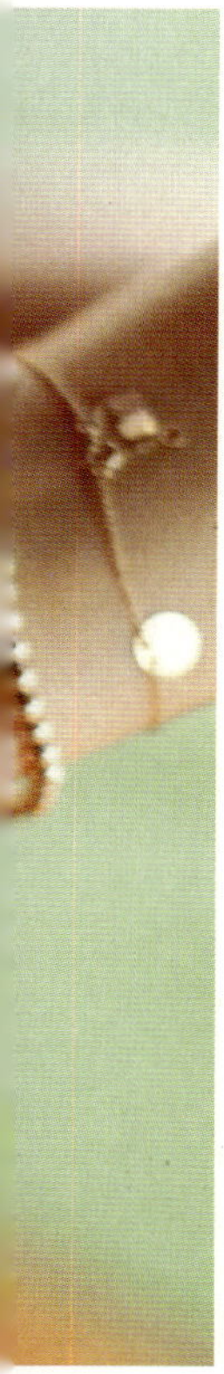

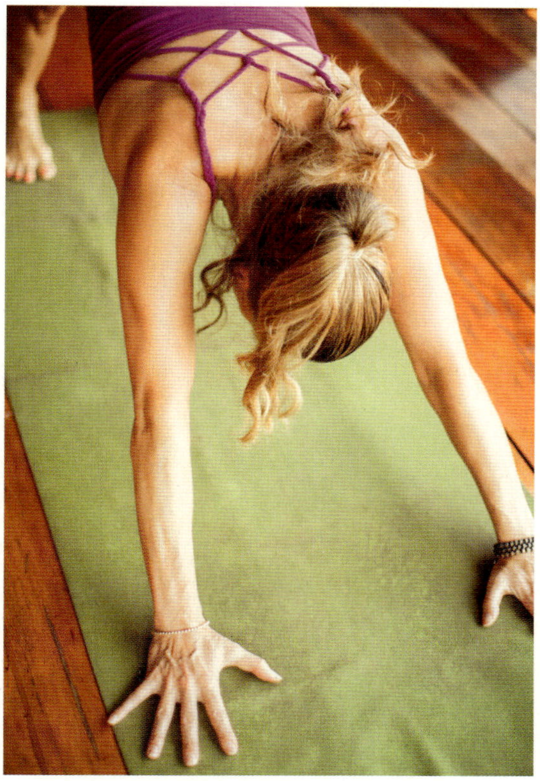

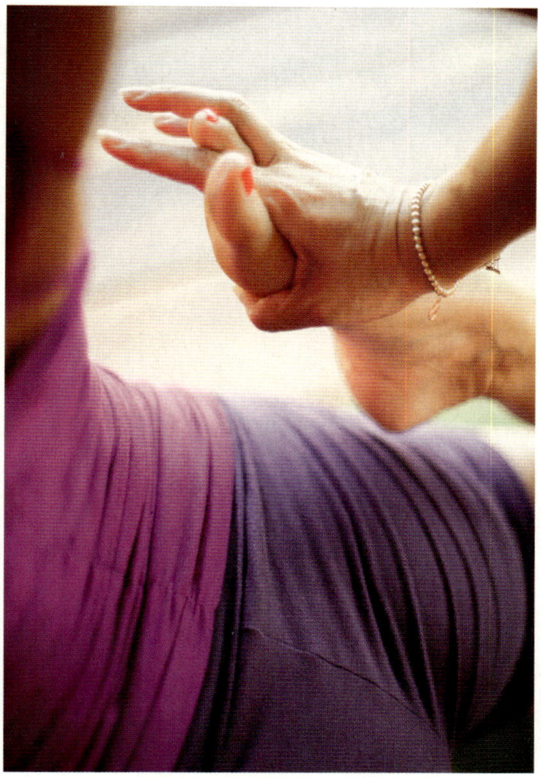

Es ist wichtig, sich darüber bewusst zu sein, dass Bilder und schriftliche Erläuterungen nicht die Aufmerksamkeit ersetzen können, die dir ein Lehrer oder eine Lehrerin mit guter Ausbildung geben kann. Denke auch daran, dass jeder Körper anders ist. Die Fotos geben eine allgemeine Anleitung, wie man in die Asanas kommt, aber die finale Haltung sollte und wird bei jedem Körper individuell anders aussehen. Statt nur zu versuchen, die dargestellte Form der Haltung nachzuahmen, fokussiere dich also mehr auf die Handlungen, die durch die Ausrichtungshinweise für das jeweilige Haupt-Asana vorgegeben werden. Vergiss nicht, dass die Ausrichtung dazu da ist, dir und deiner Erfahrung dienlich zu sein. Frage dich: „Wie fühlt es sich an?", nicht: „Wie sieht es aus?"

Es gibt unendlich viele Arten und Weisen, Asanas zu üben. Im Folgenden findest du eine Auswahl, von der ich hoffe, dass sie deine Praxis inspirieren und bereichern wird.

STANDHALTUNGEN

Standhaltungen bauen Stärke, Kraft und Selbstvertrauen auf. Durch sie entwickeln sich Stabilität und der Muskeltonus der Beine sowie des Beckens. Viele dieser Haltungen wirken als Hüftöffner. Es ist einfach, die Hüften und Schultern in Standhaltungen zu bewegen, deshalb eignen sie sich wunderbar, um dem Körper mehr Freiheit zu schenken, den Bewegungsradius zu vergrößern und das Körperbewusstsein zu fördern.

Diese Kategorie von Asanas fördert die mentale Wachheit und zieht die Aufmerksamkeit beim Üben schnell in den Körper. Der Geist ist nicht länger schläfrig oder abgelenkt, sondern auf den gegenwärtigen Augenblick fokussiert.

Durch eine ausgeprägte Beinarbeit trainieren wir auf effiziente Weise die größeren Muskeln. Es wird Hitze erzeugt, und die Durchblutung wird angeregt. Das Nach-hinten-Bewegen der Oberschenkel und das Verwurzeln der Beine nach unten haben einen beruhigenden Effekt auf das Nervensystem, da wir uns dabei buchstäblich erden.

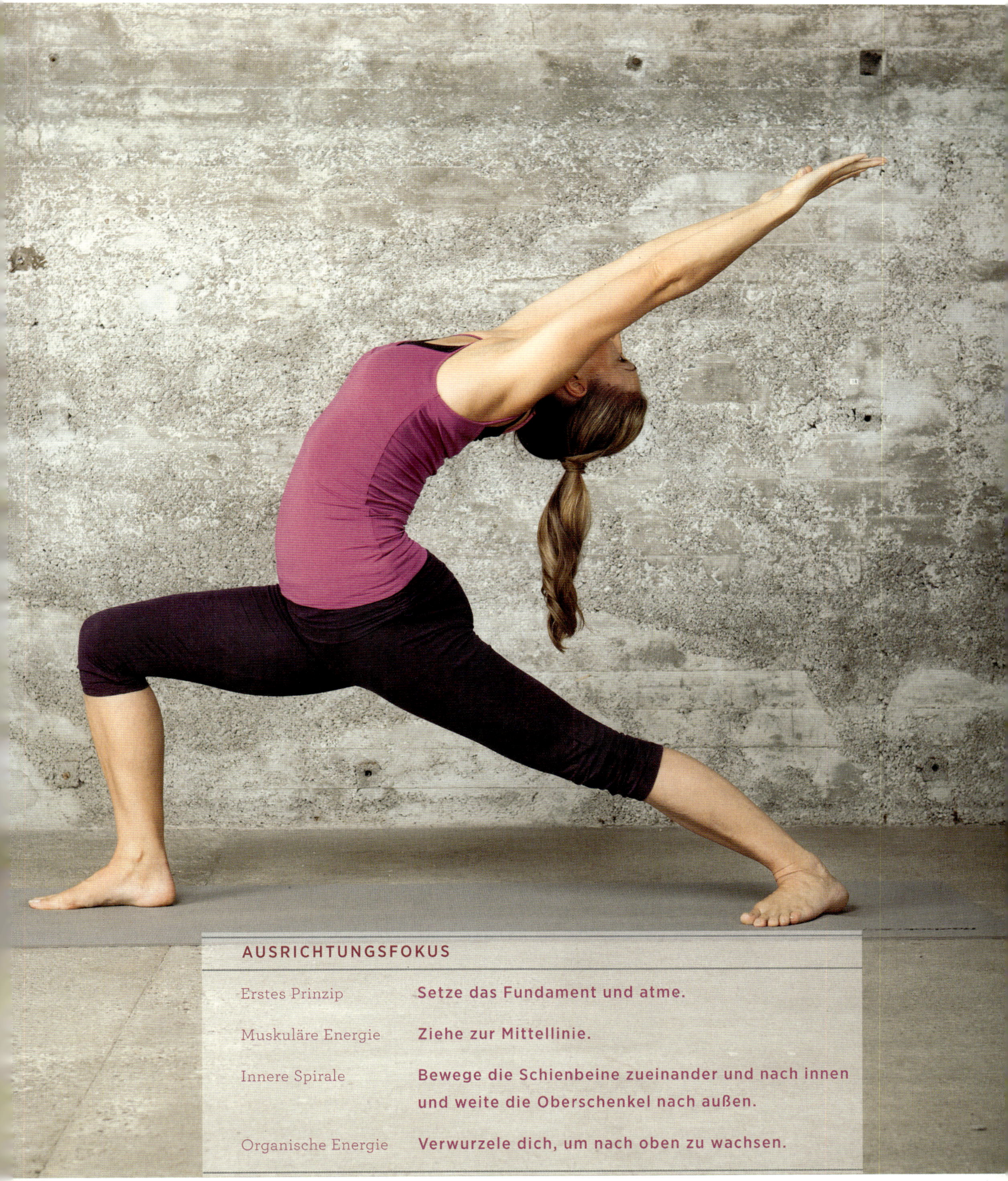

AUSRICHTUNGSFOKUS

Erstes Prinzip	**Setze das Fundament und atme.**
Muskuläre Energie	**Ziehe zur Mittellinie.**
Innere Spirale	**Bewege die Schienbeine zueinander und nach innen und weite die Oberschenkel nach außen.**
Organische Energie	**Verwurzele dich, um nach oben zu wachsen.**

Auf der Ebene von Prana (Lebensenergie) gleichen Standhaltungen Apana-Vayu aus. Dies ist der nach unten fließende Prana, der gestört oder blockiert werden kann, wenn wir gestresst und nicht geerdet sind. Beständige „erdende" Arbeit mit den Beinen in diesen Haltungen hilft, Stärke und Stabilität im Bereich des Apana-Vayu zu entwickeln und überschüssiges Vata auszuleiten. Vata ist das ayurvedische Prinzip, bei dem es um Bewegung und um Veränderungen im Körper-Geist-System geht. Aus diesen Gründen wird das regelmäßige Üben von Standhaltungen deine Widerstandkrafterhöhen und die Fähigkeit, die Höhen und Tiefen des Lebens zu meistern.

Dadurch dass stehendende Haltungen auch anstrengend sind, aktivieren sie in Kombination mit bewusster, tiefer Atmung das Herz-Kreislauf-System, was wiederum das Körpergewebe und die Zellen nicht nur nährt und mit Sauerstoff versorgt, sondern sie auch entgiftet.

Anhand dieser Kategorie von Haltungen lassen sich die Ausrichtungsprinzipien am leichtesten verstehen und anwenden. Insbesondere die „Meisterhaltung" Tadasana bietet Übenden eine einfache Möglichkeit, die Richtlinien für eine gute Ausrichtung zu erlernen und zu üben, um sie dann auf alle anderen Asana-Kategorien ebenfalls anzuwenden.

Im Allgemeinen eignen sich Standhaltungen sehr gut als Warm-up, um sich auf komplexere Haltungen vorzubereiten. Im Vergleich zu anderen Haltungsgruppen, wie z. B. Rückbeugen und Handbalancen, sind die meisten Asanas dieser Kategorie auch für Anfänger geeignet – die Haltungen können relativ leicht eingenommen werden und stärken das Selbstbewusstsein für die eigene Yogapraxis. Durch die Standhaltungen entwickeln Anfänger die nötige Kraft, die Beweglichkeit und das Körperbewusstsein, um dann komplexere Positionen üben zu können.

Auch für erfahrene Praktizierende sind diese Asanas wunderbar zum Aufwärmen geeignet, um den Körper zu öffnen und auch um die spezifischen Prinzipen, die für andere, komplexere Haltungen notwendig sind, bewusst anzuwenden und zu üben. In dem Fall ist es sehr sinnvoll, die Asanas länger zu halten, um durch die Ausrichtungsprinzipien tiefer in die jeweiligen Haltungen „einzutauchen". Das gibt dir die Gelegenheit, das Maximum herauszuholen aus dem, was ein Asana dir als Erfahrung mit deinem Körper zu bieten hat. Ziel ist es, dich und deinen Körper so intensiv wie möglich zu erleben in einem Asana, das nicht sehr komplex ist. Übe dabei, sehr entspannt und tief weiterzuatmen, während du in der Haltung verweilst. So kannst du eine enorme Fähigkeit entwickeln, Gelassenheit in allen Lebenssituationen zu bewahren.

Die Standhaltungen lassen sich auch gut in kleinen Abfolgen oder fließenden Sequenzen miteinander verbinden. Dann werden sie üblicherweise nicht lange gehalten, sondern der Körper bleibt dabei in Bewegung und jeder Übergang von einer Haltung zur nächsten wird mit einer Ein- oder Ausatmung durchgeführt. Dafür gibt es viele kreative Möglichkeiten, um verschiedene Verbindungen und Übergänge zu erfinden und auszuprobieren, was die Basis einer Praxis im Vinyasa-Stil bildet. In solch fließenden Abläufen ist es allerdings sehr schwer, eine korrekte Ausrichtung zu erlernen und beizubehalten. Es empfiehlt sich immer wieder, sowohl für Anfänger als auch für erfahrene Praktizierende, die Basis einer guten Ausrichtung in einfachen Standhaltungen zu üben, die länger gehalten werden. In diesen wunderschönen Haltungen kannst du optimal deine Ausrichtung weiter verfeinern und vertiefen.

Standhaltungen eignen sich sehr gut als Warm-up und helfen, die nötige Kraft, die Beweglichkeit, aber auch das Körperbewusstsein zu entwickeln, um komplexere Positionen üben zu können.

Tadasana
der Berg

Tadasana ist die Meisterhaltung, auf deren Grundlage alle anderen Haltungen verstanden werden können. Sie eignet sich hervorragend, um in die Universellen Prinzipien der Ausrichtung des Anusara® Yoga einzutauchen.

Die relative Einfachheit von Tadasana ermöglicht es, die grundlegenden Aspekte der Ausrichtung mit Leichtigkeit zu verstehen und einzuüben. In einigen Yogastilen befinden sich die Füße in dieser Haltung direkt nebeneinander, was für Übende mit schmalen Hüften passend sein kann. Für die meisten Menschen ist es jedoch besser, wenn die Füße hüftweit voneinander entfernt stehen, um eine bessere Ausrichtung der Hüften zu erzielen und einen stabileren Stand zu haben.

FUNDAMENT DER FÜSSE

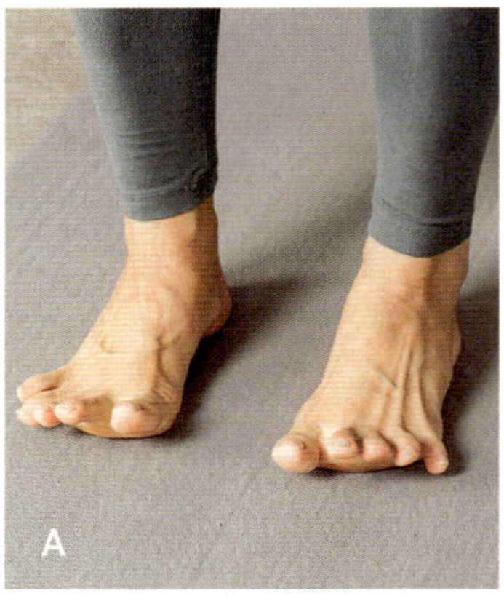

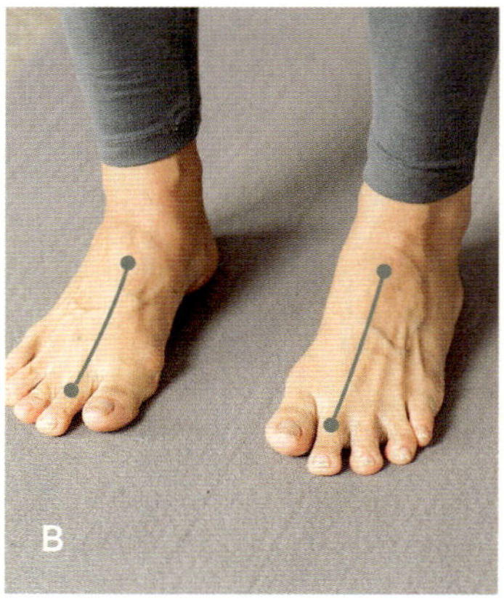

A Hebe und spreize die Zehen, um die Fußgewölbe zu aktivieren. Setze zuerst beim einen und dann beim anderen Fuß die vier Eckpunkte in dieser Reihenfolge ab:

- Ballen des großen Zehs.
- innere Ferse (Halte die beiden Innenkanten unten und weite die Fußsohlen zur Seite, bevor du die Außenkanten nach unten bringst).
- Ballen des kleinen Zehs.
- äußere Ferse.
- Halte einen gleichmäßigen Druck aufrecht und behalte einen guten Bodenkontakt mit allen vier Eckpunkten des Fußes bei, während du weiterhin die Fußgewölbe anhebst. Die Großzehenballen bilden die großflächigsten der vier Punkte und sollten sich am stärksten geerdet anfühlen.

B Halte die Fußmittellinien weiterhin parallel zueinander. Finde die Mittellinien, indem du eine imaginäre Linie vom Ansatz des zweiten Zehs hin zur Mitte des Fußknöchels ziehst.

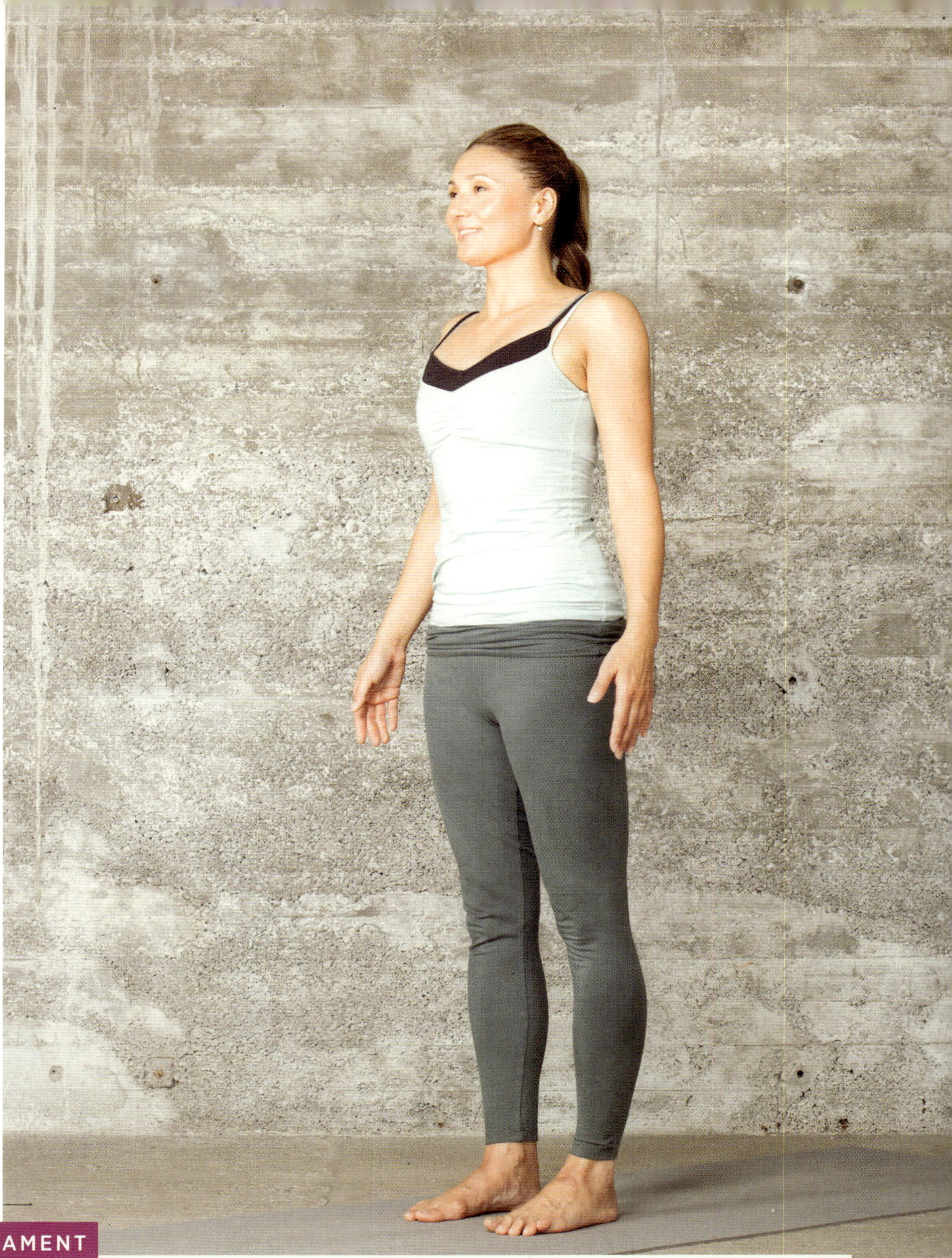

FORM UND FUNDAMENT

- Stelle die Füße hüftweit voneinander entfernt auf. (Die Hüftgelenke bitte nicht mit dem äußeren Beckenumfang verwechseln!)
- Übende mit steifen Hüften können ruhig etwas mehr Raum lassen und die Füße weiter als hüftbreit voneinander aufstellen.
- Bei eher beweglichen Hüften können die Füße enger als hüftbreit stehen, um größere Stabilität zu erzeugen.
- Die Fußmittellinien befinden sich parallel zueinander.
- Stehe aufrecht mit den Armen an den Körperseiten, die Beine sind senkrecht, und der Kopf strebt nach oben.

AUSRICHTUNG

1a

- Nimm dir Zeit, um das Fundament zu stabilisieren: Die Füße sollten standfest und geerdet sein.
- Entspanne deinen Geist und öffne dich für den Atemfluss.
- Der innere Körper leuchtet: Lasse ein Gefühl von Fülle im Inneren entstehen, indem du tief atmest, um den Brustkorb zu weiten. Die Flanken sind angehoben, die Achselhöhlen schweben höher, und die Schultern sind entspannt.
- Ziehe zur Mittellinie: Ziehe Füße und Beine isometrisch zueinander, um die Beine zu stärken. Ziehe dabei Energie aus den Füßen durch die Beine nach oben, indem du Muskeln und Haut der Beine nach innen zum Knochen hin und nach oben zum Zentrum des Beckens (Becken-Fokuspunkt) ziehst.
- Schienbeine nach innen und Oberschenkel nach außen: Sorge dafür, dass die Schienbeine immer noch zur Mittellinie ziehen, während du die Innenseiten der Oberschenkel nach hinten und auseinander bewegst und die Sitzhöcker weitest. Die Lordose (Innenwölbung) des unteren Rückens wird dadurch verstärkt.
- Mit weiterhin nach hinten gezogenen Oberschenkeln und ohne die Innenwölbung im unteren Rücken zu verlieren, verlängerst du nun sanft das Steißbein nach unten zum Raum zwischen den geweiteten Sitzhöckern. Nun wirst du spüren, wie der Unterbauch fest wird.
- Verwurzele dich, um zu wachsen: Schicke Energie vom Fokuspunkt im Zentrum des Beckens bis zum Fundament, indem du nach unten in die Füße drückst. Hebe dabei alle Teile des Körpers, die sich über dem Fokuspunkt befinden, nach oben hin an. Bleib an der Basis fest geerdet, während du größer und größer wirst, und dehne dich über die Schlüsselbeine zu den Seiten hin aus.

1b Hände in Anjali-Mudra

1c Urdhva Hastasana / der Berg mit Händen nach oben, Arme über den Kopf gestreckt

1d Urdhva Hastasana mit Rückbeuge im oberen Rücken

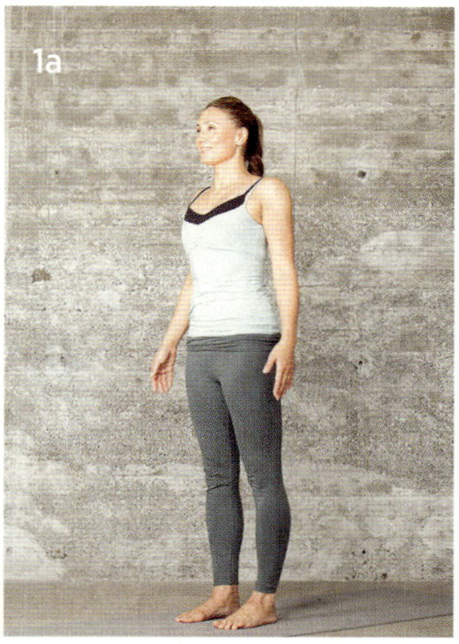
1a

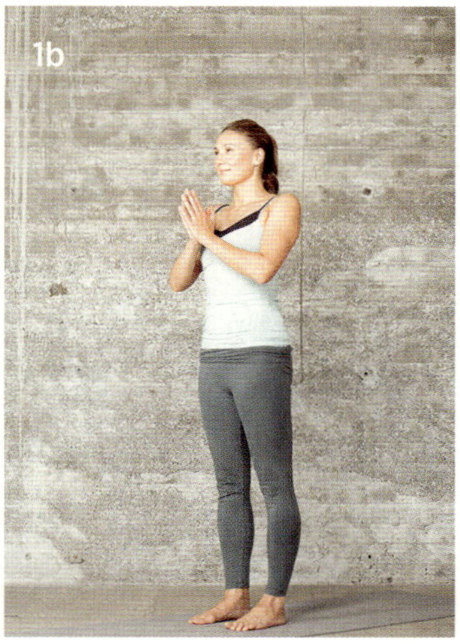
1b

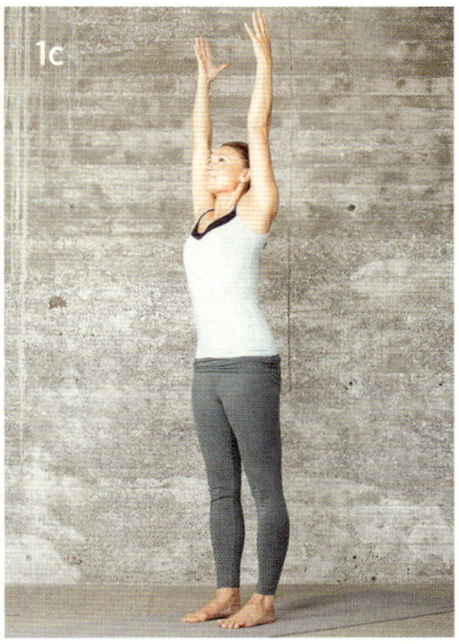
1c

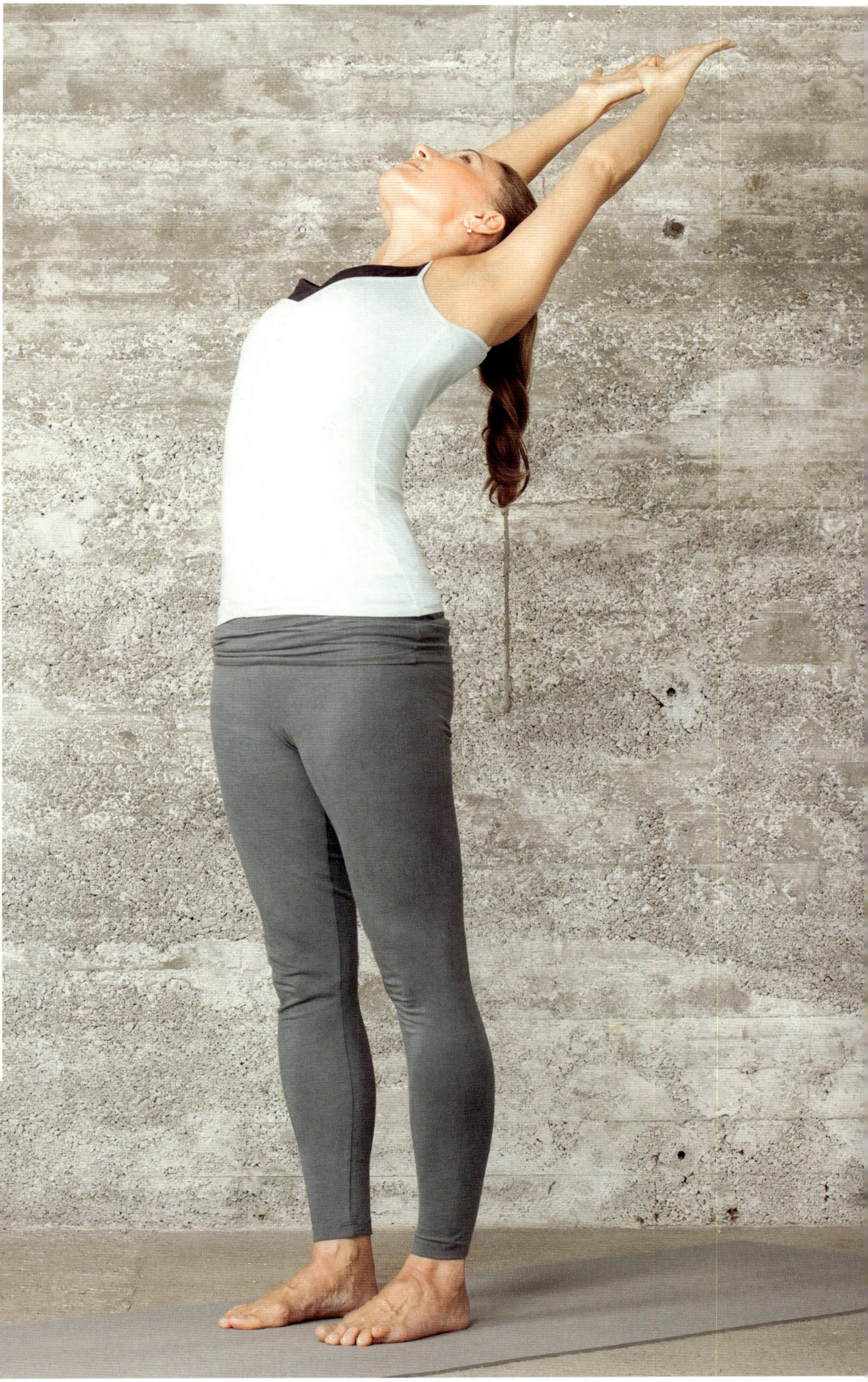
1d

Alanasana
der Halbmond-Ausfallschritt

Alanasana ist eine Variation von Virabhadrasana I / Krieger I. Die Herausforderung bei dieser Haltung in ihrer traditionellen Form liegt darin, die hintere Ferse am Boden zu haben und dennoch beide Hüften nach vorn auszurichten. In dieser Variante ist die hintere Ferse jedoch angehoben, wodurch es einfacher wird, beide Hüften nach vorn auszurichten und das hintere Bein so zu bewegen, dass auch das Becken und der untere Rücken optimal ausgerichtet sind. Alanasana ist eine hervorragende Aufwärmübung. Es dehnt die Hüftbeuger des hinteren Beins und bereitet die Hüften sowie den unteren Rücken auf Rückbeugen vor, während es zugleich den Brustkorb und die Schultern öffnet.

FORM UND FUNDAMENT

- Um das Fundament zu setzen, startest du in einem tiefen Ausfallschritt. Die Hände sind dabei in einer Linie mit dem vorderen Fußknöchel. Beuge das vordere Bein, sodass es einen 90°-Winkel bildet (das Knie befindet sich über dem Knöchel, der Oberschenkel ist parallel zum Boden), um den richtigen Abstand zwischen dem vorderen und dem hinteren Fuß zu finden.
- Von vorn gesehen sind die Füße hüftbreit auseinander.
- Das hintere Bein bleibt gerade, das vordere im 90°-Winkel. Beide Hüften zeigen nach vorn, und die Arme sind in Richtung Himmel angehoben, mit den Oberarmen nah an den Ohren.

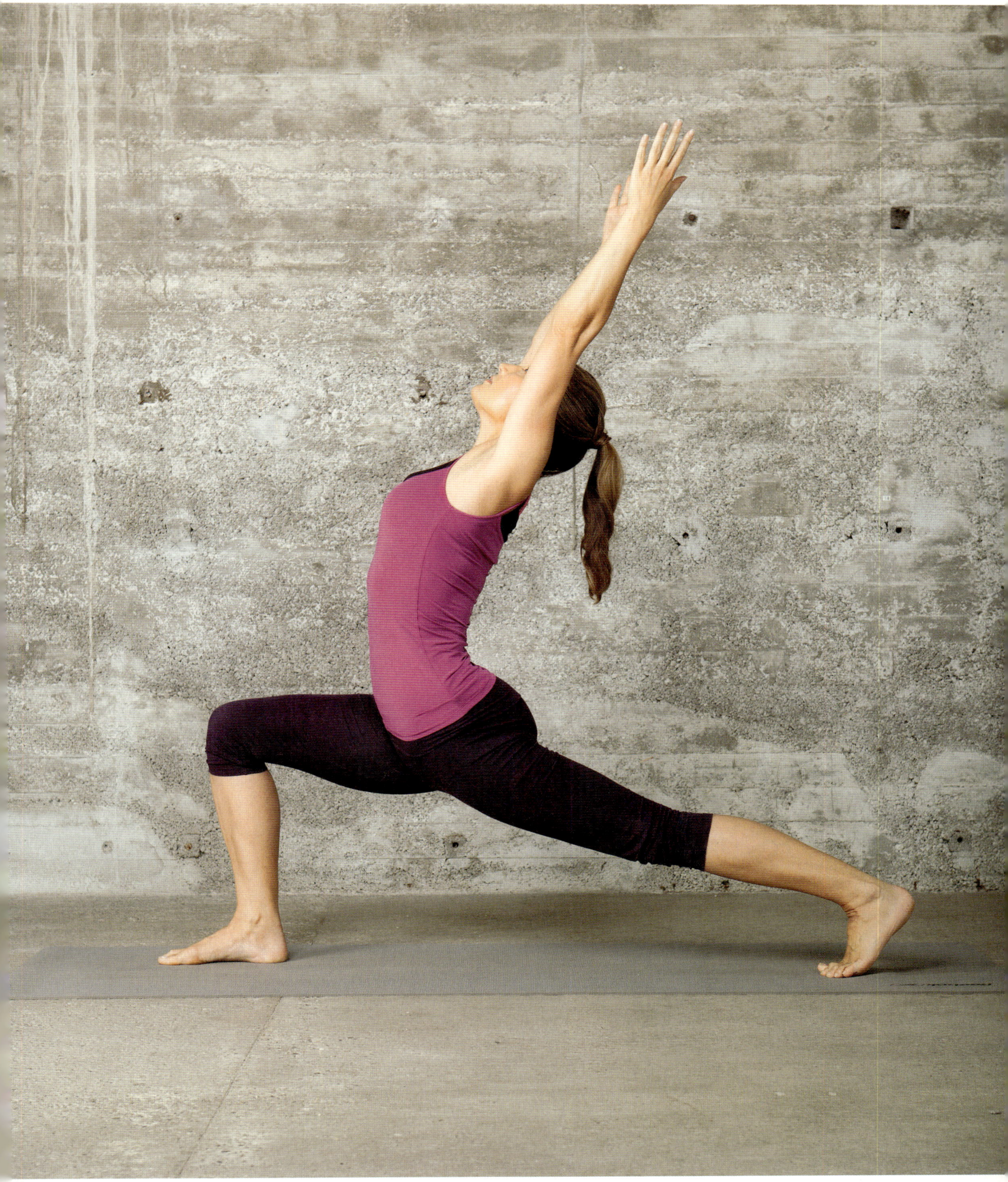

Ausrichtung

2a

- Lehne dich aus dem tiefen Ausfallschritt heraus nach vorn und lege beide Hände auf dem vorderen Oberschenkel ab.
- Halte die Schienbeine und die Fußknöchel stabil, indem du sie zur Mittellinie ziehst, während du die inneren Oberschenkel nach hinten und auseinander bewegst (*Innere Spirale*).
- Das Steißbein zu verlängern ist eine subtile, kleine Bewegung und sollte nicht dazu führen, dass du den unteren Rücken flach werden lässt oder rundest. Das Steißbein lang nach unten zu schieben, während du die Oberschenkelknochen nach hinten und auseinander bewegst, sorgt für ein Gefühl der Länge im unteren Rücken und stabilisiert das Becken.

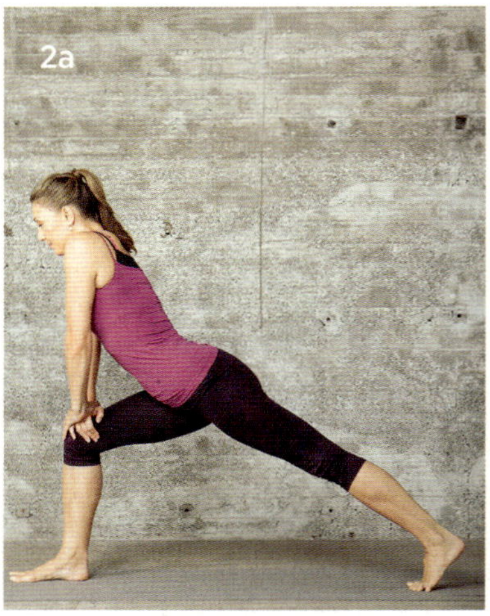

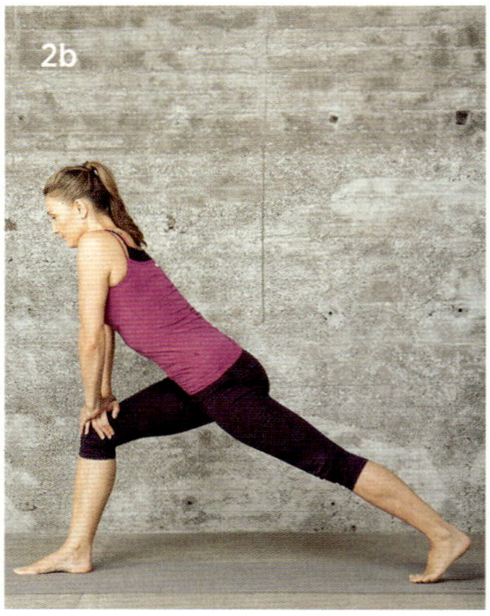

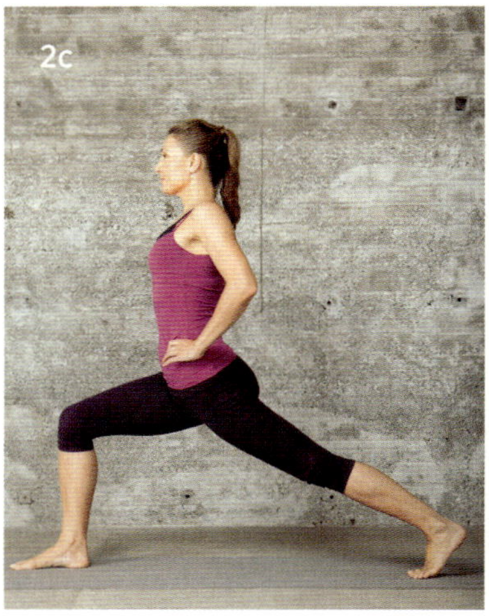

Durch diese Aktivität der Beine, besonders durch die Innenrotation des hinteren Oberschenkels, wirst du eine tiefere Wölbung in der Lendenwirbelsäule erzeugen und die Basis des Beckens einschließlich des Beckenbodens weiten.

- Atme bis zur Taille ein, die seitlichen Rippen und die Achseln heben sich dabei. Indem du auf diese Weise Länge in die Körperseiten bringst, wirst du dich aus dem unteren Rücken „herausheben“ und somit Raum schaffen, damit er frei bleibt.

2b

- Behalte die Innenrotation des hinteren Oberschenkels bei, indem du den inneren Oberschenkel weiterhin nach oben anhebst, während du das Steißbein nach unten verlängerst, also mit der *Äußeren Spirale* beginnst.
- Lasse es nicht zu, dass der Kopf des hinteren Oberschenkelknochen sich nach vorn gegen die Leiste drückt. Achte darauf, dass die hintere Leiste stattdessen weich und leicht nach innen gewölbt bleibt.

2c

- Ziehe mit den Beinen zur Mittellinie, und ziehe gleichzeitig die Beinmuskeln nach innen und oben in Richtung Beckenzentrum. Behalte die beiden entgegengesetzten Aktivitäten des nach oben strebenden hinteren Oberschenkels und des sich nach unten verlängernden Steißbeins bei, während du den Oberkörper aufrichtest.
- Atme tief ein, um den Körper von innen auszudehnen. Ziehe dann mit langen Körperseiten und nach hinten genommenen Schultern die Schulterblätter fester an den oberen Rücken heran, um den Brustkorb zu heben.

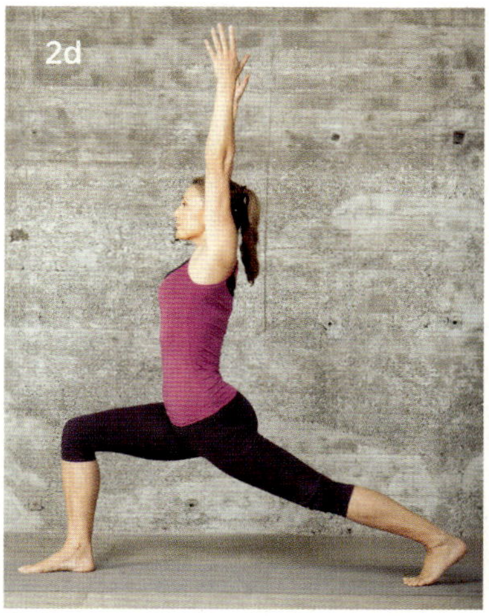

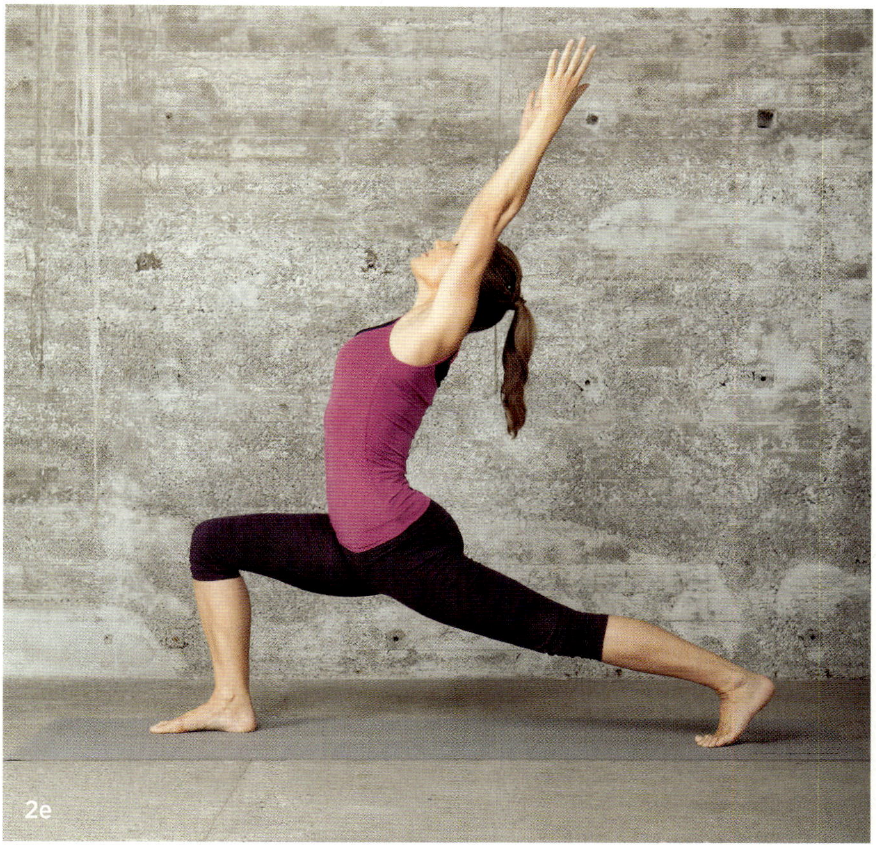

2d

- Während du die Schultern kontinuierlich in Richtung Körperrückseite bewegst, verwurzelst du dich vom Beckenzentrum aus im Fundament. Dehne die Energie vom Fokuspunkt im Becken aus nach unten aus, hebe die Taille und den gesamten Oberkörper nach oben an und strecke die Arme und die Krone des Kopfes dem Himmel entgegen.

2e

- Beginne mit der Rückbeuge, indem du die unteren Spitzen der Schulterblätter noch fester zum oberen Rücken ziehst, während du gleichzeitig den Kopf nach hinten drückst (Schulter-Loop). Diesen Bewegungen kannst du nutzen, um den oberen Rücken zu mobilisieren und den Brustkorb höherzuheben.
- Achte darauf, wenn eine Rückbeuge hinzukommt, nicht im unteren Rücken einzusinken oder die Ausrichtung der Schultern zu verlieren. Eine starke Aktivität der Beine hin zur Mittellinie und das Anheben der Flanken und der Taille halten den unteren Rücken frei. Ziehe für eine gute Schulterausrichtung den Kopf der Oberarmknochen in die Schultergelenkspfanne, während du eher die Oberarme nach hinten bewegst, als die Hände nach hinten zu nehmen.

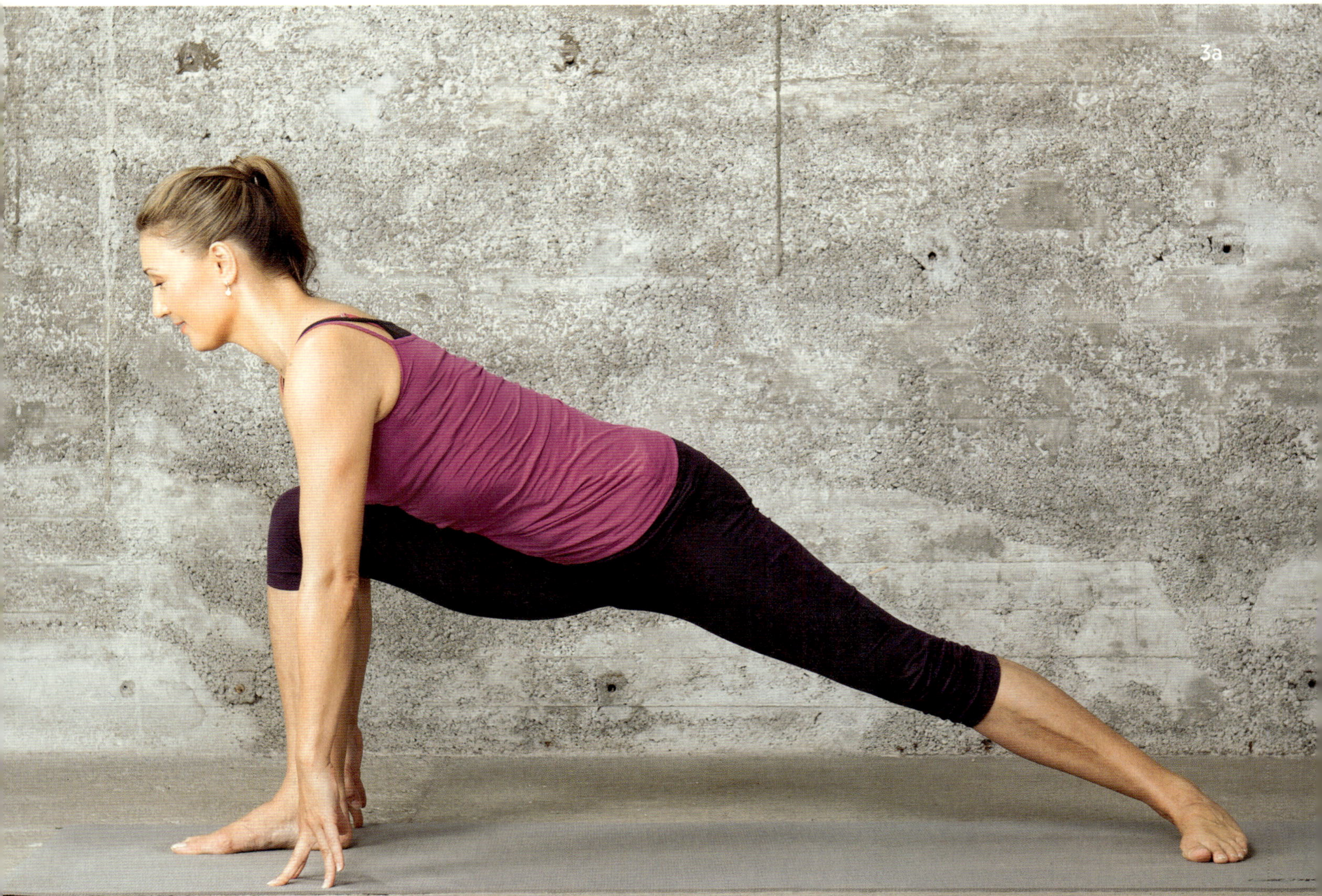

FORM UND FUNDAMENT

3a

- Komme in einen großen Ausfallschritt, um mit den Füßen das Fundament zu bilden. Setze den hinteren Fuß weit genug zurück, sodass du das vordere Bein im 90°-Winkel beugen kannst (Knie über dem Fußknöchel, Oberschenkel parallel zum Boden).
- Drehe den hinteren Fuß um 90° und richte die Fersen in einer Linie zueinander aus. Übende mit sehr beweglichen Hüften können den Fuß so aufstellen, dass das hintere Fußgewölbe in einer Linie mit der vorderen Ferse ist. Dies sorgt für einen festeren, stabileren Stand, was für weniger Bewegliche ein Nachteil wäre.
- In der vollen Haltung ist das vordere Bein im 90°-Winkel gebeugt, das hintere Bein ist gestreckt, der Oberkörper lehnt sich über das vordere Bein, und die Hand des vorderen Arms wird unter der Schulter auf den Boden aufgesetzt. Der andere Arm kann senkrecht nach oben gestreckt werden oder, für eine stärkere Dehnung der Körperseite und mehr Beweglichkeit in der Schulter, diagonal am Kopf vorbeigeführt werden, wobei der Oberarm leicht die Wange berührt.

Parshvakonasana
die seitliche Winkelhaltung

Diese Haltung eignet sich sehr gut als Hüftöffner, da sie die allgemeine Beweglichkeit der Hüften und des Beckens erhöht. Sie ermöglicht eine intensive Dehnung der hinteren Oberschenkelinnenseite (Adduktoren) und baut zugleich Kraft in den Beinen auf. Wenn sie korrekt ausgeführt wird, öffnet diese intensive Seitdehnung die seitlichen Rippenbögen (bzw. die dazwischenliegenden Muskeln auf der Oberseite). Mit einer guten Schulterausrichtung kann der Bewegungsradius der Oberarme und Schultern vergrößert werden.

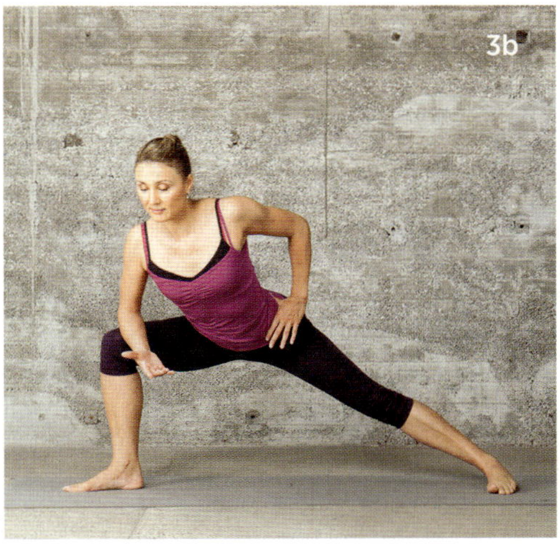

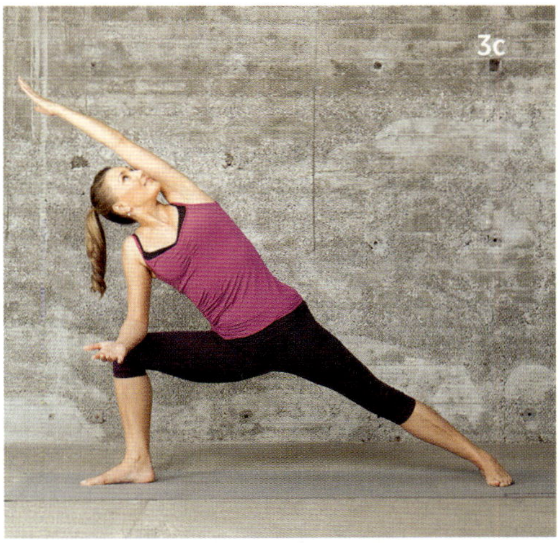

Ausrichtung

3b

- Stütze den rechten Unterarm auf den Oberschenkel ab, sodass du leichter die Hüften bewegen kannst. Lehne dich nach vorn und bringe die Hüften nach hinten.
- Wende die Anweisungen für die *Innere Spirale* an, um Raum im Becken zu schaffen und um mehr Beweglichkeit in den Hüften zu gewinnen: Verwurzele dich durch die Innenkanten der Füße nach unten, halte die Schienbeine aktiv angespannt, indem du sie nach innen ziehst. Nimm die inneren Oberschenkel nach hinten und auseinander, weite die Sitzhöcker und vertiefe die Wölbung im unteren Rücken.

3c

- Halte die *Innere Spirale* aktiv, hebe also weiterhin die Innenseite des hinteren Oberschenkels an, während du das Steißbein nach unten in den geweiteten Raum zwischen den Sitzhöckern streckst. Der hintere Oberschenkelkopf sollte nicht nach vorn drücken und die Leiste sollte nicht fest werden – das wäre ein Anzeichen dafür, dass der untere Rücken zu flach geworden ist und du die *Innere Spirale* verloren hast.
- Stütze dich für die vorbereitende Version der Haltung entweder mit dem Unterarm auf dem Oberschenkel ab oder komme in die volle Haltung.

Ausrichtung

3d Vorbereitende Variante von Parshvakonasana

- Presse vom Zentrum des Beckens (Fokuspunkt) aus in den Boden und strecke den Oberkörper seitlich über das gebeugte Bein.
- Drehe den Brustkorb in Richtung Decke und richte zusätzlich den Oberkörper wie folgt aus: Die Körperseiten sind lang von den Hüften, über die Taille hinaus bis in die Achseln und über den Nacken bis zu den Ohren. Bewege beide Schultern zur Körperrückseite und ziehe die Schulterblätter fester in Richtung des oberen Rückens. Nutze diese Bewegung, um den Brustkorb noch mehr in die Drehung zu bringen.
- Strecke den freien Arm diagonal am dem Kopf vorbei. Alternativ kannst du auch in die volle Haltung kommen.

3e In die volle Haltung kommen:

- Platziere die vordere Hand hinter dem Knöchel des vorderen Fußes. Achte darauf, dass das vordere Knie tief gebeugt ist und dass auch die Hüften tief sind, bevor du die Hand absetzt, damit du im Oberkörper nicht einsinkst.
- Ziehe beide Oberschenkel nach hinten und auseinander, während du das Steißbein nach unten und vorn bewegst. Nimm diese Bewegung des Steißbeins zu Hilfe für einen größeren Becken-Loop in der vorderen Hüfte: Rolle die rechte Gesäßhälfte nach unten und hebe den unteren Bauch auf der rechten Seite an, um mehr Raum zu schaffen an der Vorderseite der rechten Hüfte. Stelle aber weiterhin sicher, dass der hintere Oberschenkel weder nach unten absinkt noch nach vorn presst.

3f Parshvakonasana – die volle Haltung

- Die Hand am Boden kann hinter dem Knöchel platziert werden. Setze nur die Fingerspitzen auf, um ein Absinken des Oberkörpers zu vermeiden. Alternativ kannst du die Hand auch auf einem Block abstützen. Die andere Hand bleibt auf der Hüfte.
- Drehe den Brustkorb Richtung Decke. Um die Drehung des Oberkörpers zu betonen, kann die Hand am Boden auch vor den Knöchel wandern. Dann kann der Oberarm gegen das Knie gedrückt werden, um durch die Hebelwirkung die Rotation zu verstärken. Die Hand hinter dem Knöchel zu platzieren gibt jedoch den meisten Übenden mehr Gelegenheit, die Schultern und den oberen Rücken zu öffnen statt einen Buckel nach vorn zu machen.
- Füge die Prinzipien für die Ausrichtung des Oberkörpers hinzu: Körperseiten lang, Schultern nach hinten; bleibe offen im Halsbereich und ziehe die Schulterblätter hin zur Rückseite des Herzens.
- Behalte alle Aktivitäten in den Beinen bei, die am Anfang aufgebaut wurden. Strecke dich vom Becken-Fokuspunkt hin zum Fundament, während du den Oberkörper verlängerst. Der Kopf und der freie Arm zeigen dabei nach rechts. Strecke die Krone des Kopfes weit vom Fundament weg und ziehe den Oberarm in Richtung Wange.
- Schaue zur Decke, ohne den Nacken zu verkrampfen.

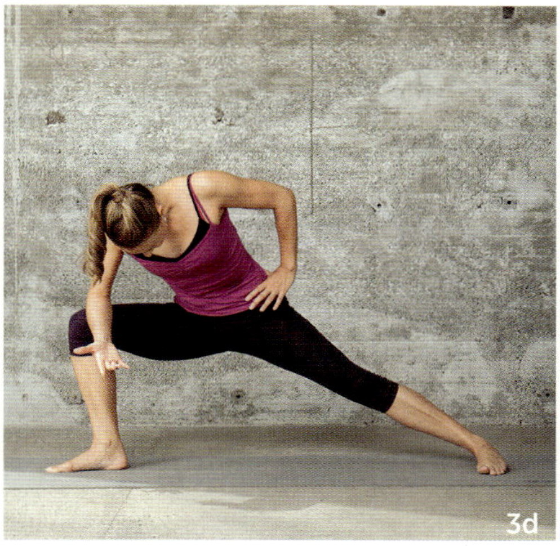
3d

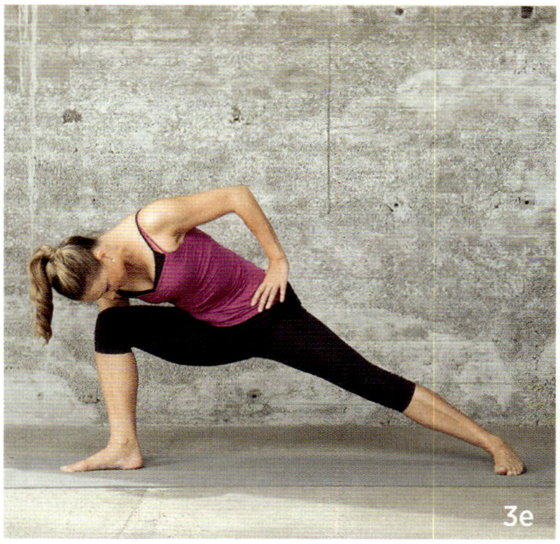
3e

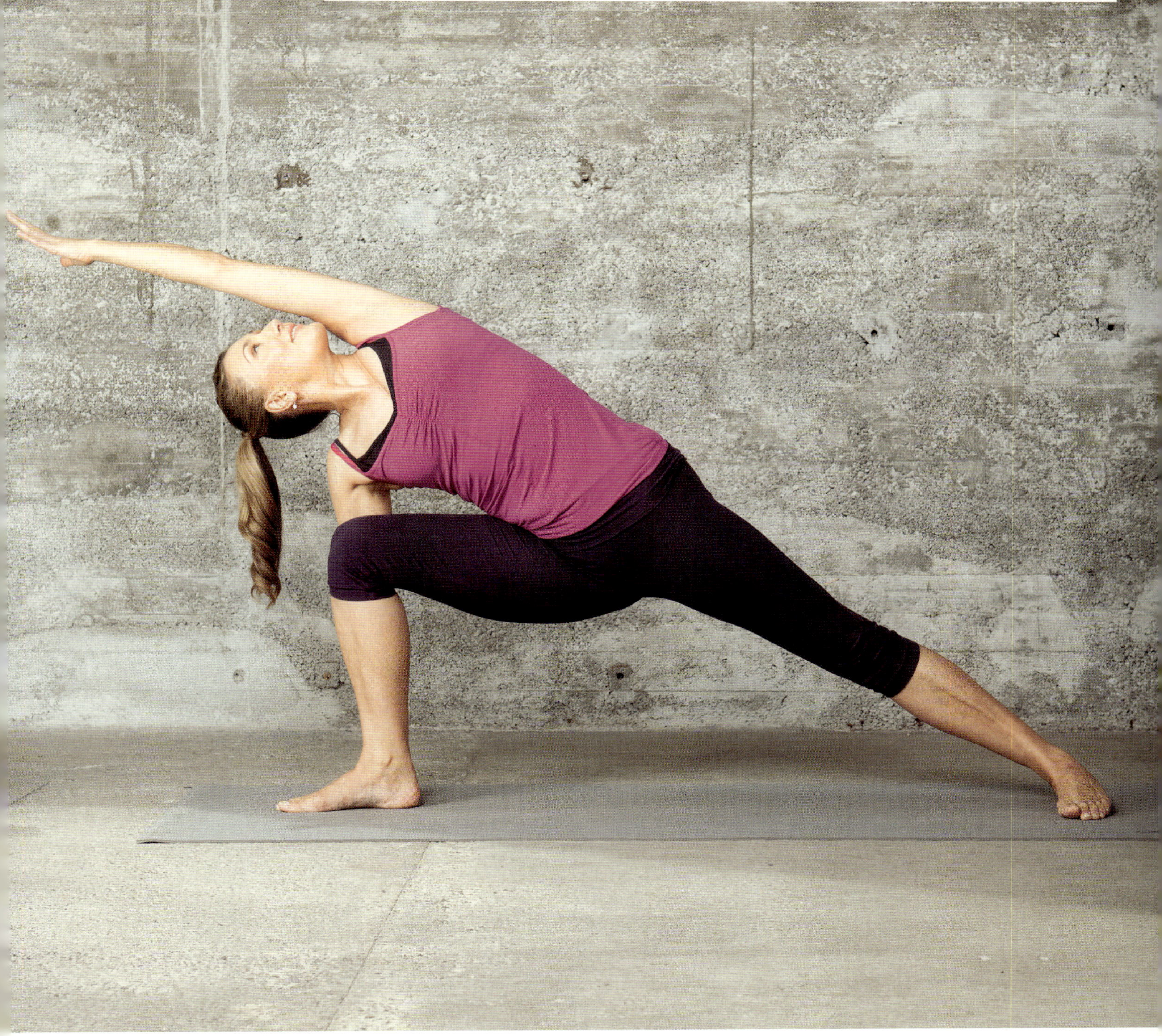
3f

Vrikshasana
der Baum

Vrikshasana / die Baumhaltung ist ein sanfter Hüftöffner und die Basishaltung für alle Asanas, bei denen man auf einem Bein steht, da diese Position die Fähigkeit fördert, das Standbein auszubalancieren und zu stabilisieren. Sie ist eine hervorragende Haltung, um zu üben, mental fokussiert zu sein und gleichzeitig ein Gefühl von Leichtigkeit beizubehalten.

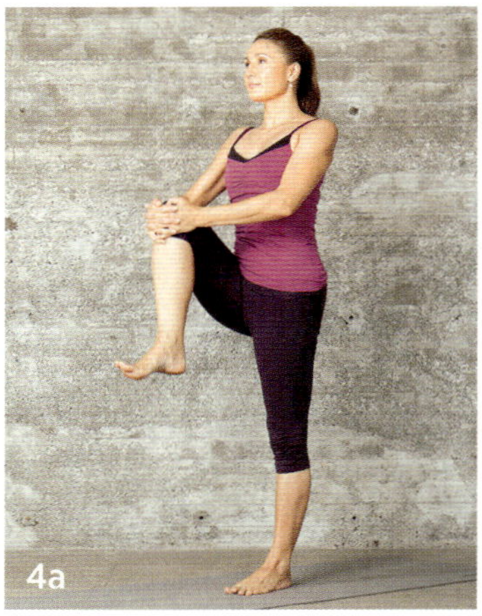
4a

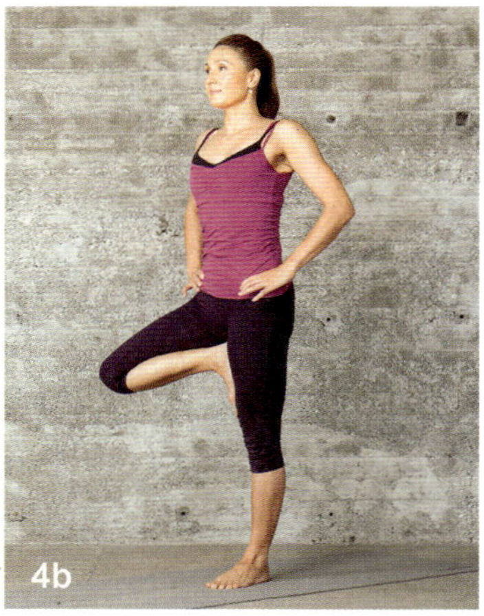
4b

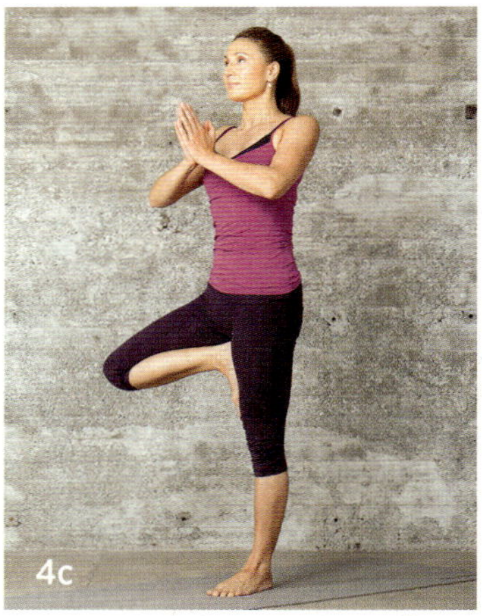
4c

FORM UND FUNDAMENT

- Beginne in Tadasana und lenke die Aufmerksamkeit in die Füße. Setze ein tragfähiges Fundament, indem du die vier Eckpunkte der Füße nach unten presst. Mache dann dasselbe mit nur einem Fuß.
- Der Fuß des Standbeins zeigt nach vorn, das Standbein ist senkrecht (der Oberschenkel wird nicht nach vorn über den Knöchel geschoben).
- Die sicherste Variante für das Knie ist, die Fußsohle des freien Fußes auf dem Oberschenkel zu platzieren. Eine fortgeschrittene Variante wäre, das gebeugte Bein in den Halben Lotus zu bringen, allerdings ist dies nur dann empfehlenswert, wenn du sehr beweglich bist in den Hüften und keinerlei Knieprobleme hast.
- Die Arme können senkrecht nach oben gestreckt werden, oder es können sich, wenn die Schultern beweglich genug sind, die Handflächen berühren.

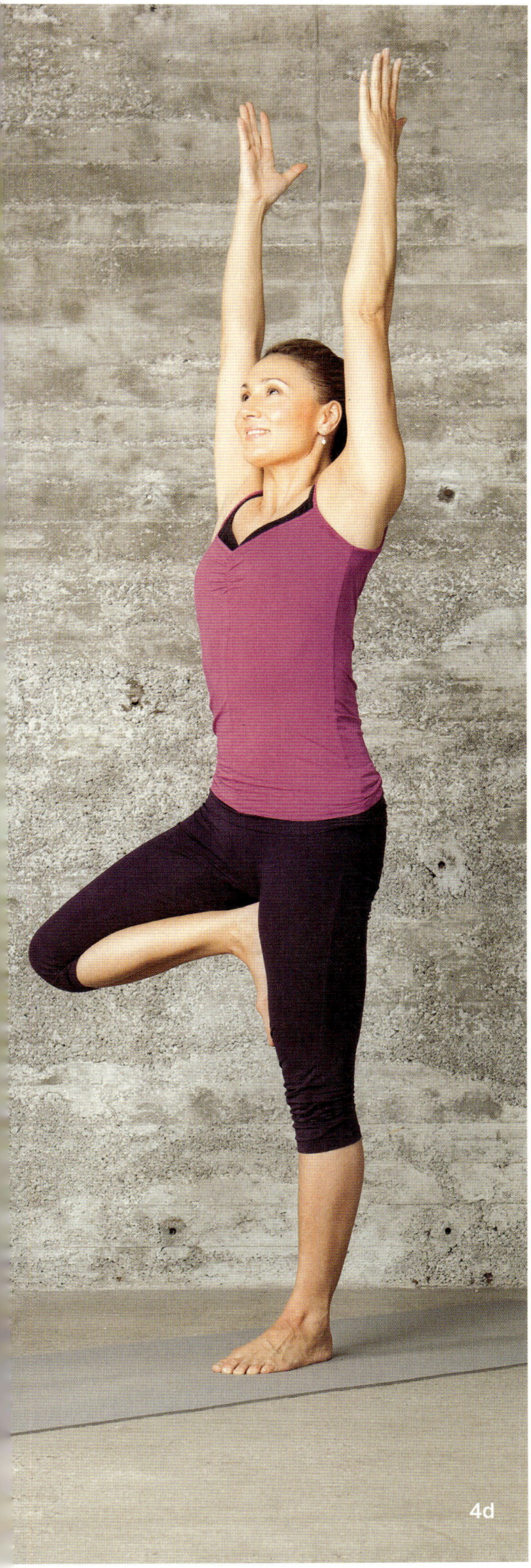

Ausrichtung

4a

- Verlagere das Gewicht auf den linken Fuß und hebe das rechte Knie. Umfasse nun das Knie mit den Händen, damit du das Standbein stabilisieren kannst.
- Achte darauf, nicht im unteren Rücken einzusinken oder den linken Oberschenkel nach vorn abzuknicken. Tue genau das Gegenteil – drücke den linken Oberschenkel nach hinten und hebe dich aus dem unteren Rücken heraus nach oben.

4b

- Während du das Standbein stabil hältst, setzt du nun die Sohle des rechten Fußes weit oben am inneren Oberschenkel auf.
- Presse aktiv Oberschenkel und Fuß zusammen und benutze den Fuß, um den inneren Oberschenkel hinten zu halten.
- Bewege den linken Oberschenkel und beide Leisten weiter zurück. Die Leisten wölben sich dabei etwas nach innen, ein Anzeichen für die *Innere Spirale*.
- Verlängere nun das Steißbein nach unten, bis du fühlst, wie der untere Bauch fest wird, ohne dabei den linken Oberschenkel wieder nach vorn zu kommen zu lassen.

4c

- Lege die Hände in Anjali-Mudra zusammen und wende die Ausrichtungsprinzipien für den Oberkörper an: Körperseiten lang (hebe die Taille, die Rippenbögen und die Achseln an), Schultern nach hinten; halte den Halsbereich offen und ziehe die Schulterblätter zur Rückseite des Herzens.

4d

- Verwurzele dich vom Beckenzentrum aus im Fundament. Nutze diese nach unten gerichtete, erdende Aktivität, um dich noch stärker aus dem Becken heraus nach oben zu heben. Behalte die Ausrichtung von Hüften und Schultern bei, während du die Arme über den Kopf und die Krone des Kopfes in Richtung Himmel streckst.
- Wenn du im Schulterbereich eher fest bist, fokussiere dich darauf, die Schultern gut integriert zu halten (Oberarmköpfe in die Gelenkspfanne „einstöpseln"!) und die Oberarme nah zu den Ohren zu ziehen.
- Lass den Atem frei fließen und entspanne das Gesicht.

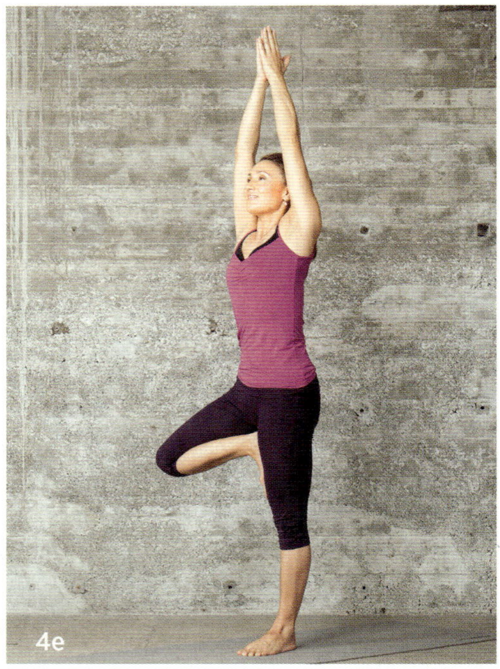

4e

- Übende mit sehr beweglichen Schultern und guter Integration der Armknochen in die Gelenkspfanne können die Arme gestreckt lassen und die Handflächen zusammenführen.

4f

- Hier noch eine spielerische Variante, um das Gleichgewicht und die Stabilität des Standbeins zu testen: Füge deinem Baum eine Rückbeuge hinzu. Strecke den Kopf nach oben und nach hinten, während du die Schultern nach hinten bewegst und das Herz von der Basis der Schulterblätter heraus anhebst.
- Halte das Standbein ruhig, indem du den Oberschenkel nach hinten drückst und dich aus dem Becken heraus nach unten im Fundament verwurzelst.

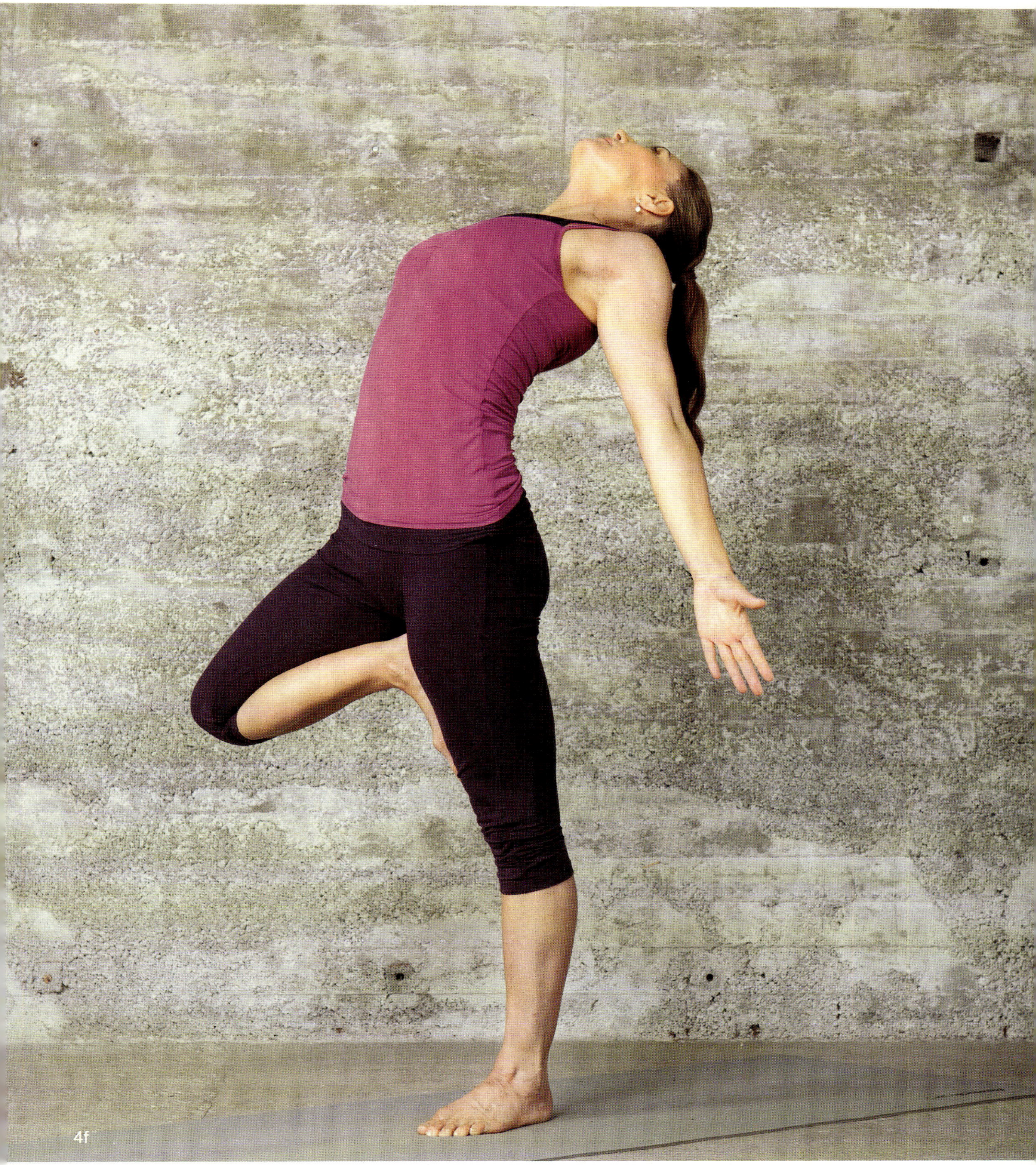

4f

NACH UNTEN SCHAUENDER HUND UND ÜBERGANGSHALTUNGEN

Adho Mukha Shvanasana, oder der nach unten schauende Hund, ist eine extrem vielseitige Haltung, die zu jeder Yogapraxis gehören sollte. Sie eignet sich sehr gut als Übergangshaltung und als „Neutralisierer" zwischen der rechten und der linken Seite bei komplexeren Haltungen. Für fortgeschrittene Übende stellt sie sogar eine gute Ruhehaltung innerhalb einer fordernden Sequenz dar.

In erster Linie als Haltung für die Körperrückseite bekannt, öffnet und dehnt der nach unten schauende Hund den Körper hinten über die gesamte Länge von den Fersen bis zur Krone des Kopfes. Es ist eine der wenigen Haltungen im Yoga, die den Bereich der Achillessehnen und die Wadenmuskulatur dehnen. Das Asana dient auch sehr gut dazu, den Oberkörper zu dehnen und die Wirbelsäule lang zu machen, und hilft, Kraft im Oberkörper, mehr Beweglichkeit in den Schultern und ein Bewusstsein für die Körperrückseite aufzubauen. Adho Mukha Shvanasana lehrt dich viele Dinge, unter anderem wie du die Hände als Basis korrekt aufsetzt, die Schultern optimal ausrichtest und die natürliche Innenwölbung im unteren Rücken findest.

Du kannst Variationen dieser Haltung einsetzen, um die Beweglichkeit des oberen Rückens zu erhöhen und zu lernen, die Integration der Schultergelenke beizubehalten, während du den Bewegungsspielraum der Arme vergrößerst. In diesen Variationen bewegt sich die Brustwirbelsäule tief in den Körper „hinein", was als hervorragende Vorbereitung für Rückbeugen dient.

Es ist ein tolles Asana, um die korrekte Grundhaltung der Hände und eine gute Schulterausrichtung zu erlernen und außerdem zu üben, wie man die Schulterblätter stabilisiert und auf den oberen Rücken zieht. Dies alles sind wichtige Prinzipien für sämtliche Handbalancen.

Im Brett und in Chaturanga Dandasana kommen dieselben Prinzipien für das Fundament, die Schultern und die Schulterblätter zur Anwendung. Zusammen mit Adho Mukha Shvanasana sind dies die häufigsten Haltungen für den Übergang, um eine Sequenz im Vinyasa-Stil aufzubauen.

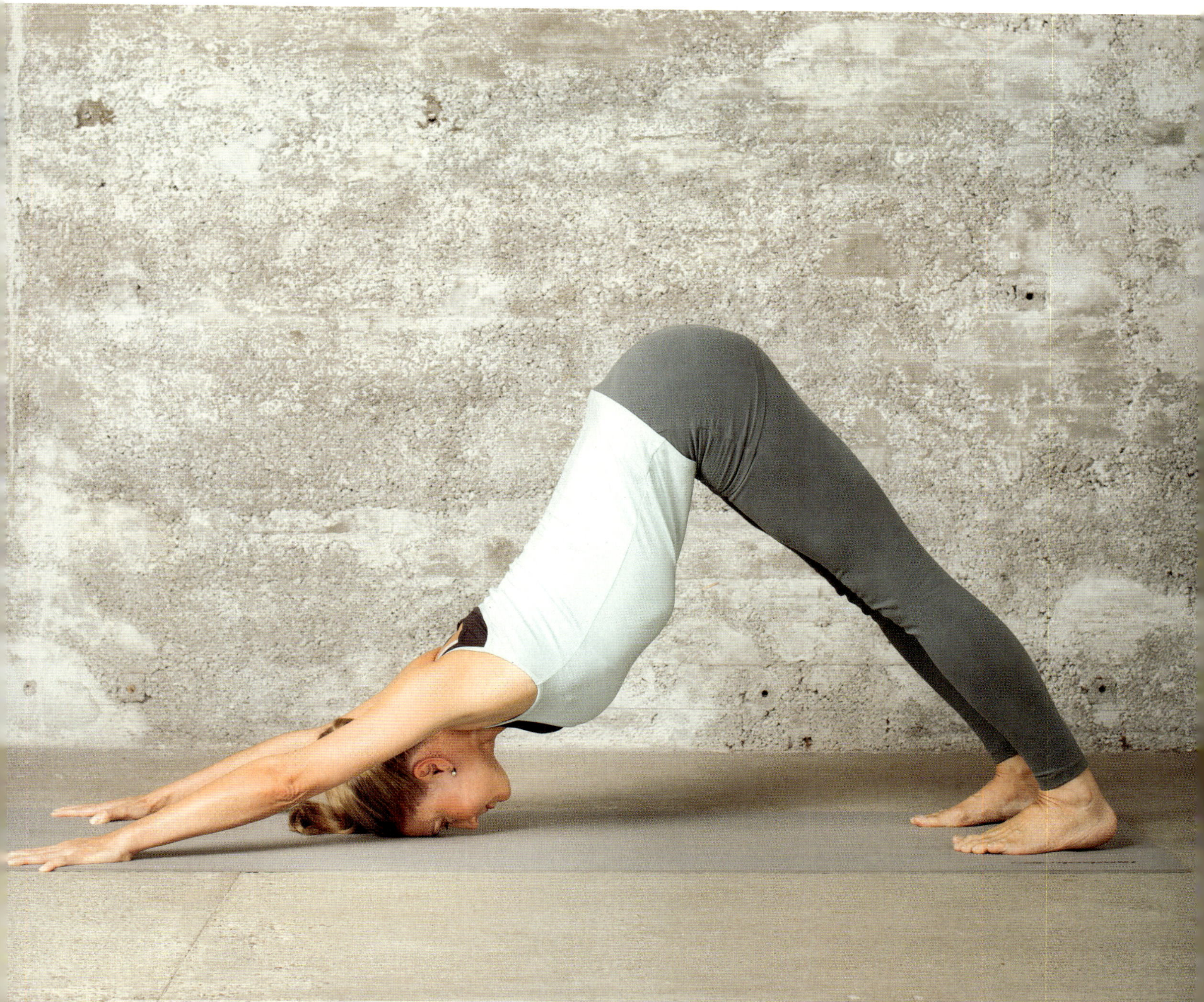

AUSRICHTUNGSFOKUS

Erstes Prinzip	**Lege ein gutes Fundament und atme. Körperseiten lang.**
Muskuläre Energie	**Schultern nach hinten: Die Köpfe der Oberarmknochen sind gut in die Schultergelenkspfannen integriert.**
Schulter-Loop	**Ziehe die Schulterblätter auf den oberen Rücken.**
Innere und Äußere Spirale	**Behalte die natürliche Kurve in der Lendenwirbelsäule bei und verlängere das Steißbein.**

Adho Mukha Shvanasana
der nach unten schauende Hund

Der nach unten schauende Hund ist ein großartiges Aufwärm-Asana und auch eine sehr gute Vorbereitungshaltung für Armbalancen, Umkehrhaltungen, Rückbeugen und Vorwärtsbeugen. Von dieser Haltung aus kannst du die Abfolge deiner Praxis in fast alle Richtungen weiterverfolgen. Es ist nie verkehrt, mit dieser Haltung zu beginnen.

FORM UND FUNDAMENT

5a

- Beginne im Vierfüßlerstand. Der genaue Aufbau des Fundaments kann sich von Mensch zu Mensch, von Körper zu Körper unterscheiden. Für Übende mit steifen Schultern ist es hilfreich, die Hände so aufzusetzen, dass die Mitte der Handgelenke schulterweit (gemessen an der äußeren Schulterbreite) voneinander entfernt sind. Dies kann auch für beweglichere Übende stimmig sein, da es das Weiten der Schlüsselbeine und des oberen Rückens erleichtert, anstatt dass sie dort eng werden oder zwischen die Schulterblätter einzusinken.
- Am besten experimentierst du etwas, um herauszufinden, welcher Abstand dir am meisten Stabilität und zugleich Freiheit gibt.
- Platziere die Hände so, dass die Beugung der Handgelenke parallel zur Vorderkante der Matte ausgerichtet ist.

5b

- Setze beim Aufstellen der Hände zuerst die Fingerkuppen auf der Matte auf, dann alle vier Eckpunkte der Handflächen. Das sind: 1. Zeigefingerballen 2. Daumenballen, 3. Kleinfingerballen, 4. Handballen/Außenkanten der Hand – in dieser Reihenfolge. Während du die vier Eckpunkte fest im Boden verankert lässt, hebst du die Mitte der Handfläche an.
- Oft besteht die Tendenz, die Fingerspitzen zu bewegen und anzuheben oder mit dem Zeigefingerballen den Kontakt zum Boden zu verlieren. Beide Tendenzen verlagern mehr Gewicht auf die Handwurzel und verursachen Druck auf die Handgelenke. Mit der Zeit kann die Belastung dort zu chronischen Beschwerden führen. Halte die Zeigefingerballen zu allen Zeiten auf der Matte und hebe nie die Fingerkuppen an, wenn Gewicht auf den Händen ruht.

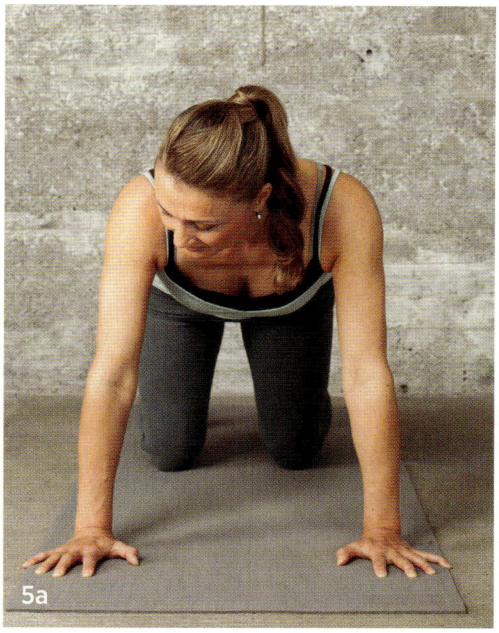

5a

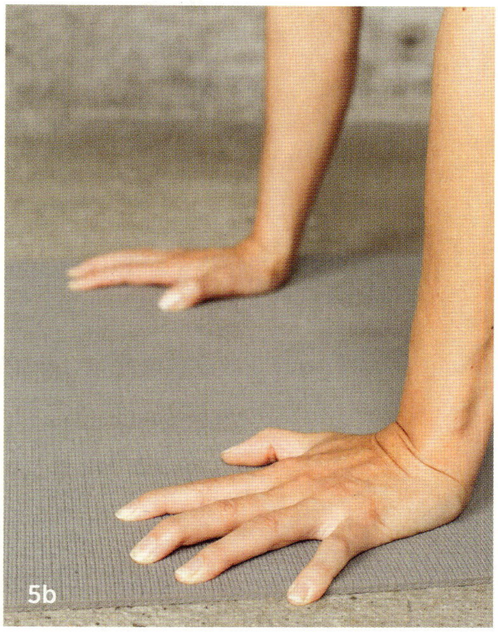

5b

- Um die Handgelenke und die Unterarme zu unterstützen, kannst du die Beugemuskeln an der unteren Seite des Unterarms einbeziehen, indem du die Fingerspitzen förmlich in die Matte krallst und die Hände isometrisch zurück in Richtung der hinteren Mattenkante ziehst. Du solltest dabei spüren, wie die untere Seite der Unterarme aktiv wird und dass du nicht länger in den Handgelenken einsinkst.
- Komme für den optimalen Abstand zwischen Händen und Füßen in das Brett (4a). Mit senkrecht aufgestellten Unterarmen und gerade nach hinten gestreckten Beinen setzt du die Füße hüftweit voneinander entfernt auf. Behalte diese Hand- und Fußposition für das Fundament deines nach unten schauenden Hundes bei.
- Wenn du dann im nach unten schauenden Hund bist, kannst du kleine Anpassungen vornehmen, indem du die Füße ein bisschen weiter auseinander oder zueinander hin bzw. etwas weiter vor oder zurück bewegst, um eine Basis zu finden, die dir in dieser Haltung am ehesten das Gefühl von Stärke und Offenheit gibt.
- Diese Haltung hat die Form eines Kegels, wobei das Becken den höchsten Punkt darstellt. Arme und Beine sind gerade. Es ist keine Rundung in der Lenden- oder Brustwirbelsäule vorhanden; stattdessen verlängert sich die Wirbelsäule, während sie ihre natürlichen Kurven beibehält. Lass die Halswirbelsäule als Fortsetzung der Wirbelsäule ebenfalls länger werden, indem du den Hinterkopf die ganze Zeit anhebst und den Halsbereich öffnest, anstatt den Kopf „fallen" zu lassen.

Ausrichtung

Selten wird eine Haltung in einer typischen Yogastunde so oft wiederholt wie diese. Deshalb ist die Art und Weise, wie wir diese Haltung ausführen, für die Gesundheit von Schultern und Wirbelsäule sehr entscheidend. Ein Asana hat nicht automatisch die Kraft, uns zu heilen. Das Potenzial, uns stärker und beweglicher zu machen und das Verständnis für unseren Körper sowie unsere Bewegungskapazität zu vergrößern, liegt in der Art, wie wir die Haltung ausführen. Es gibt viel zu gewinnen, wenn man diese Haltung versteht und darin eine gute Ausrichtung übt.

5c Unterer Körper

- Setze – wie zuvor beschrieben – im Vierfüßlerstand ein gutes Fundament mit den Händen. Die Arme sind senkrecht, und die Knie befinden sich ein klein wenig hinter den Hüften.
- Drücke die Ballen der großen Zehen nach unten in den Boden, um die Beine zu aktivieren und die Innenseiten der Oberschenkel nach hinten zu bewegen.
- Nutze die Kraft der Beine, um das Becken so zu kippen, dass die Oberkante des Kreuzbeins in den Körper kippt. Dies wird die Lendenlordose verstärken, die sanfte Innenwölbung, die oben am Kreuzbein beginnt und sich dann bis zur Basis der Schulterblätter nach oben fortsetzt.
- Finde in dieser einfacheren Position auf Händen und Knien die natürliche Innenwölbung im Lendenbereich wieder, bevor du dich in die volle Haltung nach oben streckst.

Oberkörper

- „Körperseiten lang“: Atme tief ein und verlängere die Körperseiten von den Hüften bis zu den Achseln. Erlaube den Schultern, sich von den Hüften weg und zu den Ohren hin zu bewegen, um noch mehr Länge in den Körperseiten zu erzeugen,
- Atme aus, um den oberen Rücken weich nach unten in Richtung Boden zu „schmelzen“, gleichzeitig werden die Oberarmknochen tiefer in die Schultergelenke „einrasten“. Sie werden sich zur Körperrückseite bewegen – „Schultern nach hinten“ – und sollten sich wie fest „eingestöpselt“ anfühlen.
- Lasse die vier Eckpunkte der Hände fest geerdet, indem du die Fingerspitzen in die Matte krallst, um die untere Seite der Unterarme zu aktivieren.
- Ziehe Hände und Unterarme isometrisch zueinander hin, um den Bizeps zu aktivieren.
- Achte darauf, dass du die Ellenbogen nicht überdehnst. Das belastet sonst die Ellenbogengelenke und erschwert es, die Armmuskeln mit einzubeziehen, die gebraucht werden, um den ganzen Aufbau des nach unten schauenden Hundes zu stützen. Du erkennst, ob die Ellenbogen überdehnt sind, wenn das Gelenk sich „hart eingerastet“ anfühlt. Behalte lieber eine minimale Beugung in den Ellenbogen bei, als das Gelenk zu verschließen / zu überstrecken, damit die Muskeln aktiv sein können.

5d

- Drücke die Hände fest nach unten und hebe die Hüften nach oben, aber lasse die Knie gebeugt. Achte darauf, dass die natürliche Wölbung in der Lebendwirbelsäule erhalten aufrechterhalten wird, indem die Knie, die inneren Oberschenkel und die Sitzhöcker weit bleiben.

- Diese Innenwölbung geht oft beim Übergang vom Vierfüßlerstand in die volle Haltung verloren. Wenn dies geschieht, „beulen“ sich die Wirbel der Lendenwirbelsäule nach außen, statt flach anzuliegen, und dadurch wird Druck auf die Bandscheiben ausgeübt. Die Muskeln und Bänder werden so überdehnt. Dies destabilisiert vor allem den unteren Rücken. Deshalb ist es sehr wichtig, im nach unten schauenden Hund die natürliche Wölbung beizubehalten.
- Übende, die nicht sehr beweglich sind, stellen eventuell fest, dass sie zunächst für eine Weile mit gebeugten Knien üben müssen, bis sie die Beweglichkeit erlangt haben, um die Beine zu strecken, ohne den unteren Rücken zu runden.

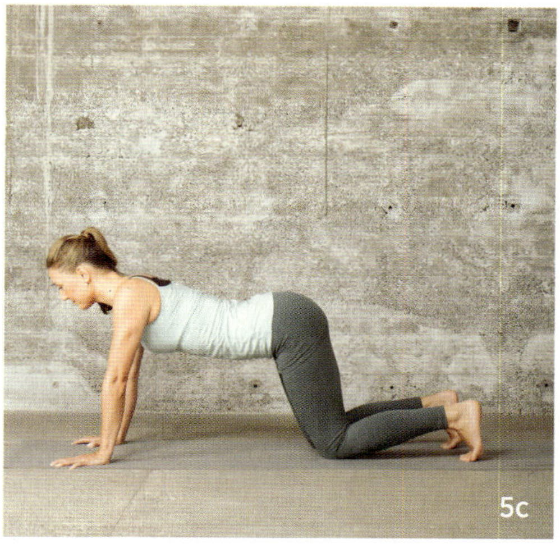

5c

5e

- Ziehe weiterhin die Köpfe der Oberarmknochen in die Gelenke, während du die Schulterblätter fest auf die Rückseite des Brustkorbs ziehst. Tu dies, indem du die Muskeln des oberen Rückens anspannst, während du im Halsbereich offen bleibst. Diese Bewegungen stabilisieren den gesamten Schultergürtel und tragen zu einer guten Ausrichtung des Oberkörpers bei. Und das ist auch in allen ähnlichen Positionen mit Gewicht auf den Händen und in Handbalancen wichtig für die Sicherheit der Gelenke.
- Nachdem du alle Körperbereiche stabilisiert, gefestigt und integriert hast, füge nun Ausdehnung, Länge und Weite hinzu. Behalte dafür alle vorherigen Maßnahmen bei und bereite dich vor, indem du all deine Kraft zum Herz-Fokuspunkt ziehst, der sich im Zentrum des Brustkorbs befindet (zwischen der Basis des Brustbeins und der Basis der Schulterblätter).

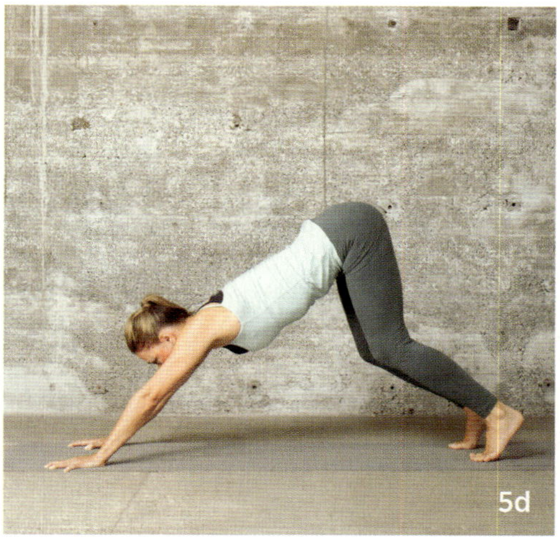

5d

- Der Herz-Fokuspunkt ist ein Ort der Kraft. Presse von hier nach unten in die Hände, um die Arme zu verlängern, und strecke dich nach unten zur Krone des Kopfes, um Länge in den Nacken zu bringen. Werde weiter im Bereich der Schlüsselbeine, des oberen Rückens und der Schultern. Hebe alles höher, was über dem Herz-Fokuspunkt liegt, einschließlich der Taille und der Hüften. Drücke die Oberschenkel nach hinten und dehne die Fersen für eine Ganzkörperdehnung zum Boden.

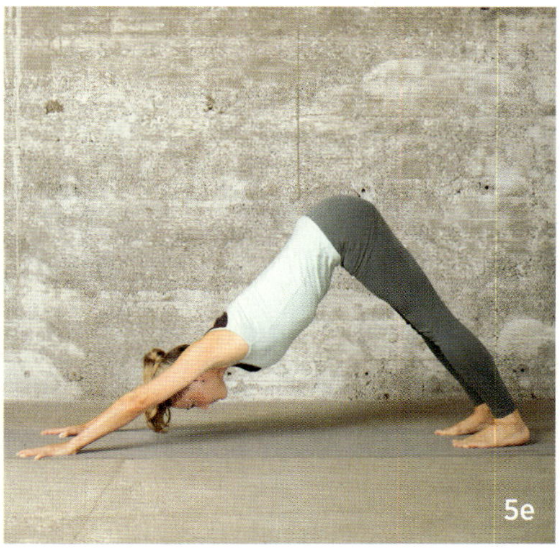

5e

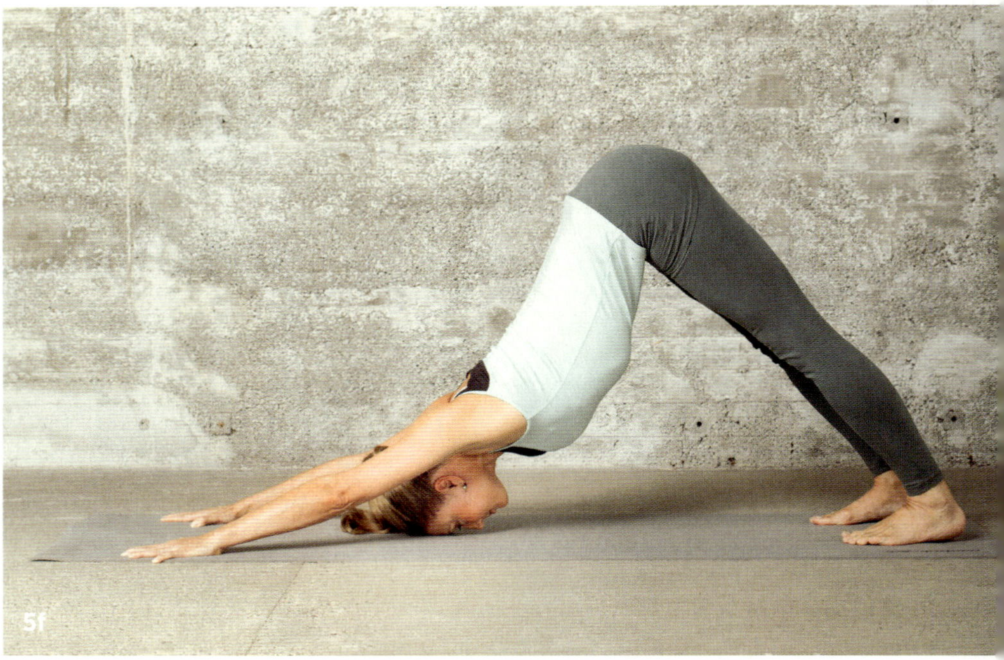

5f Fortgeschrittene Variante

- Drücke die Hände kraftvoll nach unten, um die Oberarme mehr anzuheben. Um in dieser Version von Adho Mukha Shvanasana Zugang zur tiefen Bewegung im oberen Rücken zu erlangen, ist es wichtig, Arme und Schultern nicht abzusenken, sondern die Achselhöhlen weit oben zu lassen.
- Greife fest in den Boden und ziehe die Hände isometrisch in Richtung Schultern, wobei du die Köpfe der Oberarmknochen tiefer in die Schultergelenkspfannen ziehst.
- Aktiviere die Muskeln des oberen Rückens und halte den Halsbereich offen. Wenn der Kopf nach unten hängt und der Nacken flach ist, also keine Kurve aufweist, wird es dadurch schwieriger, die Muskulatur des oberen Rückens zu erreichen.
- Bewege die unteren Spitzen der Schulterblätter in Richtung Brustbein und nimm sie zu Hilfe, um die Brustwirbelsäule und den oberen Rücken tiefer in den Körper zu bewegen.
- Die Stirn kann auf dem Boden ruhen. Dies wird durch die tiefe Bewegung im oberen Rücken möglich, nicht einfach dadurch, dass man den Kopf nach unten hängen lässt.
- Atme tief, während du weiterhin die Hände nach unten presst. Ziehe sie zu dir hin, um die Oberarmknochen höher zu heben, während du das Herz weiter nach unten bringst. Drücke die Oberschenkel nach hinten und dehne die Fersen zum Boden.

[Hund-Variationen]

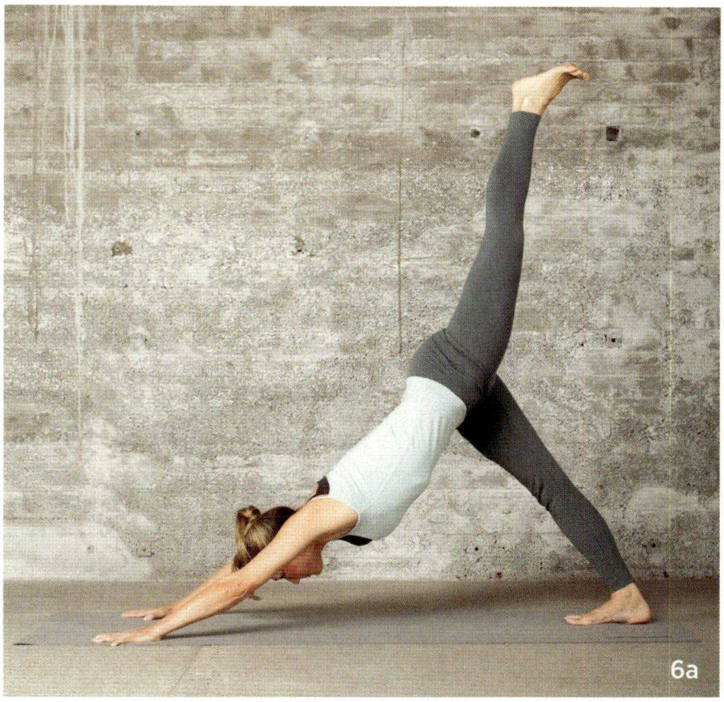

6a

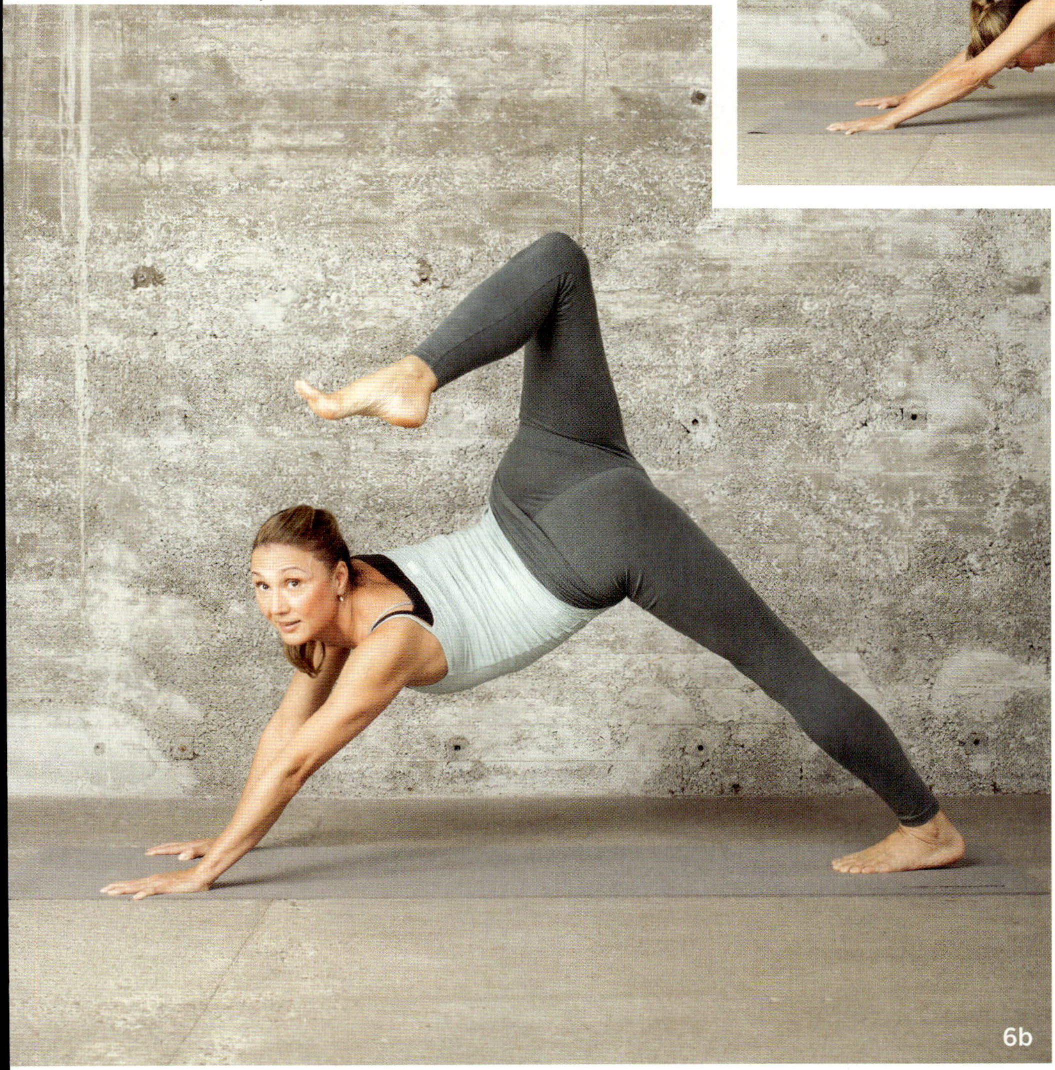

6b

Katze-Kuh und Ausbalancieren der Spiralen

Diese Bewegungen für die Wirbelsäule erhöhen das Bewusstsein für die natürlichen Wölbungen und vertiefen dein Verständnis dafür, wie die *Innere* und die *Äußere Spirale* das Becken und den unteren Rücken beeinflussen.

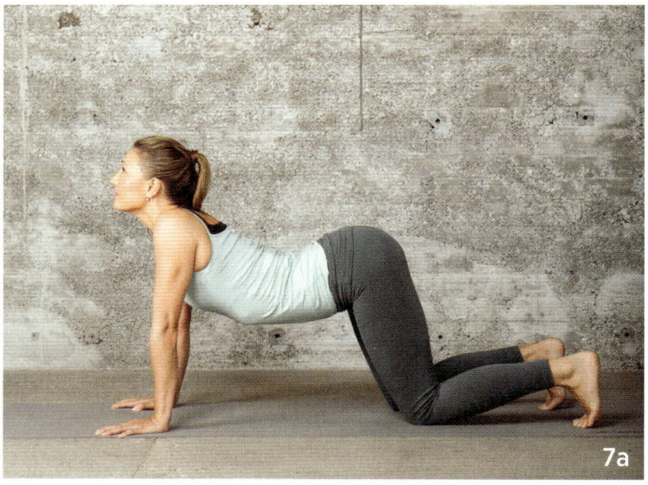
7a

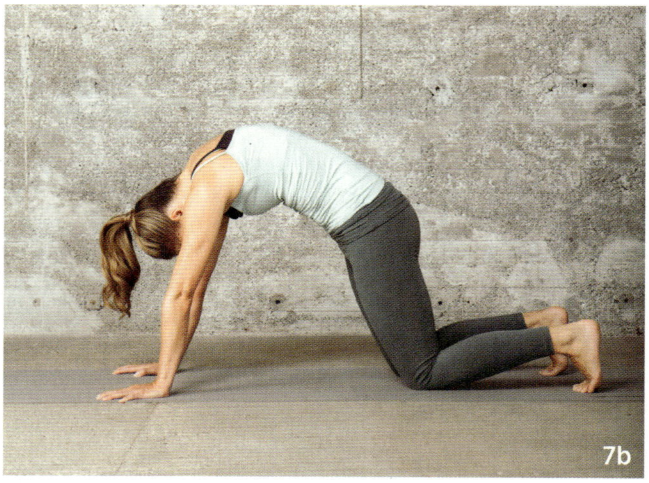
7b

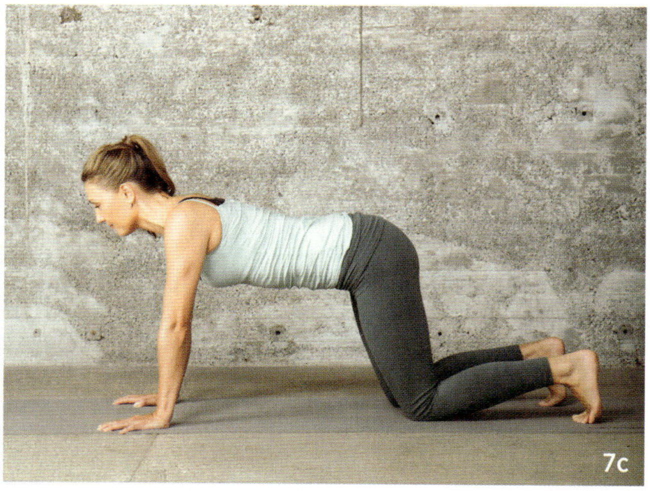
7c

7a

- *Innere Spirale* / sich weitende Spirale: Halte die Füße und die Schienbeine stark, bewege die Innenseiten der Oberschenkel nach hinten und auseinander und weite die Sitzhöcker. Die *Innere Spirale* macht das Becken und den Beckenboden weiter.
- Nimm die Intensivierung der natürlichen Innenwölbung in der Lendenwirbelsäule an der Oberkante des Kreuzbeins wahr und nimm sie mit hoch bis zur Basis der Schulterblätter. Die Lendenwirbelsäule wird sich leichter als die Brustwirbelsäule nach innen bewegen. Lass den oberen Rücken noch weicher werden, um mehr Bewegung in den eher steiferen Brustwirbeln zu ermöglichen.
- Bewege alle Segmente der Wirbelsäule nach innen, auch die Brustwirbelsäule. Öffne den Halsbereich, um den Bogen sogar durch den Nacken und die Halswirbelsäule fortzuführen.

7b

- *Äußere Spirale*: Ziehe nun zwischen den geweiteten Sitzhöckern das Steißbein nach unten und nach vorn, bewege das Gesäß nach unten und hebe den unteren Bauch an. Die *Äußere Spirale* macht das Becken enger und zieht den Beckenboden zusammen.
- Nimm dabei wahr, wie die Wölbung im unteren Rücken flacher wird. Die Brustwirbelsäule wird sich mit Leichtigkeit runden. Aktiviere den Bauch und hebe ihn an, um die Bewegung der Lendenwirbel zu erhöhen und diesen Bereich in eine runde Form zu bringen.
- Bringe den Kopf sanft nach unten, während du den Rücken rundest, um die gesamte Rückseite der Wirbelsäule zu öffnen und zu dehnen.

7c

- Finde das Gleichgewicht der beiden Spiralen. Behalte die weitenden, ausdehnenden Effekte der *Inneren Spirale* bei, indem du für eine Wölbung im unteren Rücken die Beine benutzt.
- Füge die festigenden, zusammenziehenden Effekte der *Äußeren Spirale* hinzu, indem du das Steißbein von dir weg verlängerst, die Wölbung in der Lendenwirbelsäule jedoch nicht vollständig verlierst.
- Wenn die Spiralen miteinander ausbalanciert sind, fühlt sich der untere Rücken weit und frei an, während du tief im Zentrum des Beckens eine angenehme Stabilität wahrnehmen wirst.

[Das Brett]

8a

- Wende genau dieselben Prinzipien an für das Fundament der Hände und des Oberkörpers, die für den nach unten schauenden Hund beschrieben wurden.
- Hebe die Oberschenkel weiterhin an und drehe die Innenseiten der Oberschenkel in Richtung Decke.
- Verlängere das Steißbein in Richtung Fersen, ohne die Wölbung im unteren Rücken zu verlieren.
- Sauge die Köpfe der Oberarmknochen in die Schultergelenkspfannen und gleiche mögliche übermäßige Rundungen im oberen Rücken aus, indem du mit der Ausatmung die Rückseite des Herzens nach unten in den Körper „schmelzen“ lässt.
- Strecke dich vom Zentrum des Beckens aus durch die Fersen nach hinten und über die Krone des Kopfes nach oben.

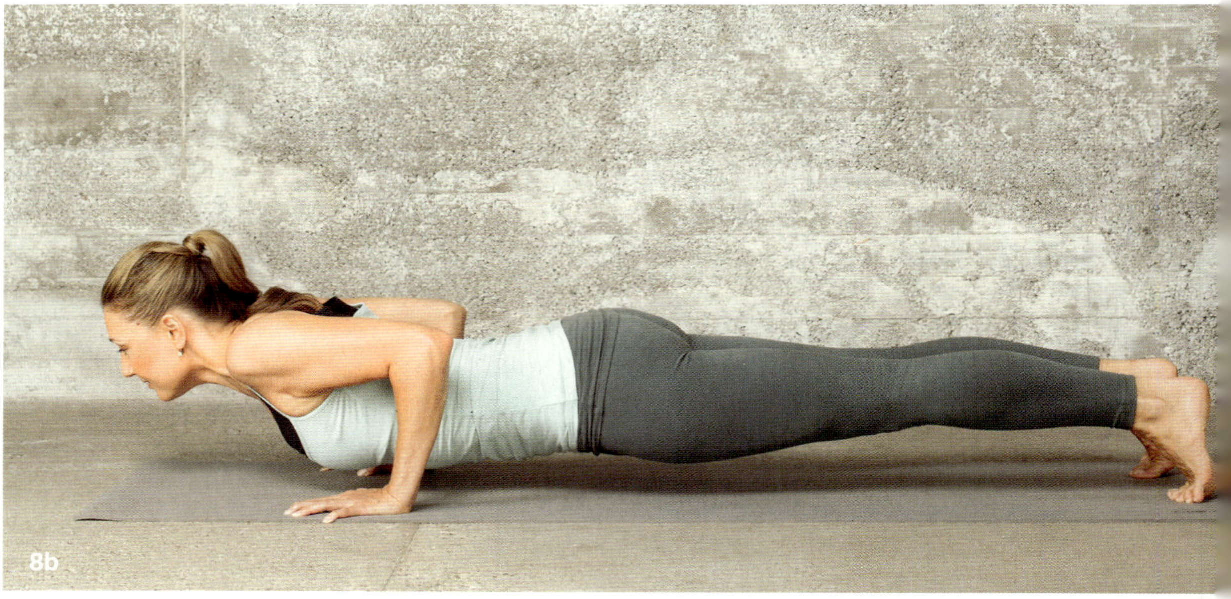

8b

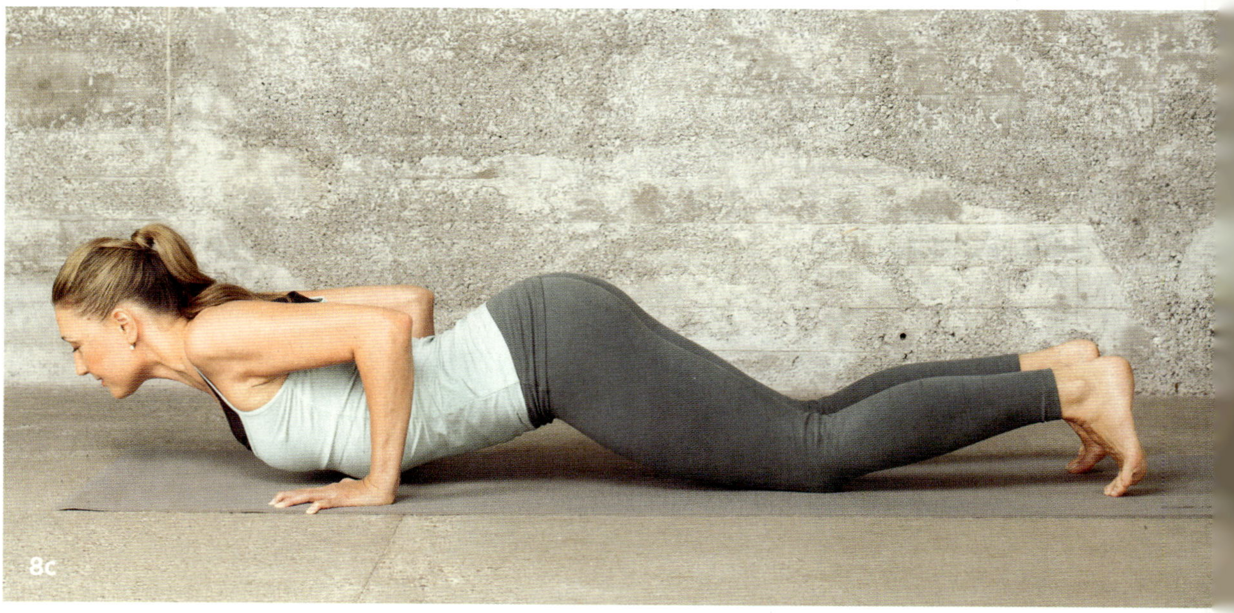

8c

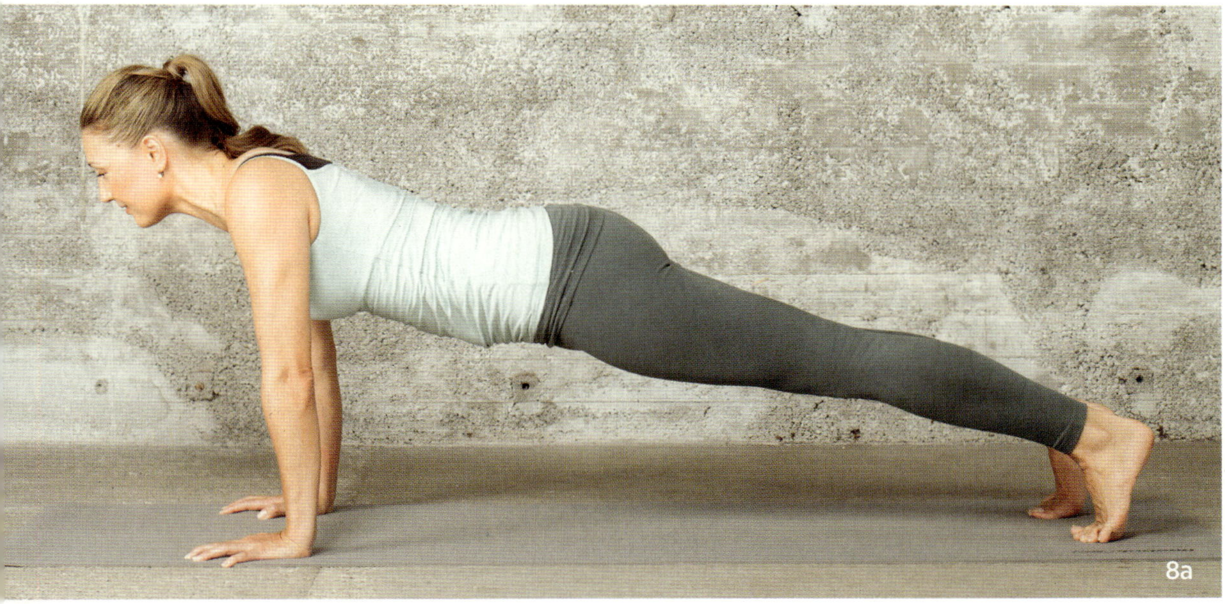

8a

Chaturanga Dandasana
die viergliedrige Stockhaltung

8b

- Beuge aus dem Brett heraus leicht die Ellenbogen und hebe die Schultern in Richtung Decke. Ziehe dann die Muskeln des oberen Rückens zueinander und die Schulterblätter fester auf die Rückseite des Brustkorbs. Das wird die Schultern schützen, wenn du dich in Richtung Boden absenkst.
- Behalte die Ausrichtung der Beine und der Wirbelsäule bei, während du die Arme zu beugen beginnst und die Brust nach vorn bewegest.
- Es wäre einfach, mit den Schultern nach unten in Richtung Boden zu kollabieren. Hebe aber stattdessen die Schultern weiterhin in Richtung Körperrückseite und nach oben zur Decke.
- Senke den gesamten Körper in einer geraden Linie ab, bis die Oberarme parallel zum Boden sind.
- Üblicherweise wird Chaturanga Dandasana als Übergangshaltung vom Brett zur Bauchlage verwendet. Wenn du die Position jedoch länger halten möchtest, stelle sicher, dass die Schultern nicht tiefer sind als die Ellenbogen – hebe sie beständig weiter an! Ziehe auch weiterhin die Schulterblätter fest auf den Rücken. Diese Bewegungen werden für einen besseren Schutz der Schultergelenke sorgen und dir mehr Stabilität und Kraft geben.

8c Chaturanga Dandasana mit aufgesetztem Knie

- Durch die geringere Armarbeit ist diese Haltung eine gute Alternative zu Chaturanga Dandasana. Man kann sich darin leichter auf die Ausrichtung der Schultern fokussieren. Außerdem hat sie den Vorteil, der Wirbelsäule mehr Bewegung zu ermöglichen.
- Senke aus dem Brett die Knie zum Boden ab, bringe die Brust nach vorn und nach unten vor die Fingerspitzen.
- Halte die Schultern angehoben und den Hals geöffnet.

HANDBALANCEN

Diese Kategorie von Haltungen erfordert geschicktes Handeln und Experimentierlust. Durch Handbalancen können wir körperliche Stärke, Beweglichkeit und ein Bewusstsein für die Körpermitte entwickeln. Obwohl diese Haltungen zu einem gewissen Grad auf Armkraft basieren, benötigt man dafür auch jede Menge Beweglichkeit in Hüften und Wirbelsäule sowie die Fähigkeit, die Bauchmuskeln, das Beckenzentrum und die Beine und Füße einzubeziehen.

Handbalancen werden deiner Yogapraxis das Element dynamischer Energie hinzufügen. Du wirst geistig sofort wacher – denn schließlich kann der Geist gar nicht unaufmerksam sein, während du versuchst, auf den Händen zu stehen.

Übende sollten zuerst mit den grundlegenden Handbalancen beginnen. Beginne damit, in den Grundhaltungen zu lernen, alle Körperteile gleichzeitig einzubeziehen und zu aktivieren, bevor du zu komplexeren Positionen übergehst. Wenn du Vertrauen und mehr Selbstsicherheit gewonnen hast, kannst du problemlos mit den vielen verschiedenen Varianten aus dieser Kategorie spielen.

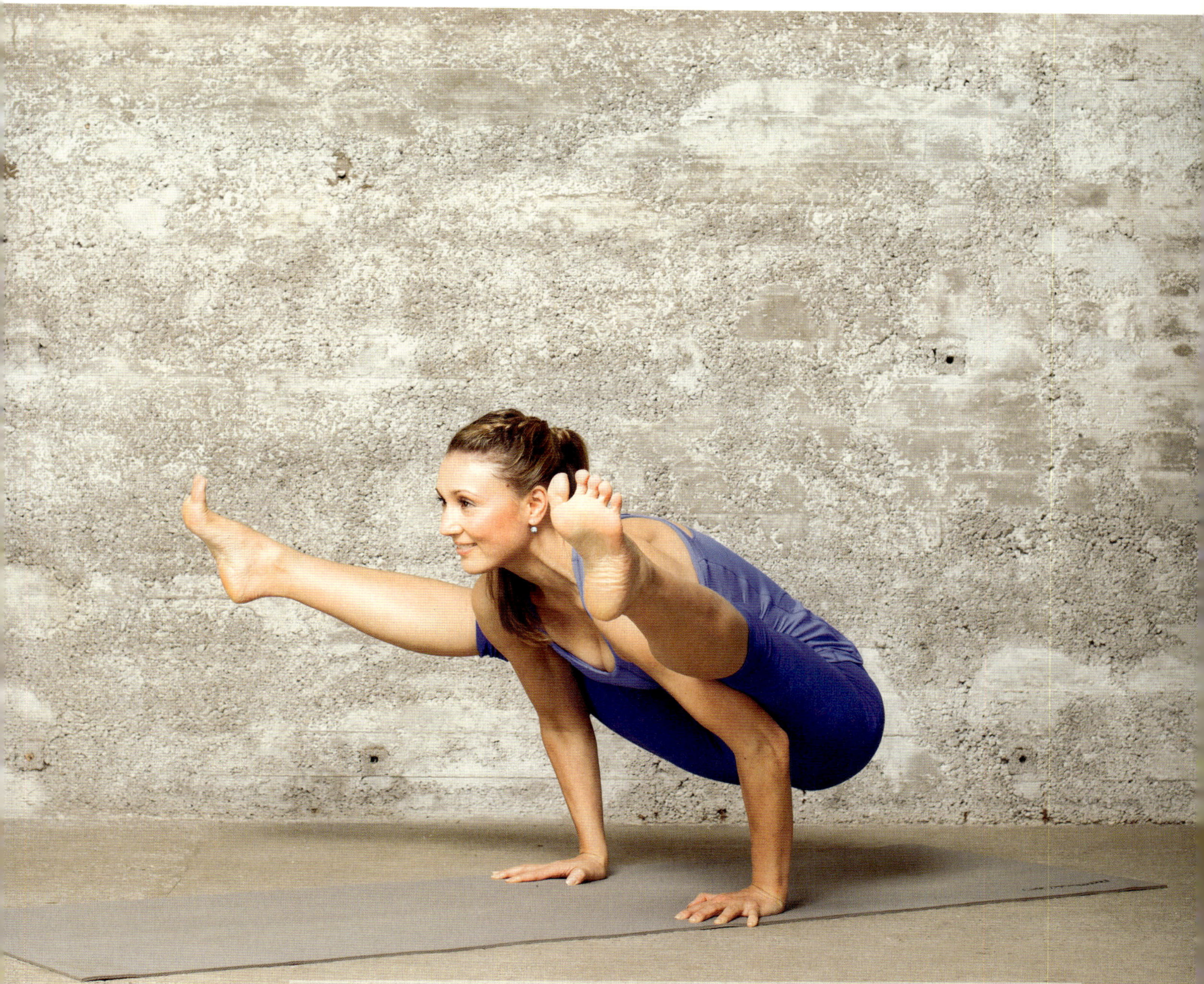

AUSRICHTUNGSFOKUS

Erstes Prinzip	**Setze mit den Händen ein gutes Fundament.** **Körperseiten lang.**
Muskuläre Energie	**Ziehe die Köpfe der Oberarmknochen nach hinten „stöpsle" sie in die Schultergelenke ein.** **Ziehe zur Mittellinie.** **Aktiviere Füße und Zehen.**
Schulter-Loop	**Fixiere die Schulterblätter auf dem oberen Rücken.**
Nieren-Loop	**Aktiviere die Bauchmuskeln.**

Folge zunächst den Anweisungen für eine gute Schulterausrichtung im nach unten schauenden Hund und in Chaturanga Dandasana, bevor du dich an Handbalancen versuchst, bei denen man mehr Gewicht tragen muss und die bei nicht korrekter Ausführung die Gelenke belasten können.

In der vorausgegangenen Asana-Kategorie „Nach unten schauender Hund und Übergangshaltungen“ ist genau erklärt worden, wie man mit den Händen ein gutes Fundament setzt (siehe S. 124), und ebenso, wie man die Schultern stabilisiert, indem man die Köpfe der Oberarmknochen fester in die Schultergelenke zieht. Je mehr Gewicht in einer Haltung auf den Händen liegt, desto wichtiger ist eine gute Ausrichtung. Es ist äußerst wichtig für die Unversehrtheit der Handgelenke und Schultergelenke, mit einer guten Ausrichtung des Fundaments (Hände) und des Oberkörpers zu arbeiten.

Es lohnt sich, sich etwas Zeit zu nehmen und sich mit einigen anatomischen Hinweisen vertraut zu machen, denn dann leuchten einem die Ausrichtungsanweisungen, die in diesem Abschnitt folgen, besser ein.

„Schultern nach hinten“ ist in Anusara-Yoga-Stunden eine gängige Ansage. Die Schultergelenkspfanne setzt jeweils seitlich am Schulterblatt an. Die Schulterblätter wiederum liegen auf der Rückseite des Körpers. Folglich führt das Bewegen der Köpfe der Oberarmknochen in Richtung Rückseite des Körpers dazu, dass sie fester ins Gelenk „eingestöpselt“ werden und dass das Gelenk stabilisiert wird.

Anders als die Hüftgelenkspfanne, die recht tief ist und den Großteil des Femurkopfes umschließt, ist die Schultergelenkspfanne eher flach. Der Kopf des Oberarmknochens wird also nicht in einer tiefen Gelenkpfanne „gehalten“; stattdessen sind diverse Bänder und Muskeln dafür verantwortlich, den Humerus (Oberarmknochen) an seinem Platz zu halten. Wenn der Kopf des Humerus nicht richtig „eingestöpselt“ ist, sondern stattdessen in irgendeine Richtung vom Gelenk weggezogen wird, belastet dies die Muskeln und Bänder und schwächt das Gelenk. Entzündungen an den Muskeln der Rotatorenmanschette und andere Probleme sind nicht selten – oft entwickeln sie sich im Laufe der Zeit infolge ständiger Wiederholung von Asanas wie Chaturanga Dandasana mit unzureichender Schulterausrichtung. Wenn Handbalancen jedoch achtsam und mit guter Ausrichtung praktiziert werden, können wir damit Kraft aufbauen und zu gesünderen Schultergelenken beitragen.

> Wenn Handbalancen achtsam und mit guter Ausrichtung praktiziert werden, können wir damit Kraft aufbauen und zu gesünderen Schultergelenken beitragen.

An der Schulter treffen Schlüsselbein, Kopf des Oberarmknochens (Humerus) und Schulterblatt zusammen. Es ist nicht möglich, einen dieser Knochen zu bewegen, ohne dabei auch Einfluss auf die anderen zu nehmen. Wenn der Kopf des Humerus sich nach hinten in die Gelenkpfanne bewegt, ändert sich dadurch automatisch die Position des Schulterblatts auf dem oberen Rücken. Deine Fähigkeit, die Schulterblätter auf dem oberen Rücken zu fixieren, entspricht zugleich deiner Fähigkeit, den Schultergürtel zu stabilisieren.

Der Schultergürtel besteht aus den Schlüsselbeinen (Clavicula) und den Schulterblättern (Scapula). Die Kreisform des „Gürtels“ schließt vorn an der Stelle ab, wo die Schlüsselbeine auf das Brustbein treffen. Hinten wird der „Gürtel“ zwischen den Schulterblättern und der Wirbelsäule durch Muskeln vervollständigt, die sich Rhomboiden nennen. Diese Muskeln ziehen die Unterspitzen der Schulterblätter zur Wirbelsäule hin und zählen zu den diversen wichtigen Muskeln, die die Schulterblätter stabilisieren.

Ähnlich wie das Becken durch seine Form, die einer Schale ähnelt, den Unterkörper stabilisiert, wird der Oberkörper dadurch stabilisiert, dass er vom Schultergürtel umgeben ist. Der Unterschied ist allerdings, dass der Unterkörper darauf ausgerichtet ist, viel Gewicht zu tragen, während der Oberkörper weniger für das Tragen von Gewicht und mehr für Beweglichkeit konzipiert ist. Die Stabilität des Schultergürtels beim Ausführen von Handbalancen zu erhöhen bedeutet nicht nur weniger Belastung für Schultern und Handgelenke; du wirst dadurch auch mehr Stärke und Kraft erlangen, um diese interessanten Haltungen zu erforschen und mit ihnen zu spielen.

Handbalancen werden am besten zugänglich, wenn wir mit Leichtigkeit herangehen. Fokussiere dich auf eine gute Schulterausrichtung, um Kraft und Sicherheit zu gewährleisten – behalte aber auch eine spielerische Einstellung und vergiss den Spaß nicht dabei!

Bakasana
der Kranich

Diese Haltung eignet sich wunderbar, um zunächst in den Handbalancen sicherer zu werden. Selbst wenn du anfangs noch nicht beide Füße vom Boden abheben kannst, wirst du trotzdem einen Nutzen daraus ziehen, die Anweisung „Schultern nach hinten" zu praktizieren, während du den Bauch hebst und gut mit den Armen arbeitest.

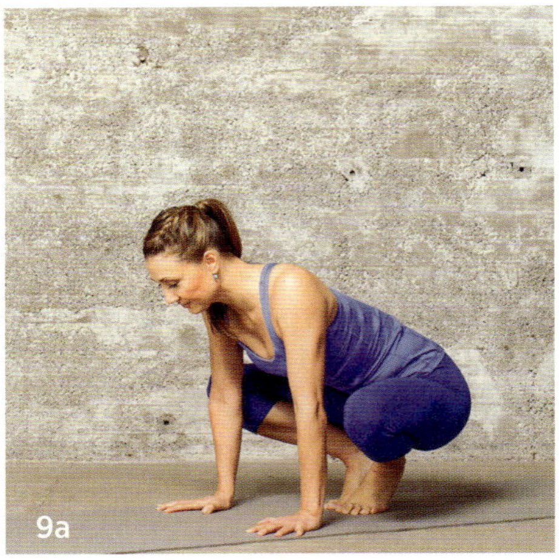
9a

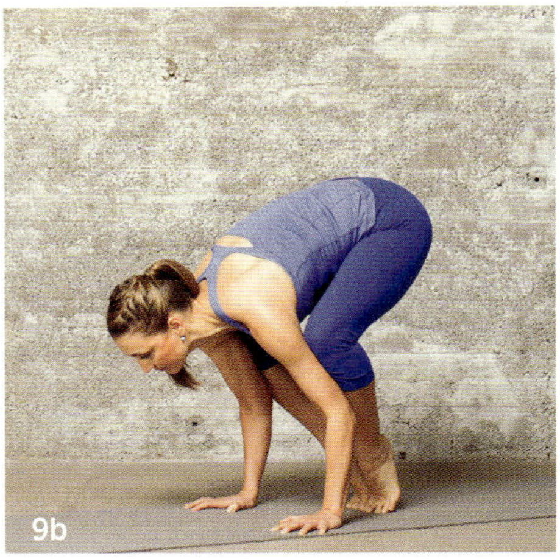
9b

Ausrichtung

9a

- Beginne in der Hocke: Die Hüften sind tief, und die großen Zehen berühren sich. Nimm die Knie weiter auseinander und die Hüften nach hinten.
- Behalte den weiten Abstand zwischen den Knien bei, während du nun aktiv Knie und Schienbeine isometrisch zur Mittellinie ziehst. Nutze die Kraft der Bewegung „Schienbeine nach innen", um die Sitzhöcker zu weiten und dich in den Hüften tiefer zu bewegen.

9b

- Platziere die Knie weit oben auf den Oberarmen. Lege eine kurze Pause ein, solange die Füße noch auf dem Boden sind, und wende die Ausrichtungsanweisungen für den Oberkörpers an: Körperseiten lang, Schultern nach hinten, Schulter-Loop (ziehe die Schulterblätter auf den oberen Rücken).
- Presse von der Rückseite des Herzens nach unten in die Hände, hebe den Bauch und ziehe das Steißbein nach unten.

9c

- Schaue nach vorn und verlagere mehr Gewicht auf die Hände. Kralle dich mit den Fingerspitzen in die Matte, lasse die Zeigefingerballen dabei aber unten. Hebe die Schultern weiterhin in Richtung Körperrückseite und ziehe die Schulterblätter kontinuierlich auf den oberen Rücken, während du den Bauch höher anhebst.
- Während du nach unten in die Hände presst, hebst du zuerst den einen und dann auch den anderen Fuß an.
- Für mehr Kraft und Leichtigkeit kannst du die Zehen spreizen und Füße und Bauch stärker anheben.

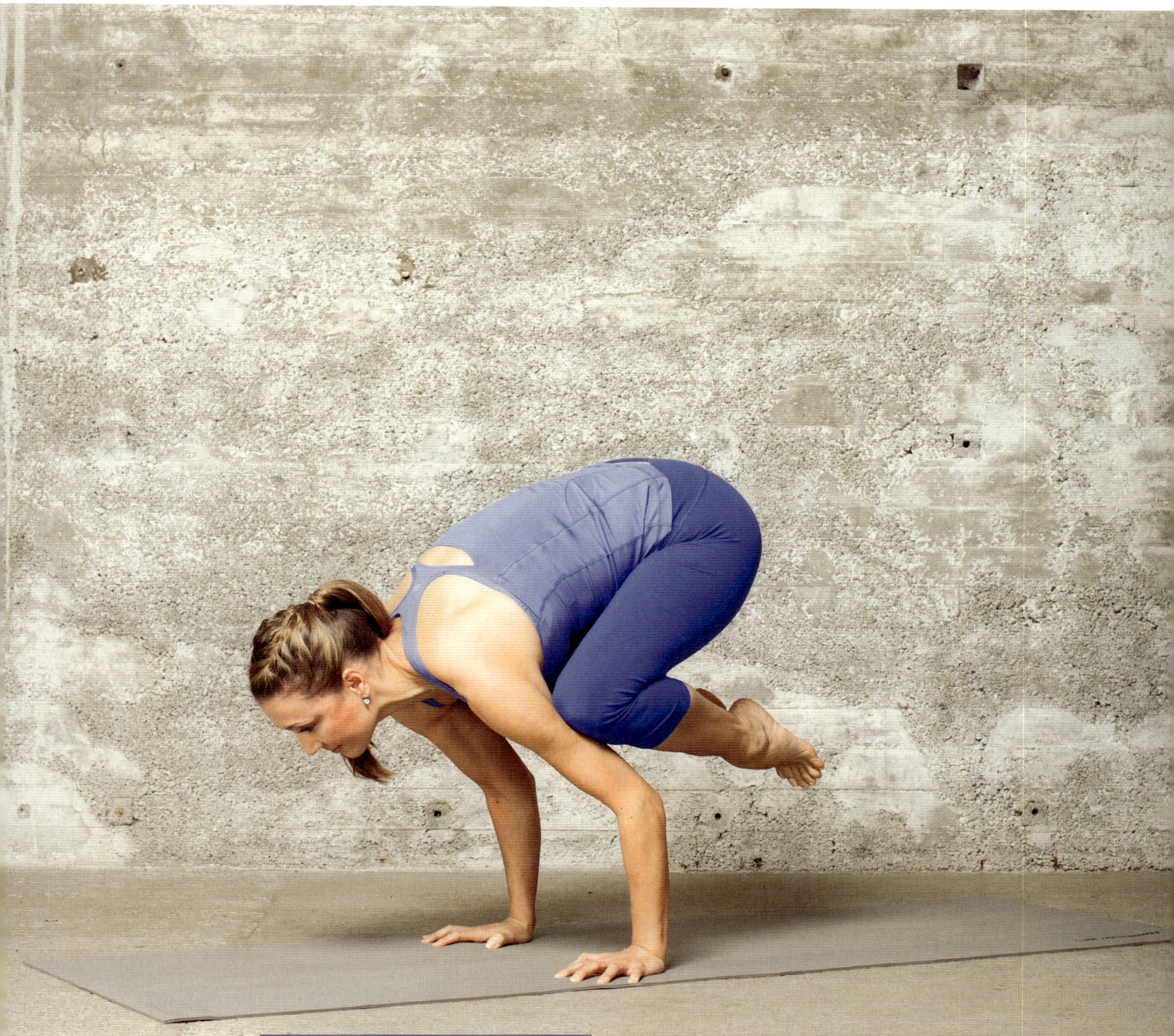

9c

FORM UND FUNDAMENT

- Baue das Fundament so auf, wie du es auch für den nach unten schauenden Hund tätest: die Handgelenke parallel zur Vorderkante der Matte, die Zeigefingerballen und alle zehn Fingerspitzen pressen in den Boden.
- In dieser Haltung ist der Rücken gerundet, der Bauch ist hoch angehoben, die Füße berühren sich und ziehen zu den Hüften. Die Form dieser Haltung erfordert nach vorn gerundete Schultern – arbeite dem mit einer guten Ausführung von „Schultern nach hinten“ entgegen.

Vashistasana
die seitliche Bretthaltung

In dieser Haltung ist die Herausforderung größer, eine gute Schulterausrichtung beizubehalten, da man sich mit nur einer Hand aufstützt. Die größte Aufmerksamkeit sollte hier auf der unteren, stützenden Schulter liegen. Vasishthasana wird manchmal „seitliche Bretthaltung" genannt, weil man sich dabei in einer geraden Linie hält. Tatsächlich sinken aber viele beim Üben in der stützenden Schulter ein; das Becken sinkt auch nach unten, und man verliert mit dem unteren Fuß das Fundament, wodurch die gesamte Belastung auf der Stützhand und dem Handgelenk liegt. Eine Alternative ist, die Haltung mit hoch angehobenem Becken auszuführen und den Fuß im Fundament aktiv zu halten, wodurch das Gewicht und die in dieser Position wirkenden Kräfte gleichmäßiger verteilt werden. Während du nach und nach mehr Kraft und ein besseres Gleichgewicht entwickelst, kannst du mit dieser Haltung in vielen Varianten experimentieren.

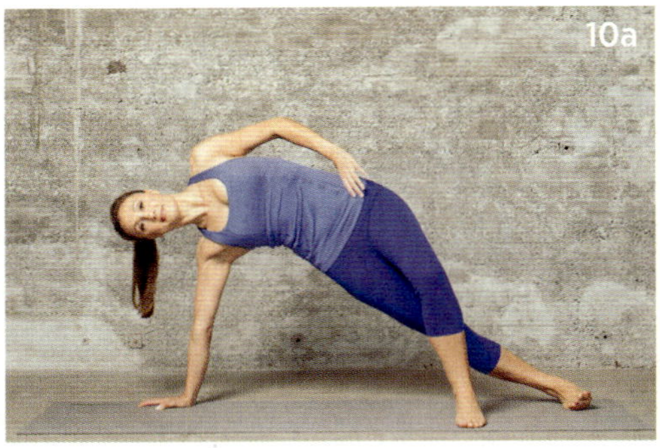
10a

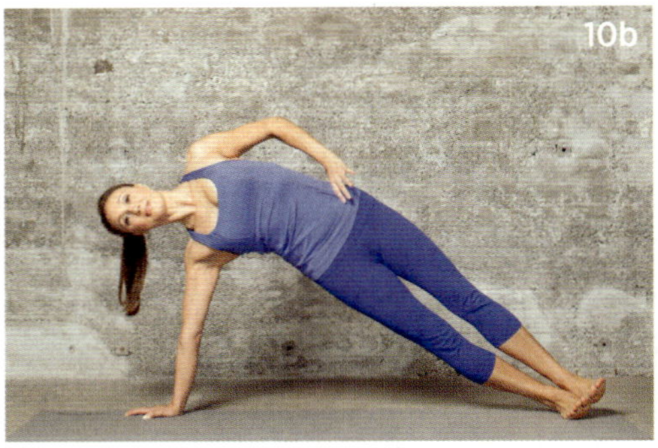
10b

FORM UND FUNDAMENT

- Das Handgelenk kann direkt unter der Schulter platziert werden, aber um eine gute Schulterarbeit zu erleichtern, stellst du die Hand am besten ein klein wenig weiter zum Kopfende der Matte hin auf.
- Um die Hände bewusst zu platzieren, ist es gut, im nach unten schauenden Hund zu beginnen. Drehe von dort aus beide Fersen nach rechts und komme auf der rechten Hand und dem rechten Fuß zu stehen.

10a

- Setze den linken Fuß vor dir auf dem Boden auf, um mehr Stabilität zu haben, während du dich für einen Moment dem Aufbau des Fundaments widmest.
- Halte die vier Eckpunkte der rechten Hand fest geerdet. Drücke ähnlich auch die vier Eckpunkte des rechten Fußes in Richtung Boden – auch die Innenkante des Fußes, um ein Absinken auf die Außenknöchel zu verhindern.

Ausrichtung

10b

- Bewege die Hüften nach hinten und die Innenseiten der Oberschenkel auseinander. Halte die Hüften auch dann noch hinten, wenn du nun das Steißbein in Richtung rechte Ferse verlängerst. Nachdem du das Beckenzentrum stabilisiert hast, platzierst du jetzt das linke Bein oben auf dem rechten Bein und ziehst beide Beine zueinander.
- Atme tief und strecke die Taille in die Länge, wobei sich die Schultern näher zu den Ohren hin bewegen (Körperseiten lang).
- Nimm die Köpfe der Oberarmknochen zur Körperrückseite hin (Schultern nach hinten).
- Ziehe die Schulterblätter fest auf den oberen Rücken.
- Weite die Schlüsselbeine und den oberen Brustkorb, während du den Kopf und den Nacken vom Oberkörper wegdehnst.

10c

- Presse vom Becken aus nach unten in die Füße, während du den Oberkörper weit nach oben streckst.

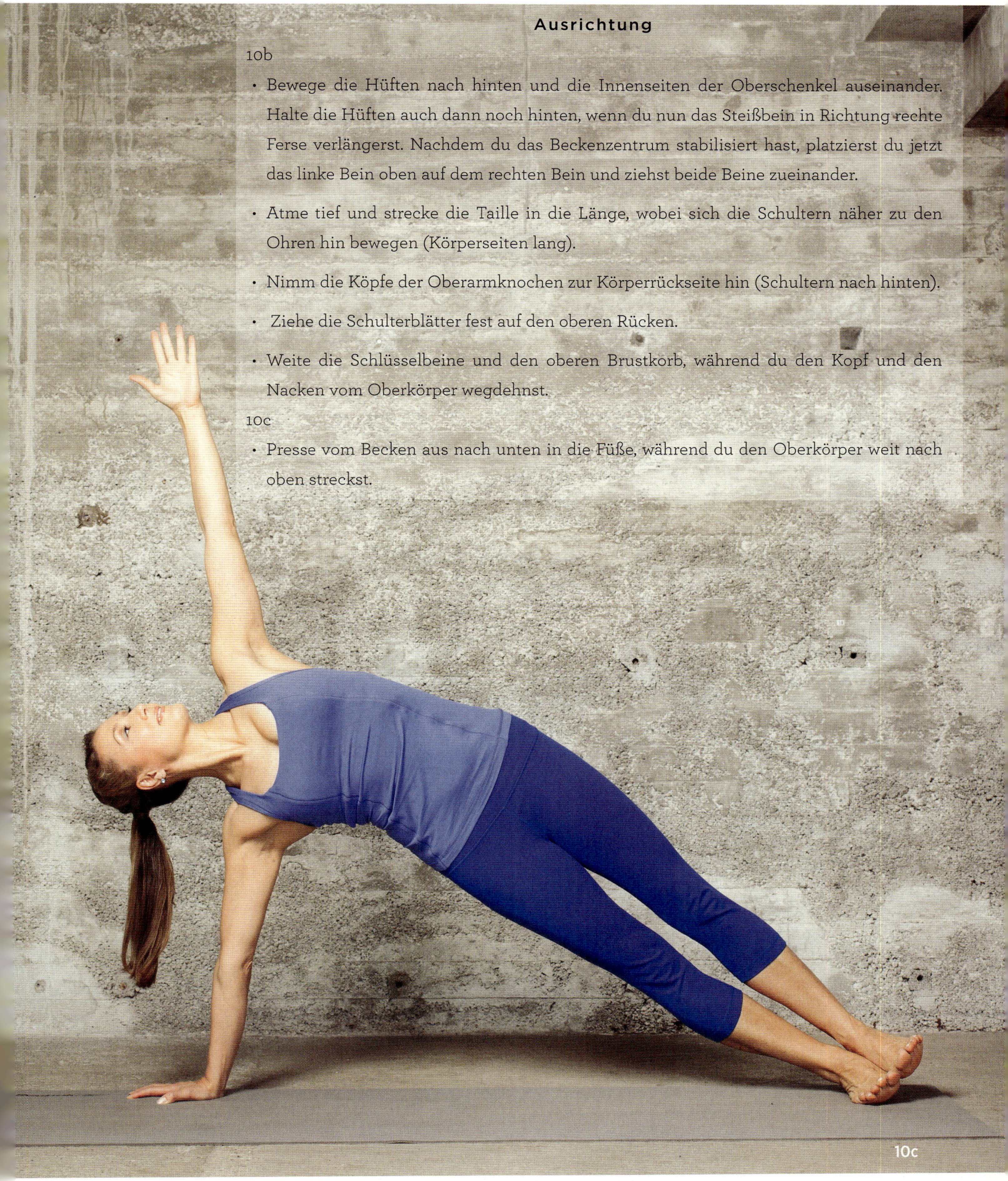

10c

Ausrichtung bei der vollen Version

11a

- Für die volle Version von Vashistasana beginnst du wie in 10Wa.
- Greife die Außenkante des linken Fußes und drücke kraftvoll nach unten ins Fundament, um die Stützhand und den stützenden Fuß zu stabilisieren.
- Bewege die Hüften nach hinten und die Innenseiten der Oberschenkel auseinander (*Innere Spirale*), um die Basis des Beckens zu weiten und für mehr Beweglichkeit in den Hüftgelenken zu sorgen.

11b

- Behalte die Innenrotation der Oberschenkel bei, während du das obere Bein langsam in die Höhe und in Richtung Vorderseite des Körpers streckst.

11c

- Ziehe das Steißbein lang und presse mit dieser stabilisierenden Aktivität des Beckens nach unten in den rechten Fuß, während du das obere Bein noch mehr anhebst. Schaue für ein besseres Gleichgewicht nach unten zur rechten Hand, und drücke die Hand sowie die gesamte Fußsohle in den Boden.

11d

- „Ziehe zur Mittellinie" – Ziehe mit beiden Beinen von der Außenseite zur Innenseite. Diese isometrische Bewegung stabilisiert die Haltung und ermöglicht dir, dich ungehindert zurückzubeugen und dich für die volle Schönheit von Vasishthasana zu öffnen.

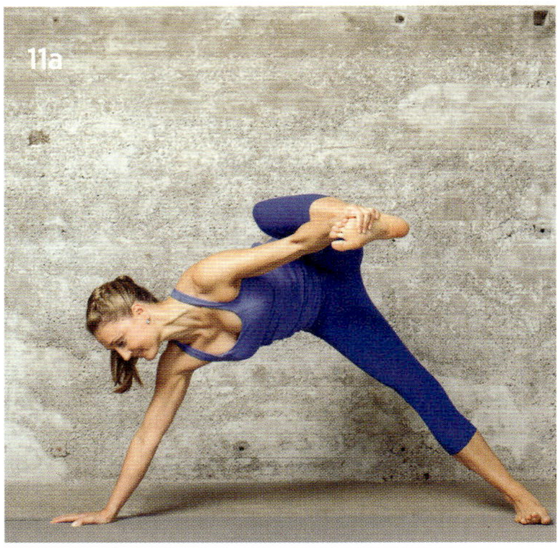
11a

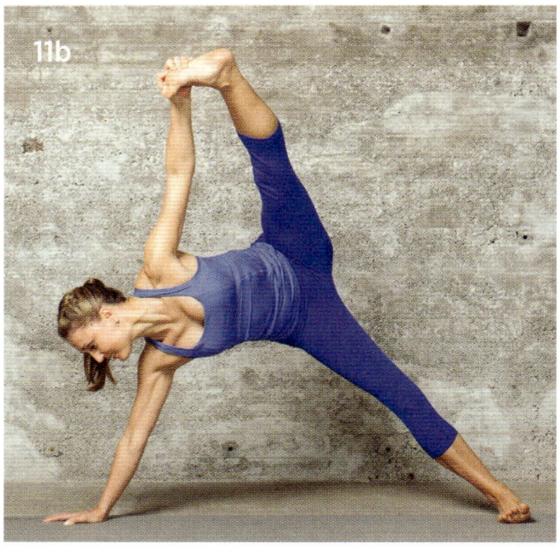
11b

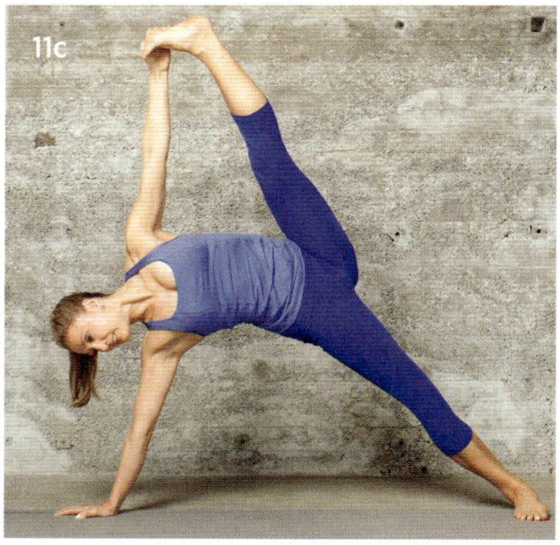
11c

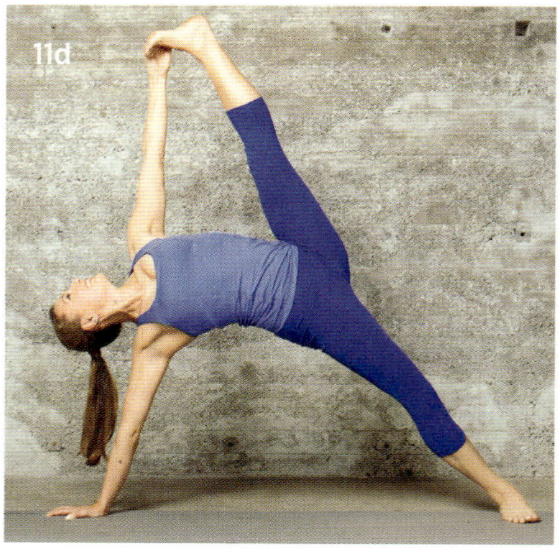
11d

12a

- Diese Variation mit einem Bein in der Baumhaltung fügt ein schönes Element zur Öffnung der Hüften hinzu.
- Greife das linke Fußgelenk, um den Fuß hoch oben am inneren rechten Oberschenkel zu platzieren.
- Lasse die Hüften weit oben, während du nach unten presst, um gleichzeitig nach oben zu streben.

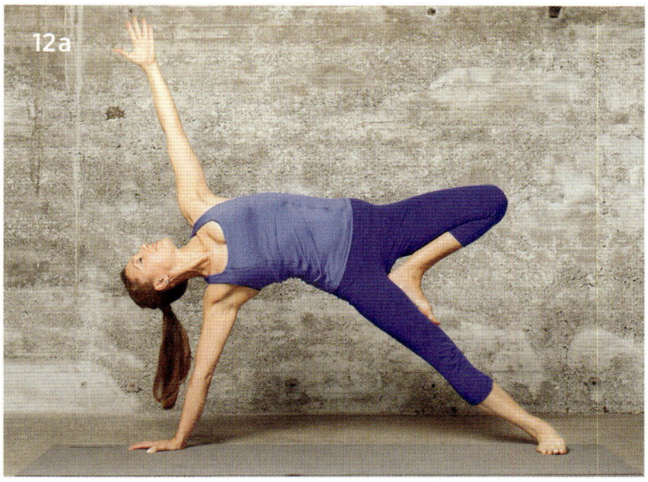

12b

- Um Vasishthasana eine Rückbeuge hinzuzufügen, stabilisiere zuerst die stützende Schulter, indem du das untere Schulterblatt fest zur Rückseite des Herzens ziehst und diese Schulter nach hinten bewegst.
- Der obere Arm ist zur Seite gebeugt. Drücke nun die Unterspitzen beider Schulterblätter gegen die Rückseite des Herzens. Nutze diese Bewegung in der Körperrückseite, um den Brustkorb himmelwärts zu drehen.

12c

- Nimm Kopf und Schultern nach hinten, um dich in die Rückbeuge zu öffnen.
- Presse vom Zentrum des Beckens aus nach unten ins Fundament und strecke dich über beide Arme aus.

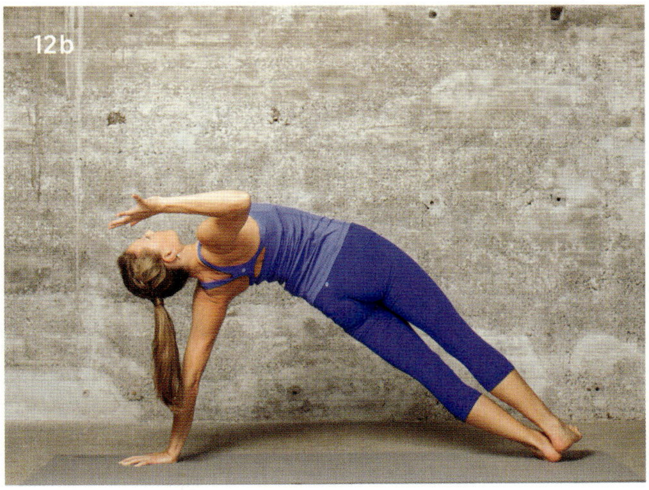

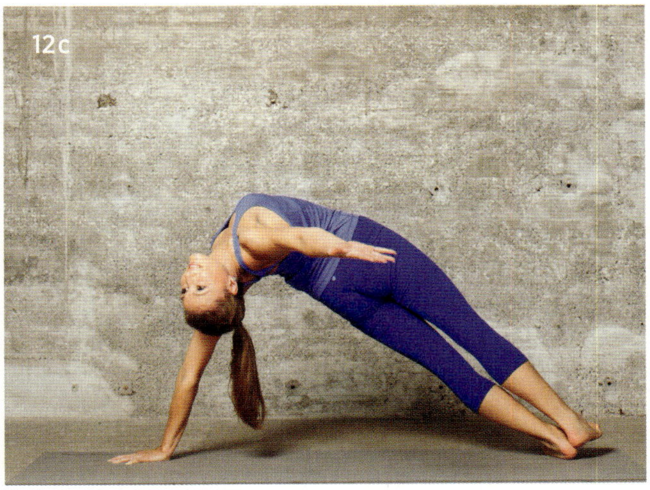

Eka Hasta Bhujasana
Bein-über-Arm-Haltung

Die Herausforderung in dieser Haltung liegt darin, das Becken bei gestreckten Armen anzuheben und über dem Boden zu „schweben". Selbst wenn du die Arme nicht vollständig streckst, solltest du in diese Richtung üben und auf gestreckte Arme hinarbeiten.

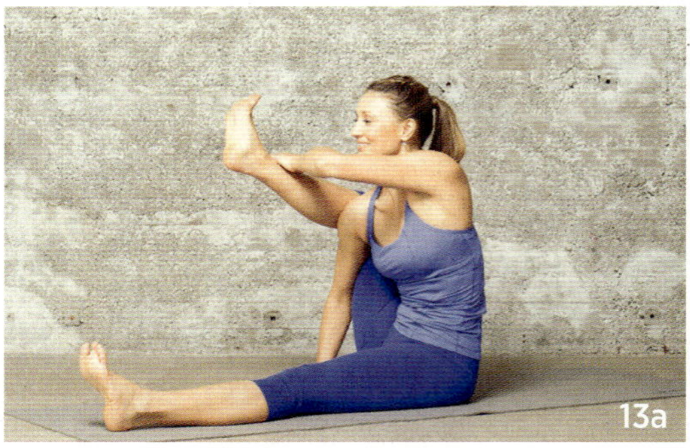
13a

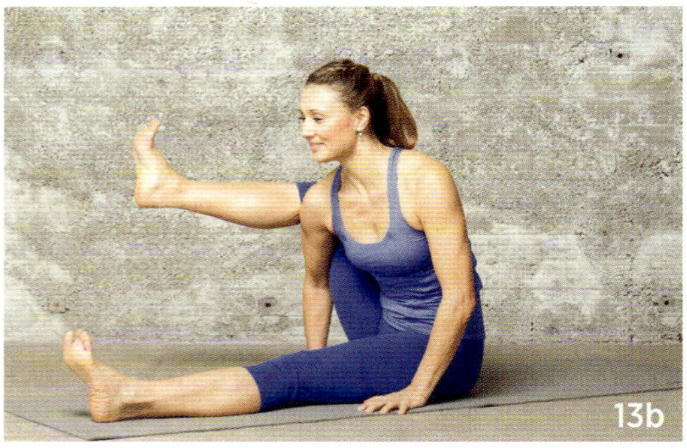
13b

FORM UND FUNDAMENT

13a

- Das Fundament wird mit den Händen so aufgebaut, dass die Handgelenke sich parallel zur Vorderkante der Matte befinden und schulterweit oder im Abstand der Außenseiten der Schultern voneinander entfernt sind. Um in die Haltung zu kommen, musst du allerdings zuerst das rechte Bein auf die Schulter bringen und kannst die Hände erst danach platzieren. Das linke Bein ist gestreckt.
- Halte beide Beine parallel zueinander, die Knie zeigen gerade nach oben.

Ausrichtung

13b

- Nachdem du das Bein auf der Schulter platziert hast, aktivierst du die Füße, indem du die Zehen spreizt.
- Drücke das rechte Knie fest gegen die rechte Schulter, um die Bewegung „Schienbeine nach innen" auszuführen. Verwende diese isometrische Bewegung der sich nach innen und zueinander bewegenden Unterschenkel, um den oberen Teil der Oberschenkel und die Beckenbasis zu weiten.
- Hebe die Flanken an und atme.
- Kralle die Fingerspitzen in die Matte, um mehr Kraft zu mobilisieren. Hole diese Kraft aus den Händen, ziehe sie die Arme hinauf bis zu den Schultern und bewege die Schultern nach hinten.

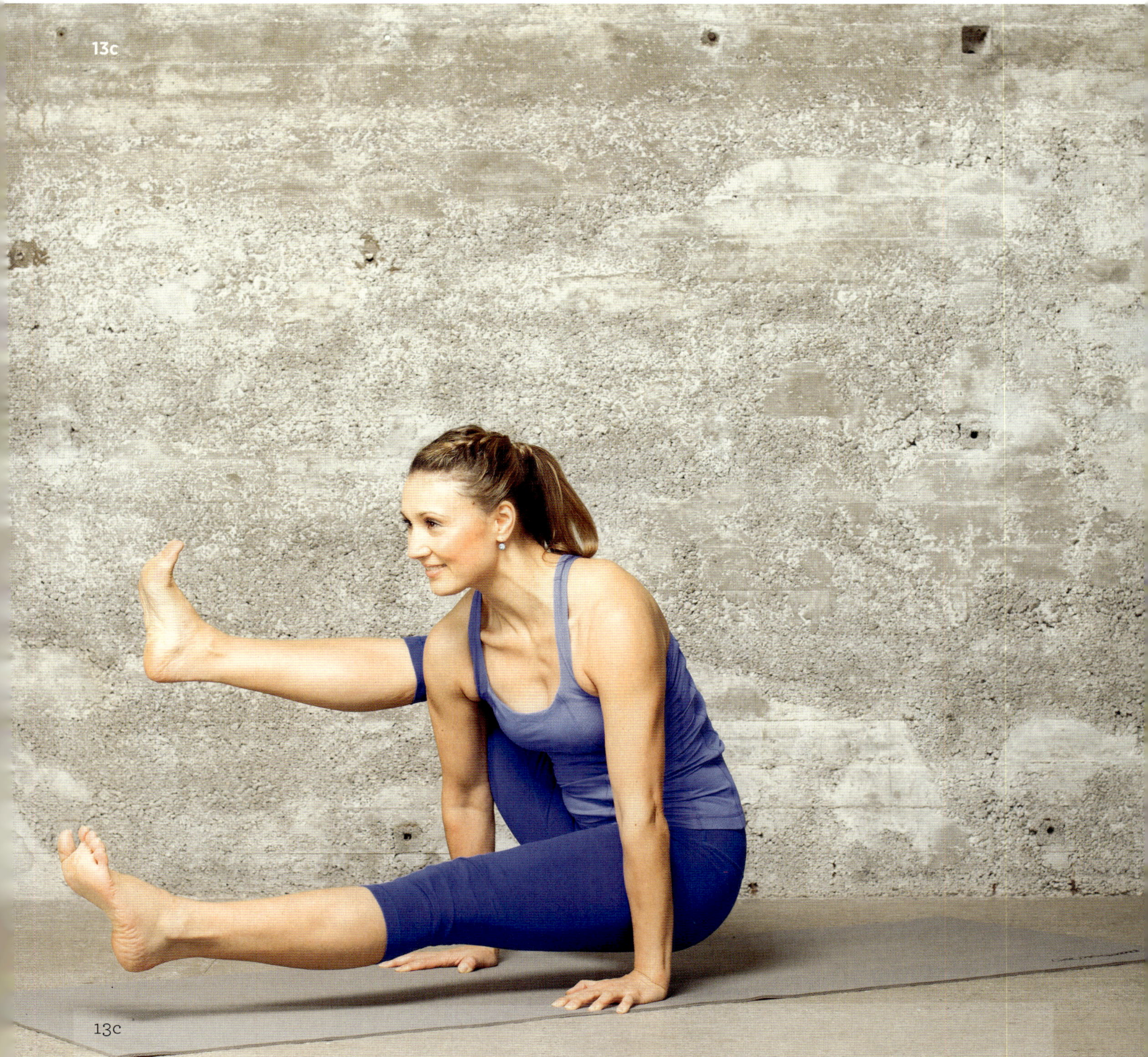

13c

- Ziehe immer noch mit den Beinen zur Mittellinie und ziehe auch weiterhin die Schulter nach hinten.
- Schiebe das Steißbein nach unten und nach vorn, um den Beckenboden und den Unterbauch zu aktivieren. Dies wird in der Tiefe des Beckens das Gefühl auslösen, dass sich dieser Bereich anhebt.
- Presse gleichzeitig nach unten in die Hände, während du beginnst, die Arme zu strecken, und hebe das Becken vom Boden ab.
- Indem du zeitgleich beide Aktionen ausführst – also das Becken aus seinem Zentrum heraus anhebst und die Arme streckst –, wirst du sowohl Kraft als auch Leichtigkeit verspüren.

UMKEHRHALTUNGEN

Dich in eine Kopfüber-Position zu begeben verändert deine Sicht auf dich selbst und auf deinen Körper. Umkehrhaltungen fördern Kraft, Widerstandsfähigkeit, mentale Ausgeglichenheit und Selbstvertrauen. Sie sind herausfordernd, und zwar wegen der simplen und offensichtlichen Tatsache, dass es uns weitaus vertrauter ist, den Oberkörper über dem Becken zu haben als umgekehrt. Gut ausgeführt, wirken Umkehrhaltungen positiv auf das Herz-Kreislauf-System, das Lymphsystem, das Hormon- und das Nervensystem.

Das Entscheidende dabei ist, zu lernen, wie man das Becken über die Schultern bringt, um in diesen Haltungen das Gleichgewicht zu finden. Du wirst Kraft im Oberkörper aufbauen und die Fähigkeit entwickeln, den Bauchbereich zu stabilisieren. Du wirst ein klareres Bewusstsein für die Körpermitte bekommen, wenn du lernst, das Becken über die Schultern zu heben und die Kraft der Bauchmuskeln auf eine neue Art zu nutzen.

Ähnlich wie bei einer mit Flüssigkeit gefüllten Flasche, die man auf den Kopf dreht, um den Inhalt zu schütteln, liegt der stärkste Effekt von Über-Kopf-Haltungen in der Umkehrung der Wirkungen, die von der Schwerkraft auf die Flüssigkeitssysteme (Blut und Lymphe) ausgeübt werden. Diese Haltungen werden darüber hinaus deine Einstellung „aufmischen“ und können deine Stimmung sofort heben.

AUSRICHTUNGSFOKUS

Erstes Prinzip	**Setze mit den Händen ein gutes Fundament.** **„Schmelze im Herzbereich", lasse den oberen Rücken weicher werden, damit er sich „in den Körper hinein" bewegt.**
Muskuläre Energie	**Der Kopf der Oberarmknochen ist hinten und in die Gelenke „eingestöpselt".** **Ziehe zur Mittellinie und aktiviere Füße und Zehen.**
Schulter-Loop	**Fixiere die Schulterblätter auf dem oberen Rücken.**
Nieren-Loop	**Beziehe die Bauchmuskeln mit ein; nimm die Seiten der Taille nach hinten, um die Nierengegend „aufzufüllen".**

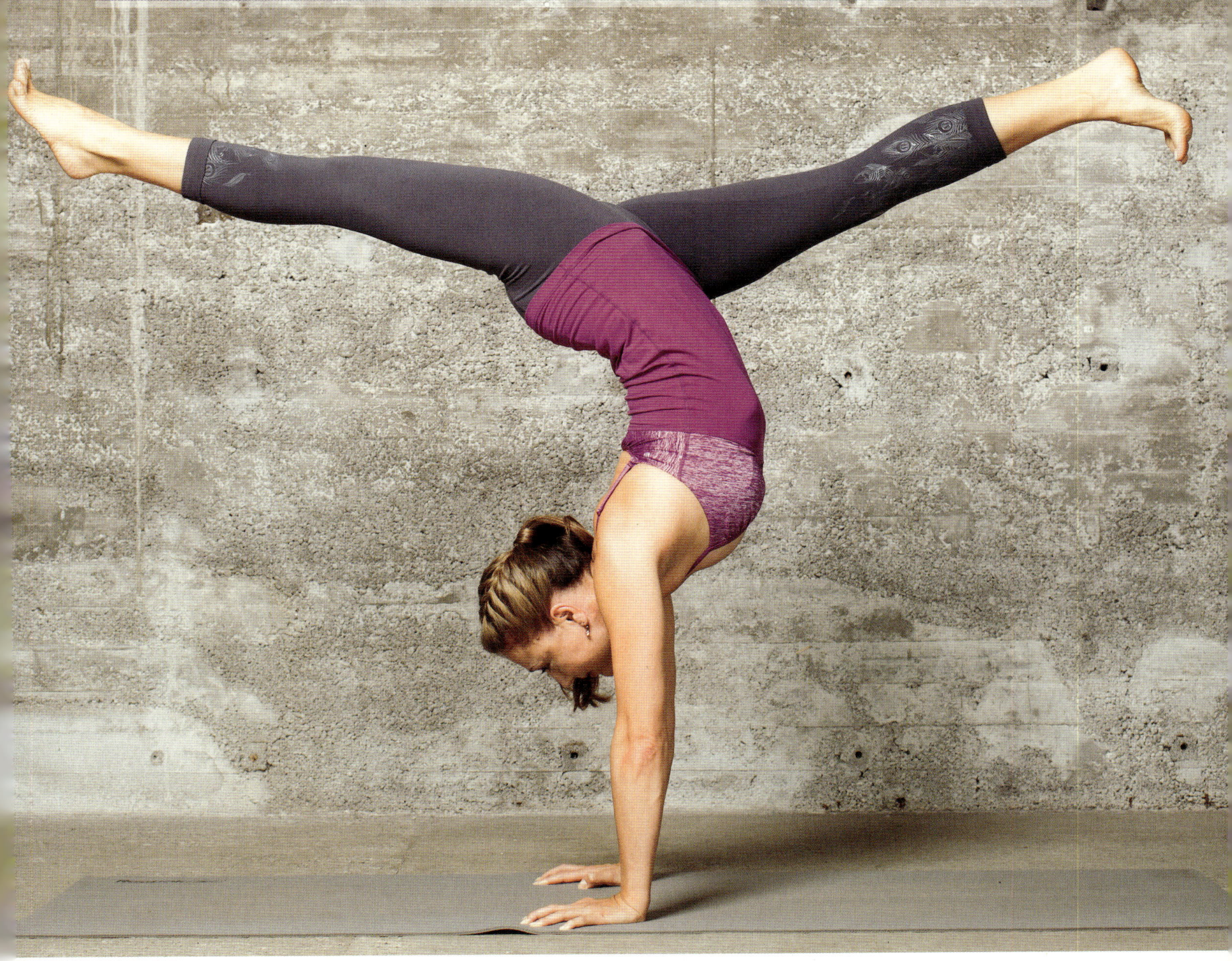

> Umkehrhaltungen kommen dem Drüsensystem zugute, das für die Hormonproduktion verantwortlich ist. Ein ausgeglichener Hormonhaushalt ist für eine gute seelische und körperliche Verfassung von grundlegender Bedeutung.

Wenn wir auf den Füßen stehen, befindet sich der Großteil des Körpers unterhalb des Herzens, der Kopf befindet sich hingegen darüber. Das Herz pumpt Blut nach unten zu den Füßen und arbeitet dann gegen die Schwerkraft, um das Blut wieder den ganzen Weg zurück nach oben zu pumpen. Es arbeitet auch gegen die Schwerkraft an, um Blut bis ins Gehirn hochzupumpen. In Umkehrhaltungen werden die gewöhnlichen Effekte der Schwerkraft auf das Kreislaufsystem jedoch umgedreht. Da sich nun der Großteil des Körpers über dem Herzen befindet, wird dieses von seinem üblichen Arbeiten gegen die Schwerkraft befreit. Blut und Lymphe fließen mühelos mit der Schwerkraft von den Füßen zurück zum Herzen. Das sauerstoffarme Blut fließt effizienter zurück zum Herzen, um dort wieder mit Sauerstoff angereichert und aufgefrischt zu werden, und das frische Blut fließt schneller in die Lungen und zum Gehirn. All dies regt den Körper an und lädt ihn förmlich neu auf, indem alle Zellen und Organe genährt werden, was wiederum die Vitalität und die Gesundheit fördert.

Kurz gesagt, stärkt und kräftigt die regelmäßige Praxis von Umkehrhaltungen das Herz und regt den Kreislauf sowie das Lymphsystem an. Außerdem kommen Umkehrhaltungen dem Drüsensystem zugute, das für die Hormonproduktion verantwortlich ist. Hormone regulieren viele Funktionen und Vorgänge im Körper, wie etwa die Fortpflanzung, den Stoffwechsel, die Verdauung, den Schlaf und die Stimmungslage, und beeinflussen auch das Immunsystem. Ein ausgeglichener Hormonhaushalt ist für eine gute seelische und körperliche Verfassung von grundlegender Bedeutung.

Umkehrhaltungen begünstigen das Abfließen von Flüssigkeit aus den Füßen und Beinen in Richtung Oberkörper und können somit bei geschwollenen Beinen und Krampfadern Linderung bringen. Eine erhöhte Blutzirkulation zum Oberkörper hin wirkt sich positiv auf Herz, Lunge und Gehirn aus.

Ähnlich wie für Handbalancen ist auch für diese Haltungen die Ausrichtung der Schultern entscheidend. Im Kopfstand, im Schulterstand und im Pflug ist eine gute Ausrichtung des Nackens unerlässlich. Zu viele Übende haben schon Haltungen wie den Kopfstand oder den Schulterstand ohne angemessene Vorbereitung oder Kenntniss der Ausrichtung praktiziert und dabei Nackenverletzungen erlitten, mit denen sie dann jahrelang zu tun hatten.

Studiere die Schulterausrichtung in den Kapiteln „Übergangshaltungen" und „Handbalancen" (Seite 122 und Seite 134). Übe zunächst eine gute Schulter- und Nackenausrichtung in einfachen Haltungen wie Adho Mukha Shvanasana, Chaturanga Dandasana, Bakasana und Setu Bandha, bis du sie wirklich beherrschst, bevor du dich an komplexen Umkehrhaltungen versuchst, bei denen eine Menge Gewicht auf dem Nacken, den Schultern oder den Handgelenken ruht.

Wähle grundsätzlich zu jeder Zeit eine Yogapraxis, die deiner gegenwärtigen körperlichen Verfassung, deinem aktuellen Energielevel und deinen Bedürfnissen entspricht.

Für Anfänger eignen sich halb umgekehrte Haltungen wie der nach unten schauende Hund und Prasarita Padottanasana (bei denen der Kopf sich unterhalb des Herzens befindet, die Füße jedoch am Boden sind) hervorragend, um Körper, Geist und Kreislaufsystem auf eine volle Umkehrhaltung vorzubereiten.

Umkehrhaltungen während der Menstruation werden nicht empfohlen. Ein Handstand, der für ein paar Sekunden gehalten wird, muss nicht unbedingt schädlich sein. Aber für längere Zeit kopfüber zu verweilen fördert den natürlichen Vorgang der Menstruation nicht unbedingt. Die Menstruation ist eine gute Zeit, um sich auf regenerative Haltungen, Hüftöffner und Haltungen in Rückenlage zu fokussieren. Wie sich eine Frau fühlt und wie sie etwas empfindet, kann während dieser Phase des Zyklus stark variieren. Sei aufmerksam dafür und tu das für dich Richtige. Wähle grundsätzlich zu jeder Zeit eine Yogapraxis, die deiner gegenwärtigen körperlichen Verfassung, deinem aktuellen Energielevel und deinen Bedürfnissen entspricht.

Die körperlichen Vorteile einer regelmäßigen Praxis von Umkehrhaltungen machen eine Auseinandersetzung mit diesen Haltungen lohnenswert. Nimm dir die Zeit, die du brauchst, und arbeite schrittweise daran, die Positionen länger zu halten. Nimm bei deinen Fortschritten auch das sich einstellende Gefühl von Ruhe und Zuversicht wahr. Der Geist ist mit der Zeit weniger aufgewühlt, und die Wahrnehmung wird klarer.

Gegenanzeigen für Umkehrhaltungen

Umkehrhaltungen sind nicht für jede und jeden geeignet. Sie sind nicht ratsam für Menschen mit hohem oder niedrigem Blutdruck oder bei Verletzungen der Halswirbelsäule wie Schleudertrauma oder Bandscheibenvorfall. Umkehrhaltungen sollten auch gemieden werden, wenn man an Kopfschmerzen oder Migräne, an einem Glaukom (einer Erkrankung des Sehnervs) oder an Netzhautablösung leidet, und während der Menstruation.

Handstand-Workshop

Der Handstand ist zu einer sehr beliebten Haltung im Yoga geworden. Man kann dabei viel über Gleichgewicht, über die Aktivierung der Körpermitte und über das Stabilisieren des Schultergürtels lernen. Der Handstand ermöglicht einen Prozess, in dem man Stärke, Mut, Kontrolle und Balance gewinnt.

Sofern du kein Turner bzw. keine Turnerin bist, war das letzte Mal, dass du einen Handstand gemacht hast, vielleicht als Kind beim Spielen im Park. Kinder stürzen sich oft spontan in den Handstand, denn dies drückt perfekt die überschwängliche und verspielte Wesensnatur aus, die wir als Kinder alle kannten. Mögen wir das kindliche Entzücken und die Begeisterung für das Leben durch eine regelmäßige Handstandpraxis wiedererwecken! Betrachte diese Haltung als ein kontinuierliches freudvolles Projekt, das du über Jahre hinweg genießen kannst.

Es gibt viele Wege, diese Haltung anzugehen und die notwendigen Fähigkeiten zu erlangen, um sie auszuführen. In diesem Abschnitt werden einige Ideen vorgestellt, wie man sich darauf vorbereiten kann, schließlich in den vollen, freistehenden Handstand zu kommen. Arbeite dich beim Erlernen der grundlegenden Ausrichtungsprinzipien Schritt für Schritt durch jedes Stadium, während du dich darauf vorbereitest, das volle Körpergewicht auf den Händen zu tragen und das Becken über die Schultern zu bringen.

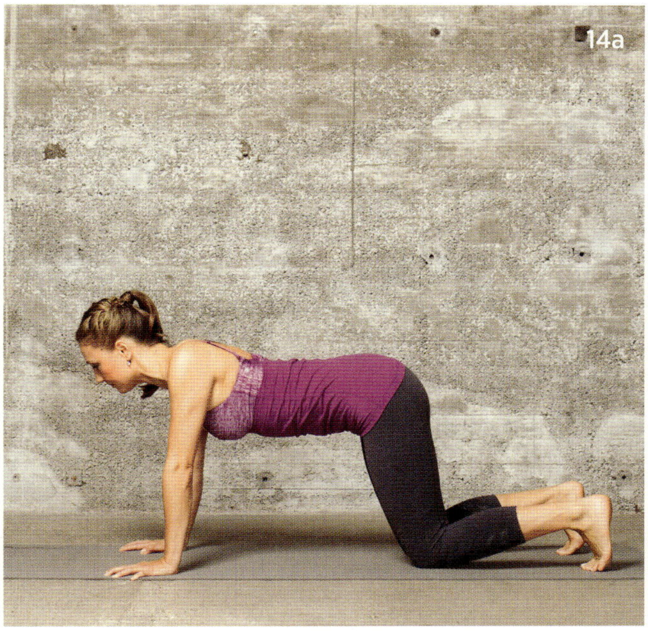

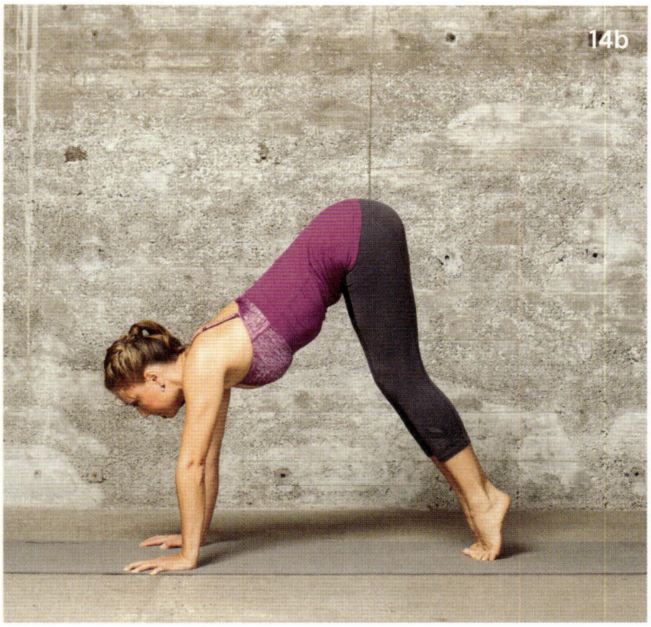

Vorbereitung der Schultern

14a

- Stelle sicher, dass du dich aufgewärmt hast und ein paar Schulterdehnungen ausgeführt hast, um den Brustkorb und den oberen Rücken zu öffnen (z.B. Seite 184).
- Im Vierfüßlerstand lässt du nun den oberen Rücken weich werden („Schmelze im Herzbereich“) und den Brustkorb lässt du sinken, sodass die Oberarmknochen fester in die Schultergelenkspfanne integriert werden. Der obere Rücken sollte flach sein (nicht nach oben gewölbt), die Schulterblätter liegen flach auf dem Rücken an.
- Drücke die Fingerspitzen nach unten, behalte ein gutes Fundament der Hände bei und ziehe die Arme isometrisch zueinander („Ziehe zur Mittellinie“).
- Aktiviere die Muskeln des oberen Rückens, um die Schulterblätter fest auf die Rückseite des Brustkorbs zu ziehen und den gesamten Schultergürtel zu stabilisieren.
- Dies ist die grundlegende Schulterausrichtung für den Handstand: Der Kopf der Oberarmknochen ist „eingestöpselt“, die Schulterblätter liegen flach auf dem Rücken.

14b

Hebe das Becken weit nach oben und wandere nach vorn, während du die Arme senkrecht hältst.

Von der Rückseite des Herzens / dem Zentrum des Brustkorbs aus drückst du fest nach unten, um die Hüften höher zu heben.

Hebe den Bauch an, ziehe ihn nach innen und nach oben und versuche, die Hüften so hoch du kannst anzuheben, während du eine gute Schulterausrichtung beibehältst.

[Halber Handstand: L an der Wand]

15a

- Beginne im Vierfüßlerstand mit den Knien unter den Hüften. Die Arme hälst du senkrecht. Wenn du dich in den Schultern festfühlst, platziere die Hände ein kleines bisschen weiter vorn; die Knie sind dann hinter den Hüften, und du hast einen etwas größeren Abstand zur Wand.

15b

- Wende die Prinzipien für eine gute Schulterausrichtung an (14a) und hebe das Becken.

15c

- Wandere weiter an der Wand nach oben, bis die Füße auf Höhe der Hüften sind. Mit immer noch gebeugten Knien hebst du nun die Hüften höher, sodass sie sich schließlich vertikal über den Schultern befinden.

15d

- Strecke nun die Beine, indem du die Füße fest gegen die Wand drückst.
- Behalte die Kraft in den Armen bei und bewege den Brustkorb in Richtung Wand.
- Atme mehrmals ein und aus, während du dich daran gewöhnst, dein Körpergewicht auf den Händen zu tragen und die Hüften oberhalb der Schultern zu haben.
- Aktiviere mehr Kraft, indem du sowohl mit den Armen als auch mit den Beinen zur Mittellinie ziehst.
- Diese Haltung ist äußerst nützlich, um die für den vollen Handstand nötige Kraft und Beweglichkeit zu entwickeln. Vielleicht magst du nur diese Variante einige Male pro Woche üben und sie dabei jeweils 2 bis 3 Mal wiederholen.

15e

- Ziehe weiterhin mit Armen und Beinen zur Mittellinie, während du ein Bein anhebst. Die Haltung wird umso leichter, je mehr der Körper senkrecht über die Arme kommt.
- Behalte nach wie vor die Kraft in den Armen bei. Die Unterarme hälst du senkrecht. Die Schultern bewegen sich in Richtung des Raumes (d. h. weg von der Wand), und der Brustkorb strebt zur Wand hin.

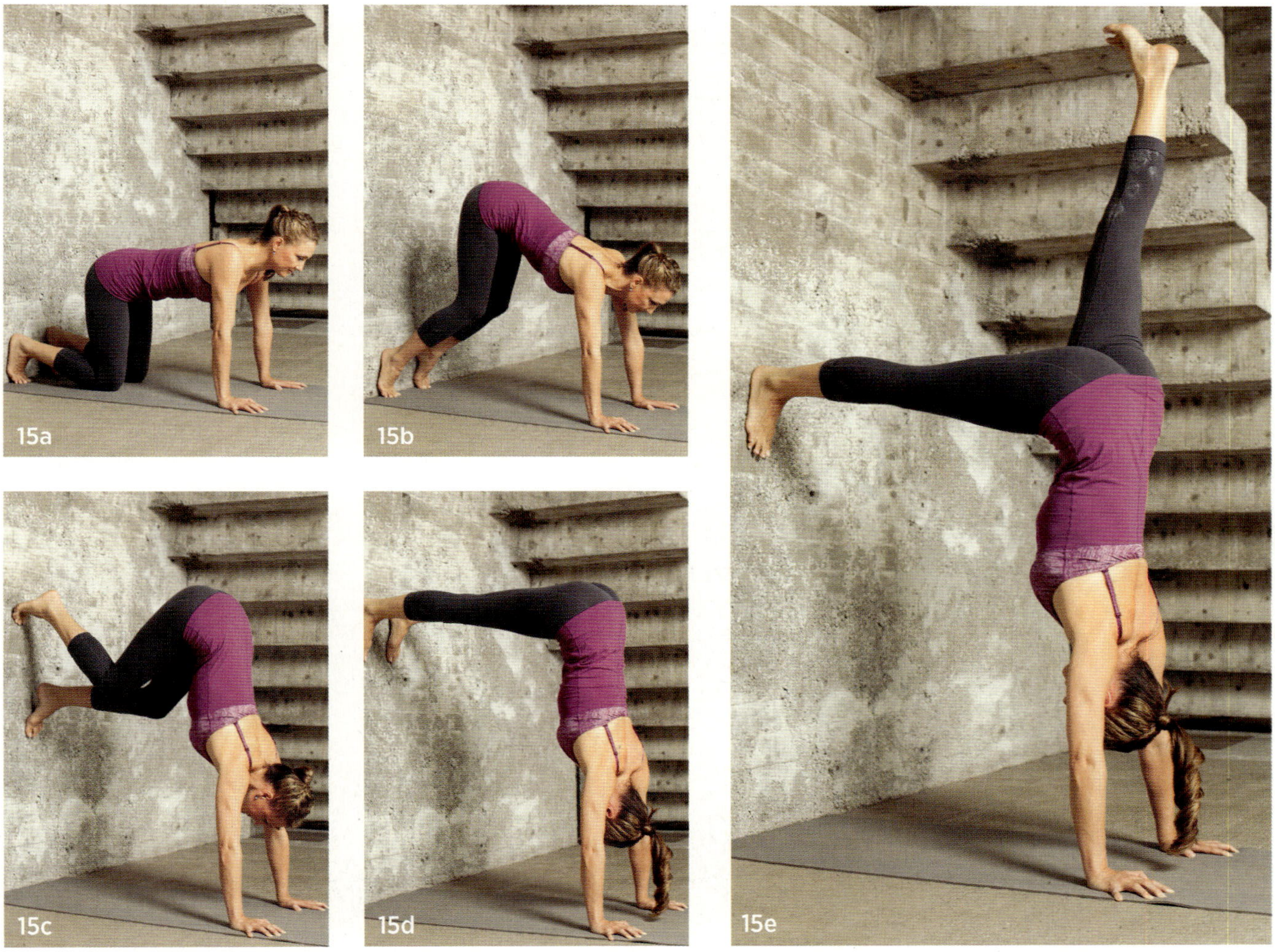
15a
15b
15c
15d
15e

Handstand vor einer Wand

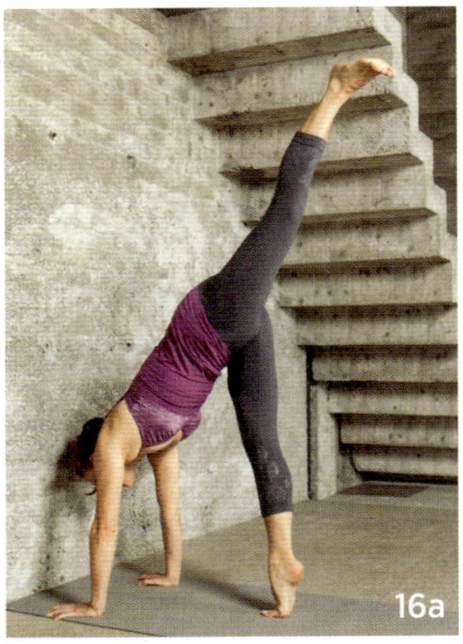

16a

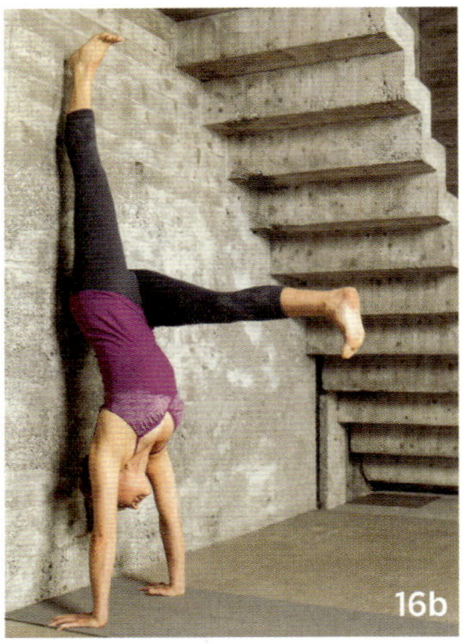

16b

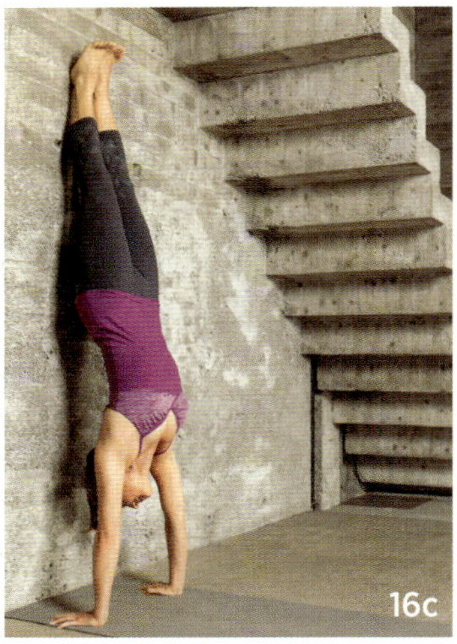

16c

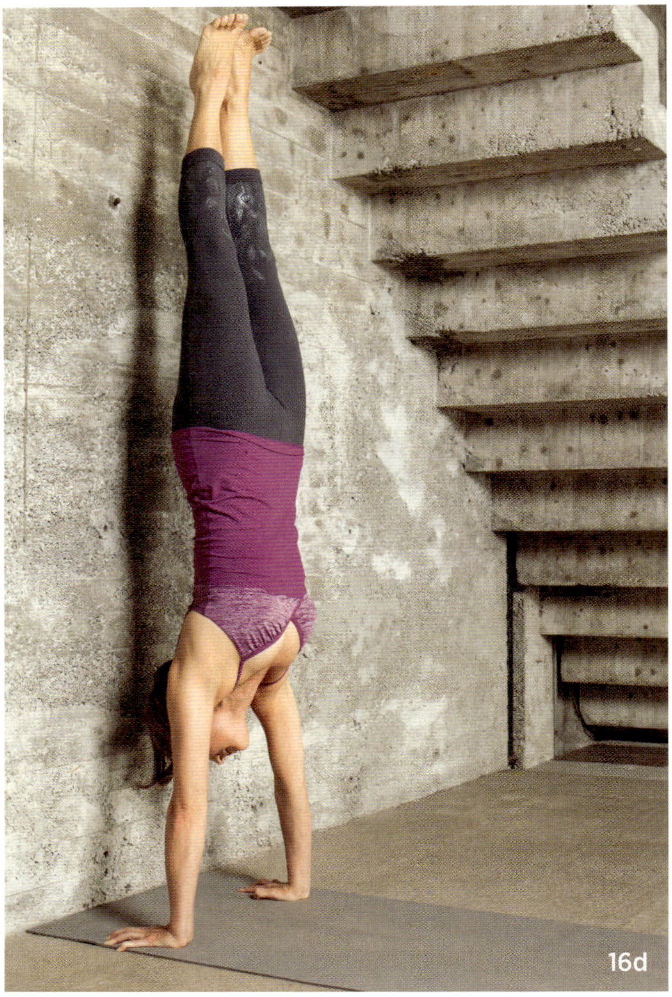

16d

16a

- Setze ein gutes Fundament, die Hände sind dabei nahe an der Wand. Wende die Prinzipien für eine gute Schulterausrichtung an (14a) und atme.
- Hebe ein Bein und drehe die zugehörige Hüfte nach unten, um das Becken parallel zum Boden zu halten. Dadurch wird es einfacher, das Becken gerade nach oben zur Wand und über die Schultern zu bringen.
- Drücke durch die Hände in den Boden und hebe den Bauch nach oben an.

16b

- Halte den Bauch aktiv und drücke dich mit möglichst wenig Schwung vom Boden ab, während du die Beine zueinanderziehst (anstatt das obere Bein nach oben zu schwingen).
- Versuche, die Hüften nahe an die Wand zu bringen noch bevor einer der Füße sie erreicht. Zu lernen, wie man das Becken nach oben bringt, ohne dabei stark mit dem Fuß an der Wand aufzuprallen, ist eine exzellente Übung für Kraft und Kontrolle.
- Halte ein Bein tiefer bzw. halte die Beine etwas voneinander entfernt, um Kraft in den Armen und in der Körpermitte aufzubauen; ziehe dabei aber die Beine isometrisch zueinander hin, um den Bauch noch stärker zu aktivieren. Ziehe die Ferse des oberen Fußes von der Wand weg, um dynamisch auf den Händen zu balancieren.

16c

- Eine weitere Alternative für den Kraftaufbau wäre, dich mit beiden Fersen an der Wand anzulehnen und für einige Atemzüge in dieser Position zu bleiben.
- Du kannst mit einer Stoppuhr arbeiten und dich auf eine Haltezeit von einer Minute steigern, später sogar auf zwei Minuten.
- Atme ruhig und ziehe alle Gliedmaßen zur Mittellinie.

16d

- Wenn du für eine Weile die Umkehrhaltung gehalten hast, wirst du zunächst einmal zurückkommen und dich ausruhen müssen, bevor du diese Balancehaltung an der Wand ausprobierst.
- Stoße dich sanft ab in den Handstand, wie zuvor beschrieben. Du musst dafür nah an der Wand sein.
- Bleibe mit beiden Fersen an der Wand, aktiviere den Bauch (ziehe ihn nach hinten in Richtung Wirbelsäule) und drücke die Beine ganz fest zusammen.
- Nutze die Kraft des Bauches, um die Füße von der Wand wegzuziehen und über den Händen zu balancieren.

Adho Mukha Vrikshasana
voller Handstand

Einer der Hauptgründe dafür , den Handstand zu praktizieren, ist pures Vergnügen. Die Essenz dieser Haltung ist verspielte, lebensbejahende Überschwänglichkeit! Nachdem du mit den vorbereitenden Übungen Kraft und Selbstvertrauen entwickelt hast, kannst du an einem freistehenden Handstand arbeiten.

Woher du weißt, dass du dafür bereit bist? Es ist wichtig, dass du an der Wand die Arme gestreckt halten kannst und die Hüften über die Schultern bringen kannst. Um dies zu schaffen, müssen die Schultern und der obere Rücken beweglich genug sein, damit du im Stehen die Arme anheben und die Oberarme neben den Ohren halten kannst.

Um dich vom Boden wegzudrücken, wird ein gewisser Grad an Beweglichkeit in den Hüften und in den Beinen benötigt, da du in einer tiefen Vorbeuge bist, wenn du die Hände platzierst, um das Fundament zu setzen. Armkraft ist gar nicht so entscheidend, wie man denken könnte. Die Fähigkeit, den Bauch zu aktivieren und die Beine zueinanderzuziehen, ist genauso wichtig.

Zusätzlich zu mehr Kraft und gesteigertem Körperbewusstsein liegen die Vorzüge dieser Haltung auch darin, dass die Stimmung sich aufhellt und das Selbstvertrauen einen Schub erhält.

FORM UND FUNDAMENT

17a

- Setze die Hände so auf dem Boden auf, dass die Handgelenke direkt unter den Schultern sind. Übende, die sich im oberen Rücken und in den Schultern steif fühlen, können die Hände ein bisschen weiter auseinander platzieren.
- Halte die vordere Linie der Handgelenke parallel zur Vorderkante der Matte und die vier Eckpunkte beider Hände, insbesondere die Zeigefingerballen, auf der Matte.
- Die Arme sind senkrecht. Sobald du oben in der Haltung bist, befinden sich Hüften, Beine und Füße genau über den Schultern.

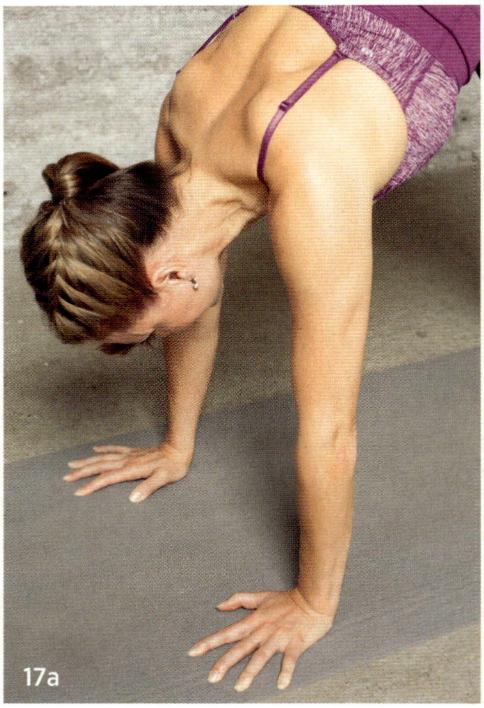

17a

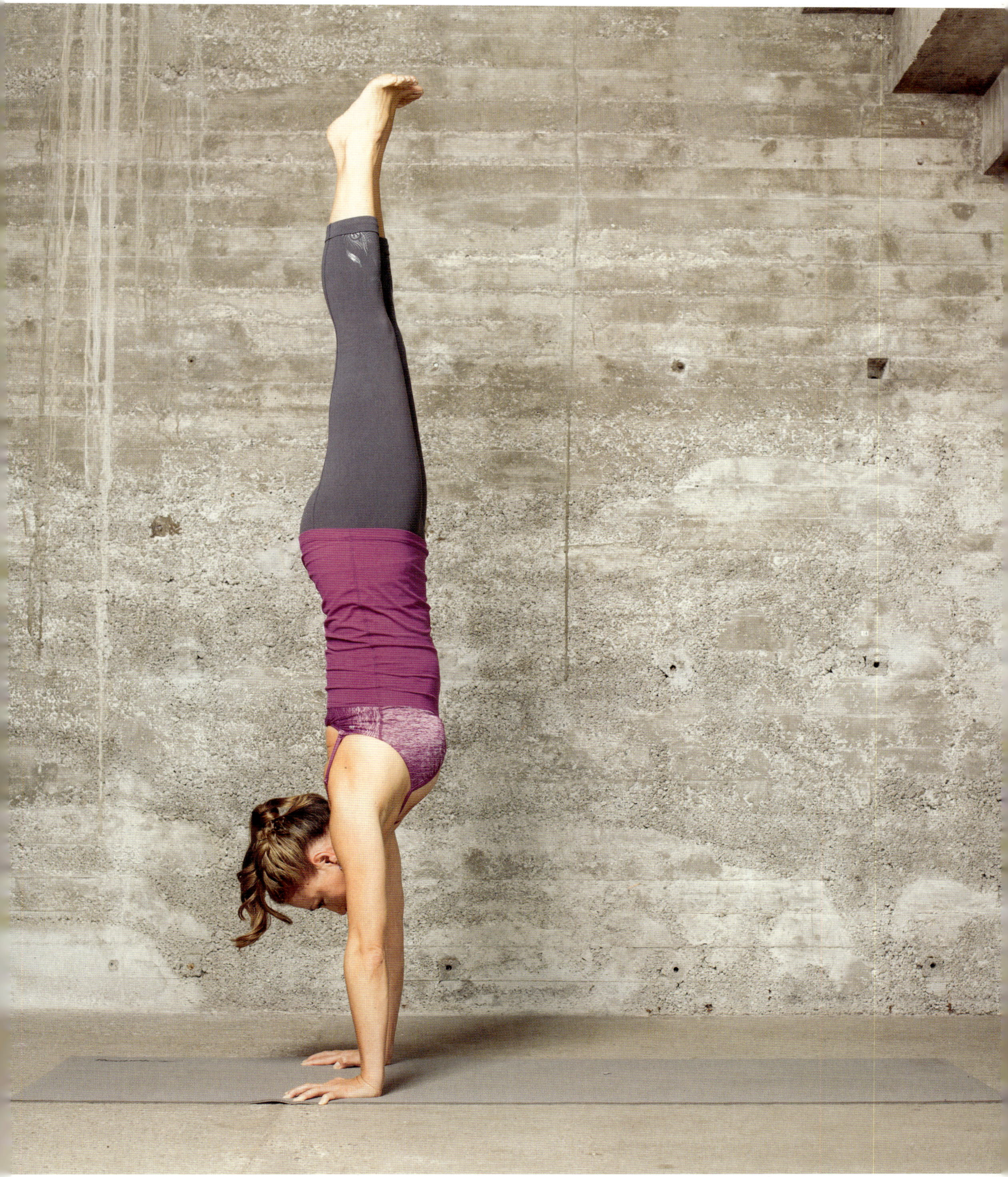

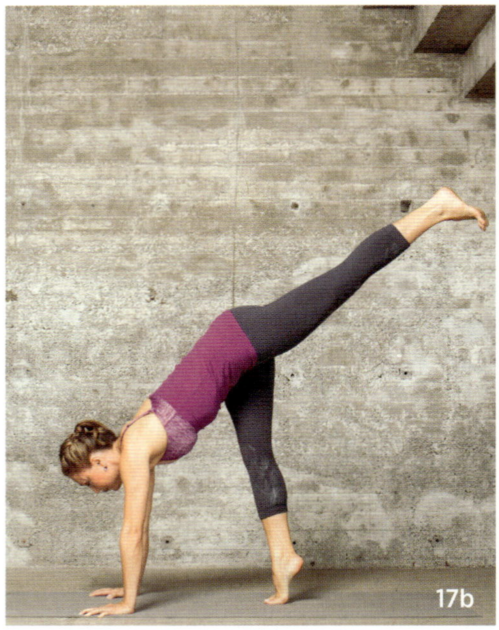

Ausrichtung

17b

- Mache dich bereit, dich nach oben abzustoßen. Hebe ein Bein und drehe die entsprechende Hüfte nach unten, um beide Hüften auf einer Ebene zu halten.
- Kralle die Fingerspitzen in den Boden, ziehe die Arme zur Mittellinie und die Schulterblätter auf den oberen Rücken.
- Presse von der Rückseite des Herzens / vom Zentrum des Brustkorbs nach unten ins Fundament und hebe den Bauch an.
- Beziehe die Beine stärker ein, indem du die Zehen zu dir heranziehst. Ziehe die Beine isometrisch zueinander und bemühe dich, die Hüften höher zu heben, indem du die Beine nach innen und zueinanderziehst, während du mit den Händen nach unten drückst.

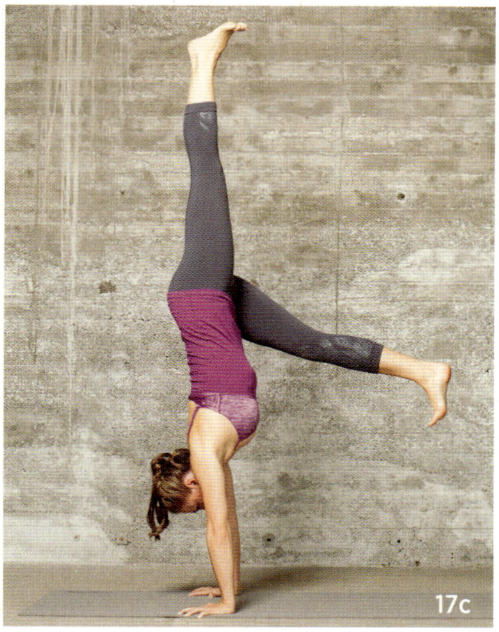

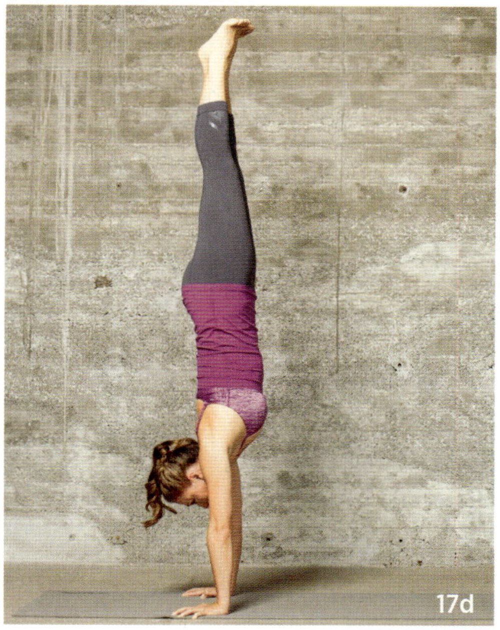

17c

- Drücke dich mit so wenig Schwung wie möglich mit einem Bein nach oben ab, um die Hüften über die Schultern zu bringen.
- Das obere Bein kann senkrecht gehalten werden oder ein bisschen weiter nach hinten schwingen, während du dich bemühst, das Becken direkt über den Schultern auszubalancieren. Ziehe in jedem Fall die Beine weiterhin zueinander.

17d

- Bringe die Beine zusammen, sodass sie sich berühren, sobald du das Gleichgewicht gefunden hast.
- Bleibe stabil, indem du die Beine zusammendrückst; aktiviere das Gesäß und ziehe den Bauch nach hinten in Richtung Wirbelsäule.
- Presse vom Herzen aus ins Fundament hinein und schiebe die Füße höher.

Shirshasana I
der Kopfstand I

Der Kopfstand ist eine wundervolle Haltung, die Körper, Geist und Seele große Gesundheit und Vitalität schenken kann. Er wird in alten Texten über Hatha Yoga als „Leben spendendes Juwel" gelobt, und in einer Schrift wird die Geschichte eines Weisen erzählt, der durch die Praxis des Kopfstands übernatürliche Kräfte erlangte. Täglich für eine Stunde im Kopfstand zu verweilen, verhindert – so heißt es – vollkommen den Alterungsprozess. Obwohl diese Behauptung übertrieben erscheint, so ist sie dennoch ein Hinweis auf die gesundheitsförderlichen Wirkungen, in deren Genuss man durch eine regelmäßige Kopfstandpraxis kommen kann. Um diese Wirkungen, die der Kopfstand zu bieten hat, voll auszuschöpfen, empfehlen sich längere Haltephasen. Dies wird Anfänger/-innen nicht sofort möglich sein, und auch nicht für jemandem mit Nackenproblemen (siehe bitte die Gegenanzeigen auf S. 149), aber wenn man regelmäßig und mit einer guten Ausrichtung von Nacken und Schultern übt, wird eine Haltezeit von drei Minuten für die meisten machbar. Erfahrene Übende mit einem starken Nacken stellen vielleicht fest, dass sie den Kopfstand fünf bis zu zehn Minuten halten können.

Von allen Umkehrhaltungen beeinflusst der Kopfstand die Wirkungen der Schwerkraft auf den Kreislauf und auf das Lymphsystem am stärksten (der Nutzen dieses Einflusses ist auf S. 148 beschrieben). Insbesondere wird der Blutfluss zum Gehirn verstärkt, wodurch sämtliche Gehirnzellen genährt und gestärkt werden. Im Gehirn sind die Hypophyse und die Zirbeldrüse angesiedelt, die eine große Rolle für unsere Gesundheit und Vitalität spielen. Die Zirbeldrüse produziert Hormone, die den Schlaf regulieren. Hinter den Augen im Zentrum des Kopfes gelegen, reagiert sie auf Dunkelheit und Licht. Sie enthält photorezeptive Zellen – was eine mögliche Erklärung für die Vorstellung eines dritten Auges liefert. Die Hypophyse reguliert viele lebenswichtige physiologische Prozesse, darunter Wachstum, Blutdruck, Stoffwechsel, Milchbildung, Regulierung der Körpertemperatur und Schmerzlinderung.

Das regelmäßige Üben des Kopfstands gilt als gedächtnisfördernd und konzentrationsstärkend. Nimm dieses „Leben spendende Juwel" in deine Praxis auf, um es auszuprobieren und selbst die Wirkungen zu prüfen.

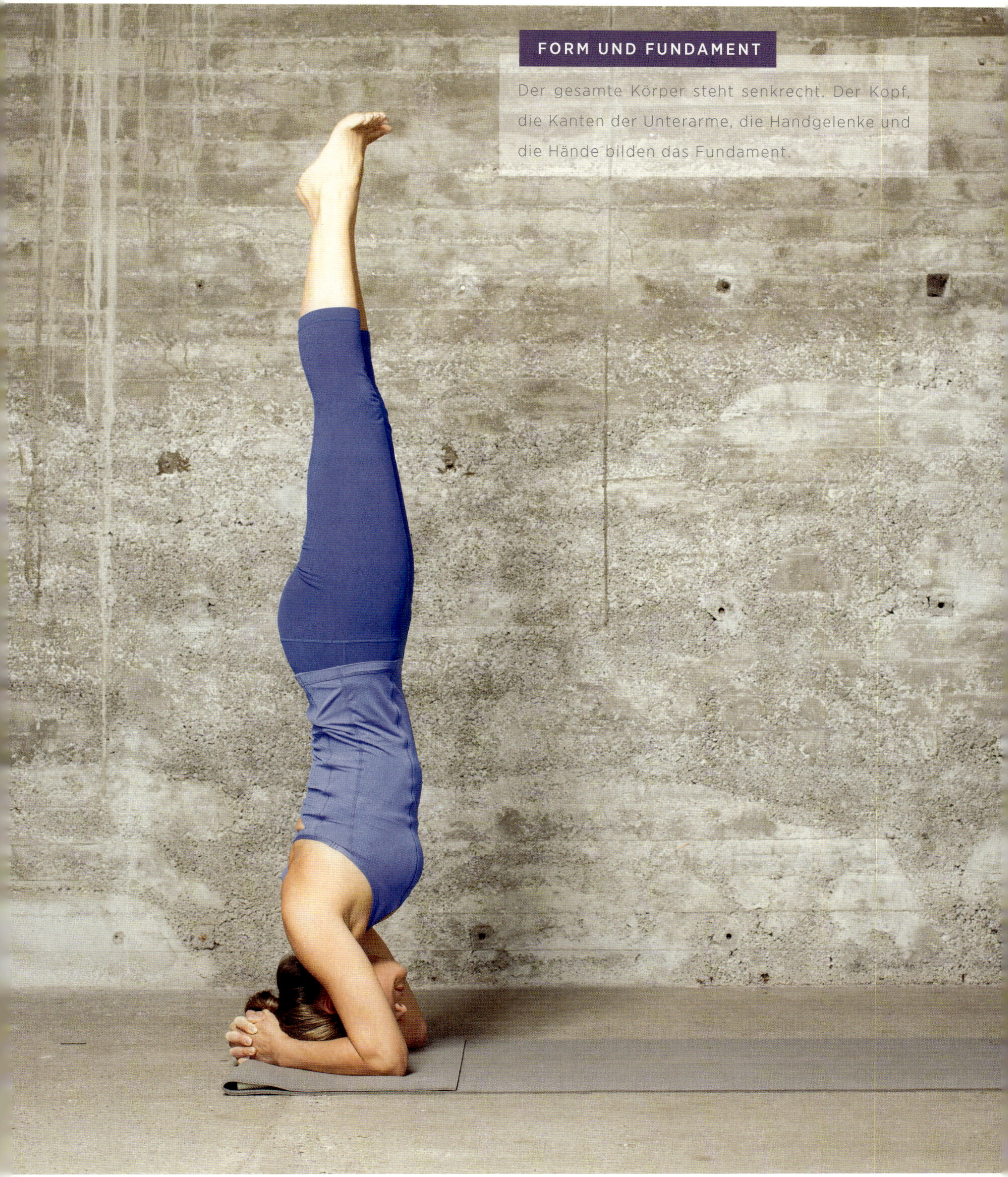

FORM UND FUNDAMENT

Der gesamte Körper steht senkrecht. Der Kopf, die Kanten der Unterarme, die Handgelenke und die Hände bilden das Fundament.

Ausrichtung

18a

- Übe vor einer Wand, solange du den Kopfstand erst noch erlernst. Vielleicht benötigst du sie gar nicht, aber es ist gut zu wissen, dass sie da ist.
- Platziere die Unterarme auf einer gefalteten Matte, mit den Händen zu „einer Faust" verschränkt; die Ellenbogen sind nicht weiter als schulterbreit auseinander. Die Außenkante des kleinen Fingers befindet sich knapp über der Kante der gefalteten Matte. Das mindert den Druck auf den kleinen Finger, der im Kopfstand entstehen wird.
- Atme aus, bringe dabei den Brustkorb nach unten und bewege die Schultern in Richtung Körperrückseite.

18b

- Bringe den Kopf so mit dem Scheitel zum Boden, dass er in Richtung Stirn Kontakt zum Boden herstellt. Der Hinterkopf ruht zwischen den Innenseiten der Handgelenke.
- Ziehe die Schultern zur Körperrückseite und drücke die Hände nach unten, während du mit den Füßen nach vorn wanderst, um die Hüften anzuheben.

18c

- Hebe ein Bein und drücke weiterhin den Kopf nach unten. Behalte eine sanfte Wölbung im Nacken bei (anders ausgedrückt: Lass den Nacken nicht flach werden). Den Kopf in den Boden zu pressen gibt dem Nacken mehr Unterstützung und verhindert eine Stauchung der Halswirbelsäule. Übe den Kopfstand nicht mit passivem Nacken.
- Für Anfänger/-innen oder für Übende, die sich nicht sicher sind, ob ihr Nacken stark genug ist, um einen vollen Kopfstand zu stützen, ist dies eine sehr gute Position, um für einige Atemzüge zu verweilen, die Haltung danach aufzulösen und sich auszuruhen.

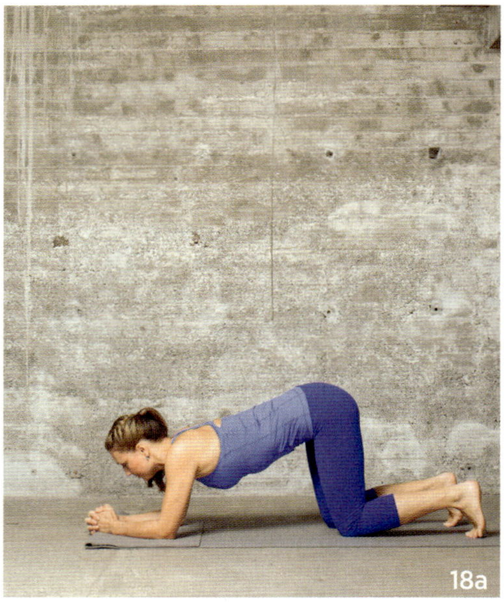
18a

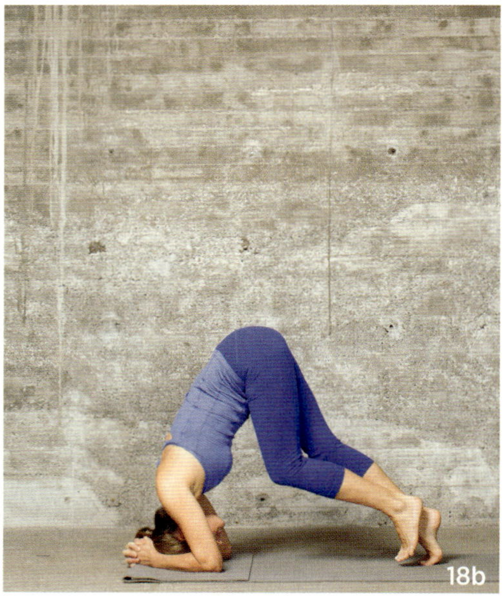
18b

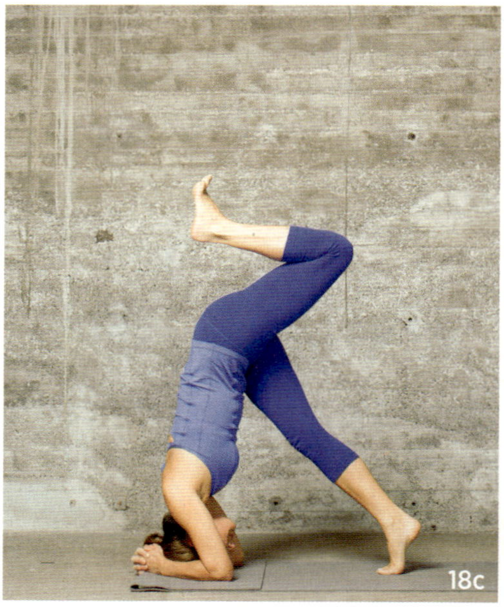
18c

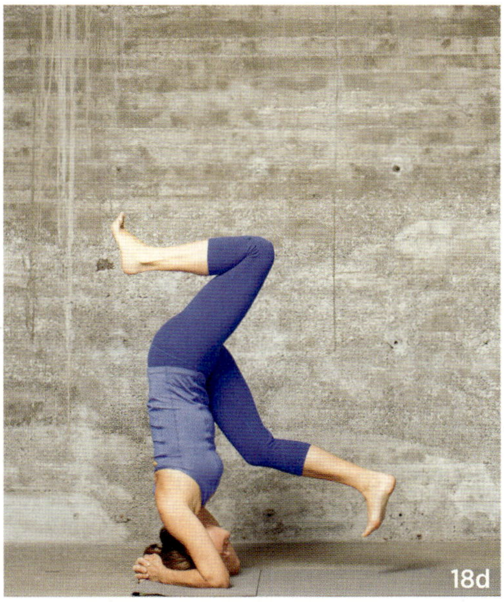

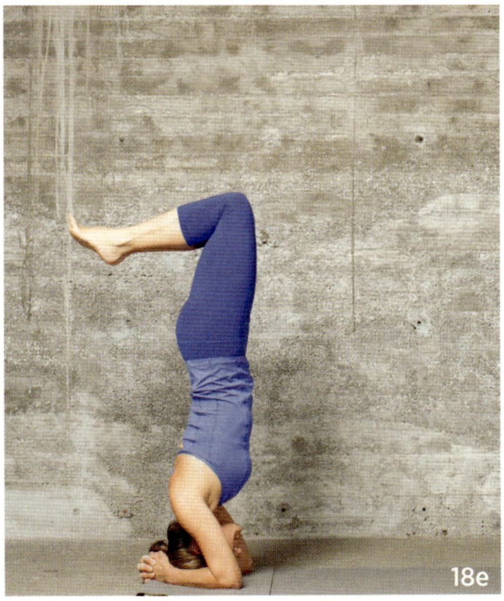

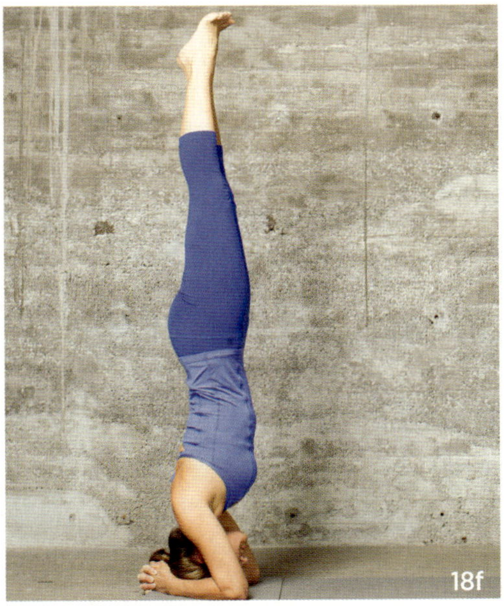

18d

- Achte darauf, nicht nach oben zu springen. Drücke dich stattdessen hoch, indem du Kopf, Handgelenke und Unterarme nach unten presst, während du den Bauch und die Hüften anhebst.

18e

- Drücke die immer noch gebeugten Beine zusammen. Hebe die Knie hoch, mit dem Ziel, die Oberschenkel in die Senkrechte und die Knie über die Schultern zu bringen.
- Halte die Hände fest verschränkt und das Fundament stabil.

18f

- Während du Kopf und Handgelenke nach unten drückst, hebst du die Füße an, um dich in den vollen Kopfstand zu strecken.
- Arbeite weiterhin daran, die Haltung zu stabilisieren: Drücke die Beine zusammen, ziehe die Schultern in Richtung Rücken und nimm den Bauch in Richtung Wirbelsäule.
- Atme tief. Du kannst eine Stoppuhr verwenden, um mit der Zeit die Haltephasen zu steigern.

Sarvangasana
der Schulterstand

In einer Welt voller Menschen, die unter Nackenverspannungen und Verspannungen im oberen Rücken leiden, ist die Idee, den Nacken und die obere Brustwirbelsäule auf diese extreme Art zu strecken, sehr verlockend. Allerdings können ein schwacher Nacken und ein steifer oberer Rücken den Druck dieser extremen Vorwärtsbeuge nicht leicht aushalten. Diese Haltung sollte zurückhaltend unterrichtet und praktiziert werden. Sie gehört zu den Haltungen, die bei Anfänger/-innen am häufigsten zu Verletzungen führen.

Es ist dafür eine große Beweglichkeit der oberen Brustwirbelsäule erforderlich. Man sollte sich zuerst mit Haltungen wie dem nach unten schauenden Hund (Seite 122), der Kobra (Seite 200), Setubandha (Seite 207) und den Schulterdehnungen (Seite 184) die nötige Beweglichkeit und Öffnung im oberen Rücken und in den Schultern erarbeiten.

Der Schulterstand und die Variation Viparita Karani sind beruhigende Haltungen, die relativ leicht für mehrere Minuten gehalten werden können. Sie sind auch sehr effektiv, um Blut und Lymphflüssigkeit aus geschwollenen Beinen und Füßen abfließen zu lassen und die Blutzirkulation zu erleichtern, was nützlich sein kann, um den Druck in Krampfadern zu lindern.

Die Form der Haltung führt dazu, dass sich Blut im oberen Brustkorb und am Halsansatz konzentriert. Deshalb wird der Schulterstand oft bei Fehlfunktionen der Schilddrüse empfohlen. Man nimmt an, dass erhöhter Blutzufluss und Druck in diesem Bereich eine ausgleichende Wirkung auf die Schilddrüse und die Nebenschilddrüse haben, welche den Stoffwechsel regulieren. Dies kann für Frauen in der Menopause und in der Prämenopause hilfreich sein. Dennoch sollte man sich dem Harmonisieren des Hormonsystems mithilfe von Yoga besser ganzheitlich nähern. Es gibt nicht eine ganz bestimmte Haltung, die ein spezifisches Problem allein beheben kann. Um einen Nutzen davon zu haben, solltest du den Schulterstand in eine grundlegende und umfassende Praxis integrieren und diese regelmäßig so praktizieren.

Da die meisten Yogastudios nicht über ausreichend Hilfsmittel verfügen, um einen gut ausgerichteten Schulterstand zu ermöglichen, fokussieren sich die folgenden Anleitungen auf Alternativen und auf spezifische Anweisungen, um den Nacken ohne zusätzliche Hilfsmittel zu schützen.

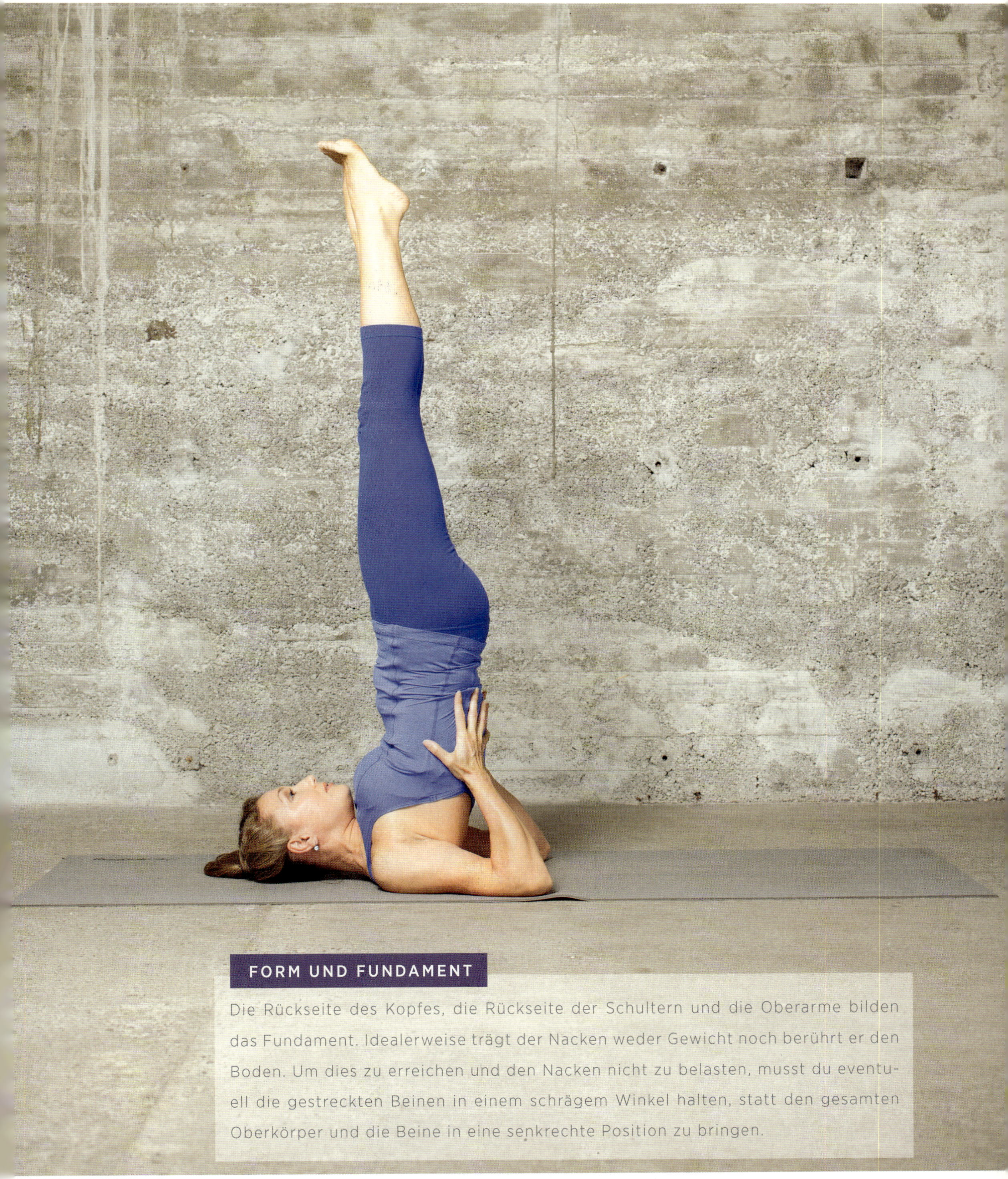

FORM UND FUNDAMENT

Die Rückseite des Kopfes, die Rückseite der Schultern und die Oberarme bilden das Fundament. Idealerweise trägt der Nacken weder Gewicht noch berührt er den Boden. Um dies zu erreichen und den Nacken nicht zu belasten, musst du eventuell die gestreckten Beinen in einem schrägem Winkel halten, statt den gesamten Oberkörper und die Beine in eine senkrechte Position zu bringen.

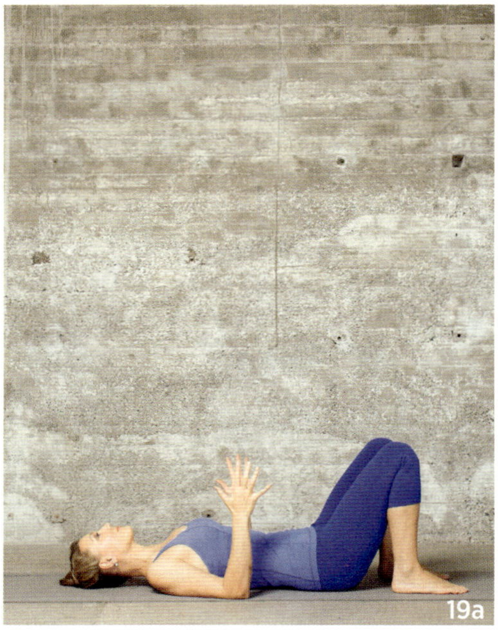
19a

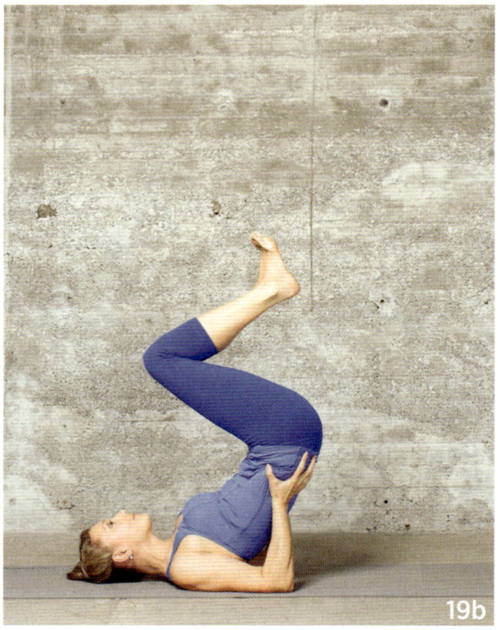
19b

Ausrichtung

19a

- Drücke Ellenbogen, Schultern und Hinterkopf in den Boden, bis sich der Nacken wölbt und du spüren kannst, dass die Muskeln entlang der Halswirbelsäule aktiviert sind.

19b

- Behalte die leichte Wölbung im Nacken bei, während du sanft die Beine und die Hüften nach oben schwingst und die Hände auf dem Rücken platzierst.
- Bringe die Schultern und die Oberarme weiter unter den Rücken, um eine sichere Basis zu schaffen. Der Hinterkopf bildet ebenfalls einen Teil des Fundaments. Drücke ihn weiterhin in den Boden, um den Nacken stark zu halten.

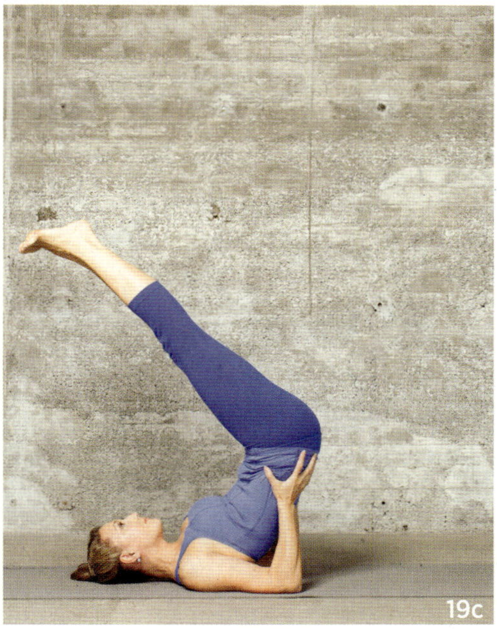

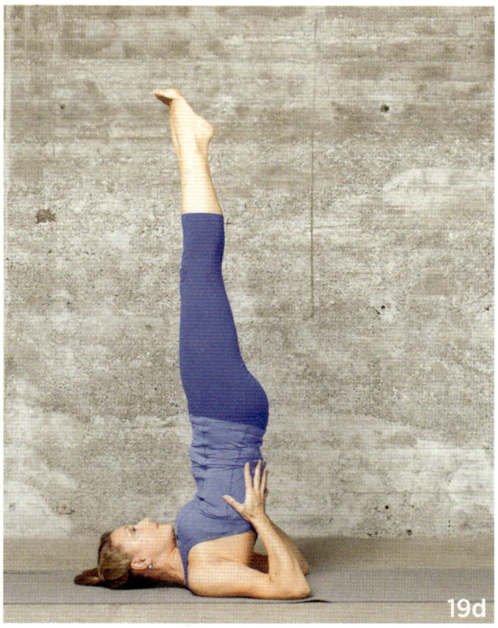

19c

- Strecke langsam die Beine aus. Diese Position mit gestreckten, aber in einem Winkel gehaltenen Beinen (Viparita Karani) ist eine gute Alternative, falls du im senkrechten Schulterstand zu viel Druck auf dem Nacken spürst. Wenn es aber möglich ist, eine leichte Wölbung im Nacken beizubehalten, und wenn kein Druck auf der Halswirbelsäule ist, dann gehe zum nächsten Schritt über.

19d

- Drücke den Hinterkopf nach wie vor in den Boden, damit das Kinn nicht zur Brust sinkt.
- Halte den Nacken stark. Hebe Brust, Hüften und Füße höher. Bewege dich auf eine senkrechte Haltung zu; bringe Hüften und Füße jedoch nur dann über die Schultern, wenn der Nacken nicht belastet wird. Kehre in Position 19c zurück, wenn der volle Schulterstand für deinen Nacken zu intensiv ist. Arbeite auf eine Haltephase von ein bis zwei Minuten hin.
- Um die Haltung aufzulösen, komm wieder in Position 19c. Strecke die Arme aus, mit den Handflächen auf der Matte, und nimm sie zu Hilfe, um dich auf den Boden abzurollen. Hebe dabei leicht den Kopf an und nimm das Kinn in Richtung Brust, während du dich nach unten zurückrollst. Ruhe dich dann in der Rückenlage aus.

CORE-STABILITÄT

Die physische Yogapraxis bietet viele Möglichkeiten, den Körper zu stärken. Dennoch gab es ursprünglich im Hatha Yoga nicht die Absicht, ein umfassendes System bereitzustellen, um den Körper zu trainieren. Mit der Zeit sind die Asanas anstrengender und athletischer geworden. Viele Haltungen erfordern eine starke Körpermitte bzw. sogenannte Core-Stärke – die Fähigkeit, den Beckenboden und die Bauchmuskulatur zu aktivieren. Deiner Yogapraxis einige Übungen hinzuzufügen, um die Körpermitte zu stärken, wird Stabilität im Innersten deines Körpers (Core) entwickeln. Du wirst also lernen, wie man die Bauchmuskeln und den Beckenboden aktiviert, und dadurch wird es viel einfacher werden, Core-Stabilität in deine Asana-Praxis zu integrieren.

Diverse Muskelschichten, einige vertikal, andere diagonal, bilden um die Taille herum eine Art stützendes Korsett. Vom Ansatz des Brustbeins bis zum oberen Rand des Beckens gibt es nur weiches Gewebe. Es sind die Bauchmuskeln, die diesem Bereich des Körpers Halt geben. Die verschiedenen Bauchmuskeln, die den mittleren Teil des Oberkörpers umgeben, ermöglichen auch Bewegung (z. B. das Beugen zur Seite und Drehbewegungen).

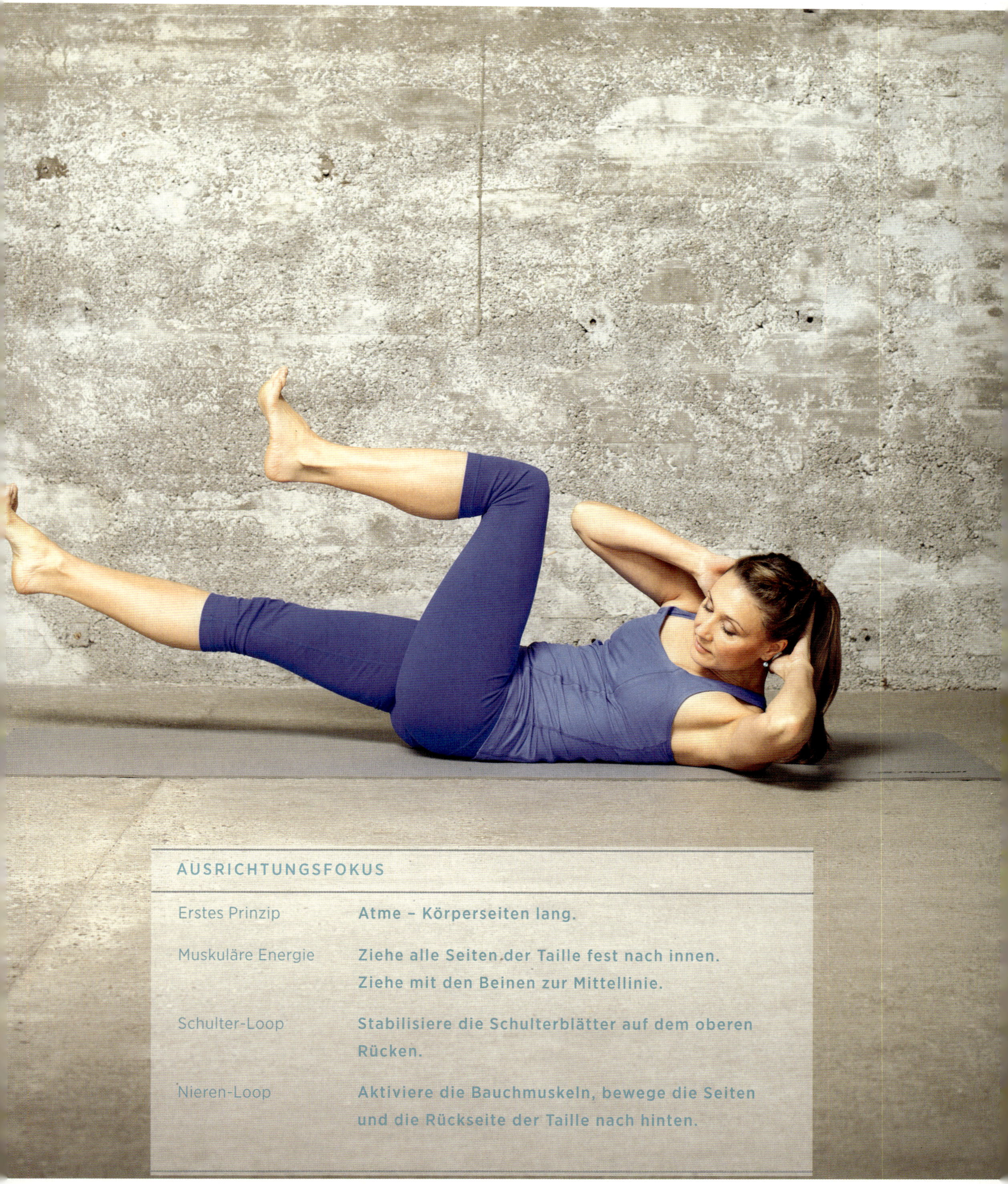

AUSRICHTUNGSFOKUS

Erstes Prinzip	**Atme – Körperseiten lang.**
Muskuläre Energie	**Ziehe alle Seiten der Taille fest nach innen. Ziehe mit den Beinen zur Mittellinie.**
Schulter-Loop	**Stabilisiere die Schulterblätter auf dem oberen Rücken.**
Nieren-Loop	**Aktiviere die Bauchmuskeln, bewege die Seiten und die Rückseite der Taille nach hinten.**

In Handbalancen wie Bakasana, in denen der Rücken gerundet ist, bringt ein starkes Nach-innen- und Nach-oben-Ziehen des Bauches einen größeren Zug nach oben und mehr Kontrolle in die Haltung. Bevor du jedoch lernst, die Bauchmuskulatur in einer gerundeten Position anzuspannen, beginne mit „neutraler" Wirbelsäule, und zwar auf dem Rücken liegend.

Finde auf der Körperrückseite die natürliche Kurve in der Lendenwirbelsäule, indem du den oberen Rand des Kreuzbeins nach innen kippst. Die Taille hebt sich dadurch vom Boden ab. Es entsteht eine leichte Kurve, die sich vom oberen Rand des Kreuzbeins bis knapp unter den Ansatz der Schulterblätter erstreckt. Am leichtesten findet man diese Kurve, wenn man mit gebeugten Beinen auf dem Rücken liegt; die Füße sind dabei auf dem Boden aufgestellt. Die Rückseite der Taille berührt dann den Boden nicht, das Schambein ist nicht höher als die Hüftknochen.

Wenn du das Becken in die andere Richtung kippst, indem du den oberen Rand des Kreuzbeins und die Taille in den Boden drückst, wirst du fühlen, wie sich der Bauch anspannt. Allerdings werden dabei nur die oberflächlicheren Bauchmuskeln aktiviert. Das Becken auf diese Weise zu kippen (d.h. wenn das Schambein höher ist als die Hüftknochen und die natürliche Wölbung in der Lendenwirbelsäule verlorengeht) bezieht eine Kontraktion der Hüftbeuger mit ein. Bedingt durch unseren Lebensstil und unsere Haltungsgewohnheiten (viele sitzende Tätigkeiten!) sind diese Muskeln, allen voran der Psoas, bei den meisten Menschen ohnehin schon verkürzt. Es sollte vermieden werden, den Psoas noch mehr unter Spannung zu setzen, während man Bauchmuskeln trainiert. Mehr über den Psoas und über die Hüftbeuger erfährst du im Kapitel über Hüften und Schultern (Seite 178).

Die Kraft, die aus den tiefsten Bereichen des Körpers kommt, baut Selbstsicherheit und Zuversicht auf.

Den Psoas zu kontrahieren und die natürliche Wölbung in der Lendenwirbelsäule (Lendenlordose) flach werden zu lassen, schwächt den unteren Rücken; die Muskeln und Bänder um die Wirbel herum verlieren an Tonus und werden überdehnt. Die natürliche Kurve (d. h. eine neutrale Wirbelsäule) beizubehalten, während man Core-Training durchführt, ist gesünder für die Wirbelsäule. So wird verhindert, dass der Psoas überbeansprucht wird, und es erhöht die Fähigkeit, die tieferen Schichten der Bauch- und der Beckenbodenmuskulatur einzubeziehen. Die tiefere Schicht der Bauchmuskulatur anzusprechen funktioniert am besten, wenn der Beckenboden aktiviert ist.

Deshalb: „Behalte die Kurve bei und sorge dafür, dass sie lang bleibt". Ziehe den Nabel in Richtung Wirbelsäule und nach oben in Richtung Brustbein, ohne den unteren Rücken abzuflachen oder die Hüftbeuger einzubeziehen. Spanne den gesamten Bereich um die Taille herum an. Wie ein Stück Kaugummi, an dem man von zwei Seiten zieht, wird die Taille länger und schmaler. Tue genau das mit deiner Taille – mache sie länger und schmaler. Verlängere dann das Steißbein und rolle dessen Spitze nach vorn in Richtung Schambein, ohne das Becken zu kippen. Du solltest spüren, wie der Beckenboden aktiviert wird. Das Steißbein zu „verlängern" oder „wegzuschieben" erfordert Einfühlungsvermögen, da es einfacher wäre, das Becken zu kippen und die Lendenlordose zu verlieren. Achte stattdessen darauf, die natürliche Wölbung in der Lendenwirbelsäule aufrechtzuerhalten, und nimm wahr, wie sich der Unterbauch festigt und sich die Taille in die Länge zieht, wenn du den Beckenboden auf diese Weise aktivierst.

Die Bauchmuskelübungen, die in diesem Abschnitt vorgestellt werden, arbeiten nach dem folgenden Prinzip: Halte das „Muskelkorsett" fortwährend angespannt und bleibe im Bauchbereich absolut stabil, während du die Beine und den Oberkörper bewegst. Die verschiedenen Muskeln, die die Körpermitte stabilisieren, werden dabei gefordert. Behalte eine leichte Lendenlordose vom oberen Rand des Kreuzbeins bis zum letzten Brustwirbel T12 (direkt über der Taille), um bei deinem Core-Training eine Beanspruchung des Psoas und anderer Hüftbeuger zu vermeiden.

Diese Art des Einsatzes der Muskeln um die Taille sollte dich größer, nicht kleiner machen. Den Raum zwischen Becken und Brustkorb vergrößern zu können wird dir in vielen Stehhaltungen und Rückbeugen gute Dienste erweisen, in denen man sonst dazu tendiert, im unteren Rücken einzusinken. Wenn dann Bauchmuskulatur und Beckenboden mehr Tonus gewinnen und die Körpermitte gut stützen, wirst du es leichter finden, dich fließend zu bewegen und die Schultern zu entspannen. Von der emotionalen Seite her betrachtet, baut die Kraft, die aus den tiefsten Bereichen des Körpers kommt, Selbstsicherheit und Zuversicht auf.

Navasana
das Boot

Navasana fördert Kraft und Gleichgewicht. Es stärkt die Muskeln und Organe im Bauchbereich. Der Tonus der hinteren Muskulatur, vor allem im Nierenbereich wird ebenfalls gekräftigt. Durch ihre Intensität stärkt diese Haltung sowohl Körper als auch Geist.

FORM UND FUNDAMENT

Das Fundament von Navasana ist die Basis des Beckens. Du sitzt mit geradem, zurückgelehntem Oberkörper und streckst die Beine nach oben, sodass der Körper die Form eines V bildet. Die Arme können nach vorne ausgestreckt oder mit den Handflächen vor der Brust zu Anjali Mudra zusammengeführt werden.

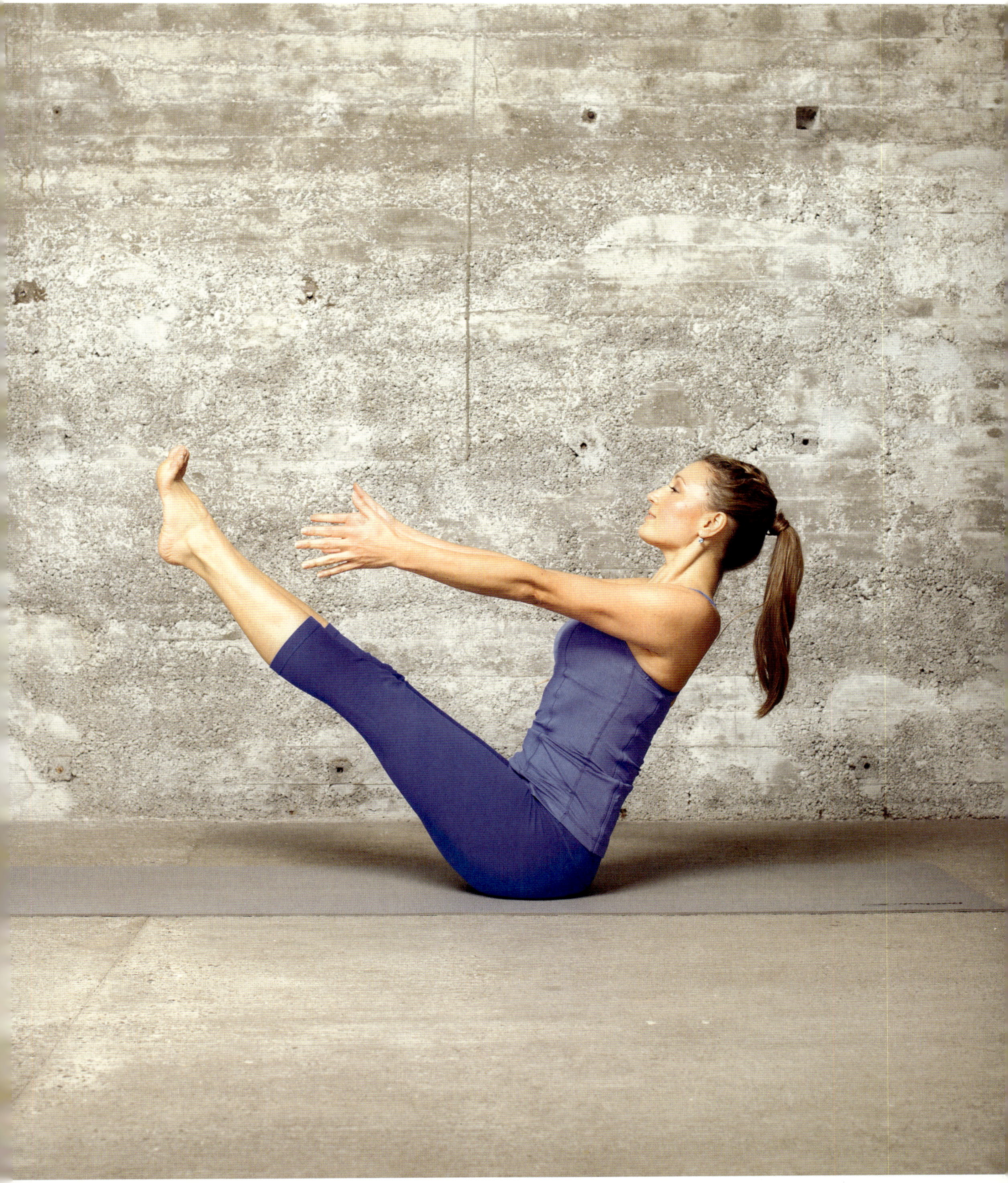

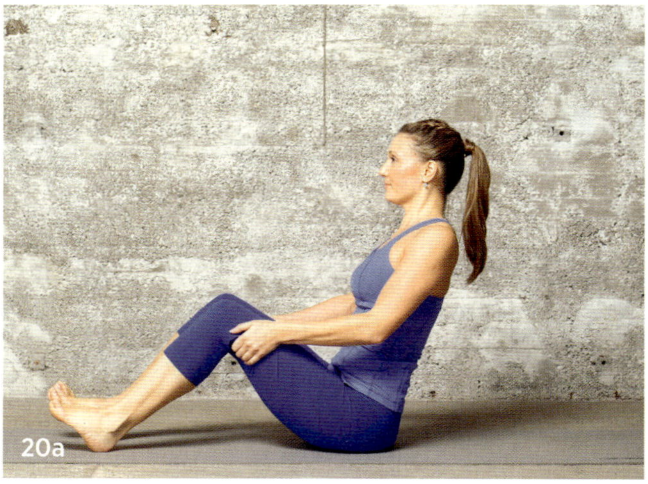

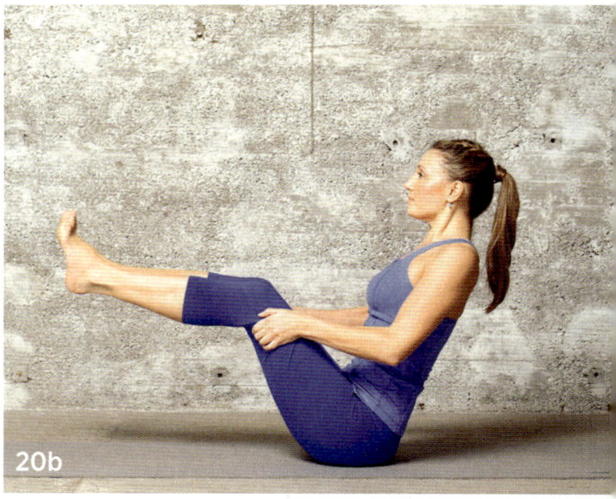

Ausrichtung

20a

- Halte die Rückseiten der Oberschenkel mit den Händen. Presse mit den Fersen nach unten und ziehe sie in Richtung Hüften. Nutze diese Aktion, um den unteren Rücken nach innen und oben zu bringen.
- Lehne dich leicht zurück, hebe den Brustkorb an und ziehe die Schulterblätter auf den oberen Rücken.
- Ziehe nun mit der Ausatmung den Nabel nach innen in Richtung Wirbelsäule und nach oben in Richtung Brustbein, ohne dass sich dabei der untere Rücken rundet.
- Spanne die gesamte Umgebung der Taille vom oberen Rand des Beckens bis zum Brustkorb an. Mache die Taille länger, stärker und schmaler.

20b

- Halte die Körpermitte stabil: Hebe einen Fuß nach dem anderen auf Kniehöhe an, ohne im unteren Rücken oder im Bauch irgendetwas zu verändern.
- Drücke die Beine zur Mittellinie, um die Bauchmuskulatur stärker zu aktivieren. Ziehe dabei die Knie aber nicht näher zu dir heran. Drücke stattdessen die Oberschenkel in die Hände, um die Knie von dir weg zu halten. Das wird den Hüftbeugemuskel des Psoas etwas „ausschalten".
- Die Schultern sind hinten, der Bauch ist fest angespannt, den Halsbereich hältst du offen. Atme.

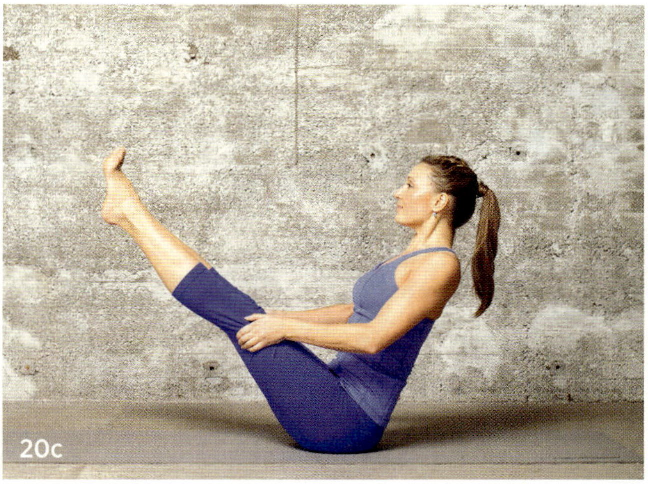

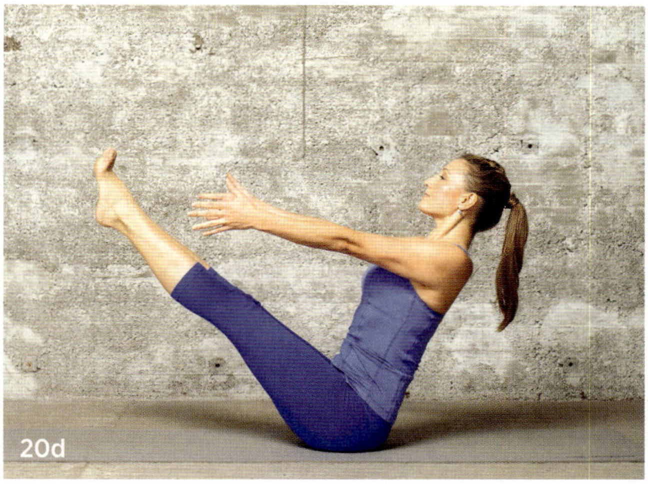

20c

- Strecke die Füße nach vorne – aber nur so weit, wie es dir möglich ist, ohne den unteren Rücken zu runden. Wenn du merkst, dass du im unteren Rücken einsinkst, dann senke die Füße so weit ab, dass du das Kreuzbein wieder anheben kannst.
- Wenn du noch nicht die Kraft hast, beide Füße anzuheben und dabei eine gute Ausrichtung im unteren Rücken beizubehalten, setze die Fersen wieder auf dem Boden ab (1a) und hebe von hier aus die Füße im Wechsel einzeln an.

20d

- Halte die Körpermitte stark und strecke die Arme nach vorne. Ziehe die Schultern in Richtung Körperrückseite, öffne im Halsbereich und halte die Wirbelsäule lang.
- Eine schöne Alternative besteht darin, die Hände in Anjali Mudra zusammenzubringen, sodass die Handflächen vor dem Herzen gegeneinanderdrücken. Nutze den Druck der Handflächen, um die Schultern nach hinten zu bringen und den Herzbereich noch mehr zu öffnen.

20e

- Variation von Navasana zu Ardha Navasana.

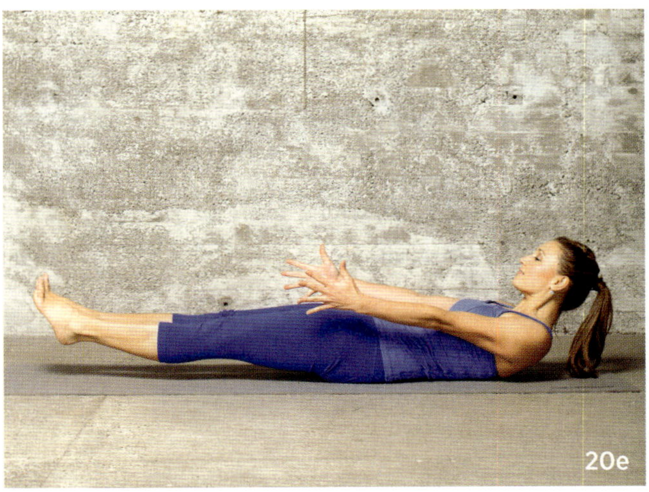

Radfahren in der Luft mit „Crunches“

Befolge all die Prinzipien, die in der Einleitung zu diesem Abschnitt über Core-Stabilität und für Navasana beschrieben sind.

21a

- Finde die die natürliche Kurve in der Lendenwirbelsäule und atme aus, um das „Bauchmuskelkorsett“ zu aktivieren und die Muskeln um die Taille anzuspannen.

21b

- Während du in der Körpermitte stabil bleibst, hebst du zuerst den einen Fuß bis auf Kniehöhe an, dann auch den anderen. Behalte eine neutrale Wirbelsäule bei, d.h. eine leichte Innenwölbung in der Lendenwirbelsäule.

21c

- Verschränke die Hände hinter dem Kopf. Halte die Ellenbogen weit auseinander, während du Kopf und Schultern vom Boden abhebst. Lass dabei den unteren Rücken nicht flach werden und lass auch keine Veränderung in der Bauchgegend zu – bleibe stark.
- Ziehe mit den Beinen zur Mittellinie hin und spanne den Bauch noch mehr an.

21d

- Strecke das rechte Bein aus, sodass es fast den Boden berührt. Halte das gebeugte Knie auf Distanz, ziehe es nicht zum Brustkorb hin. Es zu dir hinzuziehen würde den unteren Rücken flach werden lassen und die Hüftbeuger aktivieren. Indem du das Knie auf Entfernung hältst, sorgst du dafür, dass die Bauchmuskeln den „Crunch“ erhalten, und nicht der Psoas.
- Vermeide es, am Nacken zu ziehen, indem du die Ellenbogen weit auseinander hältst, während du ausatmest und den Brustkorb nach links drehst. Halte das linken Knie über der Hüfte oder drücke es sogar noch etwas weiter weg, um die Bewegung intensiver zu spüren.

21e

- Atme ein und kehre zu Position 21c zurück.
- Atme aus und drehe den Brustkorb nach rechts, während du das linke Bein bis fast auf den Boden absenkst. Wiederhole dies mehrmals.

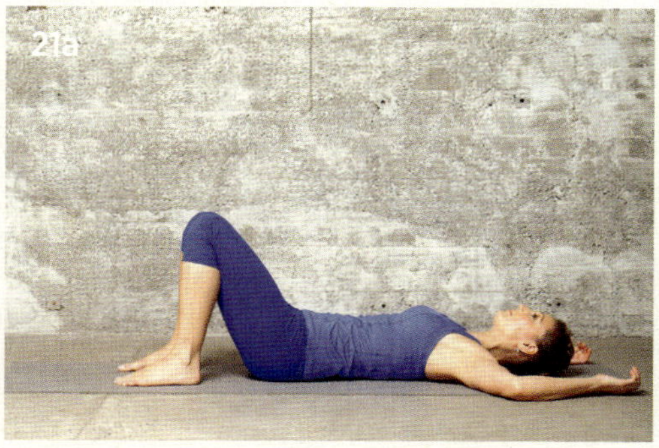
21a

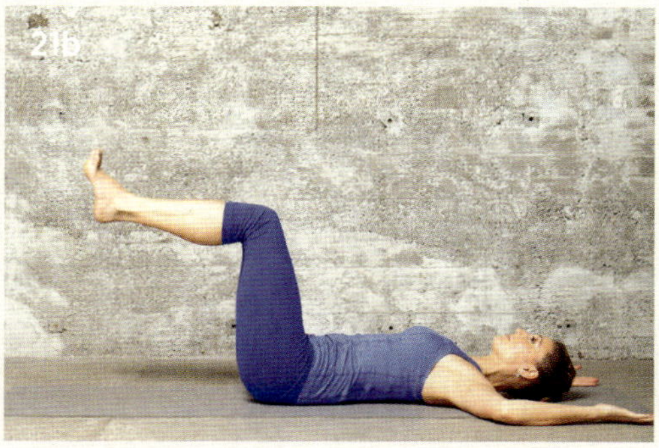
21b

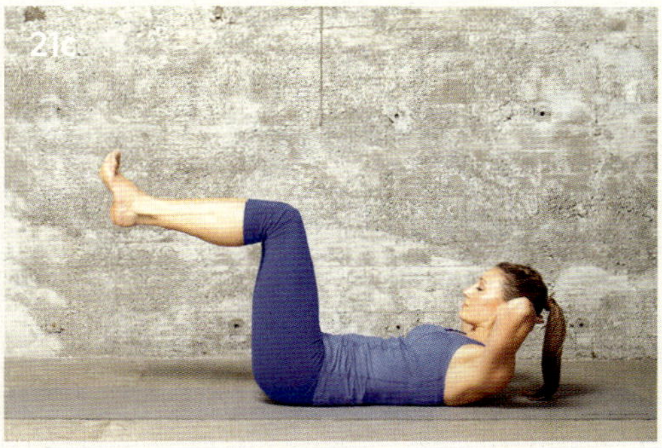
21c

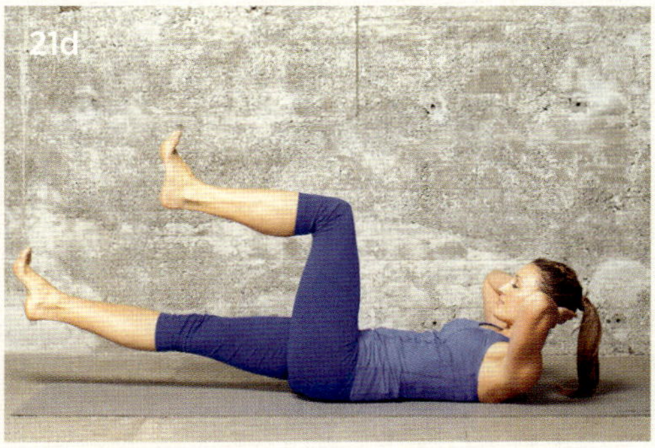
21d

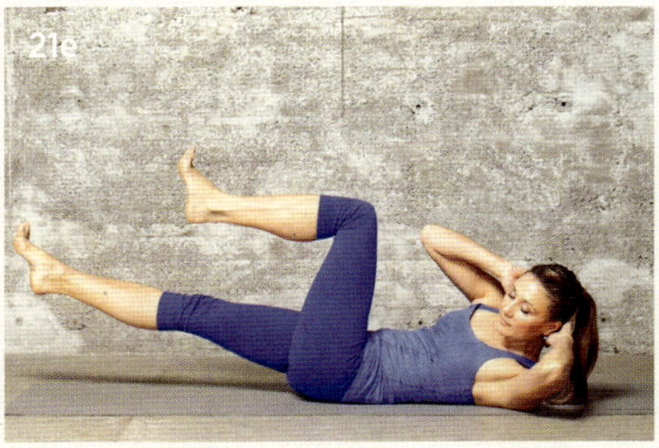
21e

HÜFT-, OBERSCHENKEL- UND SCHULTERDEHNUNGEN

Die Hüften und die Schultern sind für den Körper Tore zur Freiheit. Indem man diesen großen Gelenken mehr Freiheit gibt, gewinnt man für die gesamte Haltung mehr Leichtigkeit in der Bewegung.

Hüft- und Schulter-„Öffner“ sind die Haltungen, die die Muskulatur und das Gewebe um diese Gelenke herum dehnen. Die Beweglichkeit wird erhöht, und das Gelenk fühlt sich offener an. Es besteht nicht die Absicht, das Gelenk wörtlich genommen zu öffnen oder zu destabilisieren. Sowohl Hüften als auch Schultern sind Kugelgelenke mit einem kugelförmigen Gelenkkopf und einer Gelenkpfanne – der Kopf des Oberarmknochens bzw. des Oberschenkelknochens muss fest in die Gelenkpfanne integriert bleiben, während man sich dehnt und das volle Spektrum an Bewegungsmöglichkeiten erkundet.

Ein wenig Schulteranatomie und -ausrichtung wurde im Abschnitt über die Handbalancen (Seite 134) bereits erklärt. Der Fokus lag darauf, wie man den Kopf des Oberarmknochens in die Gelenkpfanne integriert und den Schultergürtel stabilisiert, indem man die Schulterblätter aktiv auf den oberen Rücken zieht. Wenn es um das Öffnen der Schultern geht, sind die gleichen Aktivitäten zur Integration (den Kopf des Oberarmknochens in die Gelenkpfanne „einstöpseln“) und der Stabilisierung wichtig.

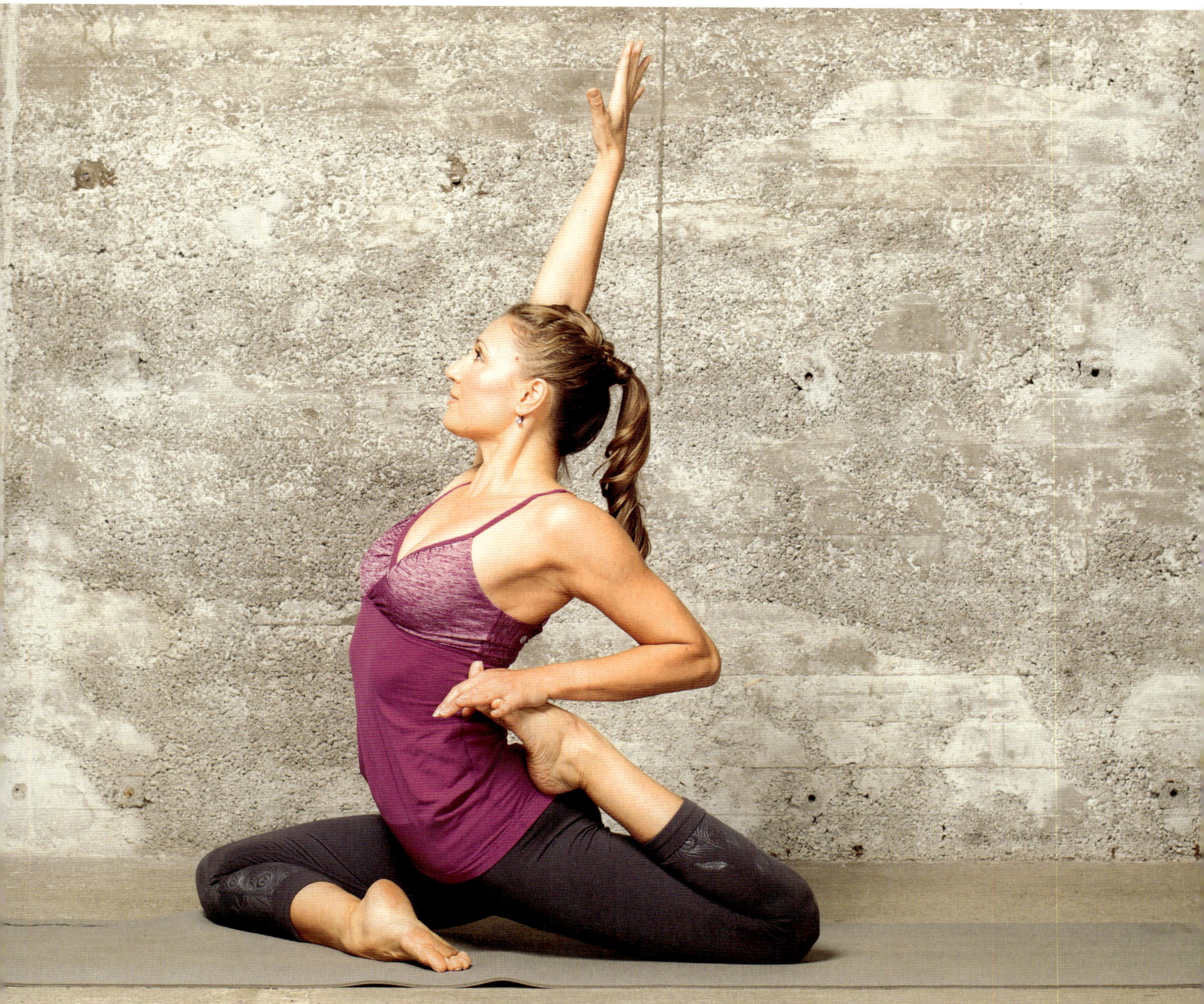

AUSRICHTUNGSFOKUS

Erstes Prinzip	**Atme, dehne den inneren Körper aus und öffne den Halsbereich.**
Muskuläre Energie	**Behalte die Schultern hinten.** **Ziehe mit den Schienbeinen zur Mittellinie.**
Innere Spirale	**Bewege die Oberschenkel nach hinten und auseinander.**
Äußere Spirale	**Länge das Steißbein nach unten und hebe den Unterbauch an.**

Von Schulteröffnern profitieren nicht nur die Schultern selbst durch mehr Bewegungsspielraum, sondern auch der Brustkorb und der obere Rücken werden beweglicher. Den Kopf des Oberarmknochens nach hinten zu bewegen dehnt und öffnet den Brustbereich. Der größte Brustmuskel, Pectoralis major, setzt am Brustbein an, verläuft quer über den Brustkorb und bis zum Oberarmknochen, an dem er ansetzt. Wenn er verspannt ist, zieht er die Schultern nach vorn, und der obere Rücken rundet sich. Wenn die Schultern nach vorn gezogen werden und der obere Rücken rund wird, ist es nahezu unmöglich, die Arme so anzuheben, dass sie neben dem Kopf gerade nach oben zeigen. Dieser Grad der Schulterbeweglichkeit wäre für Haltungen wie den Handstand und Urdhva Dhanurasana nötig.

Verspannte Brustmuskeln, aber auch schwache Muskeln des oberen Rückens sind oft ein Grund, wenn die Schultern nach vorn rollen und die Brustgegend sich zusammenzieht oder „zumacht". Die modernen Haltungsgewohnheiten, wie etwa beim stundenlangen Arbeiten am Computer oder beim Autofahren, verlängern erheblich die Zeit, während deren wir täglich die Arme vor den Oberkörper bringen. Außerdem sind die Wirkungen der Schwerkraft stärker spürbar, wenn wir müde sind oder uns niedergeschlagen fühlen. Der Kopf sinkt, die Schultern hängen nach vorn und unten, der obere Rücken rundet sich, und der Oberkörper sinkt ein. Hebe deshalb die Körperseiten von der Taille bis zu den Achselhöhlen an, bewege die Schultern nach hinten, öffne den Halsbereich und hebe den Kopf, um dieser häufigen Fehlhaltung entgegenzuwirken.

Die Kombination der Aktivitäten, zum einen die Köpfe der Oberarmknochen hinten zu halten und zum anderen die Schulterblätter zur Rückseite des Herzens zu ziehen, öffnet nicht nur Brustkorb und Schultern, sondern mobilisiert auch die obere Brustwirbelsäule, einen der steifsten Bereiche des Körpers. Indem man Kopf und Schultern nach hinten bewegt und die Schulterblätter auf den oberen Rücken zieht – die unteren Spitzen zeigen nach vorn zum Herzen –, wird die Muskulatur des oberen Rückens aktiviert (insbesondere die Rhomboiden), und die obere Brustwirbelsäule kann in eine weniger gerundete Form bewegt werden. Mit der Zeit und mit verbessertem Muskeltonus in der Körperrückseite kannst du mühelos eine gute Körperhaltung beibehalten.

Verspannte Brustmuskeln, aber auch schwache Muskeln des oberen Rückens sind oft ein Grund, wenn die Schultern nach vorn rollen und die Brustgegend sich zusammenzieht oder „zumacht“.

Hüftöffner arbeiten mit demselben Prinzip wie Schulteröffner: Es wird eine gute Gelenkstabilität erzeugt, indem der Kopf des Oberschenkelknochens, auch Femurkopf genannt, in die Gelenkpfanne integriert wird. Damit wird auch das Gewebe um das Gelenk herum gedehnt. Ähnlich wie die Köpfe der Oberarmknochen „eingestöpselt“ bleiben, indem man sie in Richtung Körperrückseite bewegt (Seite 136, Handbalancen), erfordert auch die gute Integration des Hüftgelenks eine Bewegung zur Körperrückseite.

„Oberschenkel nach hinten“ ist eine einfache Art, sich daran zu erinnern, wie man allgemein eine gute Haltung und eine gute Hüftausrichtung aufrechterhält. Eine gängige Fehlausrichtung besteht darin, „zusammenzusacken“ und dem oberen Teil der Oberschenkelknochen zu erlauben, nach vorn zu drücken. Dies erzeugt Druck auf die Hüftbeuger, die Hüftgelenke und den unteren Rücken. Die Oberschenkelknochen in Richtung Körperrückseite zu bewegen verbessert sofort die Haltung und vermindert den Druck. Verkürzte Quadrizepse (Muskeln an der Vorderseite der Oberschenkel) und Hüftbeuger sind oft ein Grund dafür, dass die Oberschenkelknochen nach vorn gezogen werden. Stelle deshalb sicher, dass du in die Aufwärmphase deiner Praxis einige Oberschenkeldehnungen mit einbaust.

Die große Herausforderung bei Hüftöffnern und Oberschenkeldehnungen ist, den Femurkopf hinten in der Gelenkpfanne zu halten und das Gelenk während des Dehnens zu integrieren. Wenn der Femurkopf nach hinten in die Gelenkpfanne rollt, wird er besser bedeckt, und dies bedeutet eine gleichmäßigere Verteilung des Drucks auf das Gelenk. Die Leisten sollten weich und „hohl“ sein, d.h. sich leicht nach innen wölben. Die Oberkante des Beckens kippt nach vorn, und die natürliche Wölbung der Lendenwirbelsäule intensiviert sich. Wenn die Leisten hart sind und nach vorn drücken und die Lendenlordose flach ist, ist dies ein Anzeichen dafür, dass der Femurkopf nach vorn kommt und sich aus der optimalen Bedeckung durch die Gelenkpfanne wegbewegt, wodurch eine Belastung der Hüftgelenke entsteht.

Schulterdehnungen, Hüftöffner und Oberschenkeldehnungen sind nicht nur für sich selbst genommen befreiend, sondern stellen auch wichtige Vorbereitungen für eine tiefe und zufriedenstellende Rückbeugenpraxis dar.

Einige der wichtigsten Muskeln, die es zu dehnen gilt, um die Hüftbeweglichkeit zu verbessern, sind die Adduktoren (innere Oberschenkel), der Quadrizeps (Vorderseite der Oberschenkel), der Psoas (Vorderseite der Hüften) und die Außenrotatoren, wie z.B. der Piriformis (Rückseite der Hüften). Diese Muskeln können alle verhärtet sein – durch Stress, durch Bewegungsmangel und durch ungünstige Haltungsgewohnheiten.

Die Adduktoren erhalten in vielen Standhaltungen eine gute Dehnung, siehe Prasarita Padottanasana, Trikonasana, Virabhadrasana II und Parshvakonasana (Seite 114). Die Außenrotatoren können gut in Haltungen wie der Vorbereitung auf die Taube (Vorbereitung auf Eka Pada Rajakapotasana) angesprochen werden. Der Psoas hingegen kann schwerer erreichbar sein.

Der Psoas ist in Verbindung mit dem Iliacus (Darmbeinmuskel; zusammen mit dem Psoas: Iliopsoas) der Stärkste der Hüftbeugemuskeln. Seine primäre Funktion ist, den Oberschenkel nach vorn und nach oben zu ziehen. Er verläuft vom inneren, oberen Oberschenkel über die Vorderseite der Hüftgelenke, um eine Verbindung mit dem unteren Rücken herzustellen – namentlich zur Lendenwirbelsäule und zum T12, dem letzten Brustwirbel. Wenn dieser Muskel verspannt oder kontrahiert ist, zieht er den Oberschenkelknochen nach vorn, bringt Spannung auf die Hüften und flacht die Lendenwirbelsäule ab.

Diese tiefe Verbindung von Ober- und Unterkörper wird von Bodyworkern und Physiotherapeuten als unser am meisten gestörter Muskel bezeichnet. Er ist ein hochgradig emotionaler Muskel, denn er ist an das Nervensystem und an unsere Kampf-oder-Flucht-Reaktion gekoppelt. Stress jeglicher Art führt zur Kontraktion des Psoas, weil sich unser Körper darauf vorbereitet, entweder wegzulaufen oder zu kämpfen.

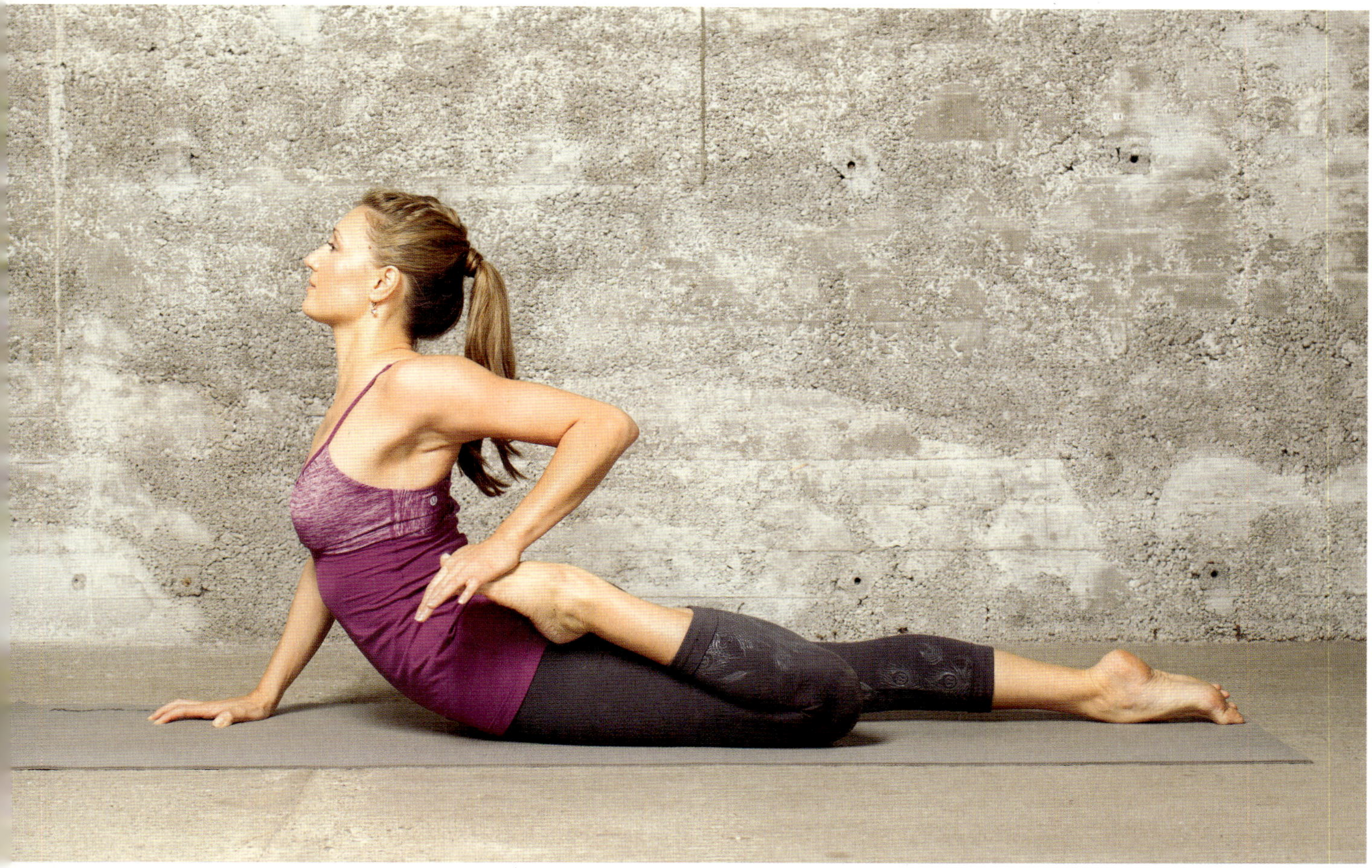

In unserem modernen Leben müssen wir nicht mehr an jeder Ecke mit Gefahren rechnen, vor denen unsere Vorfahren noch fliehen mussten, aber dennoch sind wir am Rennen – um Deadlines einzuhalten, Erwartungen zu erfüllen und um erfolgreich genug zu sein. Unser Nervensystem kann den Unterschied zwischen diesem „unbedeutenden" Stress (z.B. weil wir in unserem Job spät dran sind) und lebensbedrohlicher Gefahr nicht erkennen. Die Oberschenkelknochen nach hinten zu bewegen hat einen beruhigenden Effekt auf das Nervensystem und holt uns raus aus dem Kampf-oder-Flucht-Modus, zurück in den Zustand von „Ruhen und Verdauen".

Wir alle fühlen uns manchmal unter Druck und erleben in unterschiedlichem Maße Ängstlichkeit, Wut und Traurigkeit. All diese Emotionen erzeugen Anspannung und Kontraktion im Körper. Vor allem die Vorderseite des Körpers zieht sich zusammen. Das bedeutet, dass der Schulter- und Brustbereich und die Hüften „zumachen".

Schulterdehnungen, Hüftöffner und Oberschenkeldehnungen sind nicht nur an sich befreiend, sondern stellen auch wichtige Vorbereitungen für eine tiefe und zufriedenstellende Rückbeugenpraxis dar. Aus all diesen Gründen sollte das Dehnen und „Öffnen" der Oberschenkelvorderseiten, der Hüften und der Schultern ein essenzieller Teil deiner täglichen Yogapraxis sein.

Schulterdehnungen

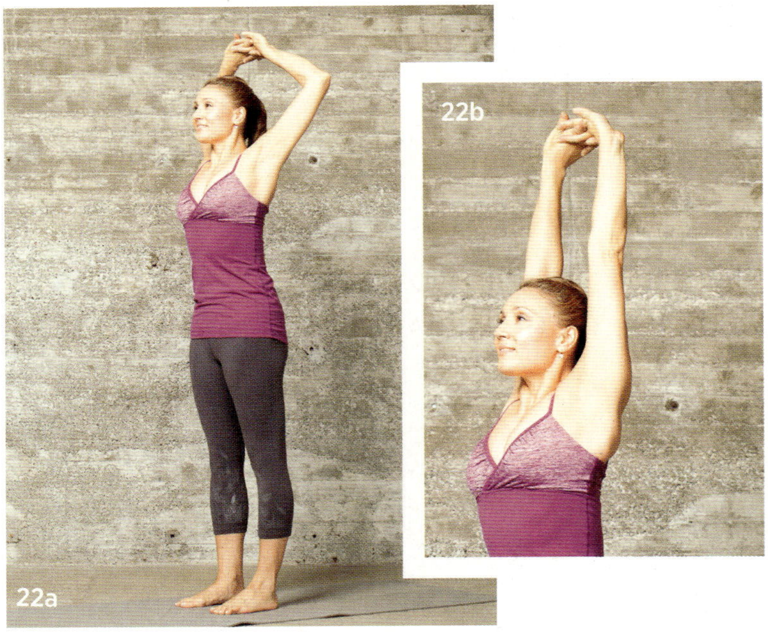

22b

- Benutze die Unterspitzen der Schulterblätter, um das Herz nach oben zu heben, während du die Arme langsam streckst. Halte den Halsbereich offen.

23a

- Mit hinter dem Rücken verschränkten Fingern beginnst du nun, die *Muskuläre Energie* zu steigern, indem du die Arme beugst und an den Händen ziehst.
- Halte die Körperseiten angehoben und lang, während du die Schultern zur Körperrückseite bewegst. Die Schultern bleiben hinten, während du nun die Arme streckst und den Brustraum ausdehnst.

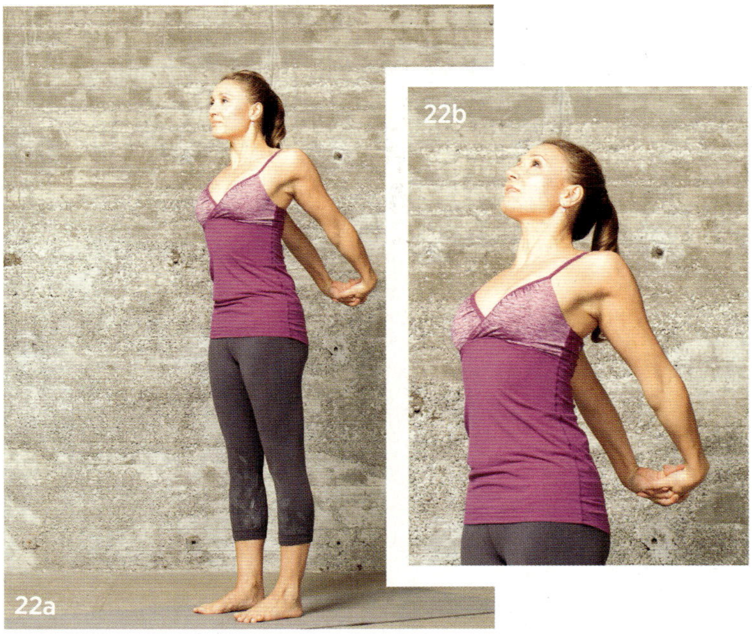

23b

- Für ein tieferes Öffnen der Schultern und des oberen Rückens: Öffne im Halsbereich und nimm den Kopf nach oben und hinten, während du die Schulterblätter nach vorn drückst, um das Herz anzuheben.

[Seitendehnung]

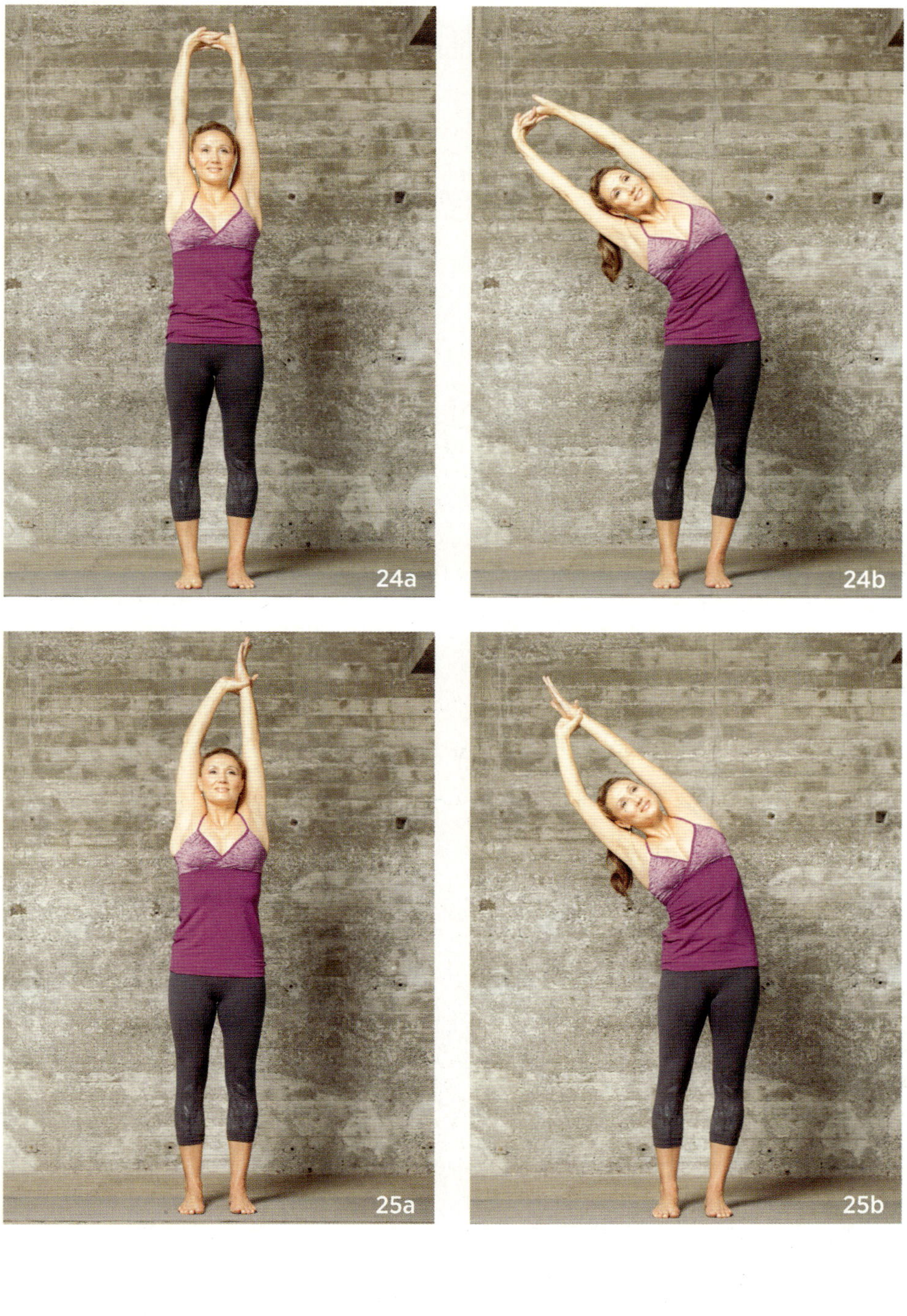

[Tiefe Ausfallschritte]

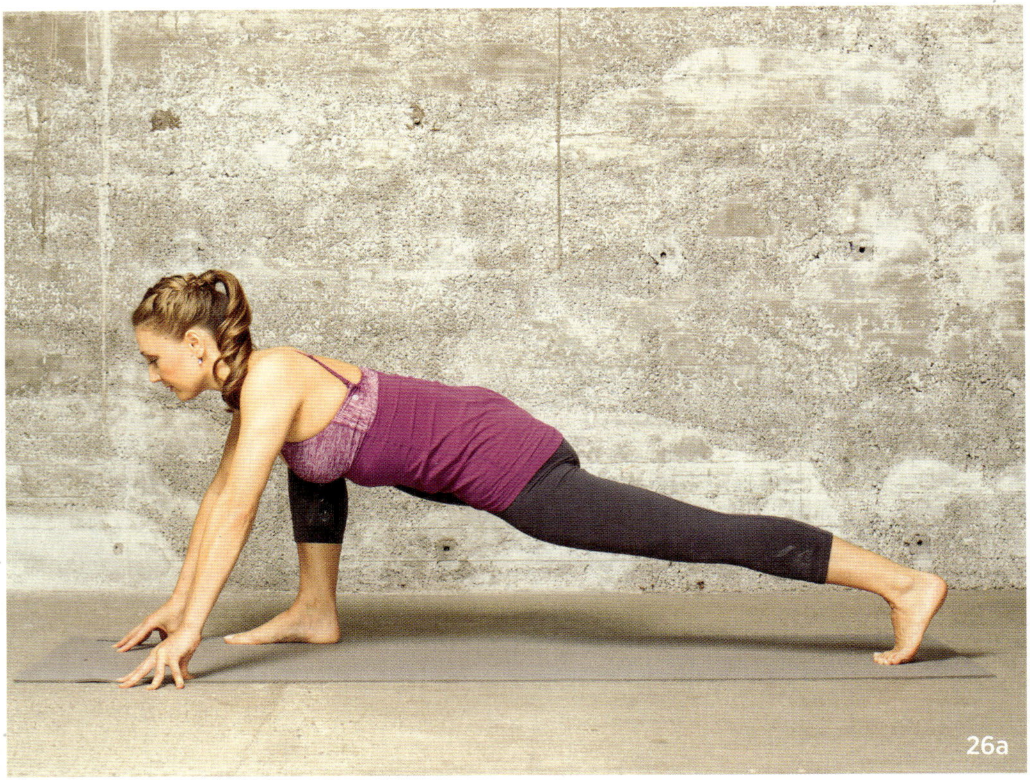

26a

- Der hintere Oberschenkel bleibt angehoben, während du das vordere Knie beugst.
- Drücke die Schienbeine zur Mittellinie und nutze die dabei entstehende Kraft, um die Innenseiten der Oberschenkel nach hinten und auseinander zu weiten. Du solltest spüren, wie sich dadurch die Sitzbeinhöcker voneinander wegbewegen.
- Halte die Innenseite des hinteren Oberschenkels angehoben, während du das Steißbein nach unten zwischen die geweiteten Sitzbeinhöcker verlängerst.
- Drücke die Beine vom Beckenzentrum aus voneinander weg, um die Hüften weiter nach unten zu bringen und den Ausfallschritt zu vertiefen.

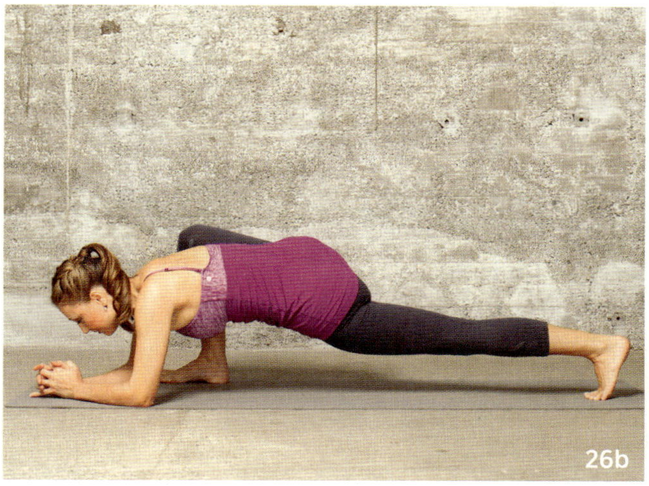

26b

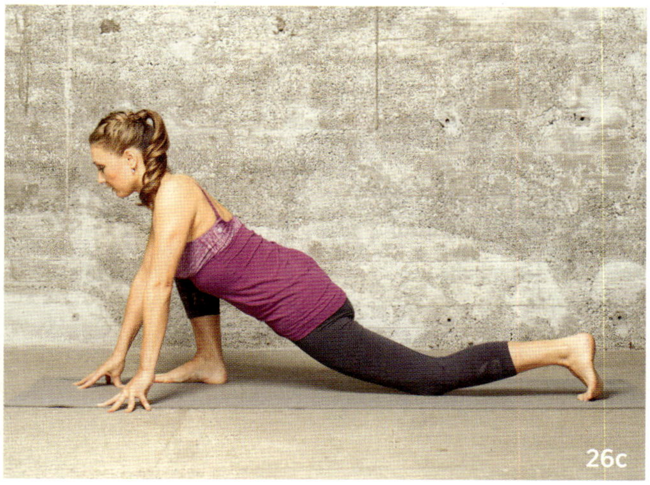

26c

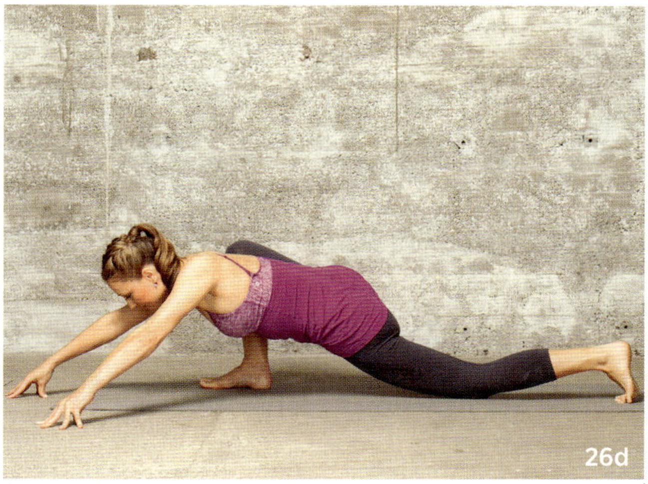

26d

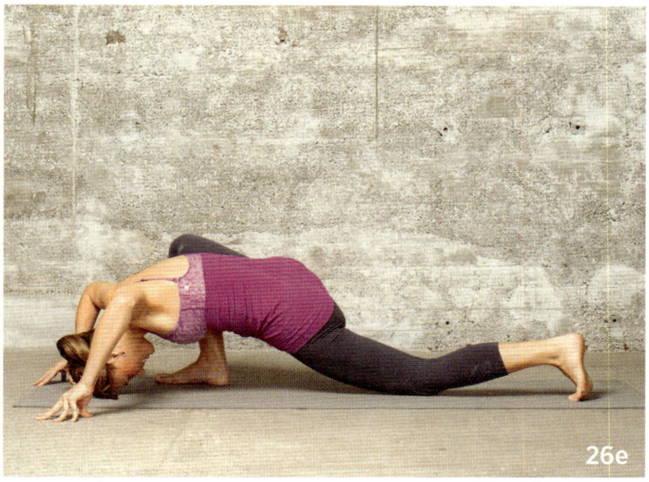

26e

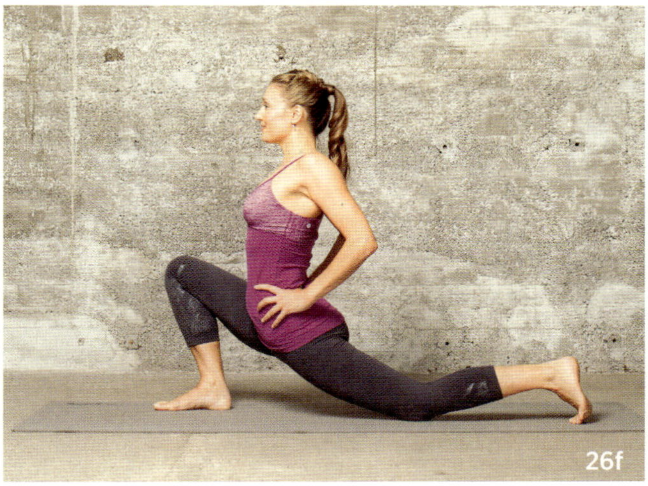

26f

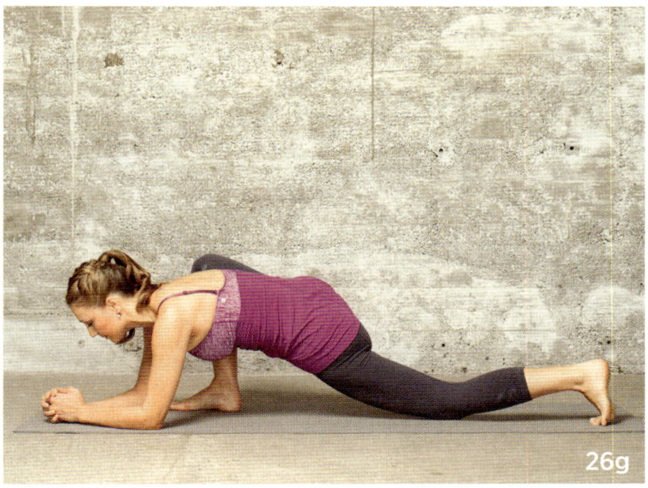

26g

Oberschenkeldehnung
Ausfallschritt mit einem Bein in Bhekasana

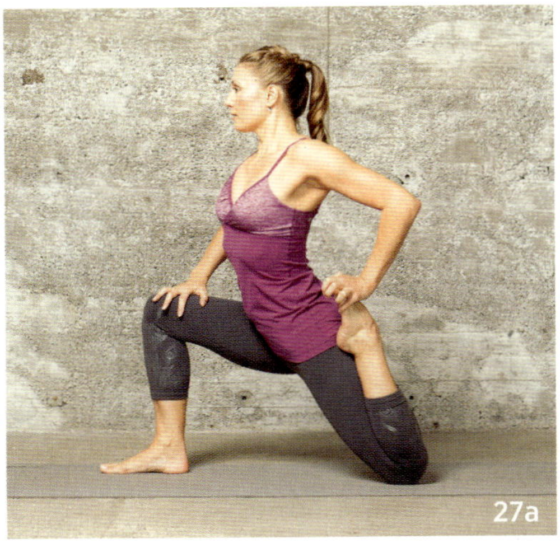
27a

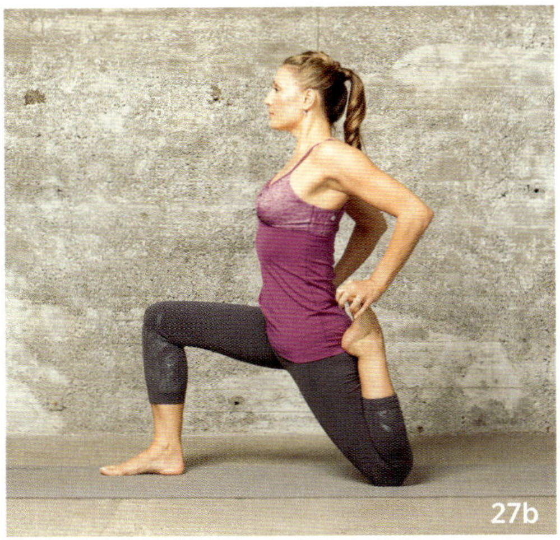
27b

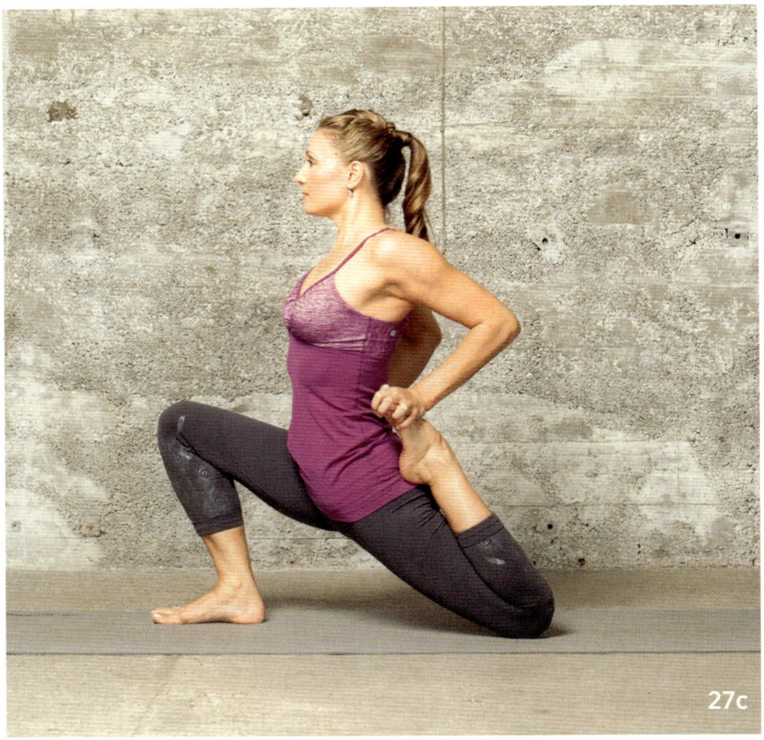
27c

Varianten für Oberschenkeldehnung
mit Drehung des Oberkörpers

- Befolge dafür dieselben Anweisungen wie in 27a–c.

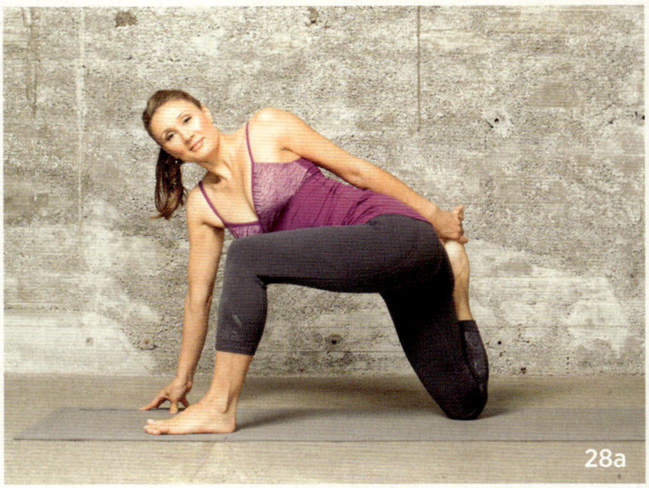
28a

27a

- Ziehe die Schienbeine nach innen, nimm die Hüften zurück und weite die Sitzbeinhöcker.
- Ziehe den vorderen Fuß und das hintere Knie zueinander. Diese Handlung wird dir helfen, den Femurkopf des hinteren Beins hinten in der Gelenkpfanne zu behalten. Wenn du dies tust, sollte die Leisten-/Hüftfalte leicht „hohl" sein.

27b

- Ohne dem linken Femurkopf zu erlauben, nach vorn zu drücken, ziehst du nun das Steißbein nach unten und hebst den Unterbauch an.

27c

- Drücke die Oberschenkel vom Zentrum des Beckens aus voneinander weg, um die Haltung zu vertiefen.
- Ziehe die Matte mit dem hinteren Knie kontinuierlich nach vorn, um das Hüftgelenk des hinteren Beins nicht zu belasten. Dies wird gewährleisten, dass der Femurkopf hinten in der Gelenkpfanne bleibt, während du dich dehnst. Du solltest eine Dehnung vom Oberschenkelansatz nach oben über die Hüften bis hin zur Taille spüren.
- Drehe die rechte Gesäßhälfte nach unten und hebe den unteren Bauch auf der rechten Seite höher, um mehr Raum für die vordere Hüfte zu erzeugen.
- Um die Oberschenkeldehnung zu intensivieren: Ziehe den Fuß mit der Hand zum Gesäß hin und drücke den Fuß dabei gleichzeitig in die Hand, so als ob du das Bein strecken wolltest. Wenn du sehr beweglich bist und deine Ferse das Gesäß erreicht, lasse sie seitlich neben die Außenseite der Hüfte gleiten, um eine noch tiefere Dehnung zu erhalten.

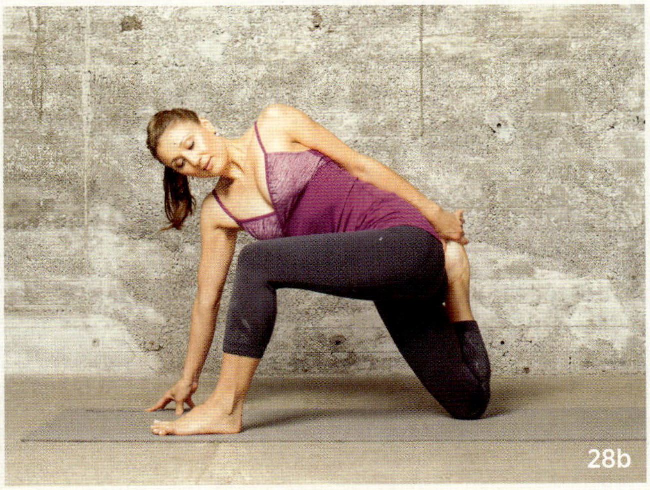

28b

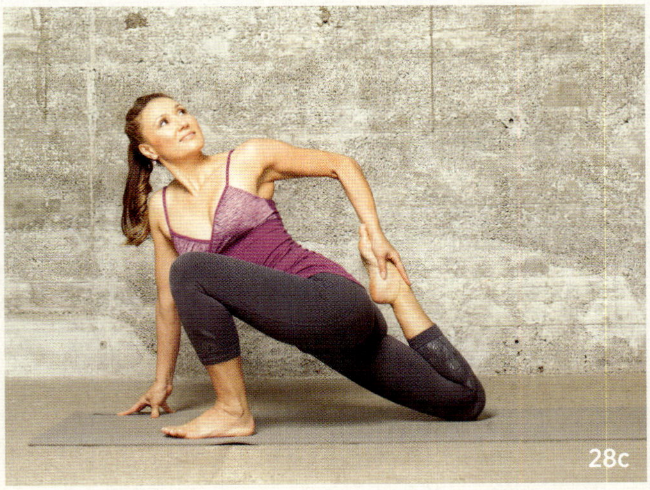

28c

Eka Pada Rajakapotasana

Taubenvorbereitung mit Oberschenkeldehnung

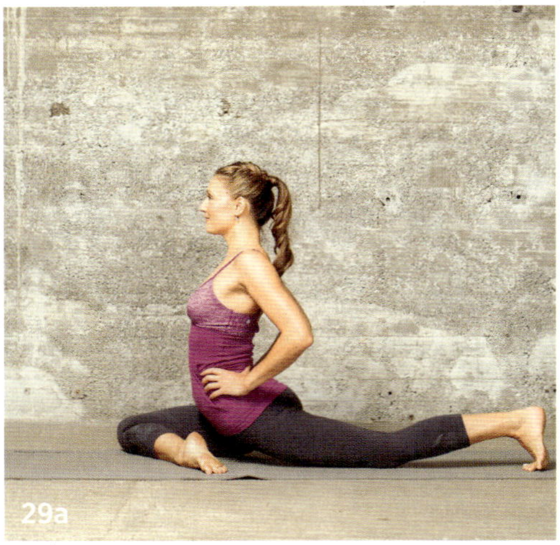

29a

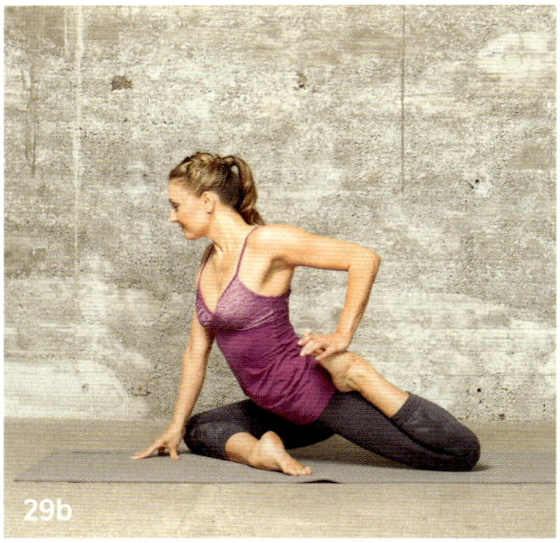

29b

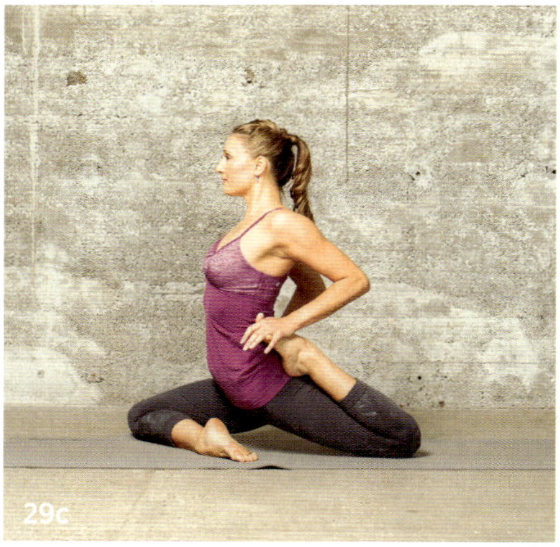

29c

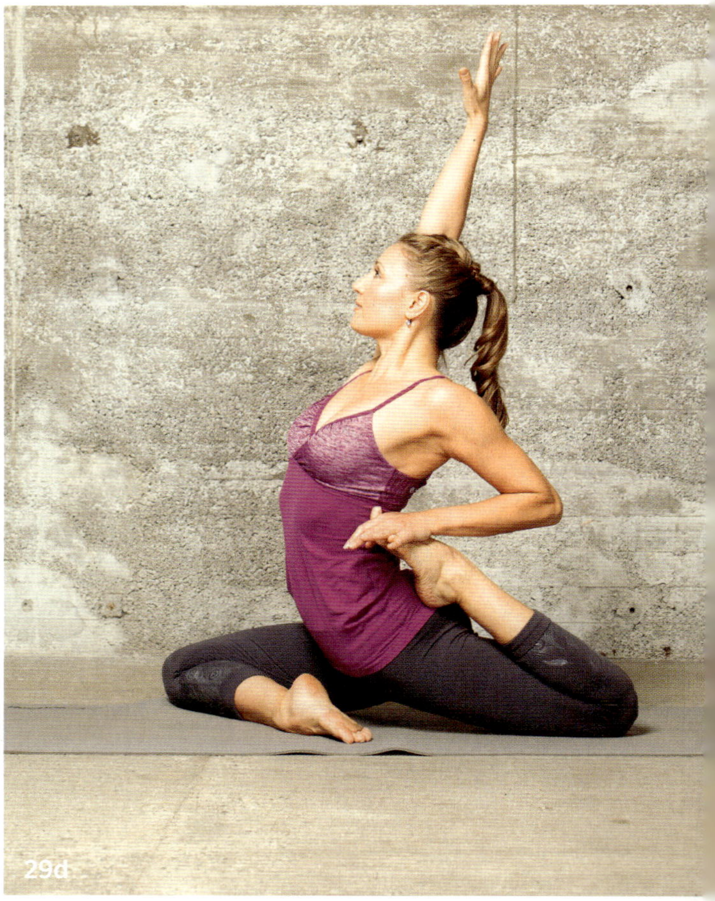

29d

29a

- Halte den vorderen Fuß gestreckt, während du das Knie auf der rechten Seite absetzt, etwas weiter außen als die rechte Hüfte. Die Fußsohle zeigt nach oben. Drücke die Zehennägel in die Matte.
- Presse den Großzehenballen des hinteren Fußes nach unten, drücke die Ferse zur Mittellinie der Matte und rolle die linke Hüfte nach vorn. Nutze die Aktivität des linken Fußes weiterhin, um die Innenseite des Oberschenkels nach oben zu drehen.

29b

- Drücke beide Knie in die Matte nach unten und ziehe sie gleichzeitig zueinander hin. Lasse die Hüften nach hinten gleiten und weite die Sitzbeinhöcker.
- Ziehe mit dem hinteren Knie die Matte nach vorn, während du das Knie beugst, um nach dem Fuß zu greifen. Die linke Leiste sollte dabei leicht „hohl" bleiben.
- Halte die Hüften parallel zur Vorderkante der Matte, während du den hinteren Fuß zum Gesäß ziehst. Falls der Fuß das Gesäß erreicht, lasse ihn außen an die Hüfte gleiten.

29c

- Verlängere nun das Steißbein, ohne die Beinposition in irgendeiner Weise zu verändern, und hebe den Unterbauch an.
- Wenn sich die linke Hüfte hart und nach vorn gepresst anfühlt, verringere die Aktivität des Steißbeins und lasse die Hüften weiter zurückgleiten, bis die linke Leiste weicher und „hohler" wird.

29d

- Drücke die Beine vom Zentrum des Beckens aus voneinander weg, um das Becken nach unten zu bringen. Wenn sich die Hüften nach unten bewegen, ziehe alles, was oberhalb des Beckens liegt, weiter nach oben.
- Für eine tiefere Psoasdehnung: Halte die Oberschenkelinnenseite des hinteren Beins angehoben und zur Decke gedreht. Das bringt das untere Ende des Psoas nach hinten. Hebe dann den Bauch, die Taille und die Wirbelsäule – dies bewegt das andere Ende des Psoas in die entgegengesetzte Richtung und erzeugt eine schöne, tiefe Dehnung.

Eka Pada Rajakapotasana
Taubenvorbereitung mit Vorwärtsbeuge

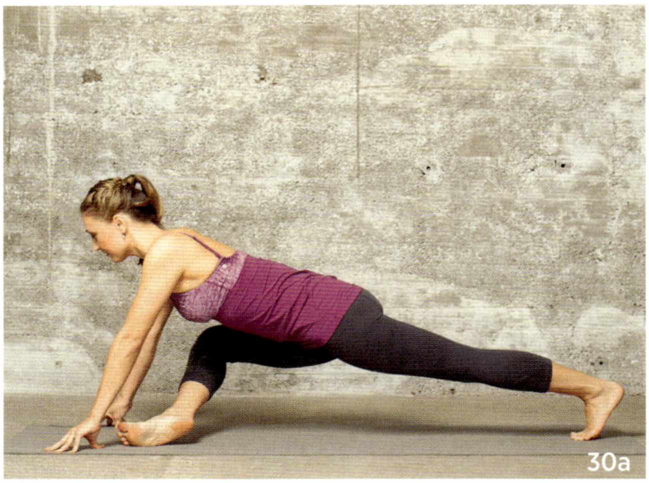

30a

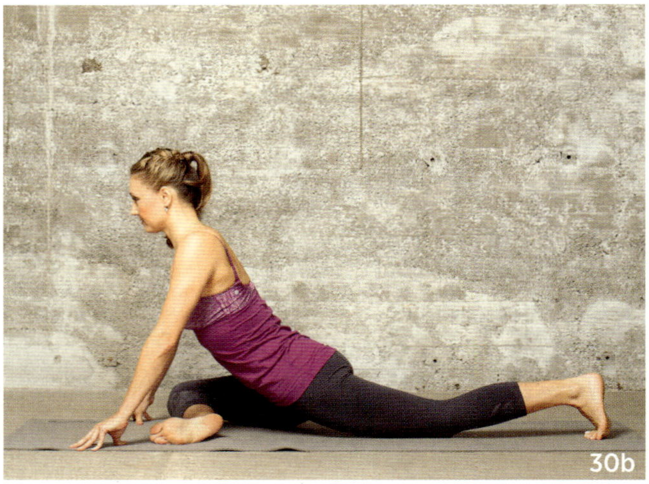

30b

30a

- Beuge für diesen tiefen Hüftöffner, der bis in die Rückseite der Hüfte (bis zum Piriformis) geht, den rechten Fuß und platziere das Schienbein so weit vorn wie möglich, ohne auf die Außenseite des Fußknöchels abzuknicken. Wenn du von Natur aus sehr offene Hüften hast, ist das Schienbein parallel zur Vorderkante der Matte ausgerichtet. Wenn du in den Hüften nicht außergewöhnlich beweglich bist, kommt es in einem Winkel zu liegen.

30b

- Lasse den Fuß nur dann geflext, wenn das Schienbein parallel oder nahezu parallel zur vorderen Mattenkante ist. Ansonsten lasse den Fuß gestreckt, um eine Verdrehung von Schienbein und Kniegelenk zu verhindern. In dieser Haltung trägt das vordere Knie eine Menge Gewicht. Somit wird jede Fehlausrichtung im Gelenk durch den zusätzlich entstehenden Druck intensiviert.
- Anstatt den vorderen Fuß zu flexen, strecke ihn, sodass er in einer geraden Linie mit dem Schienbein ist. So ist das vordere Knie geschützt. Presse die Zehennägel in die Matte und rolle die Ferse in Richtung Vorderkante der Matte. Halte den inneren Knöchel offen und „faltenfrei".
- Lehne dich nach vorn und bewege die Hüften nach hinten. Presse den Großzehenballen des hinteren Fußes nach unten und nutze diese Aktivität, um eine *Innere Spirale* des Beins zu initiieren – drehe die Vorderseite des Oberschenkels nach vorn, hebe die Innenseite des Oberschenkels in Richtung Decke an und weite die Rückseite des Beckens.

Wenn das Becken sehr weit über dem Boden bleibt, lege zur Unterstützung Blöcke unter beide Oberschenkel.

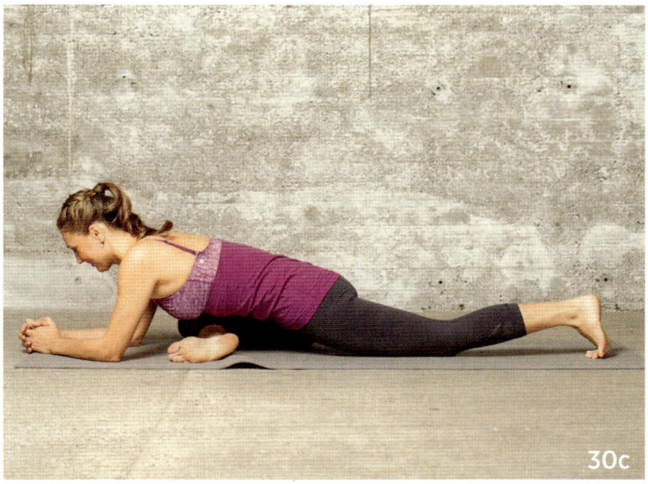

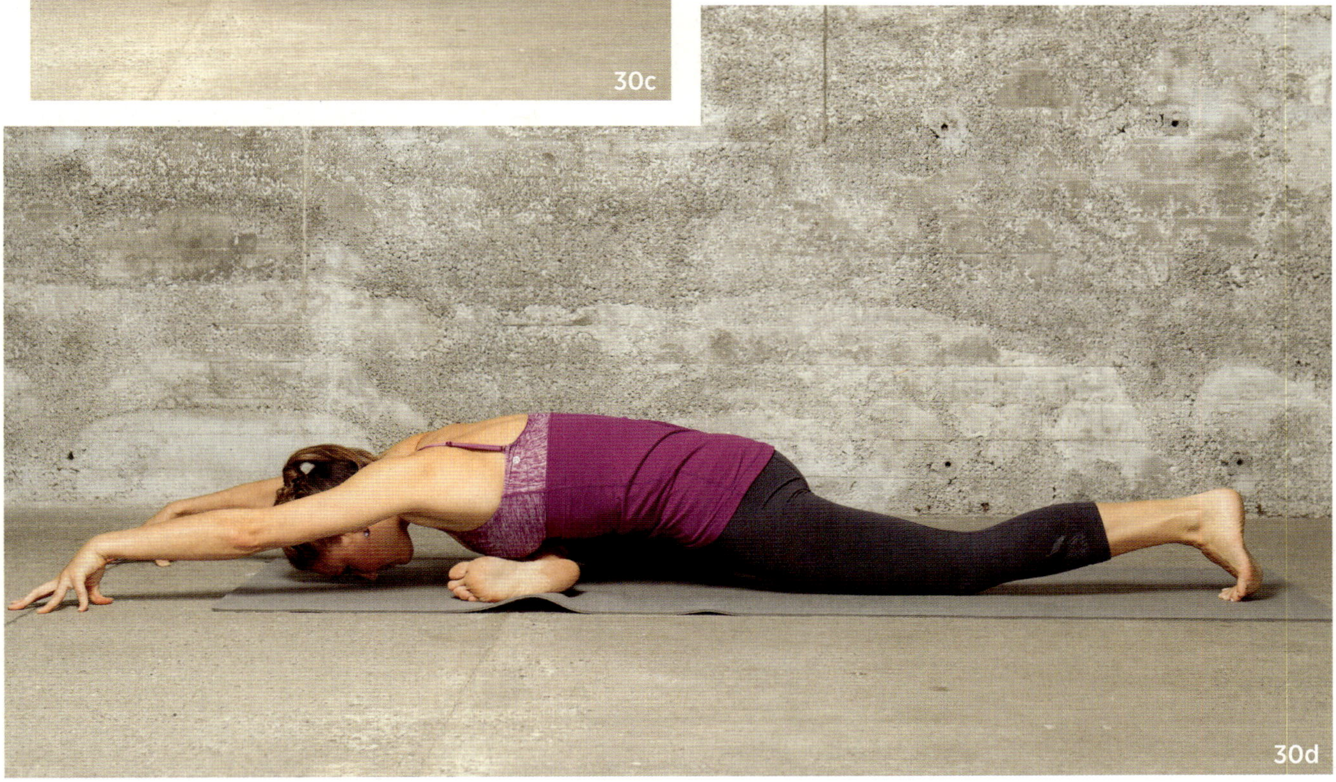

30c

- Lehne dich nach vorn und ruhe auf den Unterarmen. Wenn du nach vorn kommst, achte auf die Tendenz, dich auf die rechte Gesäßhälfte zu lehnen. Halte stattdessen beide Hüften parallel zum Boden, indem du mit dem hinteren Bein weiterhin die *Innere Spirale* erzeugst.
- Drücke die Oberschenkel voneinander weg, um tiefer in die Hüften zu sinken.

30d

- Dich mit nach vorn gestreckten Armen tiefer nach vorn zu lehnen hat Einfluss darauf, wo genau in den Hüften du die Dehnung spürst.
- Mit auf den Fingerspitzen aufgestützten Händen bist du in der Lage, die Oberarme höher zu bringen, um Schultern und Nacken besser auszurichten.

RÜCKBEUGEN

Rückbeugen sind die emotional befreiendsten und die gesundheitsförderndsten Haltungen im Yoga. Sie öffnen die vier „Eckpunkte“ des Körpers – die Schultern und die Hüften – und fördern Stärke und Beweglichkeit ganz immens. Nur wenige Sportarten oder Bewegungssysteme fordern uns dazu heraus, uns auf eine so tiefe Bewegung der Wirbelsäule einzulassen. Eine regelmäßige Rückbeugenpraxis stärkt die Muskeln der Körperrückseite, die emotionale Widerstandsfähigkeit und auch das Nervensystem. Du wirst dadurch nicht nur die Beweglichkeit der Wirbelsäule erhöhen, sondern auch Vertrauen in deinen Körper und deine Bewegungsfähigkeit aufbauen.

Angesichts unserer Haltungsgewohnheiten im modernen Alltagsleben sind Rückbeugen eine extrem wichtige Asana-Kategorie. Die meisten Menschen verbringen viele Stunden am Tag sitzend. Das bedeutet, dass die Oberschenkelknochen nach vorn gerichtet sind (in der Sitzposition), die Arme und Schultern nach vorn genommen sind (um am Computer zu arbeiten oder Auto zu fahren) und der Kopf sich ebenfalls vorn befindet und zudem nach unten geneigt ist (auf ein elektronisches Gerät schauend). All dies entspricht der Form einer Vorwärtsbeuge. Wir verbringen viel Zeit damit, die Vorderseite des Körpers in dieser Art von „Vorwärtsbeuge” zusammenzuziehen. Rückbeugen stellen den therapeutischen Gegenpol zu all dem dar – eine große Öffnung der Körpervorderseite.

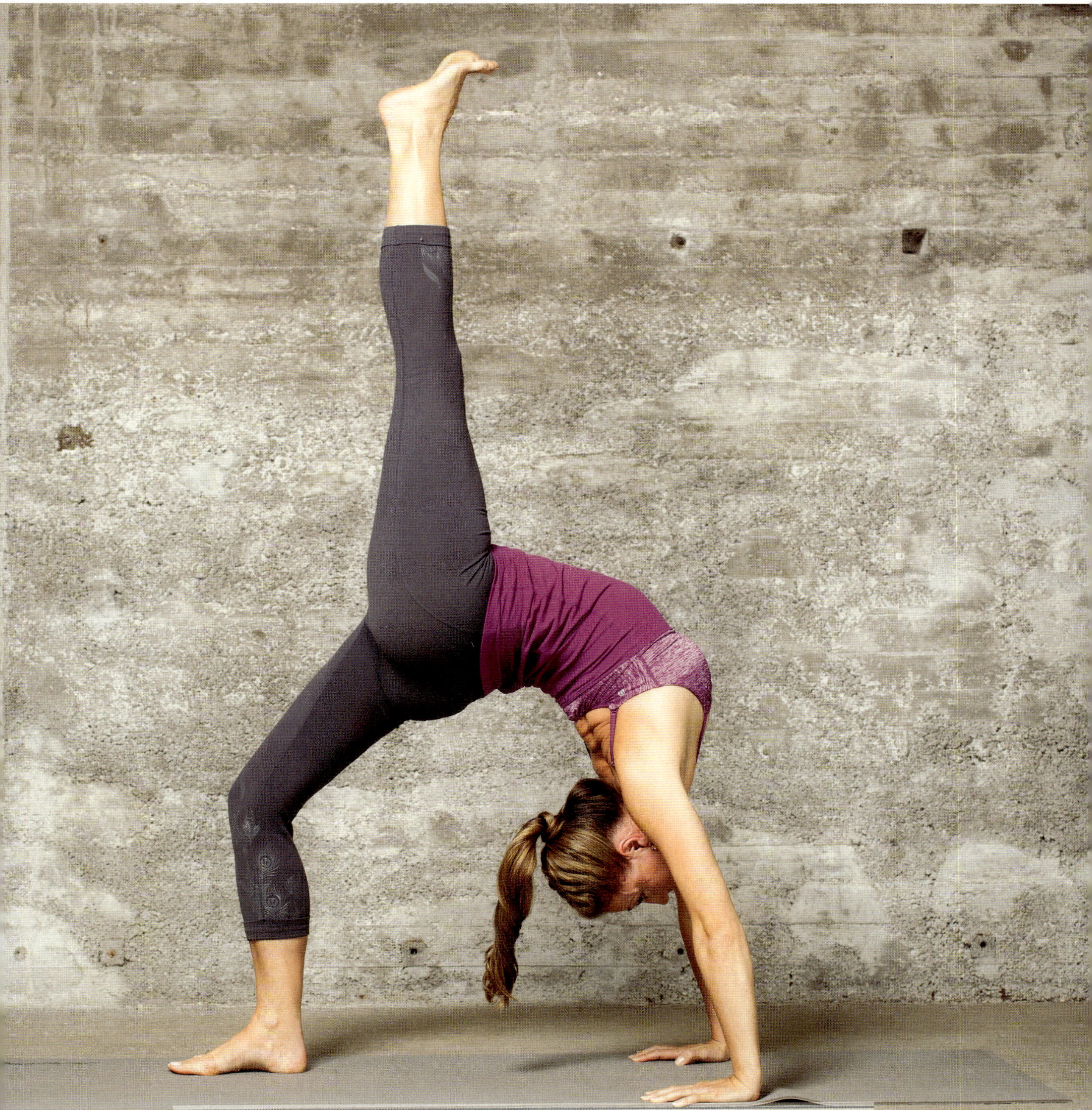

AUSRICHTUNGSFOKUS	
Oberkörper	**Körperseiten lang, Schulter-Loop**
Unterkörper	**Schienbeine zueinander (Muskuläre Energie) und Oberschenkel auseinander (Innere Spirale)**

Rückbeugen dehnen die Körpervorderseite, steigern die Vitalität und vergrößern die Bewegungsfreiheit. Sie sind die ultimativen Anti-Aging-Haltungen.

Wenn man jemanden, der einem den Rücken zuwendet, jung einschätzt (d. h. ohne das Gesicht zu kennen und daraus Rückschlüsse auf das Alter ziehen zu können), was genau an seiner Haltung lässt ihn oder sie dann jung erscheinen? Und nun überlege, welche Merkmale in der Körperhaltung einer älteren Person diese Person alt wirken lassen. Meistens kommen die Oberschenkelknochen nach vorn, der obere Rücken ist gerundet, und der Brustkorb ist eingesunken, die Vorderseite des Körpers ist stark zusammengezogen. Insgesamt mangelt es an Vitalität, und die Bewegungskapazität von Hüften und Schultern ist eingeschränkt. Rückbeugen wenden all dies ins Gegenteil: Sie dehnen die Körpervorderseite, steigern die Vitalität und vergrößern die Bewegungsfreiheit in den Schultern, den Hüften und in der Wirbelsäule. Sie sind die ultimativen Anti-Aging-Haltungen.

Anfangs kann es herausfordernd sein oder unnatürlich erscheinen, eine tiefe Rückbeuge auszuführen. Unsere täglichen Haltungsgewohnheiten haben die Hüftbeugemuskeln verkürzt, wodurch die Oberschenkel nach vorn gezogen werden (Näheres zum Hüftbeugemuskel Psoas im Abschnitt über Hüften und Schultern, Seite 182). Wir haben die natürliche Lordose des Nackens und des unteren Rückens verloren. Die Rückenmuskulatur ist schwach, und die Wirbelsäule ist steif. Hinzu kommen noch die Auswirkungen der Schwerkraft, die uns nach unten zieht: Die Oberseiten der Oberschenkel und der Schultern neigen dazu, nach vorn zu kommen, wodurch Druck auf unsere inneren Organe ausgeübt wird und wenig Raum zum Atmen bleibt. Diese wunderbaren, herzöffnenden Haltungen können ein großer Zugewinn sein. Insbesondere erlangt man dadurch eine gesteigerte Beweglichkeit in einem der steifsten Bereiche des Körpers, der Brustwirbelsäule. Dieser Teil der Wirbelsäule ist dick und, was Rückbeugen (Extension) betrifft, relativ steif. Er bildet an der Rückseite des Herzens einen Schutz, der einem Schild ähnelt, und kann sich gut nach vorn beugen (Flexion), kann aber auch zu rund und zu stark gekrümmt werden. Zu lernen, diesen Teil der Wirbelsäule in die andere Richtung zu beugen, ist extrem befreiend. Die Muskeln des oberen Rückens, besonders die Rhomboiden, sind dabei eine große Hilfe. Die Rhomboiden ziehen die unteren Spitzen der Schulterblätter in Richtung Wirbelsäule und geben dir dadurch in diesem steiferen Abschnitt der Brustwirbelsäule mehr Beweglichkeit.

So wie die Brustwirbelsäule versiert im Vorwärtsbeugen ist, so ist die natürliche Form der Lendenwirbelsäule optimal dafür geeignet, sich mühelos in eine Rückwärtsbeuge zu begeben. Aus irgendeinem Grund kam zu einer bestimmten Zeit die Idee auf, dass es falsch sei, in diesem Bereich des Rückens eine Kurve zu haben. Man brachte den Leuten bei, ihren Rücken zu „schützen", indem sie das Becken nach unten ziehen (nach hinten kippen) und die Lordose flach machen. Obwohl sich dies zunächst sicher anfühlt, verhilft es dir nicht zu einer freien und erfüllenden Erfahrung in der Rückbeuge. Vielmehr wird der Kopf des Oberschenkelknochens nach vorn gedrückt und übt dadurch Druck auf die Hüftbeuger und auf die Hüftgelenke aus (vgl. den Abschnitt über die Hüften, Seite 181).

Eine Anmerkung zum Sitzen und zu den vier Kurven der Wirbelsäule:

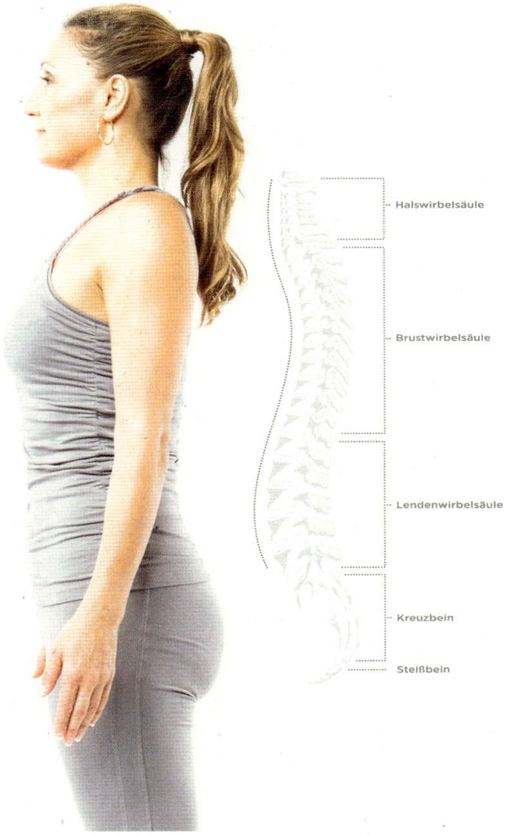

Um die natürliche Lordose der Lendenwirbelsäule (die sanfte Innenwölbung) aufrechtzuerhalten, muss das Becken leicht nach vorn kippen (die Oberkante des Beckens zeigt nach vorn). Sobald wir sitzen, insbesondere auf Stühlen mit Lehne, sitzen wir permanent mit nach hinten gekipptem Becken (die Oberkante des Beckens zeigt nach hinten). Dies lässt die Kurve flach werden oder führt gar dazu, dass sich die Lendengegend nach außen wölbt. So mit eingezogenem Becken zu sitzen, bringt Druck auf die Wirbel und auf die Bauchorgane. Der untere Rücken und der Unterbauch werden geschwächt. Darüber hinaus wird die Brustwirbelsäule, die eine leicht kyphotische Form hat (d.h., sie ist gerundet/nach außen gewölbt), übermäßig gerundet, was in extremen Fällen Druck auf Herz und Lunge verursachen kann, auf jeden Fall aber die Atmung einschränkt. Durch den vorn gehaltenen Kopf geht auch die Lordose des Nackens verloren. Die vier Kurven der Wirbelsäule sind nicht mehr in Balance.

Bewege dich, um am Arbeitsplatz ein gesundes Gleichgewicht der vier Kurven der Wirbelsäule beizubehalten, von der Lehne weg und komme ganz vorn auf der Stuhlkante zu sitzen; beide Füße stehen auf dem Boden. Dies ermöglicht dir, die Oberkante des Beckens leicht nach vorn zu neigen. Die natürliche Wölbung, die an der Oberseite des Kreuzbeins beginnt, setzt sich nach oben bis unter den Ansatz der Schulterblätter fort. Hebe die Seiten des Oberkörpers von den Hüften bis zu den Achseln mit einer tiefen Einatmung an, hebe sie während der Ausatmung weiterhin an und entspanne die Schultern. In der Seitenansicht, hältst du Hüften, Schultern und Ohren in einer senkrechten Linie. Vielleicht musst du dafür deinen Computerbildschirm auf eine kleine Erhöhung stellen oder den Stuhl niedriger einstellen. Auf diese Weise zu sitzen wird zu Anfang etwas Mühe kosten, vor allem, wenn du dir angewöhnt hast, nach hinten in den Stuhl zu sinken. Wähle diese Haltung im Laufe des Tages immer wieder für einige Minuten. Eine regelmäßige Rückbeugenpraxis baut den Muskeltonus auf, den du brauchst, um mühelos über längere Phasen so zu sitzen – etwas, das man umso mehr anstreben sollte, wenn Meditation eine Praxis ist, die man gern vertiefen möchte.

Vielleicht war es die Körperästhetik dieser Zeit, oder es hängt mit einer Tradition zusammen, die von gehemmten, verklemmten Vorstellungen von unserem Körper geprägt ist. Jedenfalls hat sich inzwischen herausgestellt, dass ein übertriebenes Einziehen des Steißbeins und ein Abflachen der Lendenwirbelsäule keine effektiven Mittel gegen Schmerzen im unteren Rücken sind. Der Psoas wird dabei zu stark angespannt und destabilisiert die Lendenwirbelsäule, mit der er verbunden ist. Der Verlust der natürlichen Wölbung in der Lendenwirbelsäule bedeutet, dass der Druck nicht mehr gleichmäßig auf den Bandscheiben verteilt wird, die eine Polsterung zwischen den Wirbeln bieten. Der einseitige Druck kann Wirbel aus ihrer korrekten Position herausdrücken, dadurch Nerven quetschen und Schmerzen verursachen (Bandscheibenvorfall). Die meisten modernen Ansätze lehren nicht mehr, dass man eine flache Lendenwirbelsäule anstreben soll. Inzwischen wird unter einem „neutralen Becken" zunehmend eine Haltung mit leicht nach vorn gekipptem Becken (die Oberkante neigt sich nach vorn) verstanden, die die natürliche Lendenlordose zulässt.

Es gibt durchaus ein Zuviel an Innenwölbung, aber wenn ich eine größere Gruppe von Leuten in Tadasana beobachte, stelle ich fest, dass die meisten einen eher flachen unteren Rücken haben und die Oberschenkel nach vorn drücken. Im nach unten schauenden Hund wölbt sich bei fast allen der untere Rücken nach außen. Eine zu starke Innenwölbung im unteren Rücken ist selten das Problem.

Diese Kurve ist dann richtig, wenn sie dich größer und stärker macht. Sie ermöglicht einen Grundtonus der Muskeln um die Wirbelsäule und den Unterbauch herum und bringt die Wirbelsäule in eine optimale Ausrichtung.

Abgesehen vom Verlust der Lendenlordose gibt es eine andere sehr verbreitete Fehlhaltung, die darin besteht, den Kopf nach vorn zu nehmen und das Kinn nach unten zu ziehen, anstatt den Kopf, mit Schultern und Ohren in einer Linie, direkt über dem Hals zu balancieren. Den Kopf vorn zu halten macht es beinahe unmöglich, den oberen Rücken in eine Rückbeuge zu bewegen. Die Halswirbelsäule und die obere Brustwirbelsäule werden dabei in einer Vorwärtsbeuge gehalten und die Trapezius- und Lavator-scapulae-Muskeln übermäßig aktiviert. Das sind die Muskeln des oberen Schulterbereichs und des Nackens, die sich oft so anfühlen, als ob sie eine gute Massage gebrauchen könnten.

Allgemeine Leitprinzipien für Rückbeugen sind:

- Stelle die Kurve her, dann verlängere die Kurve.
- Die Beinen steuern den unteren Rücken.
- Die Arme verschaffen dir Zugang zum oberen Rücken.
- Initiiere die Ausrichtung des oberen Rückens mit dem Kopf. Um Beweglichkeit in den oberen Rücken zu bringen, musst du den Kopf nach hinten nehmen.

Rückbeugen sind kräftigend, erzeugen Hitze und regen an. Sie befähigen dich dazu, alle Teile der Wirbelsäule zu bewegen und die unzähligen Muskeln zu aktivieren, die seitlich entlang der Wirbelsäule verlaufen (Erector spinae). All dies stimuliert und stärkt das Nervensystem, da die Wirbelsäule der zentrale Kanal ist, von dem die Nerven ausgehen, die durch den ganzen Körper verlaufen.

Rückbeugen helfen, dich von diesen niederdrückenden Gefühlen zu befreien. Positive, freudige Energie steigt auf und ebenso die Bereitschaft, das Leben offenen Herzens mit all seinem Auf und Ab voll anzunehmen.

Von all den Arten der Bewegung, zu denen wir in der Lage sind, sind Rückwärtsbeugen diejenigen, vor denen die Leute am meisten Angst haben. Auf emotionaler Ebene kann das Zurückbeugen mit der Angst verglichen werden, sich ins Unbekannte zu begeben. Der hier vorgestellte, auf Ausrichtung basierende Zugang zu Rückbeugen nimmt dir die Angst davor, dich in das, was du nicht siehst – die Rückseite des Körpers –, hineinzubewegen. Er hilft dir, Mut und Selbstvertrauen aufzubauen und das Vertrauen in deinen Körper und deine Fähigkeiten wiederherzustellen.

Bereite dich auf Rückbeugen immer mit einigen Schulteröffnern sowie Dehnungen für die Oberschenkel und die Hüftbeugemuskeln vor. Beginne mit einfachen Rückbeugen wie der Kobra. Erst wenn du schmerzfrei bist und dich in den einfacheren Rückbeugen gut fühlst, fängst du an, dich kontinuierlich an komplexere Haltungen heranzutasten. Mit der Zeit wirst du die nötige Stärke und Beweglichkeit entwickeln, um dich in tieferen Rückbeugen frei zu fühlen.

Ein großer zusätzlicher Vorteil ist der verbesserte Muskeltonus im Rücken. Damit wird das Sitzen in der Meditation und beim Pranayama viel einfacher. Der Oberkörper beginnt, sich leicht anzufühlen und als ob er schwebte, statt sich schwer anzufühlen und einzusinken.

Die Gründe, eine Rückbeugenpraxis aufzubauen, sind im Hinblick auf den Nutzen für den Körper zahlreich. Höher als diese Gründe würde ich jedoch die emotionalen und spirituellen Vorteile ansiedeln. Durch die herzöffnende Wirkung dieser Haltungen können wir eine annehmendere und liebevollere Haltung zu uns selbst und anderen entwickeln. Wir leben in einer Welt, in der Leute an Gefühlen der Wertlosigkeit, der Scham und des mangelnden Selbstwertgefühls leiden. Wir haben alle mit Angst, Wut und Traurigkeit zu tun. All diese Gefühle und Emotionen zeigen sich in unserem Körper in Form von Verengungen.

Das, was uns vielleicht am meisten schwächt, ist das Geflüster im Kopf, das uns einredet: „Ich bin nicht gut genug" – es ist das Problem mit dem eigenen Wert, über das ich in Teil 1 spreche. Alle Gedanken dieser Art erzeugen Verengungen und führen zu einer eingeschränkten und falschen Selbstwahrnehmung. Auf physischer Ebene engen sie das Herz und den Brustbereich ein.

Rückbeugen helfen, dich von diesen niederdrückenden Gefühlen zu befreien. Positive, freudige Energie steigt auf und ebenso die Bereitschaft, das Leben offenen Herzens mit all seinem Auf und Ab voll anzunehmen. Diese Haltungen befreien uns geistig und emotional. Rückbeugen pusten den Staub der Negativität aus deinem Kopf und deinem Herzen. Setze diese Haltungen bewusst ein, um Mut, Selbstvertrauen, Selbstwertgefühl zu entwickeln und dich stolz und freudvoll dem hinzugeben, wer du wirklich bist.

Bhujangasana
die Kobra

Bhujangasana, oder die Kobra, ist in der Regel die allererste Rückbeuge, die man im Yogaunterricht lernt. Diese Haltung zu verstehen ist entscheidend dafür, eine effiziente und genussvolle Rückbeugenpraxis zu entwickeln. Dies ist das ideale Asana, um die spezifischen Ausrichtungsanweisungen zu üben, die zu mehr Beweglichkeit und Freiheit der Wirbelsäule führen.

Viele befürchten, dass sie sich im Rücken verletzen, oder empfinden jedes Mal Schmerzen im unteren Rücken, wenn sie Rückbeugen üben. Ungesunde Haltungsgewohnheiten, Steifheit und mangelnde Kraft sind die Hauptgründe für Schmerzen. Was Beweglichkeit und Kraft angeht, ermutige ich alle, die Yoga regelmäßig üben, eine schmerzfreie Kobra als „Minimalvoraussetzung“ anzustreben. Mit einer guten Ausrichtung ist das absolut realistisch, sogar für Anfänger.

Es ist wichtig, anzumerken, dass es nicht die Haltungen selbst sind, die uns verletzen – was uns verletzt, ist die Art und Weise, in der wir eine Haltung ausführen. Es erfordert etwas Geduld und Übung, zu lernen, wie man die spezifischen Handlungen für eine gute Ausrichtung anwendet und wie man sie beibehält, während man sich in die Rückbeuge hineinbegibt und wieder herauskommt. Du solltest zuerst die Ausrichtung der Wirbelsäule und des Oberkörpers in der Kobra beherrschen, bevor du schwierigere Rückbeugen ausprobierst.

FORM UND FUNDAMENT

31a Zur Grundform der Kobra gehören ausgestreckte Beine, ein angehobener Brustkorb und das Abstützen des Oberkörpers mit den Händen. Die Füße und Beine sind am Boden. Die Hüften berühren den Boden (je nachdem wie beweglich man ist, tun sie dies möglicherweise auch nicht), und die Arme können stark oder auch nur leicht gebeugt sein.

31b Um das optimale Fundament aufzubauen, beginnst du auf dem Bauch liegend. Die Füße sind dabei hüftbreit auseinander. Achte darauf, dass du die Schultern nicht in Richtung Hüften drückst. Verlängere stattdessen die Körperseiten von den Hüften bis zu den Achselhöhlen und erlaube den Schultern, sich weg von den Hüften und hin zu den Ohren zu bewegen. Stelle dann die Hände seitlich des Brustkorbs auf, sodass die Unterarme gerade nach vorn zeigen und die Hände so weit voneinander entfernt sind wie die Außenkanten der Schultern. Wenn du in der Haltung bist, bilden die Fußspitzen, die Oberseiten der Beine und die Hände das Fundament.

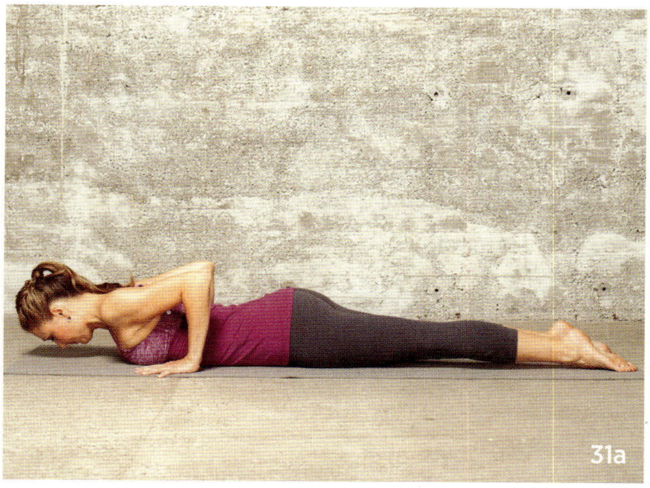

31a

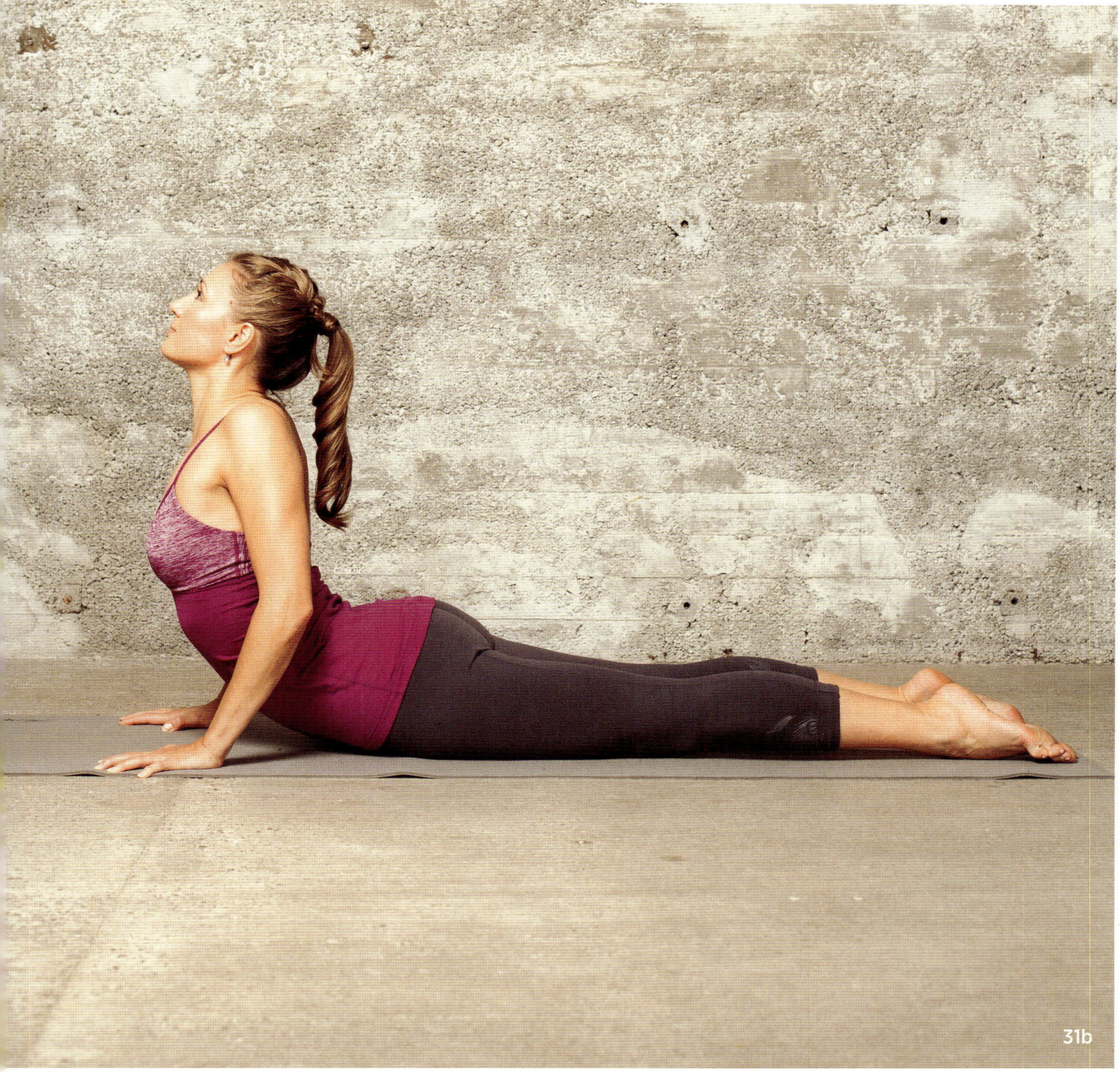

31b

Ausrichtung

Die einfachste Art, sich in die Kobra zu begeben, besteht darin, anzufangen wie in Bild 31a gezeigt, dann die Hände gegen den Boden zu drücken, einzuatmen und den Kopf anzuheben, sodass du in die auf Bild 31b gezeigten Haltung gelangst. Im Folgenden werden spezifische Ausrichtungsanweisungen detaillierter beschrieben. Mit etwas Übung kannst du diese fließend integrieren, während du dich in die Kobra hineinbewegst.

32a

- Nachdem du das Fundament gesetzt hast, aber während du noch auf dem Bauch liegst (31b), wendest du nun die Handlungen zur Ausrichtung des Unterkörpers an.
- Schienbeine zueinander: Als wenn du einen Yogablock zwischen den Schienbeinen hättest (du kannst in der Lernphase auch tatsächlich einen Block dort platzieren), drückst du die Schienbeine isometrisch zueinander. Halte die Knöchel stabil, die Füße zeigen parallel zueinander nach hinten.
- Oberschenkel auseinander: Ziehe mit den Knien die Matte nach vorn, um die Hüften anzuheben. Weite die Oberschenkel, indem du die Innenseiten in Richtung Decke anhebst und die Sitzbeinhöcker auseinanderdrückst. Die Kurve – mit anderen Worten: die Rückbeugeform – im unteren Rücken wird sich verstärken.

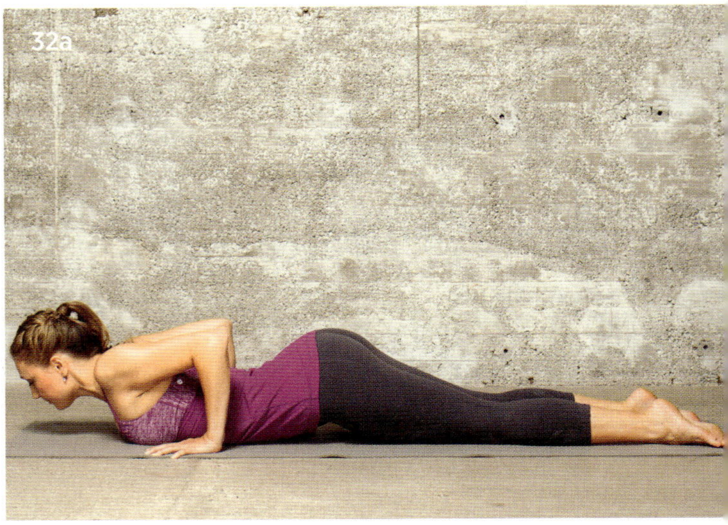

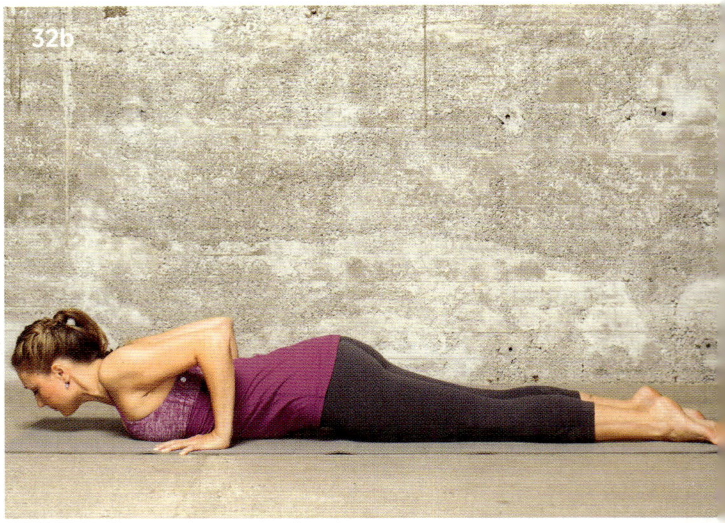

32b

- Erzeuge die Kurve, dann verlängere sie: Hebe Kopf und Schultern weiterhin an, um die Form der Rückbeuge in der Wirbelsäule aufrechtzuerhalten. Verlängere das Steißbein von dir weg, ohne die soeben erzeugte Kurve zu verlieren und ohne die Beine auch nur im Geringsten zu bewegen, bist du spürst, dass sich der Unterbauch anspannt.
- Wende die Handlungen zur Ausrichtung des Oberkörpers an.
- Körperseiten lang: Verlängere die Taille, um mehr Raum zwischen Becken und Brustkorb zu schaffen. Bewege die Schultern in Richtung Ohren, um mehr Länge in den Körperseiten zu bringen. Du nimmst dadurch Druck von der Lendenwirbelsäule. Tue dies mithilfe der Atmung und aus dem Körperinneren heraus.
- Schultern nach hinten: Ziehe die Köpfe der Oberarmknochen fester in die Gelenkpfanne, indem du die Schultern in Richtung Körperrückseite bewegst. In Bauchlage bedeutet dies, die Schultern in Richtung Decke anzuheben.
- Schulter-Loop: Beginne mit der Rückbeuge für den oberen Teil des Rückens, indem du den Kopf in Richtung Körperrückseite bewegst. Mache dies mit einem starken Nacken, indem du einen Widerstand erzeugst (als ob jemand versucht, deinen Kopf zu Boden zu drücken und du dagegenhältst). Der Hinterkopf kommt dann weiter nach oben, und der Hals öffnet sich. Mit diesem „Rückbeugennacken“ kannst du die Muskeln des oberen Rückens besser erreichen. Benutze sie, um die Schulterblätter fester auf die Rückseite des Brustkorbs zu ziehen und insbesondere deren untere Spitzen in Richtung Herz zu bewegen, um das Brustbein nach vorn zu bringen.

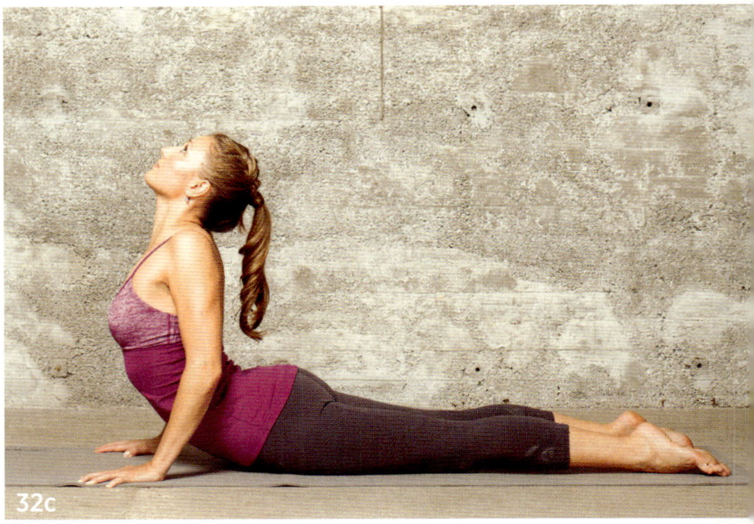
32c

32c

- Leite die Bewegung nach oben in die Kobra ein, indem du die Hände nach unten drückst und den Kopf hebst.
- Während du den Kopf in die Rückbeuge führst, bringst du die Oberschenkel wieder fester nach unten auf die Matte.
- Die Beine steuern den unteren Rücken: Spreize die Zehen, presse die Zehennägel nach unten in die Matte und drücke die Fersen isometrisch zueinander. Halte die Schienbeine stabil, indem du sie in Richtung Mittellinie ziehst. Drehe die Innenseiten der Oberschenkel zur Decke. Verlängere das Steißbein zu den Füßen hin und hebe den Unterbauch an, ohne die Gesäßmuskeln anzuspannen.
- Benutze den Becken-Fokuspunkt, indem du das Becken nach unten drückst und dich nach hinten zu den Füßen dehnst. Hebe alles an, was sich oberhalb des Beckens befindet – Taille, Brustkorb, Hals und Kopf.
- Die Arme verschaffen dir Zugang zum oberen Rücken: Drücke die Hände fest nach unten und ziehe sie isometrisch zueinander und nach hinten zu den Füßen. Ziehe mit dieser erhöhten Kraft in den Armen die Köpfe der Oberarmknochen stärker zur Körperrückseite. Drücke die Hände mit weiterhin gebeugten Ellenbogen kontinuierlich nach unten, um die Körperseiten höher zu heben. Drücke die unteren Spitzen der Schulterblätter zur Wirbelsäule und nach vorn zum Herzen. Nutze diese Handlungen, um die Rückbeuge in der oberen Brustwirbelsäule zu vertiefen.
- Initiiere die Ausrichtung des oberen Rückens mit dem Kopf: Um dich in den oberen Rücken hineinzubewegen, musst du den Kopf nach hinten nehmen. Halte den Nacken lang und stark, knicke im Nacken nicht ein und lasse den Kopf nicht einfach hängen.

33 Variation

- Diese Variante der Kobra erfordert noch mehr Kraft und Beweglichkeit. Stütze dich auf den Fingerspitzen ab, um weiter nach oben zu kommen, und aktiviere die Muskulatur des Rückens stärker. Setze die Kraft der Rückenmuskeln so ein, dass du die Hände vom Boden abheben könntest, ohne an Höhe zu verlieren.

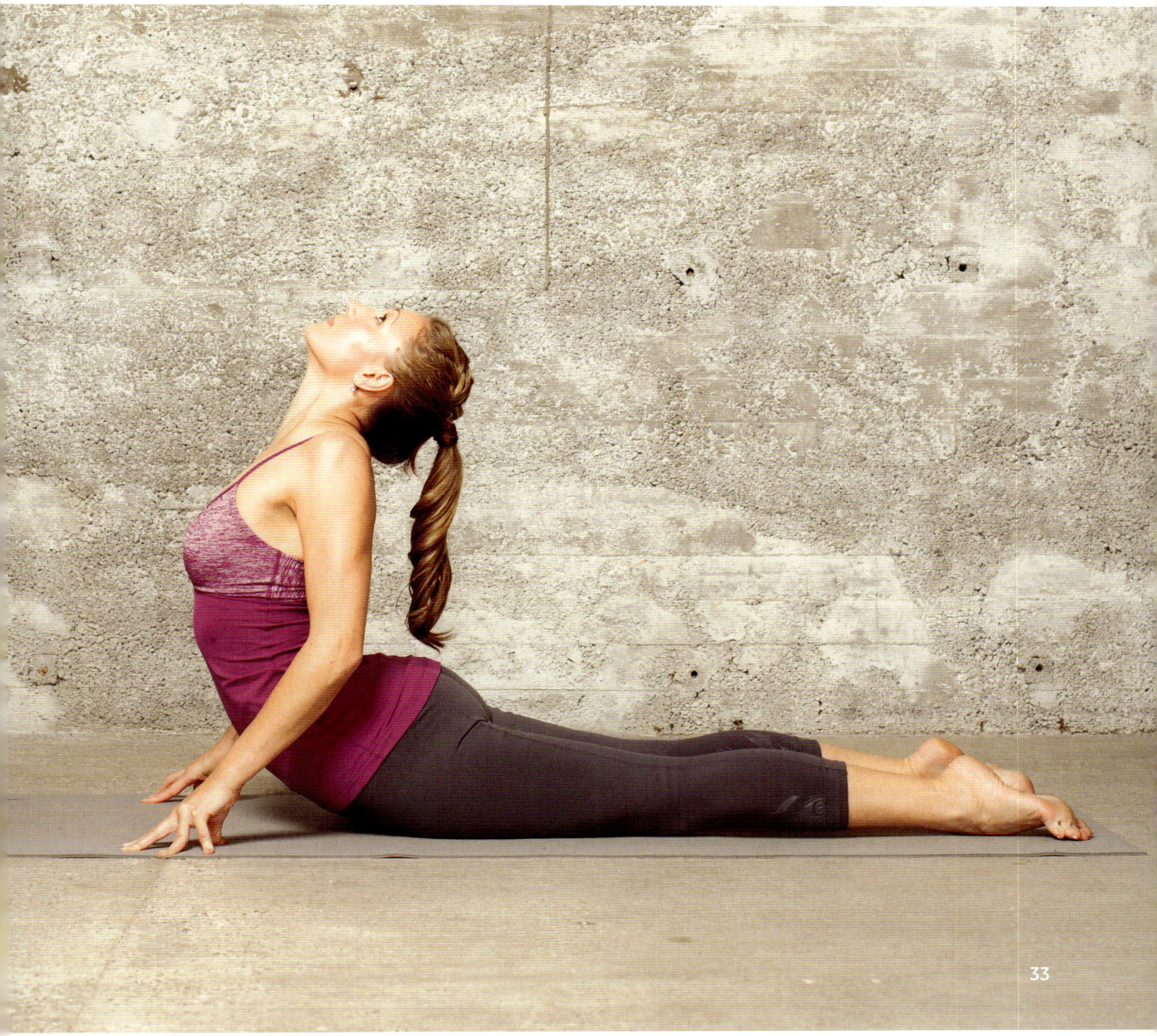
33

Wild Thing

Wie der Name schon andeutet, ist diese Haltung nicht so klar definiert oder so linear in ihrer Form wie die meisten traditionellen Asanas. Sie kann auf viele kreative und wunderbare Arten interpretiert werden. Beispielsweise kann man sie mit Fokus auf das Dehnen der Körperseiten genießen, indem man sich weniger dreht und einfach nur den oberen Arm seitlich am Kopf vorbeiführt. Hier wird sie mit nach oben gedrehter Brust gezeigt. So erhält die Haltung eine stärker schulteröffnende Komponente und mehr Rückbeugencharakter. In diesem Fall ist die Ausrichtung der stützenden Schulter sehr wichtig.

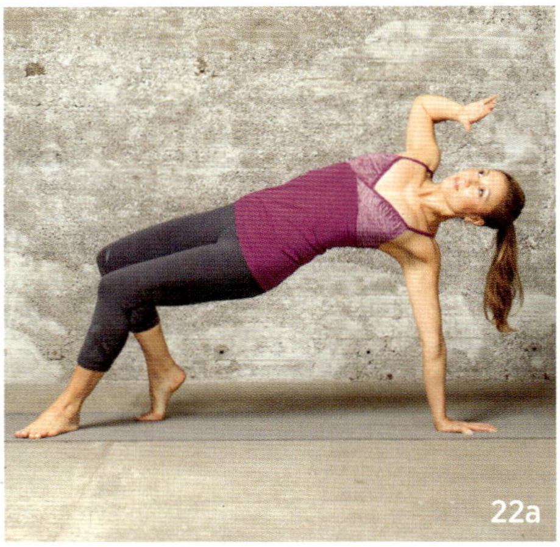

22a

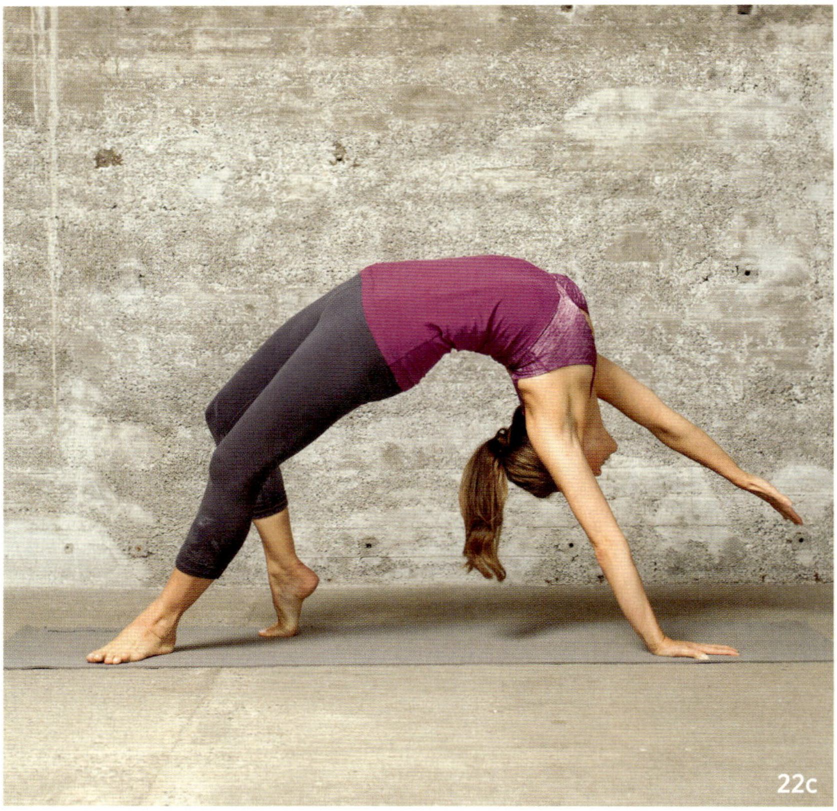

22c

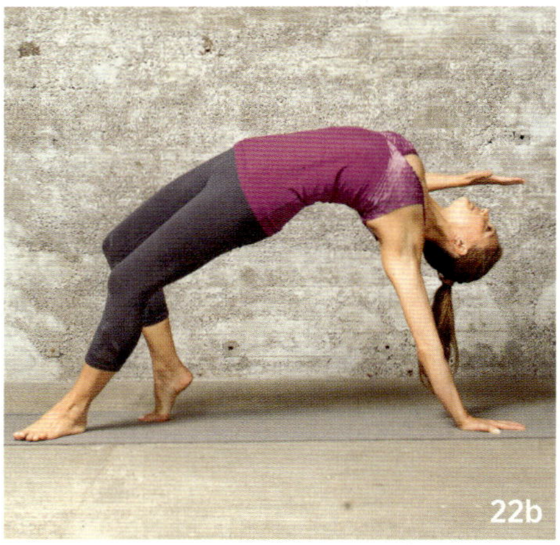

22b

22a

- Beginne in Vasishthasana (siehe 140, Armbalancen). Halte die linke Hand und den linken Fuß auf einer Linie miteinander und platziere den rechten Fuß hinter dir.
- Strecke die Körperseiten in die Länge und bewege die linke Schulter nach hinten. Lasse sie dort, während du das linke Schulterblatt nach innen in Richtung Rückseite des Herzens ziehst.

22b

- Mit gut integrierter und stabilisierter Stützschulter drehst du nun die Brust zur Decke. Hebe die Hüften und beuge dich nach hinten, um die Schultern zu öffnen und die Körpervorderseite zu dehnen.

22c

- Drücke die Füße nach unten und beuge dich weiter nach hinten, indem du langsam den freien Arm weiter nach hinten ziehst.

Setubandha Sarvangasana
die Schulterbrücke

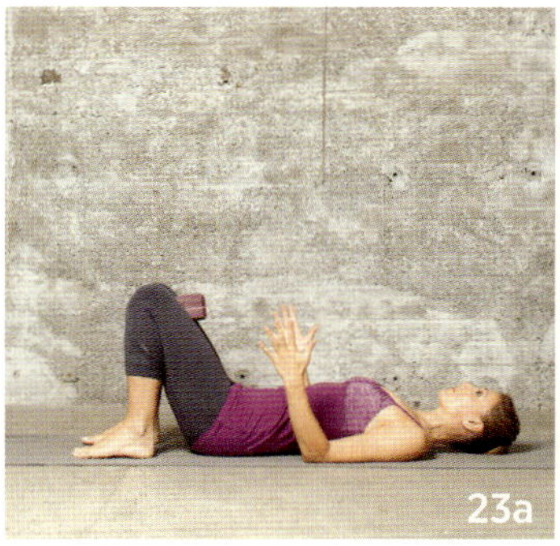
23a

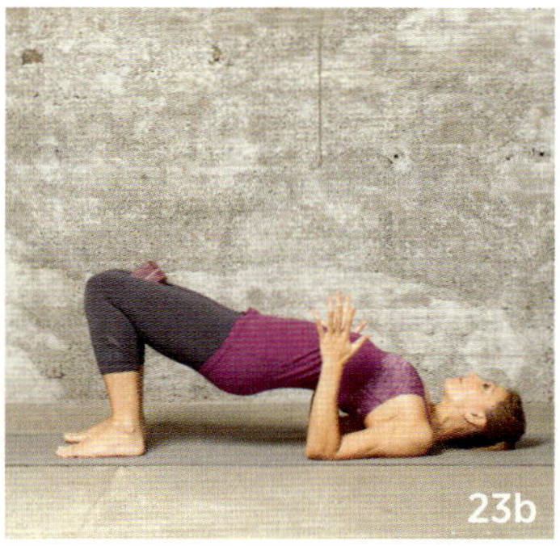
23b

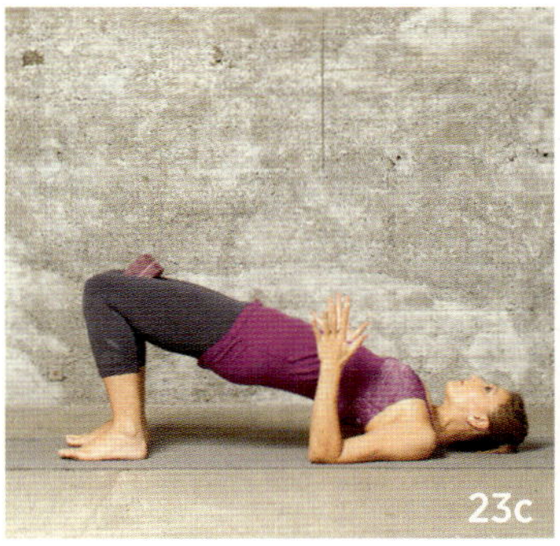
23c

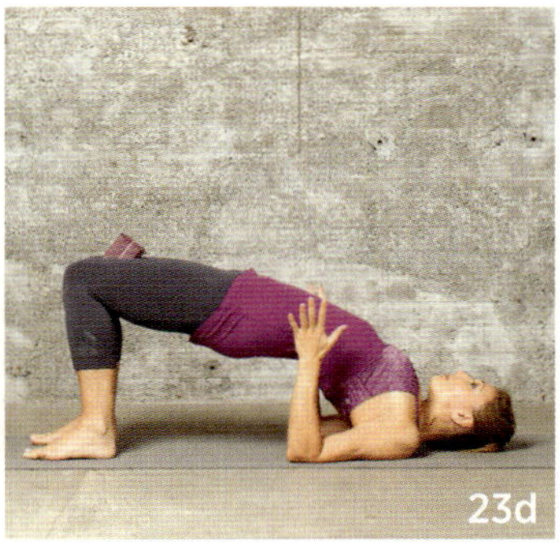
23d

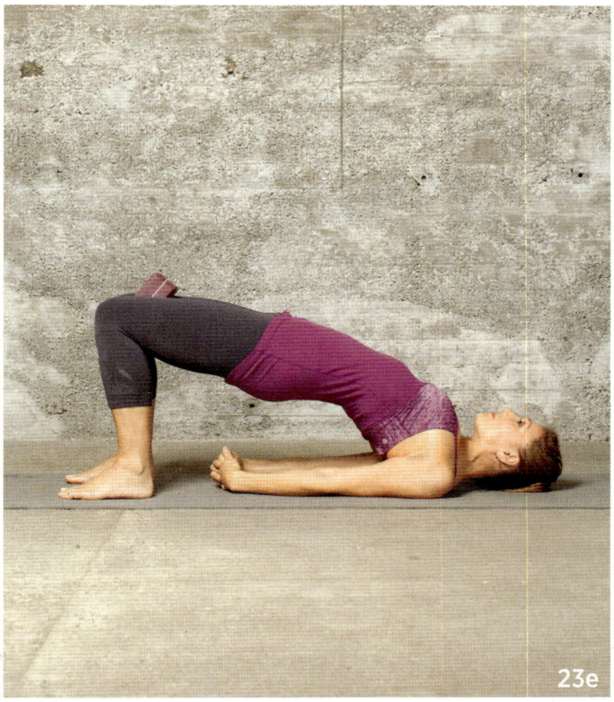
23e

Diese Rückbeuge ist ungewöhnlich, da sie einhergeht mit einer Vorwärtsbeuge in der Halswirbelsäule. Achte darauf, den Nacken gut auszurichten – strecke die Krone des Kopfes nach hinten und drücke den Hinterkopf auf den Boden, statt dass der Nacken flach in den Boden gedrückt wird. Du wirst merken, dass das Kinn sich vom Brustkorb wegbewegt, dass eine größere Kurve im Nacken entsteht und dass die Muskeln entlang der Halswirbelsäule aktiviert werden. Behalte auch dann noch eine leichte Kurve im Nacken bei und lasse den Halsbereich geöffnet, wenn du die Hüften anhebst. Setubandha ist eine der wenigen Haltungen, die die rückseitige Oberschenkelmuskulatur kräftigen. Ziehe die Füße in Richtung Schultern, um den Muskeltonus an der Rückseite der Oberschenkel zu erhöhen.

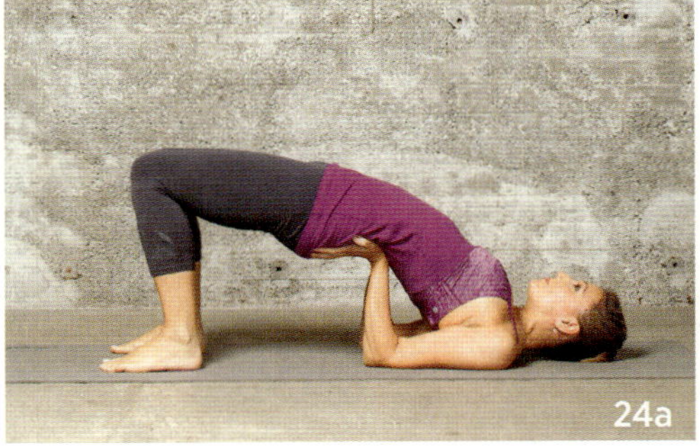
24a

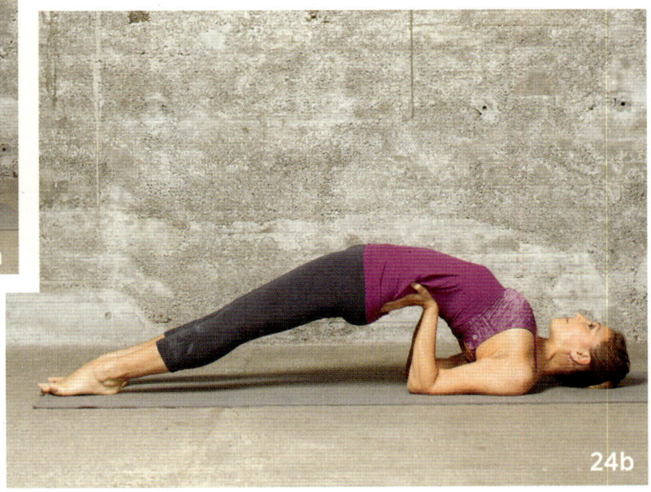
24b

Urdhva Dhanurasana
das Rad

In Urdhva Dhanurasana wirst du lernen wie man sich in den Herzbereich – in die obere Brustwirbelsäule und die Brustgegend – hineinbewegt.

Urdhva Dhanurasana verlangt starke Arme und Beine sowie offene Schultern. Das Maß an Kraft und Beweglichkeit, das man braucht, um sich in diesem Asana wohlzufühlen, ist ein erstrebenswertes Ziel. Du erreichst eine tiefe Öffnung des Brustraums und der Lungen und zusätzlich eine intensive Dehnung der Arme, der Hüftbeuger, der Wirbelsäule und des Bauches.

Diese tiefe Rückbeuge ist unter erfahrenen Übenden beliebt, da es einen Energieschub bringt und als Antidepressivum wirkt.

FORM UND FUNDAMENT

Auch als Chakrasana oder das Rad bekannt, hat diese Haltung eine deutliche Kreisform. Die Hände werden schulterweit voneinander platziert. Die Füße sind parallel zueinander und können auf äußerer oder innerer Hüftbreite voneinander entfernt aufgesetzt werden, je nach Beweglichkeit. Idealerweise bleiben die Oberschenkel parallel, die Schienbeine und die Unterarme sind senkrecht zum Boden.

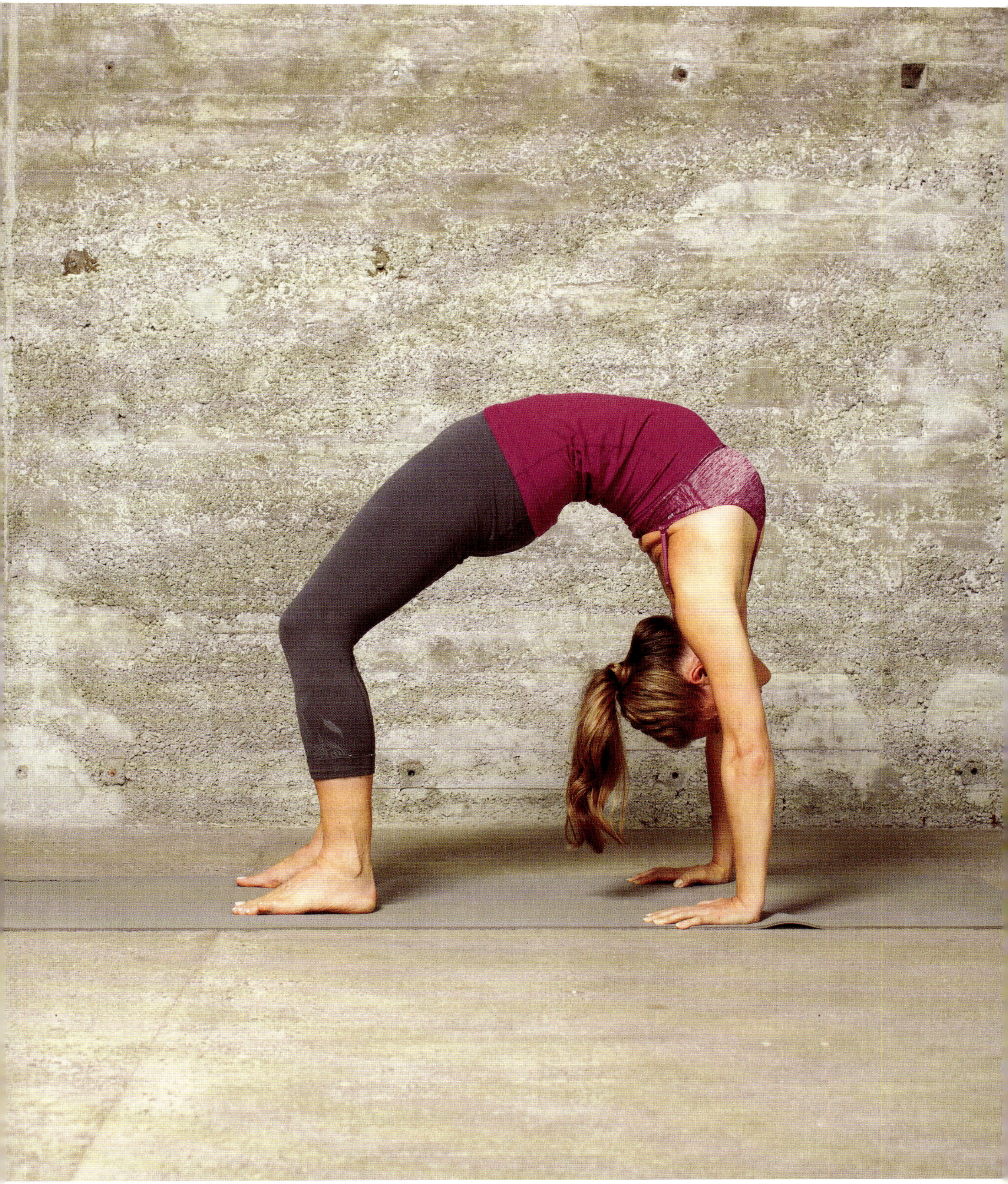

Ausrichtung

34a

Platziere die Hände neben dem Kopf und atme einmal tief durch. Halte Füße und Oberschenkel parallel zueinander. Optional: Um eine gute Aktivität in den Beinen beizubehalten, kannst du direkt über den Knien einen Block zwischen den Oberschenkeln platzieren.

34b

Erzeuge eine Kurve in der Wirbelsäule und drücke den Kopf nach hinten, um den Halsbereich zu öffnen. Bewege die Schultern nach hinten in Richtung Boden.

34c

Verlängere das Steißbein und die Taille, ohne die Kurve zu verlieren.

34d

Setze die Krone des Kopfes auf den Boden.

34e

Bringe die Hände näher nach hinten zu den Füßen und nimm dann die Schultern nach hinten. Rolle mit dem Kopf in Richtung Stirn, um eine stärkere Kurve im Nacken zu erzeugen. Drücke die Schulterblätter in den oberen Rücken, um eine tiefere Bewegung in der Brustwirbelsäule zu erreichen.

34f

Halte die Ausrichtung des oberen Rückens und der Schultern aufrecht, wenn du nun mit einer Einatmung die Arme in die Streckung drückst.

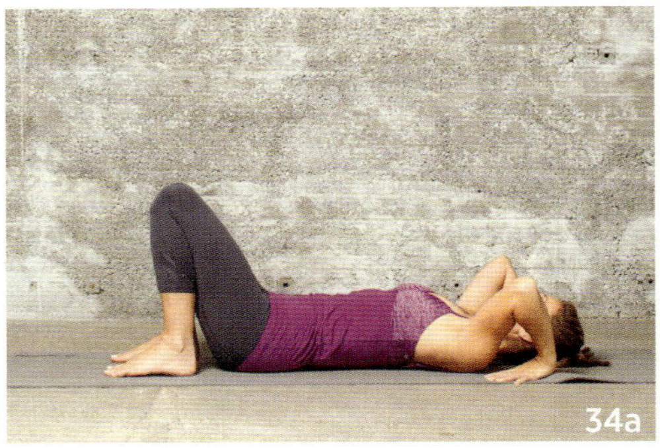
34a

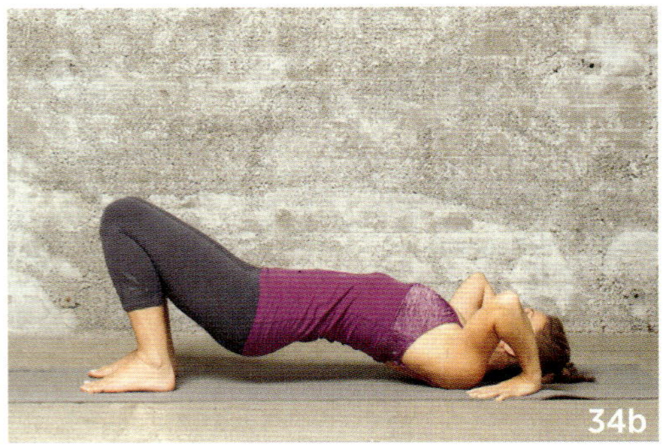
34b

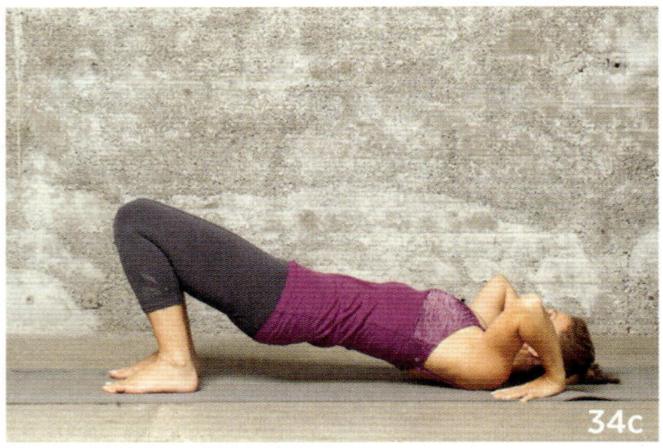
34c

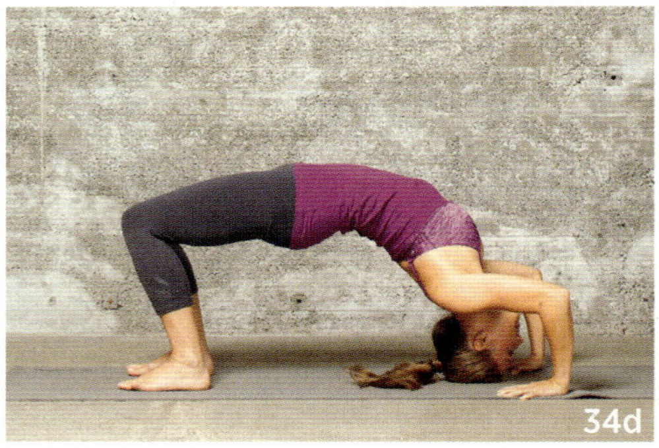
34d

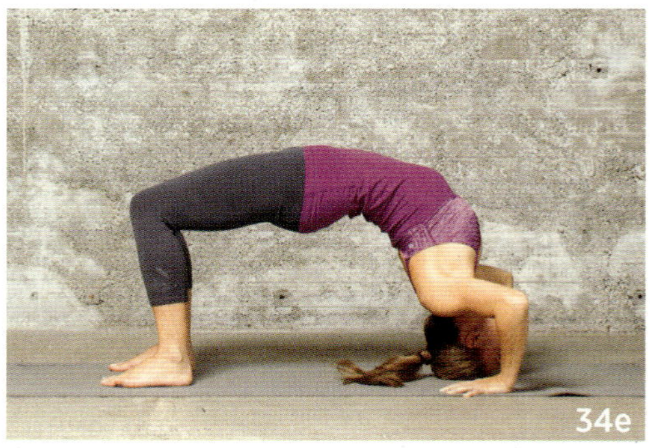
34e

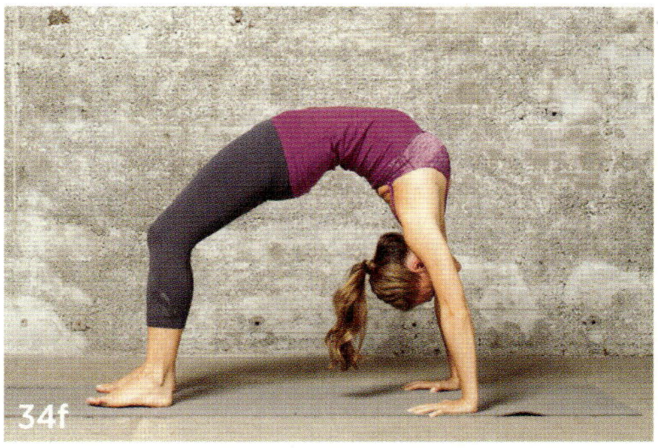
34f

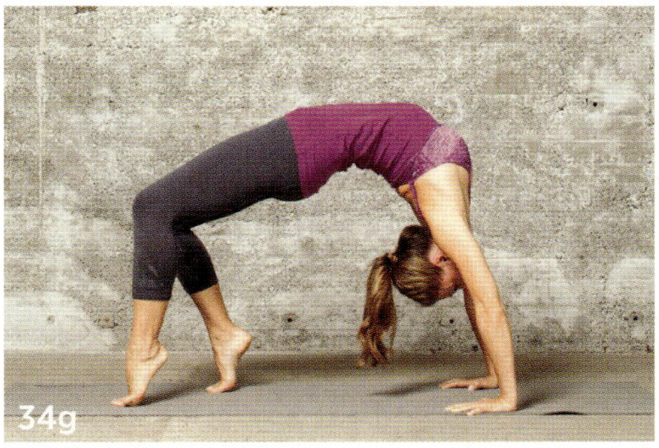
34g

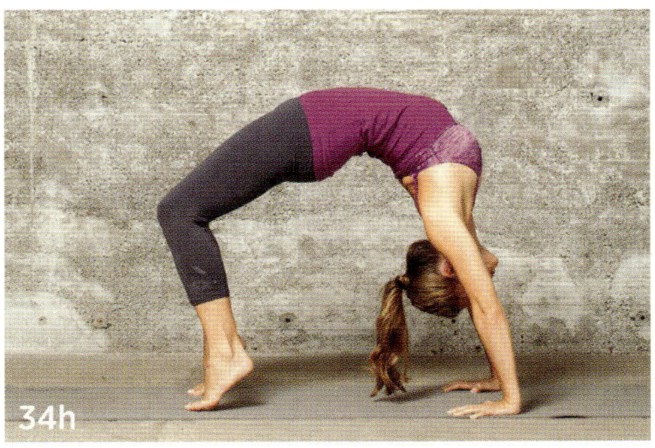
34h

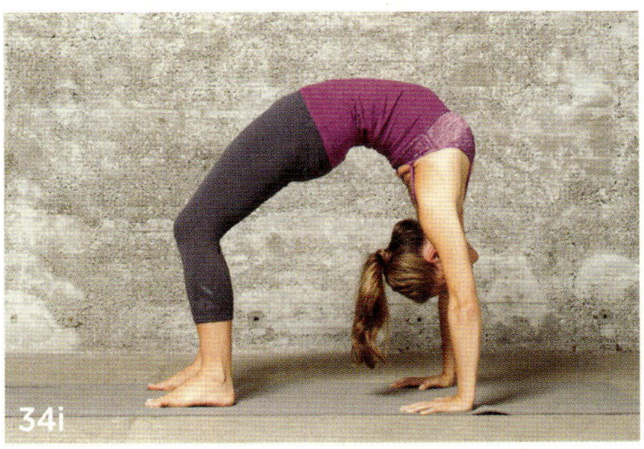
34i

34g

Hebe die Fersen an und laufe mit den Füßen weiter nach innen, sodass sie sich annähern. Drücke den Kopf nach hinten in Richtung Füße, um die Rückbeuge zu intensivieren.

34h

Halte die Füße und Beine parallel. Ziehe mit den Beinen stark zur Mittellinie, so als ob du gegen einen Yogablock drücktest. Bewege die Schultern nach hinten auf die Füße zu. Bringe den Körper in eine noch intensivere Rückbeuge.

34i

Drücke die Fersen nach unten und strecke die Arme noch stärker. Atme tief, um Lungen und Herz zu öffnen.

Um das Gefühl von Ausdehnung in der Haltung zu verstärken, arbeitest du mit dem Becken-Fokuspunkt: Presse die Füße noch mehr nach unten und strecke die Taille, um den Oberkörper von den Hüften wegzubewegen. Wenn du sehr beweglich bist, kann sich der Fokuspunkt im Herzen effizienter anfühlen: Drücke vom Herzen aus nach unten in die Hände und dehne die Hüften vom Herzen weg.

Wenn die Beweglichkeit es nicht zulässt, die Unterarme zu strecken, komme langsam aus der Haltung heraus. Wenn die Arme gestreckt und senkrecht sind und kein Druck auf dem unteren Rücken zu spüren ist, kannst du anfangen, mit den Variationen zu arbeiten.

Anjaneyasana
die Haltung des Anjaneya

Übe diese elegante Rückbeuge, um die Fähigkeit zu entwickeln, den unteren Rücken durch gute Aktivität des hinteren Beins frei zu lassen. Bereite dich mit Alanasana (Virabhadrasana I mit hochgestellter Ferse), einfachen Rückbeugen wie der Kobra und Hüftbeugerdehnungen wie der Oberschenkeldehnung in Bhekasana (S. 188) vor.

FORM UND FUNDAMENT

Finde den richtigen Abstand zwischen den Füßen, indem du in einem einfachen Ausfallschritt beginnst (hinteres Bein gestreckt, vorderes Bein im 90-Grad-Winkel gebeugt), und bringe dann das hintere Knie zum Boden. Es bildet zusammen mit dem Fuß das Fundament der Haltung. Die Form von Anjaneyasana ist ein Bogen, der sich durch den gesamten Körper vom hinteren Bein bis zur Krone des Kopfes zieht. Je nach Beweglichkeit der Hüften kann das Becken so weit nach unten kommen, dass das vordere Knie über die Zehen des vorderen Fußes ragt.

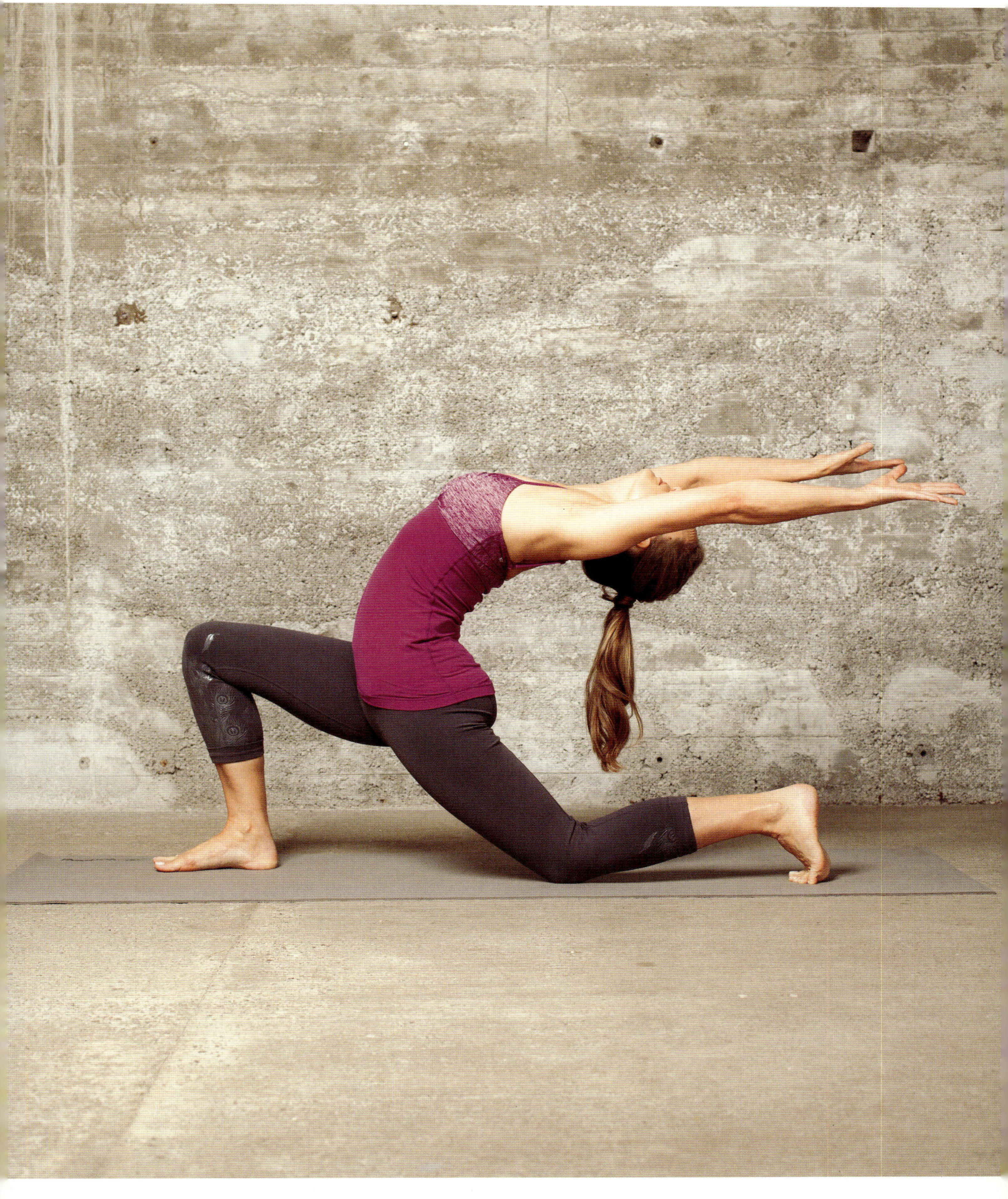

Ausrichtung

Eine Schlüsselaktivität zur Beibehaltung einer guten Ausrichtung in dieser Art von Rückbeuge besteht in der Intensivierung der *Inneren Spirale* des hinteren Beins. Nutze diese Innendrehung des Oberschenkels in Kombination mit der Handlung „Ziehe zur Mittellinie" der Schienbeine, um die Basis und die Rückseite des Beckens breiter zu machen. Dies wird auch den Femurkopf daran hindern, nach vorn zu drücken und das Hüftgelenk zu belasten. Für eine detailliertere Erklärung dazu vergleiche den Abschnitt zu den Hüften.

Die folgenden Anleitungen gelten für alle drei hier gezeigten Varianten von Anjaneyasana.

- Platziere, nachdem du das Fundament gesetzt hast, beide Hände auf dem vorderen (rechten) Knie und lehne dich nach vorn.
- Ziehe das hintere Knie und den vorderen Fuß zueinander und bewege die Hüften nach hinten, um die Lendenlordose zu verstärken. Die linke Leiste sollte weich und leicht „hohl" sein.
- Ziehe die Schienbeine fest zur Mittellinie und nutze die Kraft der Beine, um die Sitzbeinhöcker auseinander zu weiten.
- Intensiviere die *Innere Spirale* des hinteren Beins, indem du den Großzehballen nach unten drückst und die Innenseite des Oberschenkels in Richtung Decke drehst.
- Hebe die Taille an und verlängere – ohne die Kurve im unteren Rücken zu verlieren – das Steißbein, bist du merkst, wie der Unterbauch aktiviert wird.
- Wende die Handlungen zur Ausrichtung des Oberkörpers an (Körperseiten lang, Schultern nach hinten, Schulter-Loop) und beuge die Arme. Halte sie niedrig neben dir und beginne, den Kopf zu heben und dich nach hinten zu biegen. Blicke zur Wand.
- Benutze den Fokuspunkt im Becken: Drücke die Hüften nach unten und bewege die Beine voneinander weg, um den Ausfallschritt zu vertiefen. Hebe gleichzeitig alles an, was sich oberhalb des Beckens befindet, und bringe die Arme in eine der möglichen Positionen.

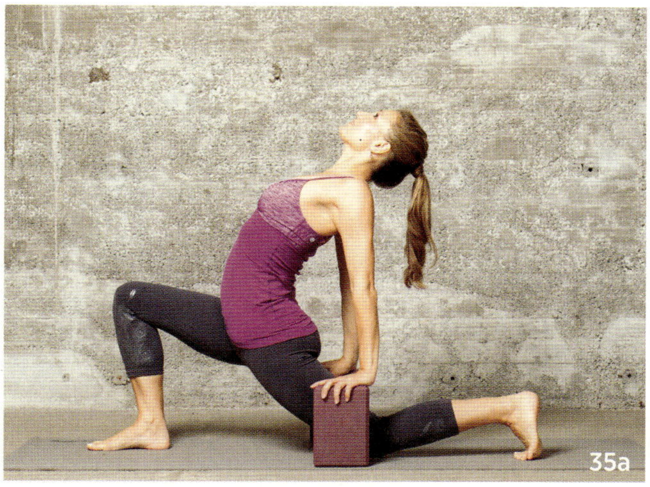

35a

- Blöcke sind optional. Wenn der Ausfallschritt und die Rückbeuge sehr tief sind, erreichen die Fingerspitzen den Boden.

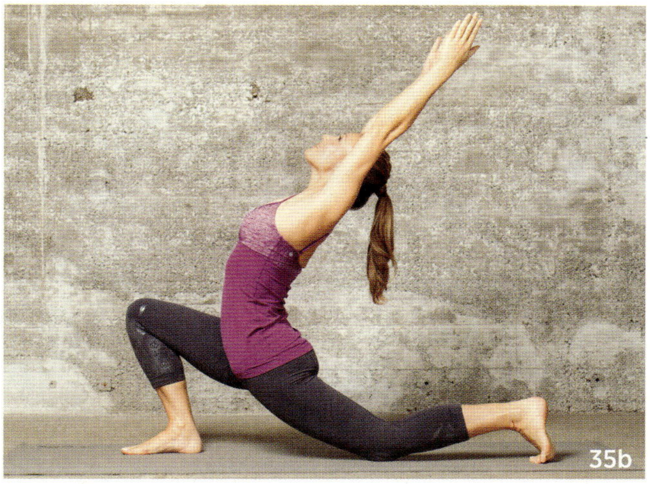

35b

- Ziehe die Oberarme nah zu den Ohren und setze die Mittelinie-Handlungen der Arme und Beine ein, um länger zu werden und dich aus dem unteren Rücken herauszuheben.

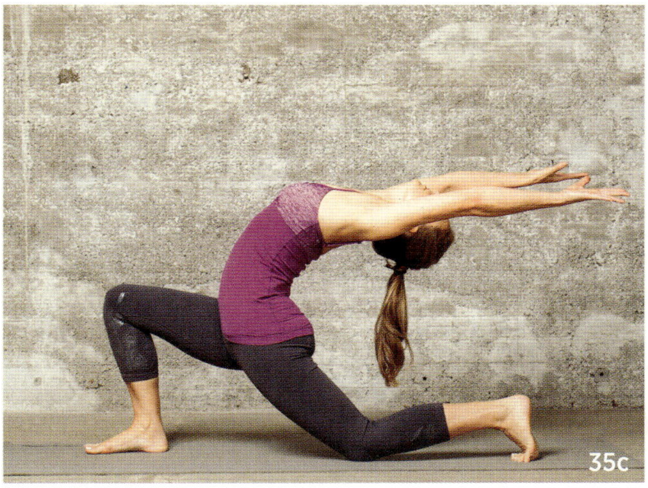

35c

- Erzeuge für diese Variation, in der man sich weit nach hinten beugt, zuerst eine möglichst tiefe Rückbeuge, bevor du die Arme nach hinten streckst.

VORWÄRTSBEUGEN IM SITZEN, DREHHALTUNGEN UND HALTUNGEN IN RÜCKENLAGE

Haltungen im Sitzen und in Rückenlage bilden das Gegenstück zu den anstrengenderen Haltungen, die normalerweise in dem früheren Teil einer Yogasequenz vorkommen. Sie bieten uns etwas, woran es im heutigen Leben oft mangelt: die Wertschätzung der Stille.

Standhaltungen, Handbalancen und Rückbeugen verlangen eine aktive, muskuläre, von „Yang“ geprägte Herangehensweise, um die Positionen mit guter Ausrichtung halten zu können. Sie sind fordernd, wärmend und können in der Regel nur für wenige Atemzüge gehalten werden. Von einer „Yang“-Haltung in die nächste überzugehen verleiht deiner Praxis eine dynamische Qualität.

Sitzhaltungen und Positionen in Rückenlage können hingegen oft länger gehalten werden, manchmal sogar mehrere Minuten lang. Sie erfordern minimalen Aufwand, sind beruhigend und ermöglichen eine tiefe und langsame Atmung. Diese eher passive, kühlende Qualität bezeichnet man als „Yin“.

„Yin“ und „Yang“ sind Begriffe, die das Prinzip der Dualität aus einer traditionellen chinesischen Perspektive beschreiben. Ein Gleichgewicht zwischen zwei einander ergänzenden Gegensätzen zu finden wird als essenziell für unsere Gesundheit und unser Wohlbefinden aufgefasst. Im Yoga wird dasselbe Prinzip der Dualität mit den Worten „ha“ (Sonne) und „tha“ (Mond) beschrieben. Die Praxis des Hatha Yoga (Körperhaltungen) dient dazu, Balance zu erzeugen und uns auf allen Ebenen mehr Harmonie zu schenken.

AUSRICHTUNGSFOKUS

Sitzhaltungen:	Erstes Prinzip	**Setze ein gutes Fundament mit geweiteten Sitzbeinhöckern und entspanne das Becken.**
	Innere Spirale	**Drehe die Oberschenkel nach innen und behalte die Lendenlordose bei.**
	Äußere Spirale	**Richte das Steißbein und die Sitzbeinhöcker nach unten.**
Vorwärtsbeugen:	Muskuläre Energie	**Ziehe die Schienbeine isometrisch zueinander.**
	Innere Spirale	**Weite die Oberschenkel und die Sitzbeinhöcker.**
	Äußere Spirale	**Ziehe das Steißbein und die Sitzbeinhöcker nach unten.**
Drehhaltungen:	Erstes Prinzip	**Strecke die Wirbelsäule mit der Einatmung nach oben und drehe dich mit der Ausatmung.**
	Muskuläre Energie	**Ziehe die Schienbeine nach innen.**
Für den Oberkörper:	Erstes Prinzip	**Körperseiten lang.**
	Muskuläre Energie	**Bewege die Köpfe der Oberarmknochen nach hinten.**
	Schulter-Loop	**Ziehe die Schulterblätter auf den oberen Rücken.**

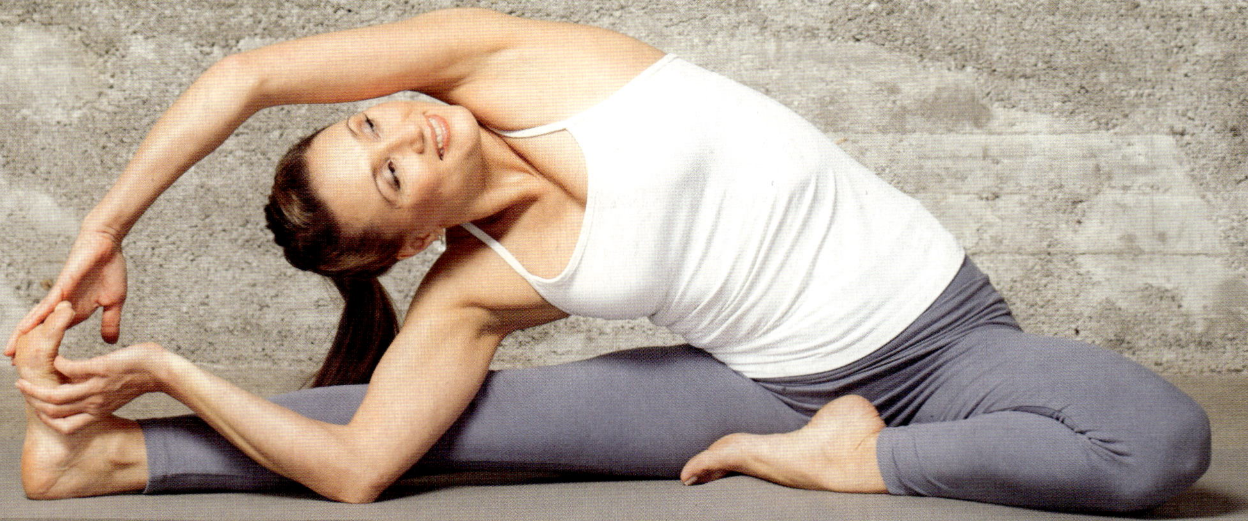

Drehhaltungen sind hervorragende Positionen, um ein Gefühl der Harmonie zu erzeugen.

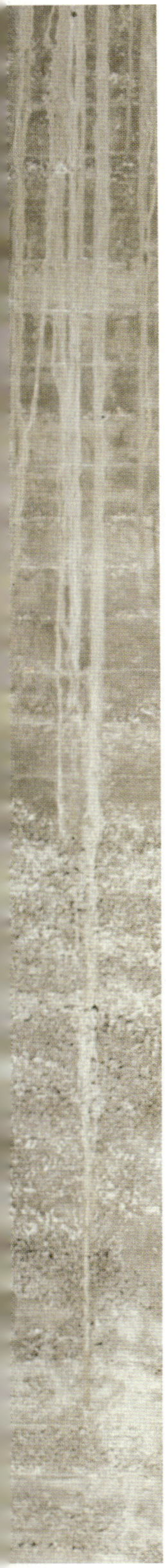

Unsere Kultur begeistert sich für Geschwindigkeit und Leistung. Nutze deine Praxis im Sitzen, um den Wert der Langsamkeit wiederzuentdecken und um deine Fähigkeit zu kultivieren, friedliche Stille zu erleben. Der Teil deiner Praxis, der sich im Sitzen und im Liegen abspielt, stellt – wenn er auch nicht gänzlich passiv ist – eine Gelegenheit dar, eine innere Haltung des Zulassens, des Loslassens, des Nachgebens und des Befreiens zu pflegen. Shavasana, die abschließende Ruheposition, ist das einzige Asana, das vollkommen passiv ist.

Viele Haltungen im Sitzen oder im Liegen beinhalten eine Drehung, eine Vorwärtsbeuge oder eine Kombination aus beiden, weshalb es sinnvoll ist, sie in einer Kategorie zusammenzufassen. Fühle dich in deiner Praxis frei, intuitiv von einer Haltung in eine andere zu wechseln. Die genaue Reihenfolge ist dabei nicht entscheidend.

Sobald man sitzt, machen die Schwerkraft und die Tatsache, dass die Hüften nun auf dem Boden „festkleben", es schwieriger, die Oberschenkel nach innen zu drehen und die Sitzbeinhöcker zu weiten, um die Hüften und den unteren Rücken besser auszurichten. In den nachfolgenden Asana-Beispielen wirst du lernen, wie man die Oberschenkel mit den Händen dreht, um die Ausrichtung der Hüften und des unteren Rückens zu verbessern.

Drehhaltungen sehen eine tiefe Drehbewegung im Oberkörper vor, die der Gesundheit und Beweglichkeit der Wirbelsäule sehr zugutekommt. Durch die tiefen Drehbewegungen bekommen die Bauchorgane eine reinigende Massage, denn sie werden dabei zusammengedrückt und sanft „ausgewrungen". Die anschließende Auflösung der Drehung sorgt dafür, dass frisches Blut zirkuliert. Drehhaltungen sind hervorragende Positionen, um ein Gefühl der Harmonie zu erzeugen, da sie sowohl einen beruhigenden als auch einen belebenden Effekt haben können – je nachdem, was gerade gebraucht wird.

Bis zu einem gewissen Grad ahmen wir in liegenden Positionen die Form vieler Standhaltungen nach. Die Lage am Boden bietet dabei die Möglichkeit, anders mit der Schwerkraft zu arbeiten, während man die Hüften öffnet. Diese Haltungen mit Bodenkontakt sind emotional erdend und haben eine beruhigende Wirkung auf das Nervensystem. Sie sind ideal für die Schlussphasen der Praxis und um dich zu Shavasana, der finalen Ruhehaltung, hinzuführen.

Da Vorwärtsbeugen eher introspektiv sind, stellen sie einen angenehmen Ausgleich zu der anregenden und extrovertierten Qualität von Rückbeugen dar. Es ist sowohl körperlich als auch emotional wohltuend, auf Rückbeugen – jene Haltungen, die die Körperrückseite zusammenziehen und tonisieren – im Anschluss Vorwärtsbeugen folgen zu lassen, um die Körperrückseite zu strecken und zu dehnen.

Viele Vorwärtsbeugen erfordern eine tiefe Beugung (Flexion) der Hüften und sind eine wundervolle Art, Wirbelsäule und Körperrückseite zu dehnen. Vorwärtsbeugen im Sitzen sind herausfordernder als Vorwärtsbeugen im Stehen, bei denen Hüften und Wirbelsäule mehr Freiheit haben.

Um die Wirbelsäule und den unteren Rücken in Sitzhaltungen nicht zu gefährden, benötigt man eine gute Beweglichkeit der Hüften und der Beinrückseiten. Bereite dich in dem Part deiner Praxis, der im Stehen stattfindet, durch gute Beinarbeit und tiefe Hüftbeugung in den stehenden Vorwärtsbeugen (Uttanasana, Prasarita Padottanasana, Parshvottanasana), durch einige Hüftöffner (Parshvakonasana, Hasta Padangushthasana und Varianten) und durch kontinuierliches aktives Verlängern der Flanken und der Wirbelsäule sorgfältig vor.

Bevor du an irgendwelche Drehhaltungen oder Vorwärtsbeugen herangehst, ist es für die Gesundheit des unteren Rückens wichtig, die „neutrale Wirbelsäule“, d.h. die natürliche Lordose, zu finden.

Wenn du in einer aufrechten Position sitzt (beispielsweise in Dandasana), dann wende eine klare manuelle Ausrichtung der Oberschenkel an: Drehe sie nach innen und weite die Sitzbeinhöcker (*Innere Spirale*). Finde die natürliche Kurve, indem du die Oberkante des Kreuzbeins leicht nach vorn in den Körper hineinbewegst. Die Lendenwirbel sollten flach anliegen und nicht als kleine „Knubbel“ hervorstehen, die sich unter der Haut abzeichnen. Vielleicht musst du etwas erhöht auf einem Kissen oder einer gefalteten Decke sitzen, damit der untere Rücken wirklich „nach innen“ weist und sich nicht mehr nach außen wölbt.

Für unbeweglichere Übende stellen die Hamstrings das Haupthindernis dar, das ihnen die Erfahrung von Leichtigkeit in den Vorwärtsbeugen verwehrt. Mit „Hamstrings“ sind die drei langen Muskeln an der Rückseite der Oberschenkel gemeint. Alle drei setzen an den Sitzbeinhöckern an. Einer erstreckt sich nach unten bis zum äußeren Schienbein direkt unter dem Knie, die anderen beiden verlaufen zum inneren Schienbein hin, ebenfalls bis direkt unters Knie. Ihre primäre Funktion besteht darin, das Knie zu beugen und die Hüfte zu strecken (um den Oberschenkel z.B. nach hinten anzuheben). Obwohl sie auch eine Schlüsselrolle für Vorwärtsbeugen spielen, ist es effektiver, an der Dehnung der gesamten Körperrückseite zu arbeiten, als sich nur auf die Oberschenkelrückseiten zu konzentrieren.

Nutze deine Praxis im Sitzen, um den Wert der Langsamkeit wiederzuentdecken und um deine Fähigkeit zu kultivieren, friedliche Stille zu erleben.

Verletzungen der Hamstrings sind in der Yogawelt sehr häufig und kommen vor allem bei hyperbeweglichen Übenden vor. Ein Weg, sicher mit diesen Muskeln zu arbeiten, besteht darin, sie zu aktivieren (sie zu kontrahieren), bevor man sie dehnt. Die Sehnen, mit denen die Muskeln an den Knochen befestigst sind, enthalten Sensoren – die Golgi-Sehnenorgane –, die Veränderungen in der Muskelspannung überwachen; allerdings nur, wenn diese Veränderungen durch aktive Muskelkontraktion entstehen, nicht wenn sie durch passives Dehnen zustande kommen. Zusammen mit dem Gehirn und dem Nervensystem stellen die Golgi-Sehnenorgane ein schützendes Rückmeldungssystem bereit, das die aktiven Muskeln dazu veranlasst, sich zu verlängern, bevor die Spannung oder der „Zug" auf diesen Muskeln zu extrem wird. Einfach ausgedrückt: Eine sichere Art des Dehnens liegt darin, die Muskeln zuerst zu kontrahieren und sie dann aktiviert zu lassen und zu dehnen.

Übende mit festen Hamstrings werden feststellen, dass die Oberkante des Beckens nach hinten kippt und der obere Rücken rund werden wird, sobald sie sitzen. Sich aus dieser eingesunkenen Haltung heraus nach vorn zu beugen bringt Druck auf die Bandscheiben und stresst den unteren Rücken. Die Lendenlordose (= neutrale Wirbelsäule) zu finden stellt eine gute Beziehung zwischen den Wirbeln sicher. In der Folge verteilt sich der Druck auf die Bandscheiben gleichmäßiger, und du vermeidest eine Überdehnung und Schwächung der Muskeln und Bänder des unteren Rückens.

Ein weiteres übliches Thema bei unbeweglicheren Übenden ist das übermäßige Runden der Schultern und des oberen Rückens. Dieser Versuch, sich tiefer nach vorn zu beugen, als es Hüften und Schultern eigentlich erlauben, verursacht Anstrengung und Spannung. Behalte, um ein zu starkes Runden der Brustwirbelsäule zu vermeiden, eine gute Schulterausrichtung bei, indem du die Körperseiten verlängerst und die Schultern in Richtung Körperrückseite bewegst. Achte darauf, dass du mit Leichtigkeit atmen kannst.

Auch bewegliche Übende brauchen Anleitung. Sie entwickeln oft chronische Schmerzen im oberen Teil der Hamstrings nahe den Sitzbeinhöckern, weil sie diesen Bereich kontinuierlich überdehnen. Das „Schwanentauchen" von Tadasana in Uttanasana, bei dem man die Hüften einklappt und die Sitzbeinhöcker anhebt, ist eine typische falsch ausgerichtete Art und Weise, sich in eine Vorwärtsbeuge zu begeben.

Ein anderes verbreitetes Problem ist der „Klappmesser"-Stil, bei dem sich Übende nur in den Hüften beugen, aber den Rücken steif und gerade lassen, wenn sie sich von Dandasana in Pashchimottanasana begeben. Versuche in einer Vorwärtsbeuge nicht, den Rücken „gerade" zu lassen. Die Wirbelsäule sollte über ihre gesamte Länge, vom Steißbein bis zur Schädelbasis, durchgängig in einer anmutig und gleichmäßig gerundeten Form sein. Jeder einzelne Wirbel sollte sich nach vorn „neigen", sodass jeder Teil der Wirbelsäule entlang der Körperrückseite gedehnt werden kann.

Fortwährende Bemühungen, passive Hamstrings zu dehnen, indem man die Sitzbeinhöcker anhebt und den Bauch auf die Oberschenkel sinken lässt (z.B. in Pashchimottanasana) schwächt sie mit der Zeit. Für hyperbewegliche Übende ist es schwierig, nicht in Vorwärtsbeugen hineinzusinken. Die Herausforderung besteht darin, die Sitzbeinhöcker aktiv nach unten zu drehen und die Hamstrings zu aktivieren, bevor man sie dehnt. Die Sitzbeinhöcker nach unten zu bringen macht es leichter, den unteren Bauch von den Oberschenkeln wegzuheben und im vorderen Bereich der Hüfte Raum beizubehalten. Nutze diese Kraft aus dem Unterbauch, um in der Lendenwirbelsäule mehr Fülle zu schaffen. Das ist nicht nur gesünder für die Hüftgelenke, sondern hilft auch, eine Belastung des oberen Teils der Hamstrings zu vermeiden, und gibt der Wirbelsäule eine bessere Dehnung.

Unbeweglichere und sehr bewegliche Übende stehen jeweils unterschiedlichen Herausforderungen gegenüber, aber beide haben gleichermaßen die Möglichkeit, intensiv mit der Atmung zu arbeiten. Bleib für längere Haltephasen in den Positionen, um den Atem voll zu erfahren und um dir Raum zu geben, ein Bewusstsein und eine gesteigerte Wahrnehmung dafür zu entwickeln. Insbesondere verstärkt es die beruhigende Wirkung der Haltungen, wenn du dir Zeit für die Ausatmung nimmst. Höre auf deinen Körper und sei bereit, dich etwas zurückzunehmen, wenn es zu intensiv wird. Atme ganz einfach und schätze die Kunst, weniger zu tun.

Pashchimottanasana
Vorwärtsbeuge im Sitzen

Dies ist die klassische Vorwärtsbeuge im Sitzen. Wenn du gelernt hast, diese Haltung mit guter Ausrichtung der Hüften und der Wirbelsäule auszuführen, rücken alle anderen Vorwärtsbeugen in Reichweite. Genieße diese einfache und dennoch intensive Vorwärtsbeuge, um eine volle Dehnung der gesamten Körperrückseite zu erhalten – von den Fersen bis zum Nacken.

FORM UND FUNDAMENT

Die Beine sind gerade nach vorn ausgestreckt. Der Oberkörper beugt sich nach vorn über die Beine. Die Beinrückseiten liegen auf dem Boden auf. Die Füße sind hüftbreit auseinander, für Übende mit engen und sehr beweglichen Hüften kann es sich besser anfühlen sie direkt zusammenzubringen. Die Hände können an den Schienbeinen oder an den Fußknöcheln platziert werden. Wenn es deine Beweglichkeit zulässt, fasse die Fußaußenkanten.

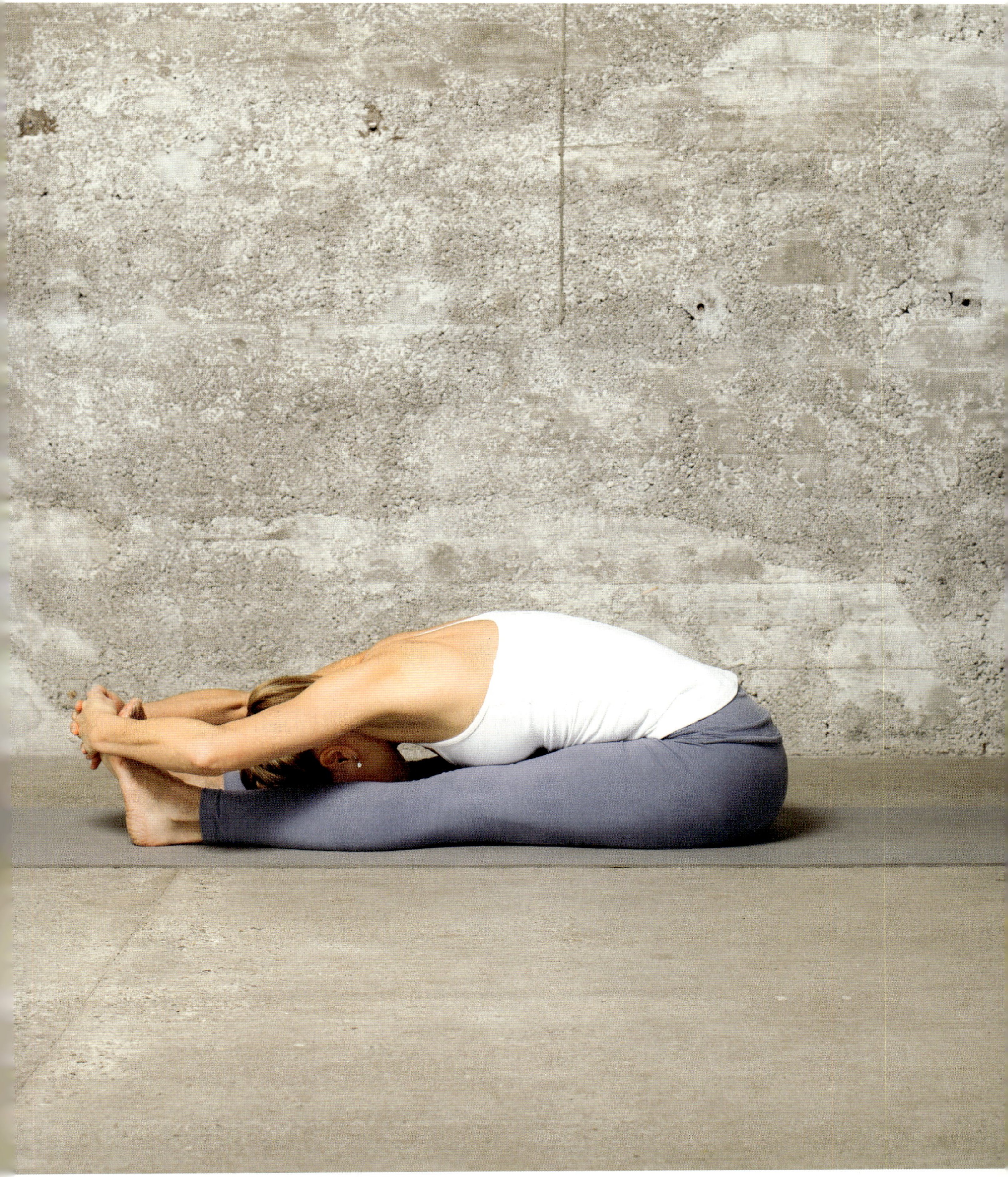

Dandasana
die Stockhaltung

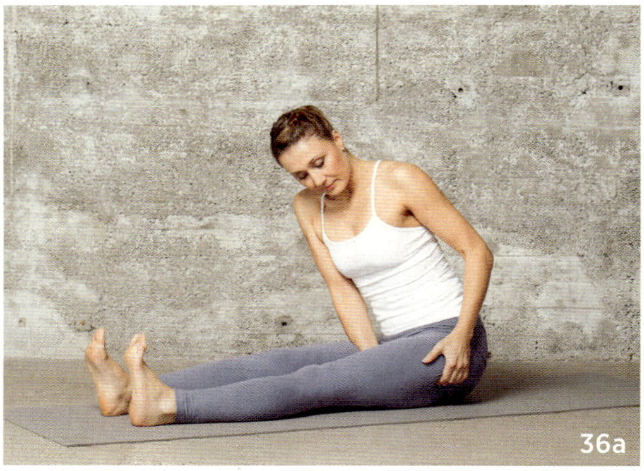

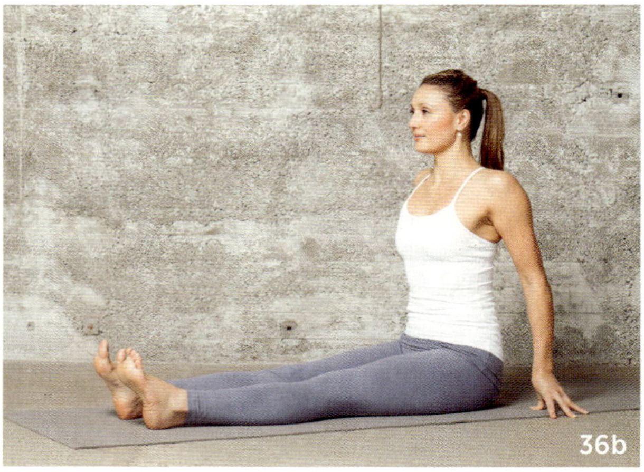

AUSRICHTUNG

36a

- Um eine manuelle Ausrichtung der *Inneren Spirale* anzuwenden, hältst du den linken Oberschenkel mit beiden Händen nahe an die Hüfte. Drehe die Innenseite des Oberschenkels in Richtung Boden, während du die Rückseite des Oberschenkels weitest.
- Fahre damit fort, den Oberschenkel zu drehen und zu weiten, während du den linken Sitzbeinhöcker weiter nach links setzt.
- Wiederhole dieselbe Innenrotation und dasselbe Weiten beim rechten Oberschenkel.

36b

- Finde im aufrechten Sitz die natürliche Lendenlordose, indem du den unteren Rücken nach innen und oben ziehst. Die Oberkante des Kreuzbeins wird nach vorn in den Körper hineinkippen, und die Lendenwirbel sollten flach anliegen.
- Atme ein, um die Seiten der Taille anzuheben. Atme aus, um die Oberschenkel in den Boden zu drücken.

Pashchimottanasana
Vorwärtsbeuge im Sitzen

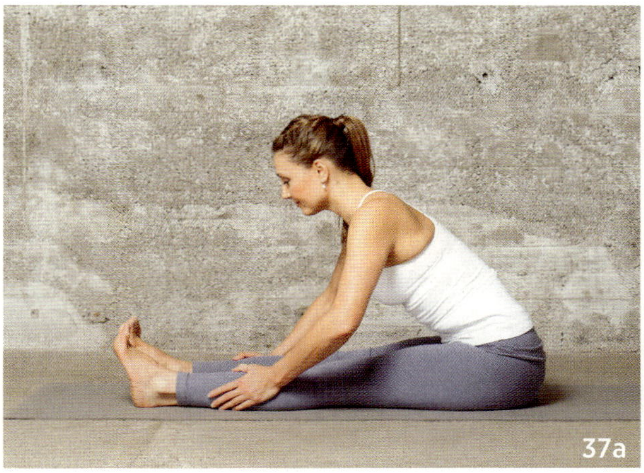
37a

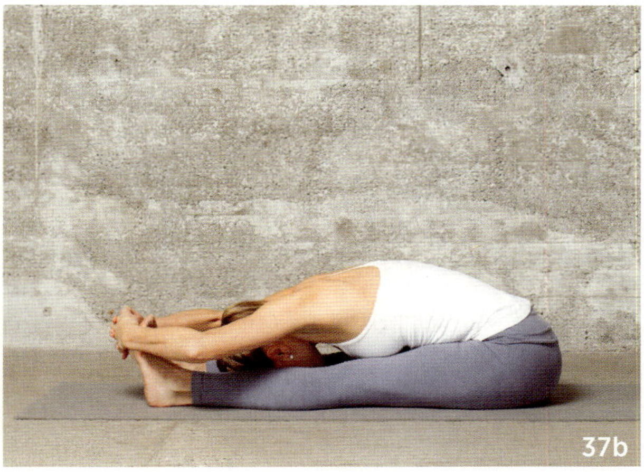
37b

AUSRICHTUNG

37a

- Beuge dich nach vorn, um die Schienbeine zu greifen.
- Ziehe aktiv mit den Schienbeinen zur Mittellinie, strebe durch die Großzehenballen nach vorn und drücke hinten die Sitzbeinhöcker weiter auseinander. An diesem Punkt musst du eventuell die Basis deiner Haltung korrigieren, indem du mit den Händen die Pobacken weiter nach hinten und auseinanderziehst.
- Ziehe zwischen den geweiteten Sitzbeinhöckern das Steißbein nach unten und verankere außerdem die Sitzbeinhöckern nach unten hin.
- Atme ein, um die Körperseiten lang zu machen, und hebe die Schultern in Richtung Körperrückseite, während du das Herz nach vorn streckst. Atme aus, um ein bisschen tiefer in die Vorwärtsbeuge zu kommen.
- Für unbeweglichere Übende ist es eine exzellente Variante, hier zu verweilen und die Schienbeine zu fassen. Dies ermöglicht eine stärkere Fokussierung auf das Längen der Wirbelsäule und auf das Dehnen der Beine, statt unbedingt die Füße erreichen zu wollen und dabei den Kopf nach unten zu ziehen.

37b

- Bewegliche Übende können weiter nach vorn greifen, um die Außenkanten der Füße zu fassen oder sogar die Füße mit den Händen zu umschließen.
- Wenn deine Vorwärtsbeuge tief ist, berührt der Bauch vielleicht die Oberschenkel. Hebe den Bauch nach hinten und oben in Richtung Wirbelsäule an, um mehr Raum für die Hüftgelenke zu erzeugen und um den unteren Rücken zu dehnen.
- Hebe die Schultern in Richtung Decke. Strebe eine gleichmäßige Kurve in der sanft gerundeten Form des Rückens vom Steißbein bis zum Scheitel an.

Hanumanasana
die Haltung des Hanuman

Diese Haltung erfordert ein hohes Maß an Beweglichkeit der Hüften und der hinteren Oberschenkelmuskulatur. Beim vorderen Bein ist es die Rückseite, die eine intensive Dehnung erhält. Beim hinteren Bein ist es die Hüfte, die in eine extreme Extension kommt (der Oberschenkel bewegt sich nach hinten), wodurch der vordere Teil der Hüfte gedehnt wird.

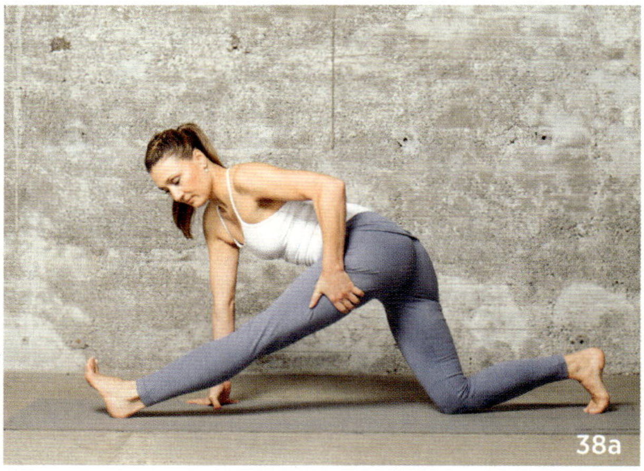
38a

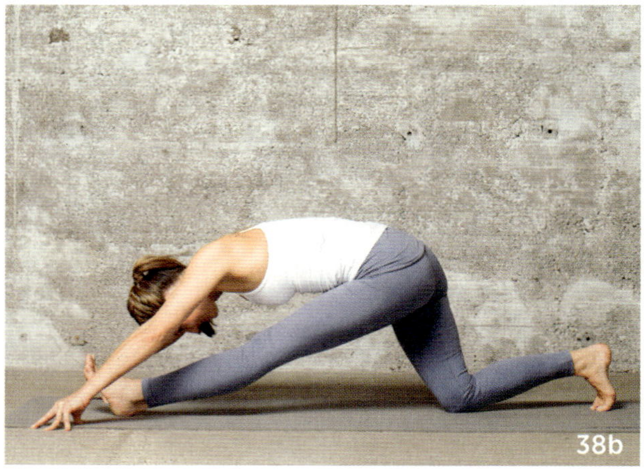
38b

Ausrichtung

Bereite dich auf Hanumanasana mit Ardha Hanumanasana (dem halben Hanumanasana) vor. Verwende Blöcke unter den Händen, falls du feststellst, dass der obere Rücken und die Schultern sich runden.

38a

- Drehe das vordere Bein an der Hüfte nach innen und benutze die Hand, um die Hamstrings und die Rückseite der Oberschenkel zu weiten. Auch die Sitzbeinhöcker weiten sich, wodurch du mehr Raum in den Hüften erhältst.

38b

- Presse mit der Ferse nach unten in die Matte und ziehe sie nach hinten, um die Muskeln der Hamstrings zu aktivieren.
- Halte die Hamstrings aktiv, während du beginnst, die rechte Pobacke nach unten zu drehen, bis das Knie gerade nach oben zeigt.
- Beuge dich sanft über das vordere Bein und atme. Wechsle die Seite, um dich über das andere Bein zu dehnen.

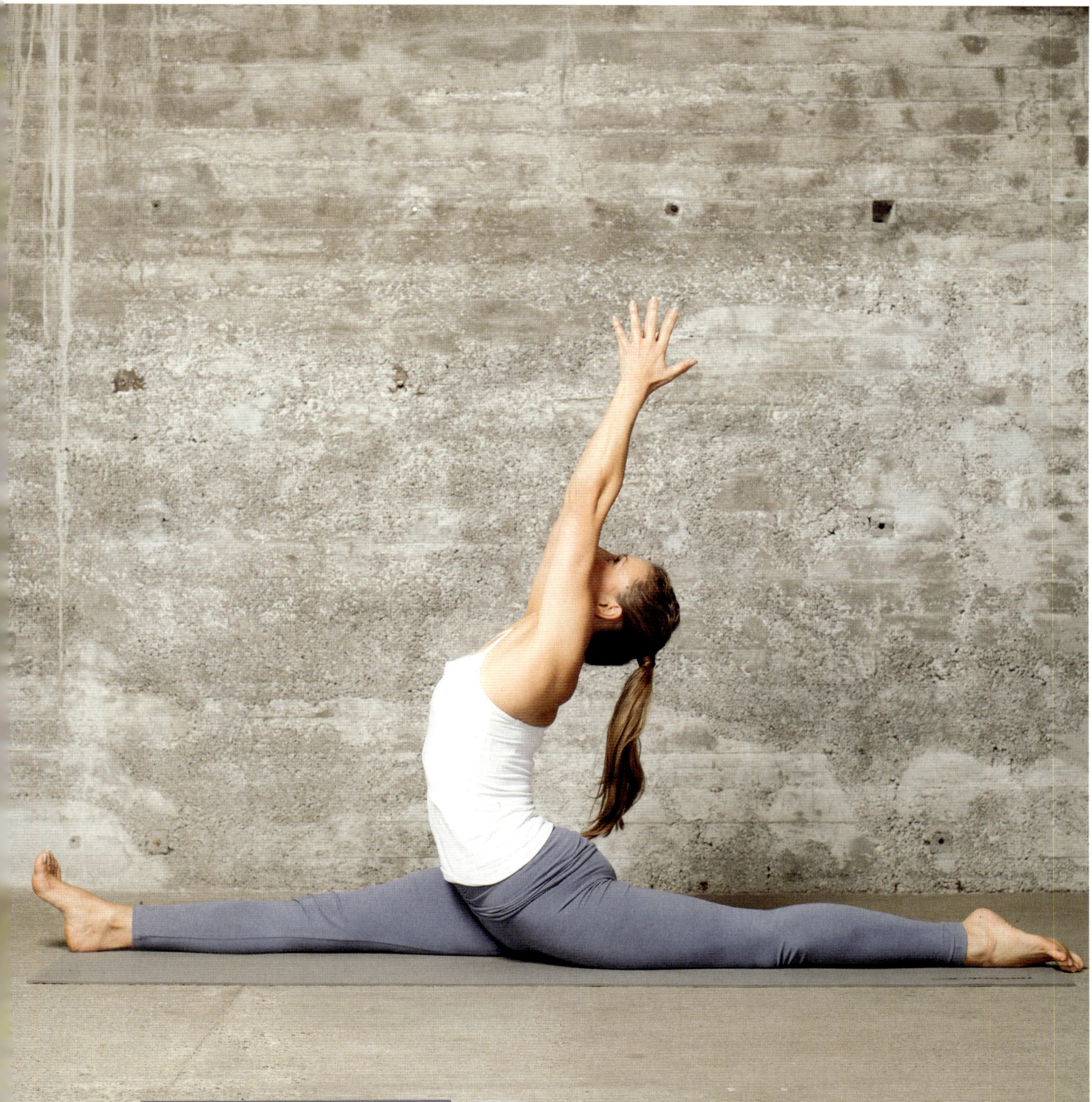

FORM UND FUNDAMENT

Mit einem Bein vorn und einem Bein hinten ähnelt diese Haltung einem riesigen Sprung in Zeitlupe. Sie bringt unsere Fähigkeit zum Ausdruck, über unseren normalen Bewegungsradius und unsere gewöhnlichen Möglichkeiten hinauszugehen. Das vordere Knie zeigt zum Himmel, das hintere Knie zum Boden. Der Oberkörper kann aufrecht sein oder – bei sehr beweglichen Praktizierenden – sogar nach hinten gebeugt sein.

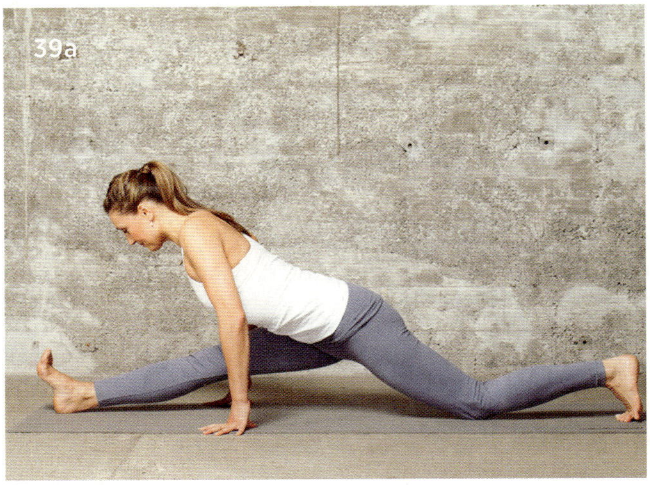

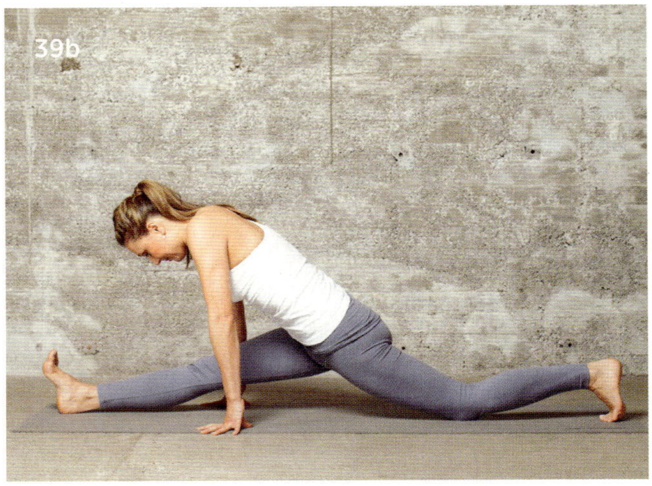

AUSRICHTUNG

39a

- Um zu beginnen, dich in Hanumanasana zu begeben, gleitest du mit der vorderen Ferse nach vorn und bewegst das hintere Knie weiter nach hinten. Stütze die Hände auf Blöcken ab, wenn es deine Beweglichkeit nicht zulässt, sie problemlos auf dem Boden aufzusetzen.
- Presse den Großzehenballen des hinteren Fußes nach unten und rolle die Innenseite des hinteren Oberschenkels nach oben in Richtung Decke.
- Behalte die Innenrotation des hinteren Beins bei und drehe auch das vordere Bein nach innen, bis die Hamstrings nach außen zur Seite zeigen anstatt nach unten zum Boden.
- Weite die Sitzbeinhöcker und strecke die Beine auseinander, um die vordere Ferse noch weiter nach vorn gleiten zu lassen. Alternativ kannst du die Innenrotation des vorderen Beins beibehalten und mit dem hinteren Fuß weiter zurückwandern.

39b

- Sobald du eine noch angenehme Grenze erreicht hast, beginnst du, die Pobacke auf der Seite des vorderen Beins nach unten zu drehen. Nutze diese Aktion, um den Oberschenkel zu drehen, bis das Knie nach oben zeigt.
- Gestatte dem Oberkörper, sich bequem nach vorn zu beugen. Spüre hin, ob die Intensität der Empfindung in den Oberschenkelmuskeln des vorderen Beins und in der hinteren Hüfte gut auszuhalten ist. Verringere die Intensität der Haltung, wenn nötig.
- Ziehe mit dem hinteren Knie die Matte nach vorn, um den Femurkopf weiterhin nach hinten in die Gelenkpfanne zu ziehen. Du solltest an der Vorderseite der Hüfte ein Gefühl der Dehnung empfinden, aber es sollte sich nicht so anfühlen, als ob das Hüftgelenk fast zerspränge.

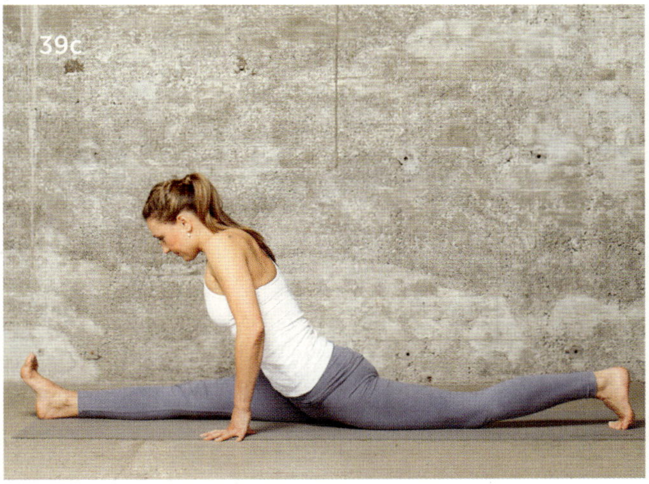

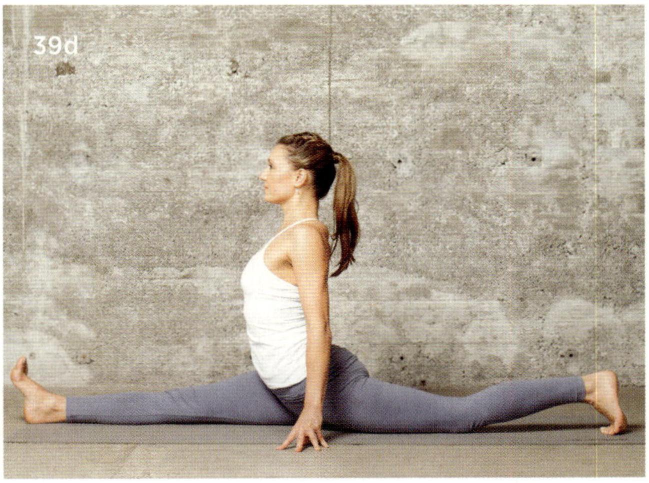

39c

- Bewegliche Übende können die Beine weiter auseinanderdrücken, um das Becken weiter zum Boden hin abzusenken. Dies ist aber auch ein hervorragender Moment, um als zusätzliche Unterstützung Blöcke unter beiden Oberschenkeln zu platzieren, wenn die Beweglichkeit es nicht ermöglicht, näher zum Boden zu kommen.

39d

- Die volle Haltung mit aufgerichtetem Oberkörper erfordert eine extreme Hüftdehnung des hinteren Beins. Die Zehen des hinteren Fußes aufgestellt zu lassen ermöglicht dir, durch den Großzehenballen nach unten zu drücken und eine stärkere *Innere Spirale* zu erreichen: Rotiere die Innenseite des hinteren Oberschenkels nach oben, während du die Hüfte nach vorn drehst, um die Rückseite des Beckens zu weiten. Dies hilft, eine Kompression oder eine Verdrehung im unteren Rücken zu vermeiden.
- Arbeite gleichermaßen stark mit dem Großzehenballen des vorderen Fußes. Drücke ihn nach vorn, um das Bein zu strecken.
- Um die Dehnung zu vertiefen: Drücke vom Becken aus nach unten und strecke die Beine voneinander weg. Hebe Taille, Wirbelsäule und Kopf an.

39e

- Diese fortgeschrittene Variante ist eine überschwängliche Ausdrucksform der Haltung. Lass die Schultern gut integriert, hebe das Herz an und „fliege“.

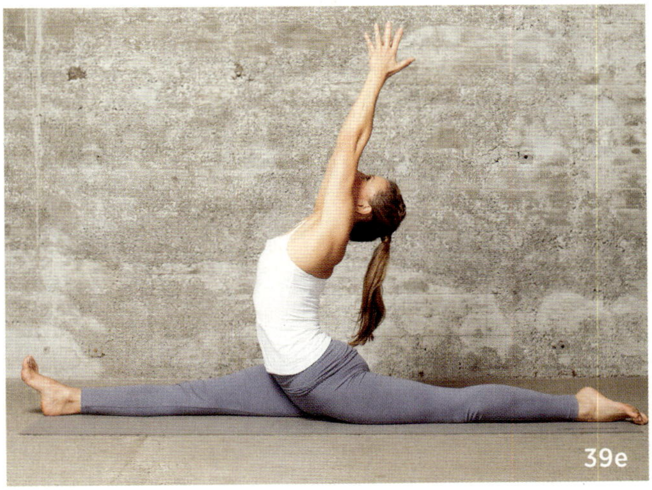

Baddha Konasana
die gebundene Winkelhaltung

Dieser Hüftöffner im Sitzen wird oft mit den Knien am Boden und nach oben zeigenden Fußsohlen gezeigt. Allerdings sind nicht jedermanns Hüftgelenke so geformt, dass dies möglich ist. Die Knie sind tief unten und die Fußsohlen zeigen nach oben, wenn die Hüften sehr offen und in einer starken Außenrotation sind. Zwinge die Knie nicht nach unten und drehe die Füße nicht gewaltsam, um die Sohlen nach oben zu bringen. Dies würde nur die Hüften, Knie und Knöchel belasten. Wenn die Knie höher sind als die Oberkante des Beckens, setze dich etwas erhöht auf einen Block oder auf ein Bolster und arbeite mit Ausrichtungsprinzipien für die Hüften, um schrittweise zu lernen, wie du das volle Bewegungspotenzial deiner Hüftgelenke ausschöpfen kannst.

Dasselbe gilt für andere Haltungen mit gebeugten Knien wie etwa Janu Shirshasana – setze dich höher, wenn das gebeugte Knie sich über den Hüftknochen befindet.

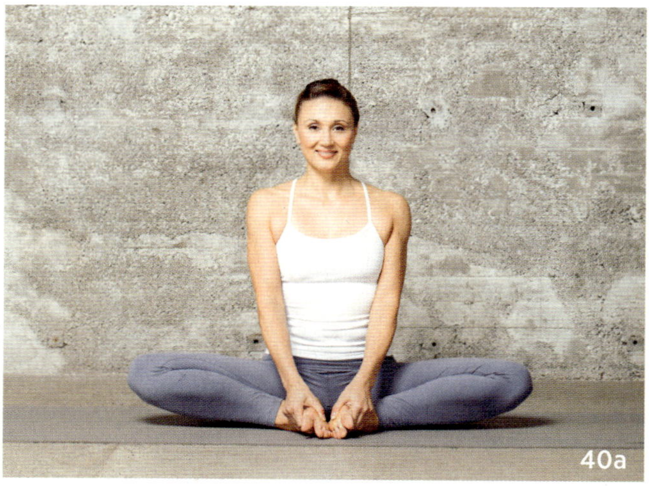

FORM UND FUNDAMENT

Sitze mit den Hüften sehr nah an den Füßen, die Fußsohlen liegen aneinander, die Knie sind zur Seite gebeugt. Die Hände können die Fußsohlen oder die Schienbeine oder auch die Fußknöchel umgreifen.

Ausrichtung

40a

- Nimm die grundlegende Form der Haltung ein und wende dann manuell die *Innere Spirale* an, indem du beide Oberschenkel nach innen drehst und die Sitzbeinhöcker auseinander weitest.
- Stelle sicher, dass der untere Rücken nach innen weist und sich nicht nach hinten wölbt. Hebe die Oberkante des Kreuzbeins höher in den Körper und bring die Leisten tiefer nach unten.
- Füge nun mit der *Äußeren Spirale* eine Außenrotation hinzu: Ziehe, ohne den Rücken zu runden, das Steißbein nach unten und beginne, die Oberschenkel nach außen zu drehen. Die Knie werden sich stärker zur Seite und in Richtung Boden weiten.
- Erde dich weiter über das Steißbein nach unten, und drücke auch die Sitzbeinhöcker nach unten, während du dich darauf fokussierst, mit den Knien weit zu den Seiten nach außen zu streben – mehr darauf bedacht, sie zu weiten, als sie zum Boden zu drücken.
- Wenn die Knie fast bis zum Boden kommen, dreht die Außenrotation der Beine die Fußsohlen nach oben. Presse die Zehennägel in die Matte hinein und halte den unteren Rücken nach innen und oben gerichtet.

40b

- Wenn der untere Rücken in der aufrechten Form nach innen weist und nicht gerundet ist, füge eine Vorwärtsbeuge hinzu.
- Lasse den Bauch oben und die Schultern zur Körperrückseite hin angehoben.

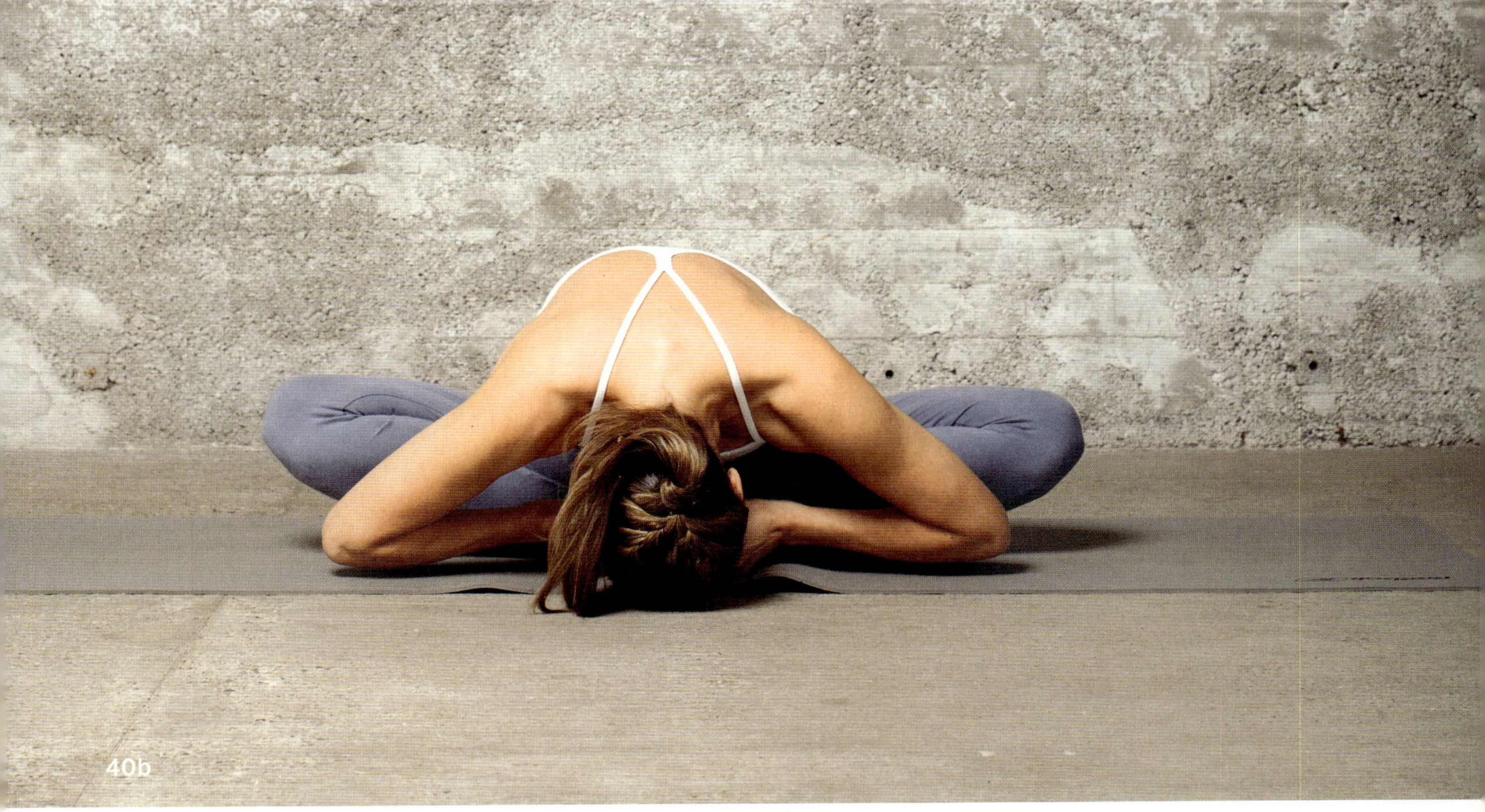

40b

Padmasana
der volle Lotus

Diese für Hüften und Knie herausfordernde Haltung ist nicht für alle erreichbar. Probiere sie nur dann aus, wenn deine Knie in Haltungen wie Baddha Konasana und Janu Shirshasana tiefer als der obere Rand des Beckens sind und fast bis zum Boden kommen. Die Höhe der Knie ist ein Indikator dafür, wie offen die Hüften sind. Die Beine mit Gewalt in Padmasana zu bringen kann Verletzungen verursachen, wenn die Hüften dafür nicht bereit sind.

Wenn die Hüften nicht so weit sind, übe geduldig mit anderen Sitzhaltungen und Hüftöffnern.

Das volle Padmasana ist die klassische Meditationshaltung. Der geschlossen Kreis, den die Beine bilden, soll sich positiv auf die Ebene der feinstofflichen Energie auswirken und darauf, inwiefern sie gehalten werden kann, um die Meditationserfahrung zu vertiefen. Auf einer ganz praktischen Ebene erzeugt der Druck der Füße auf die Oberschenkel eine gut gegründete und stabile Basis für den Sitz.

Ausrichtung

41a

- Bereite dich auf den vollen Lotus vor, indem du zuerst den halben Lotus praktizierst.
- Beginne in einer Sitzposition mit gebeugten Knien ähnlich Baddha Konasana, aber mit dem rechten Fuß vor dem linken.
- Drehe die Oberschenkel mithilfe der Hände nach innen, um die Sitzbeinhöcker zu weiten. Stelle sicher, dass der untere Rücken sich nicht rundet.
- Halte den rechten Fußknöchel und ziehe den Fuß zu dir hin, um die Ferse nahe an die rechte Leiste zu bringen. Das Knie wird sich mehr zur Seite hin weiten. Halte das Knie jetzt höher als die Oberkante des Beckens.
- Während du den Fuß sehr nah am Becken hältst, gleitest du mit der Ferse am Bauch vorbei, um den Fuß auf dem anderen Bein zu platzieren, und zwar so weit außen am Oberschenkel wie möglich.
- Drücke die Zehenspitzen und Fußrücken in den Oberschenkel, gleite mit dem Fuß näher zur inneren Seite des Oberschenkels und platziere das rechte Knie weiter außen und unten. Prüfe, ob das Knie einigermaßen nah am Boden ist. Halte hier für einige Atemzüge inne.
- Löse die Haltung auf und wiederhole mit dem anderen Bein.

41b

- Begib dich nur in den vollen Lotus, wenn dein Knie im halben Lotus sehr nah an den Boden kommt.
- Nachdem du ein Bein in den halben Lotus gebracht hast, wiederholst du dieselben Schritte, um auch den Fuß des anderen Beins auf dem Oberschenkel zu platzieren.
- Versuche niemals, den Fuß von Weitem auf den Oberschenkel herüberzuziehen. Beuge immer zuerst das Knie sehr tief und ziehe die Ferse zur Hüfte des gleichen Beins, bevor du den Fuß sorgsam hinüber zur gegenüberliegenden Hüfte bewegst.
- Wenn du eine hohe Belastung in den Knien spürst, löse dich aus der Haltung und arbeite mit einfacheren Hüftöffnern und Sitzhaltungen.

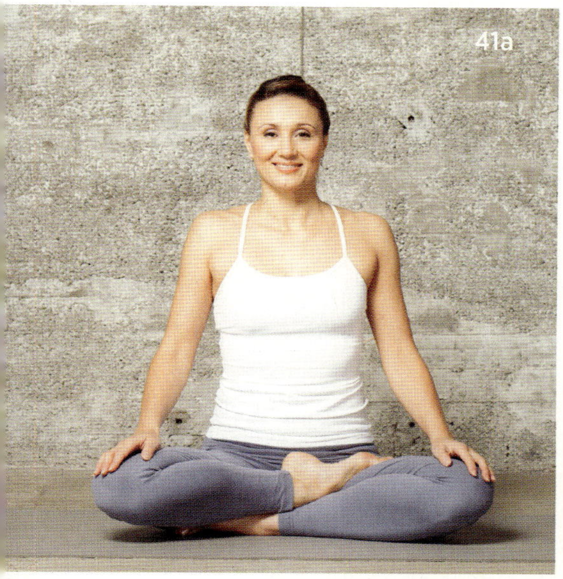
41a

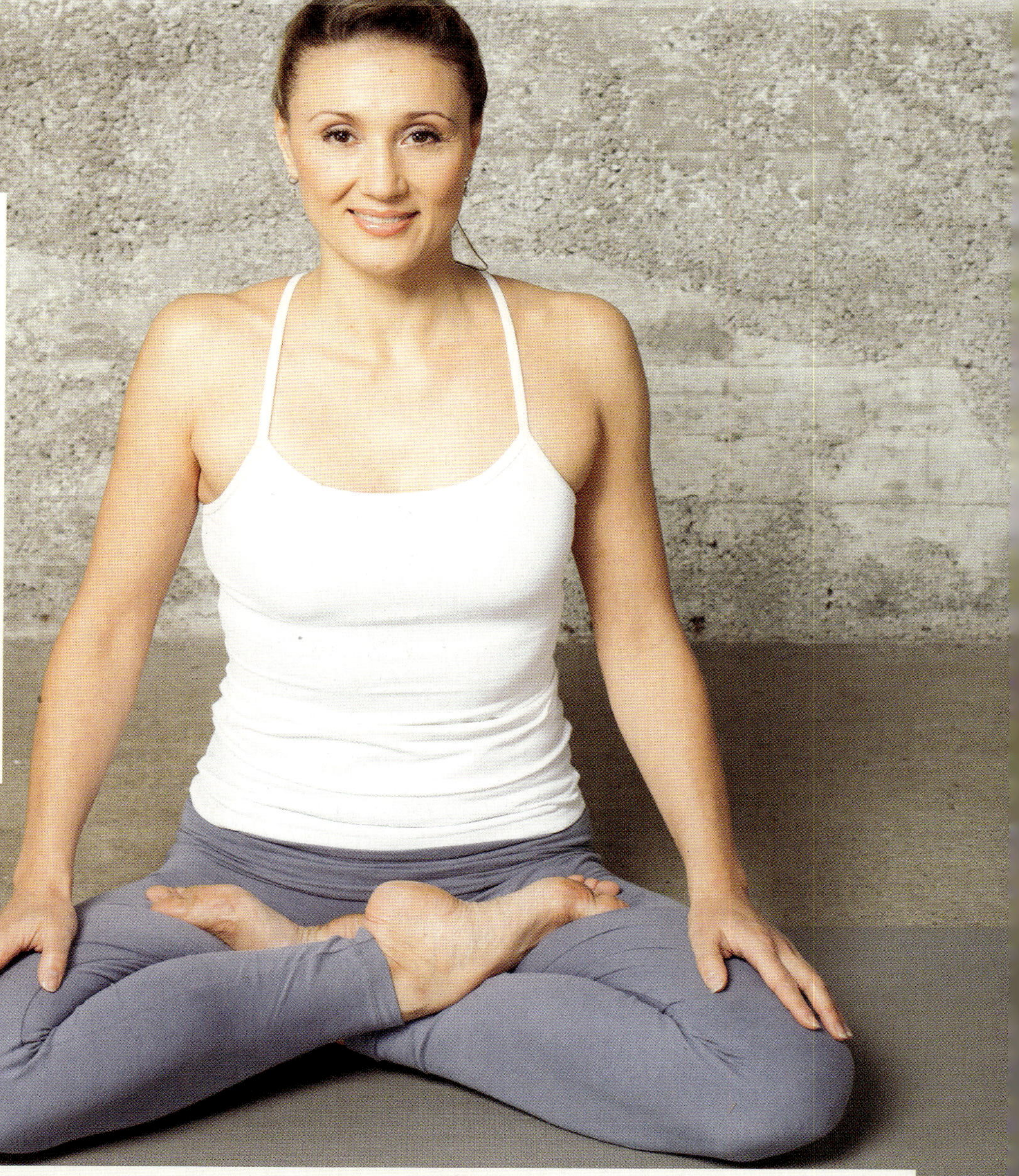
41b

FORM UND FUNDAMENT

Ähnlich wie in Baddha Konasana sind die Knie gebeugt und die Hüften in einer starken Außenrotation. Der Oberkörper ist aufrecht. Die Fußknöchel/Schienbeine überkreuzen sich, und die Fußrückseiten liegen oben auf den Oberschenkeln. Die Hände können auf den Oberschenkeln oder auf den Knien ruhen, abhängig von der Länge der Arme.

Agnistambhasana
die Feuerholzhaltung

Bereite dich auf diese Haltung mit der Babywiege und mit Sukhasana vor, die eine ähnliche Form haben. Wende manuell eine ausgeprägte *Innere Spirale* an, um für eine stärkere Öffnung der Hüftgelenke zu sorgen.

Schenke der Ausrichtung der Fußknöchel viel Aufmerksamkeit, wenn du diese Haltungen ausübst. Überdehne den äußeren Knöchel nicht. Wenn der innere Knöchel abknickt (was an Falten in der Haut erkennbar ist) und der äußere Knöchel sich nach außen wölbt, kommt es zu einer Drehung im Schienbein und im Kniegelenk. Halte den inneren Knöchel offen, indem du durch den Großzehenballen und die Innenferse nach außen drückst, bis die Haut über dem inneren Fußknöchel keine Falten mehr aufweist, um zu vermeiden, dass du die Knie belastest, während du diese hüftöffnenden Haltungen übst.

Versuche dich nur dann an Agnistambhasana, wenn deine Knie in Sukhasana fast zum Boden kommen.

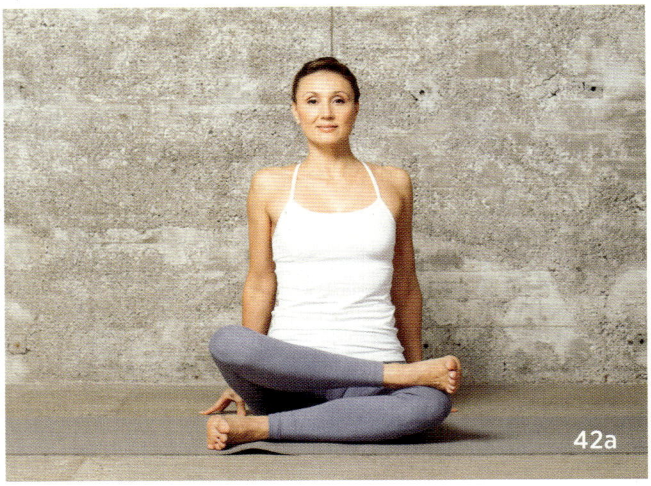

42a

FORM UND FUNDAMENT

Die Schienbeine werden übereinandergelegt, ähnlich wie Holzscheite in einem Kamin übereinandergestapelt werden. Die Schienbeine sind parallel zur Vorderkante der Matte. Die Füße sind geflext, und die Fußsohlen sind parallel zu den Außenrändern der Matte.

Ausrichtung

42a

- Beginne in Sukhasana mit dem rechten Schienbein vorn, den Schienbeinen parallel zur Mattenvorderkante und den Fersen näher an den Mattenaußenrändern.
- Nimm beide Hände zu Hilfe, um zuerst die linke und dann die rechte Hüfte auszurichten, so wie es für Baddha Konasana beschrieben ist (*Innere Spirale*). Weite die Sitzbeinhöcker so weit wie möglich und senke die Leisten tief zum Boden ab.
- Stelle sicher, dass der untere Rücken nach innen und oben ausgerichtet ist und sich nicht rundet. Platziere erst dann den rechten Fußknöchel auf dem linken Knie.
- Halte die Fußgelenke davon ab, einzuknicken, indem du die Außenkanten der Füße – die Kanten der kleinen Zehen – nach unten drückst.
- Wenn das rechte Knie höher als der Beckenkamm ist, versuche keine Vorwärtsbeuge, sondern kehre zu Sukhasana zurück.

42b

- Wenn die Knie niedriger als der Beckenkamm sind und der untere Rücken eine natürliche Kurve andeutet, dann füge eine Vorwärtsbeuge hinzu.
- Wenn du dich nach vorn beugst, drücke die Rückseite der Hüften nach unten und erde dich durch die Sitzbeinhöcker nach unten.
- Gestatte der Wirbelsäule, eine sanft gerundete Form einzunehmen.

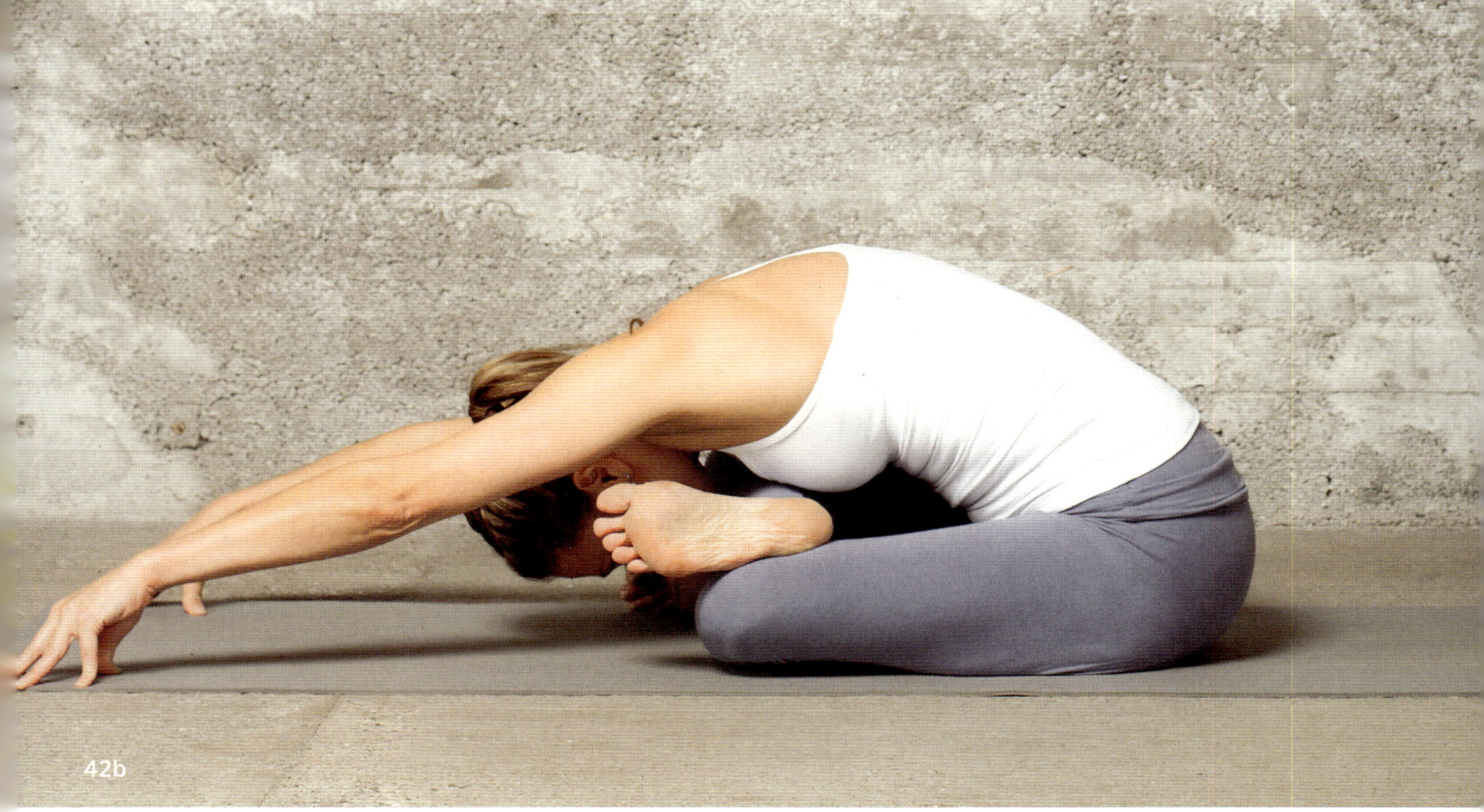

42b

Virasana
die Heldenhaltung

Diese Haltung kann für das Kniegelenk heilungsfördernd sein, birgt jedoch auch eine Verletzungsgefahr, wenn sie nicht korrekt ausgeführt wird oder wenn irgendwelche akuten Knieprobleme vorliegen. Nutze die Möglichkeit, dich nach Bedarf auf ein oder zwei Blöcke zu setzen, sodass der Druck auf die Knie nicht zu stark wird.

Wenn du einen scharfen Schmerz im Kniegelenk wahrnimmst, löse die Haltung sanft auf und wähle eine vergleichbare Haltung, die für die Knie weniger intensiv ist. Platziere z.B. ein Bolster, ein dickes Kissen oder sogar einen sehr niedrigen Stuhl zwischen den Beinen und sitze so, dass die Fersen direkt unter den Sitzbeinhöckern sind.

Der heilende Aspekt von Virasana ist, dass es das Gelenk in eine tiefe Beugung bringt und dabei dessen vollen Bewegungsspielraum erkundet. Dies gibt dem Gewebe rings um das Knie eine schöne Dehnung. Ähnlich wie beim Auswringen eines Schwamms wird das Knie intensiv zusammengedrückt. Wenn du die Haltung auflöst, wird das Gelenk von frischem, nährendem Blut durchflutet.

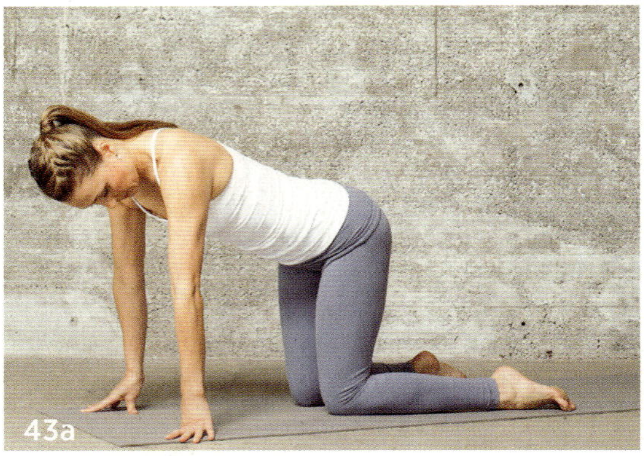
43a

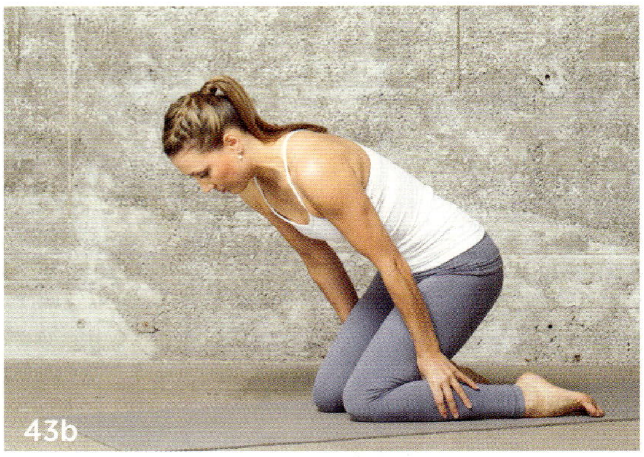
43b

FORM UND FUNDAMENT

Du sitzt zwischen den Füßen, die Beine sind gebeugt und die Oberschenkel parallel. Bei manchen werden sich die Knie bequem berühren. Bei den meisten Leuten wird es zu eng in der Innenhüfte, wenn sie die Knie zusammenführen wollen, und/oder es zieht zu viel Innenrotation nach sich, was dann unangenehm für das Kniegelenk wird. Halte die Knie hüftbreit auseinander und die Füße nah an den äußeren Hüften. Die Schienbeine bilden einen leichten Winkel, und die Füße sind in einer geraden Linie mit den Schienbeinen (das bedeutet, die Zehen sollten leicht zur Seite zeigen).

Der untere Rücken sollte nach innen und oben ausgerichtet sein und sich nicht nach hinten wölben. Wenn die Sitzbeinhöcker nicht auf den Boden kommen, setze dich etwas erhöht auf einen Block.

Ausrichtung

43a

- Bereite dich vor, indem du dich auf deine Fersen setzt.
- Wandere dann mit den Händen nach vorn, bis die Oberschenkel senkrecht stehen. Setze die Knie im Abstand der Hüftgelenke voneinander entfernt auf und die Füße weit genug auseinander, um dich zwischen sie setzen zu können.
- Die Schienbeine bilden einen leichten Winkel, sind also nicht parallel zueinander. Achte darauf, dass die Füße in einer geraden Linie mit den Schienbeinen sind und die Zehen nicht nach innen zeigen, da dies dazu führen würde, dass die Fußknöchel sich nach außen biegen und eine Drehung im Knie hervorrufen.

43b

- Finde mit dem Daumen die Mitte des Wadenmuskels hinten unterhalb des Knies. Streiche den Muskel glatt, indem du mit dem Daumen langsam an der Mittellinie des Wadenmuskels bis unten zum Fußknöchel entlanggleitest (der Muskel lässt sich einfach „zerteilen"), während du dich zurücksetzt.

43c

- Zwischen den Füßen sitzend drückst du nun die Fersen gegen die Seiten der Hüften, um die Fußknöchel und die Schienbeine stabil zu halten und die Knie zu schützen.

43d

- Parivritta Virasana ist die Variante mit einer Drehung des Oberkörpers.

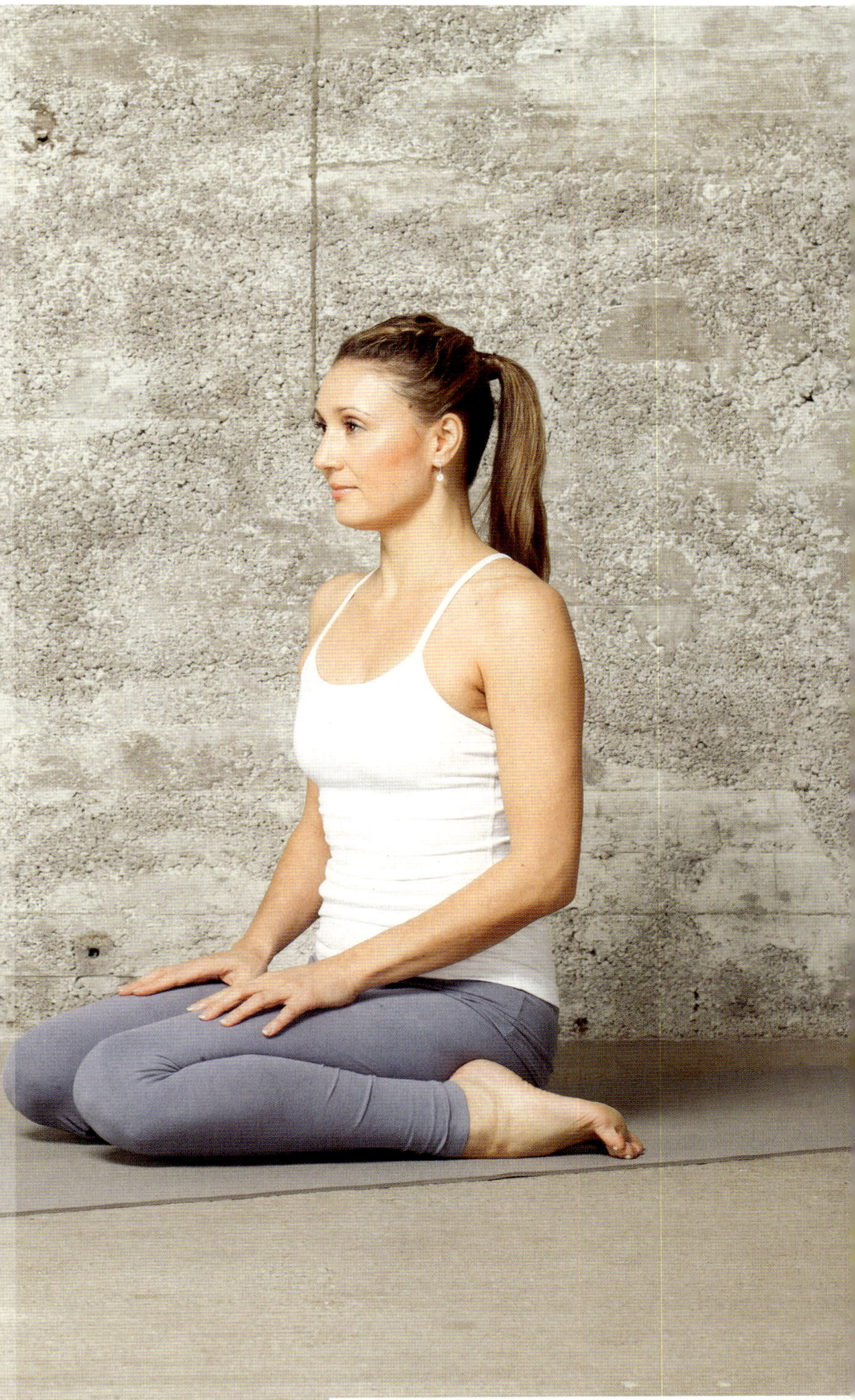

43c

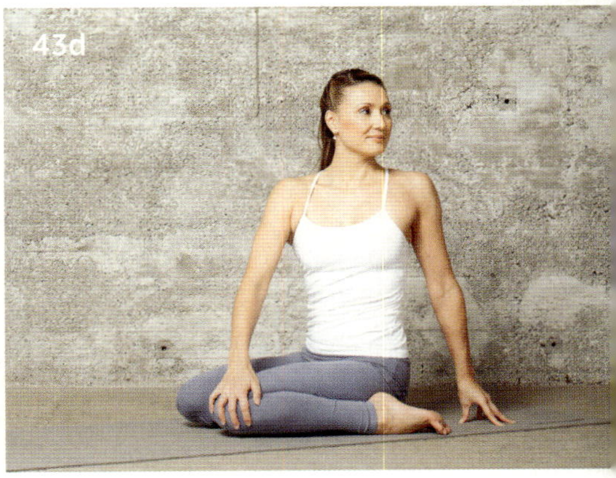

43d

Ardha Matsyendrasana
halbe Haltung des Matsyendra

Diese Basis-Drehhaltung im Sitzen ist eine wunderbare Übung, um die Brustwirbelsäule zu mobilisieren und den Bauchorganen zu einer sanften Massage zu verhelfen. Falls es für dich schwierig ist, aufrecht zu sitzen und dabei beide Knie zu beugen, dann strecke das untere Bein nach vorne aus. Wenn du feststellst, dass der untere Rücken gerundet ist, setze dich etwas erhöht auf einen Block.

Vermeide beim Drehen grundsätzlich eine Destabilisierung des Kreuzbeins und des unteren Rückens, indem du das Becken stabil hältst und die Drehung immer oberhalb der Taille initiierst.

FORM UND FUNDAMENT

Beide Sitzbeinhöcker haben gleichmäßigen Bodenkontakt. Das linke Bein ist gebeugt, sodass das Knie nach vorn zeigt; das rechte Bein ist gebeugt, sodass das Knie nach oben zeigt. Sei dir der 4 Kurven der Wirbelsäule bewusst (Seite 197) und halte die Wirbelsäule lang und die Krone des Kopfes angehoben. Die Drehung setzt direkt über der Taille an, um den Brustkorb so weit wie möglich nach rechts zu drehen. Das Maß an Beweglichkeit in den Hüften und in der Brustwirbelsäule wird vorgeben, wie weit du den Brustkorb drehen kannst. Für die Arme gibt es verschiedene Optionen, je nach Grad der Drehung im Oberkörper.

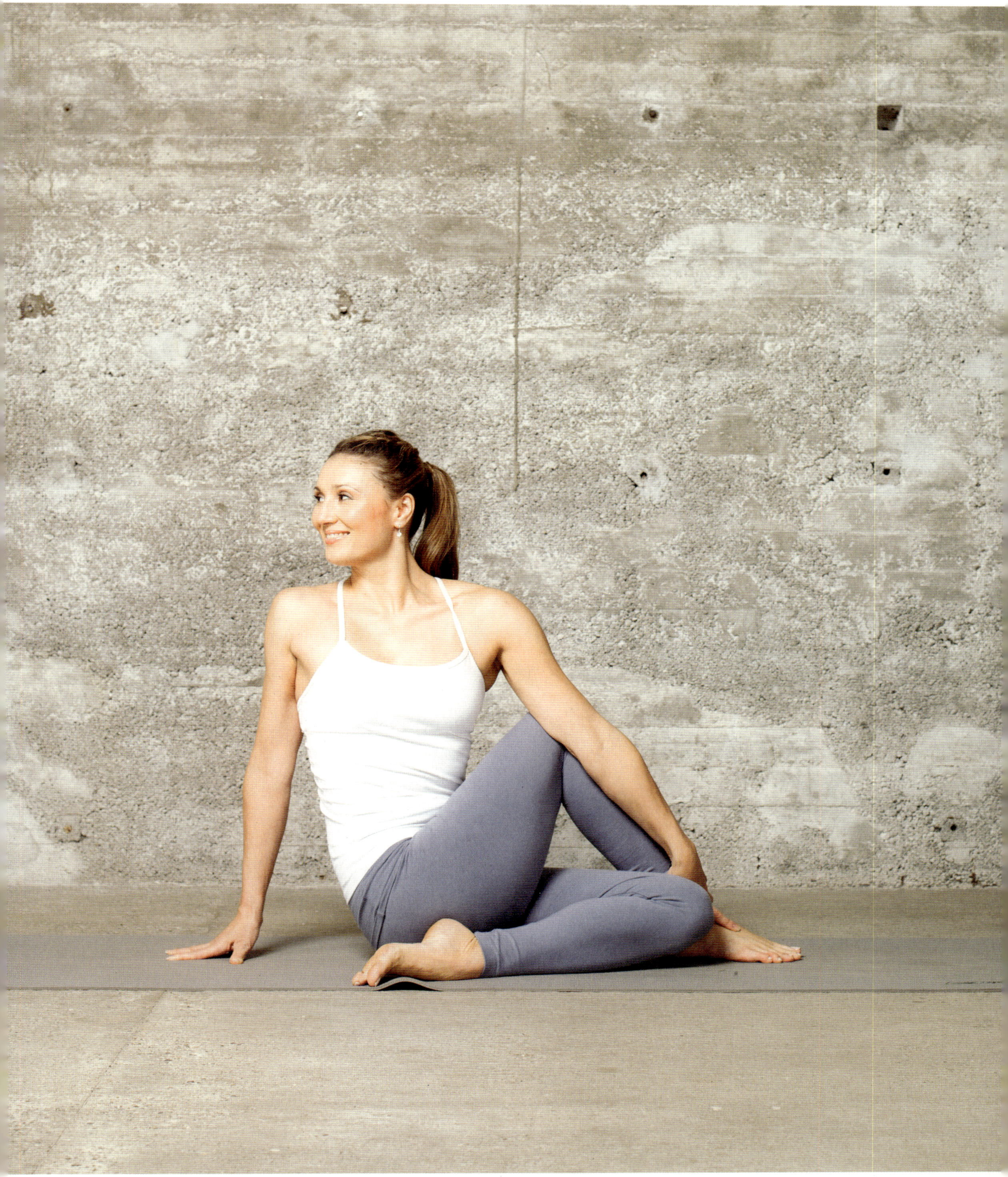

Ausrichtung

44a

- Platziere den rechten Fuß auf der Außenseite des linken Knies. Organisiere die Basis so, dass die Sitzbeinhöcker geweitet sind und sie beide gleichmäßig geerdet sind. In der Regel ist es der rechte Sitzbeinhöcker, den du aktiver nach unten drücken musst, um Balance herzustellen.
- Ziehe die Schienbeine isometrisch nach innen und hebe die Seiten der Taille an. Erlaube den Achseln und der Krone des Kopfes, höher zu schweben.
- Prüfe, ob der untere Rücken eine Lendenlordose andeutet. Die Wirbel liegen flach an und wölben sich nicht nach außen.
- Atme ein, um größer zu werden; bleib groß, wenn du ausatmest, und entspanne das Becken nach unten.
- Halte mit der linken Hand das obere Knie, während du den Brustkorb nach rechts drehst. Erleichtere dann die Drehung des Oberkörpers, indem du den linken Arm um das obere Bein legst, um es enger an dich heranzuziehen.
- Ziehe weiterhin isometrisch die Beine zueinander. Dies hilft, die Lendengegend und den Bereich des Kreuzbeins stabil zu halten.
- Beginne die Drehung von der linken Seite des oberen Rückens aus, als ob jemand seine Hand dort hingelegt hätte und sanft das linke Schulterblatt nach vorn drückte.

44b

- Wenn du den Brustkorb so weit du kannst gedreht hast, platzierst du den linken Ellenbogen an der Außenseite des Oberschenkels und setzt ihn wie einen Hebel ein, um die Drehbewegung zu intensivieren. Atme ein, um die Wirbelsäule zu verlängern; atme aus, um zu drehen.
- Halte den Kopf anfangs gerade, sodass die Nase in einer Linie mit dem Brustbein bleibt, um ein übermäßiges Drehen des Nackens zu vermeiden. Nimm dir Zeit, atme, und drehe dich mehr aus der Brustwirbelsäule heraus, nicht so sehr aus dem Nacken.
- Für die Schulterausrichtung atmest du ein, um die Körperseiten anzuheben und beide Schultern in Richtung Körperrückseite zu bewegen. Hebe außerdem die rechte Schulter höher in Richtung Ohr an, rolle sie zurück und platziere dann die Hand hinter dir auf dem Boden neu.
- Halte den Halsbereich offen und drehe den Kopf sanft, um die Drehung zu vervollständigen.

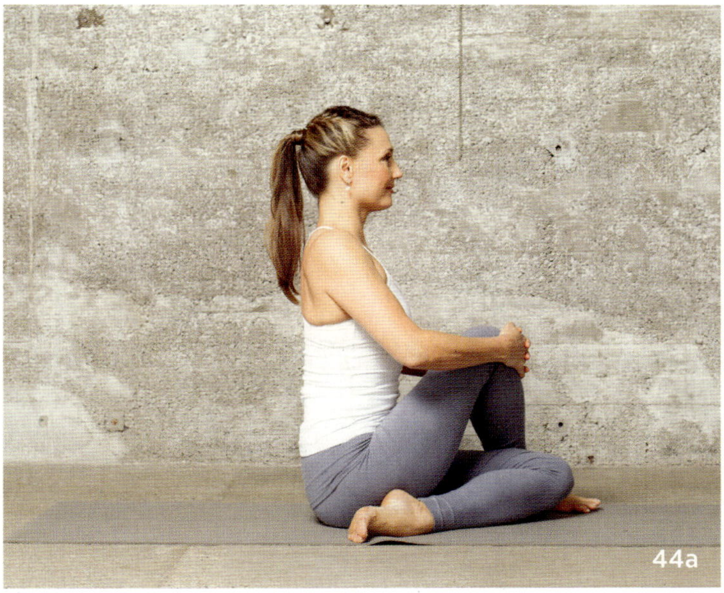
44a

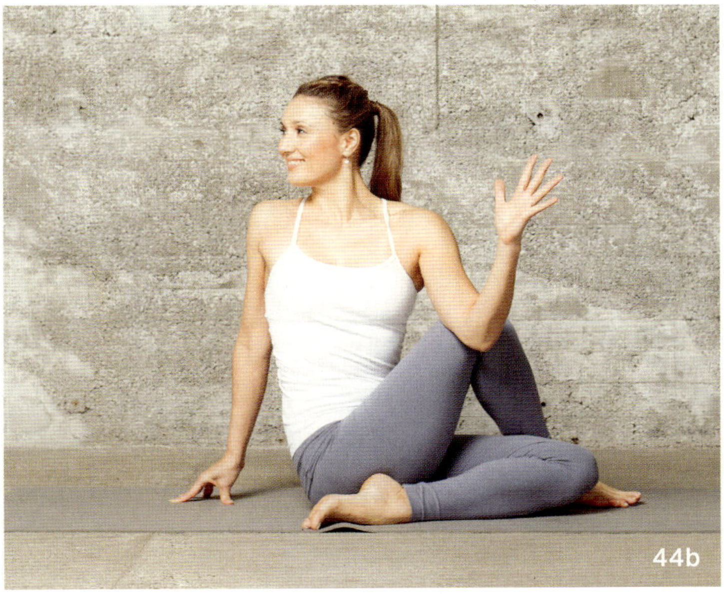
44b

44c

- Diese Variation erfordert eine tiefe Drehung, um hinter das Knie greifen und den Fußknöchel fassen zu können. Wenn du die Schulterausrichtung verlierst und der obere Rücken rund wird, gehe zu 44 b zurück und fokussiere dich stärker darauf, die Länge in der Wirbelsäule und eine gute Ausrichtung des Oberkörpers beizubehalten.

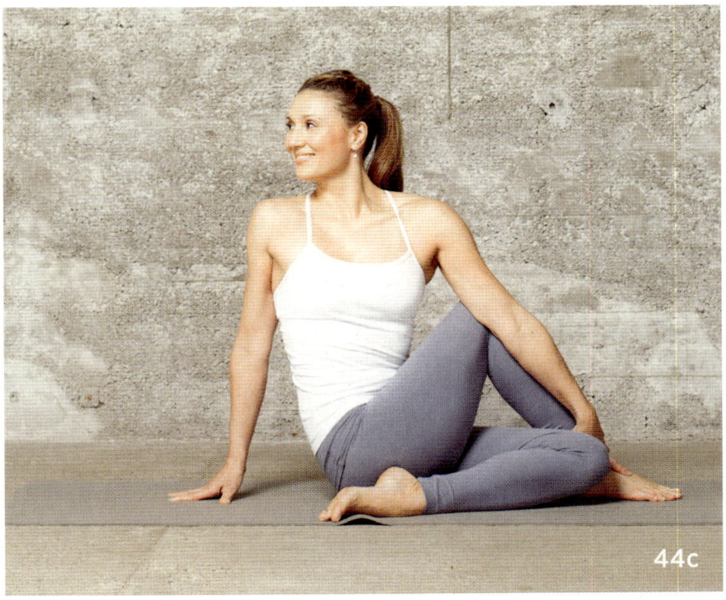
44c

[Supta Padangushthasana die liegende Vorwärtsbeuge]

Die Beindehnung im Liegen bietet viele Varianten, mit denen man die Beweglichkeit der Hüften und des unteren Rückens, der Beinrückseiten und der Vorderseite der Hüften erforschen kann.

Der gängigste Fehler besteht darin, übereifrig das angehobene Bein zum Brustkorb zu ziehen und dann im aufliegenden Bein die Ausrichtung zu verlieren. Hier ist es entscheidend, die Innenrotation im Oberschenkel des liegenden Beins zu erhalten und den Oberschenkel gegen den Boden zu drücken, um den Bewegungsradius wirklich zu vergrößern.

Wenn du nicht so beweglich bist, dass du problemlos das Bein mit der Hand festhalten kannst, lasse das obere Bein gebeugt und arbeite mehr daran, das aufliegende Bein gerade auszustrecken. Alternativ kannst du, um beide Beine zu strecken, einen Yogagurt verwenden, mit dem du den Fuß des angehobenen Beins umschlingst. (Drücke den Fußballen in den Gurt, während du diesen mit beiden Händen festhältst. Lasse die Schultern entspannt!). Korrekt mit einem Gurt zu arbeiten, ist eine Kunst für sich und lässt sich am besten unter Anleitung eines versierten Lehrers oder einer versierten Lehrerin erlernen.

FORM UND FUNDAMENT

Die volle Form der Haltung sieht vor, dass beide Beine gestreckt sind – ein Bein flach auf dem Boden, während das andere von der Hand, die den Fuß greift, in Richtung Oberkörper gezogen wird. Behalte entlang der Rückseite des liegenden Beins, der Ferse, der Schulterrückseiten und des Hinterkopfs ein stabiles Fundament bei.

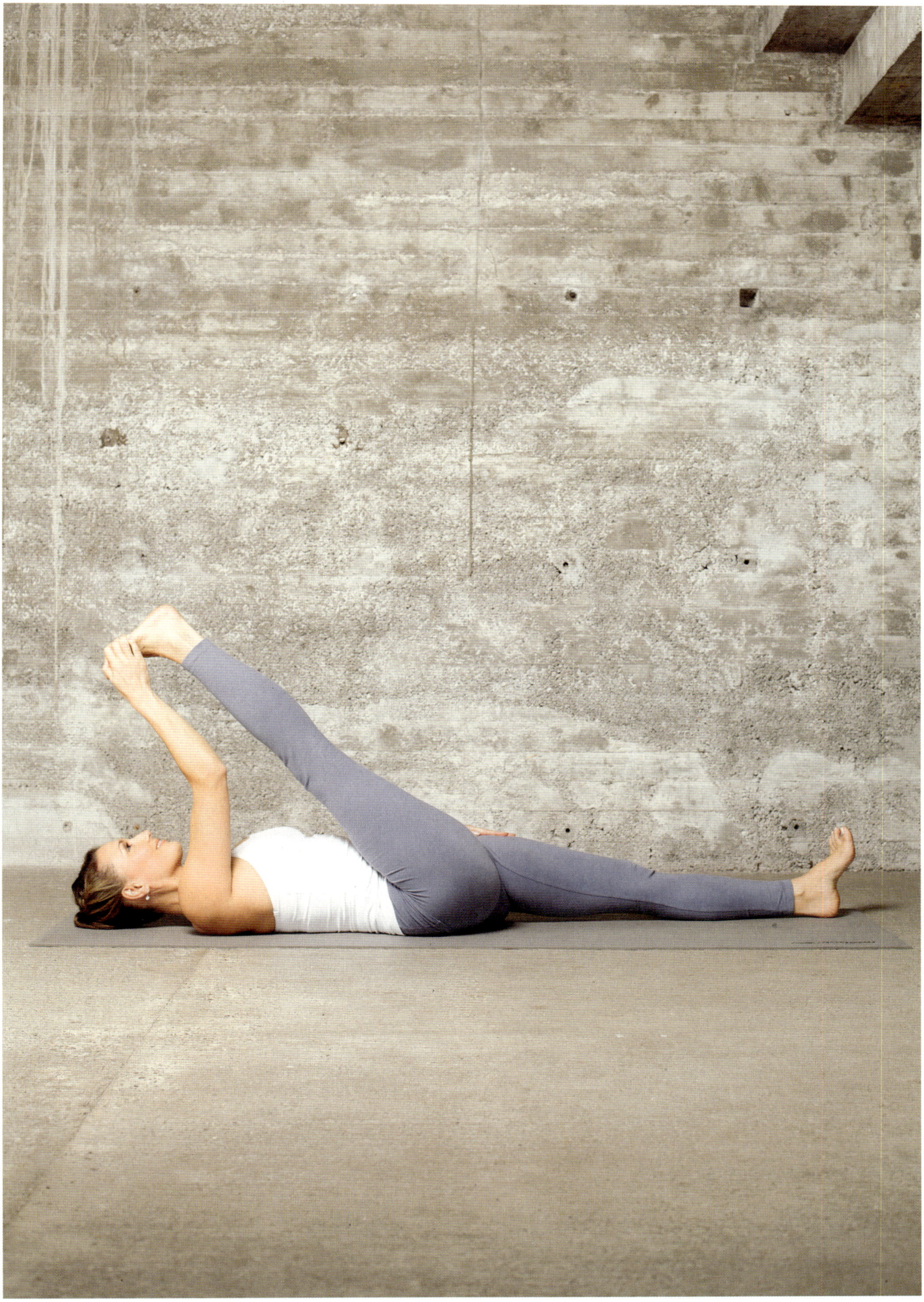

Ausrichtung

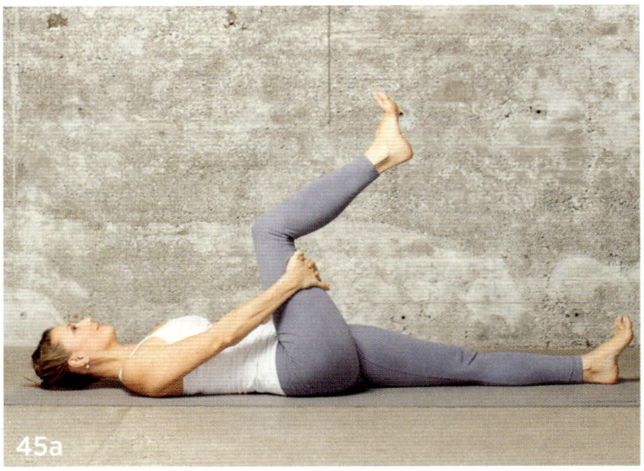
45a

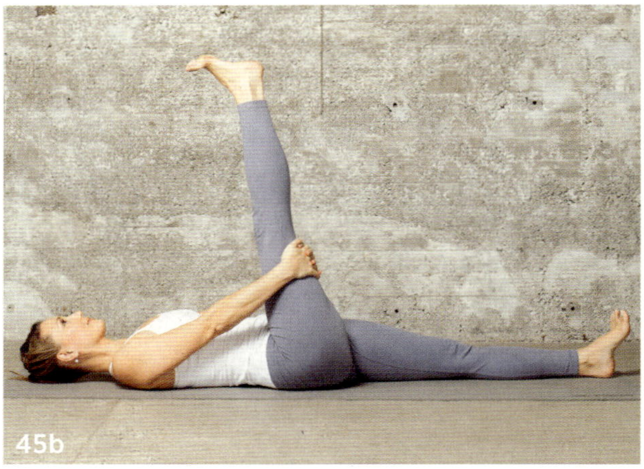
45b

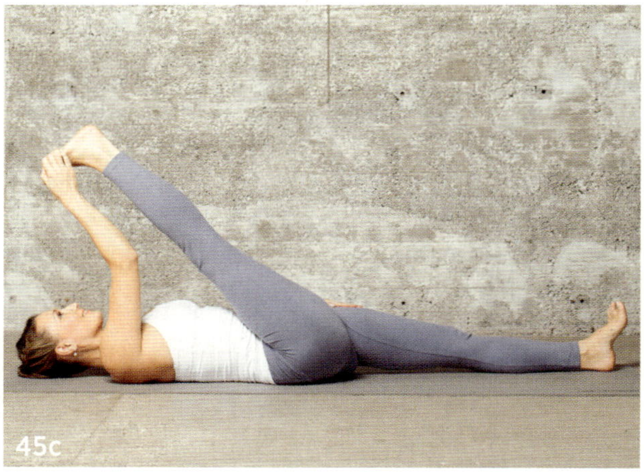
45c

45a

- Bevor du das Bein mit den Händen greifst, beugst du einfach das rechte Knie und platzierst den Fuß auf dem Boden neben dem linken Knie. Greif mit der linken Hand unter das gestreckte Bein (unter den linken Oberschenkel). Weite mit den Händen die Rückseite des linken Beins, der Hüfte und der Gesäßhälfte.
- Fasse nun mit beiden Händen den rechten Oberschenkel. Wende mit gebeugtem Knie manuell die *Innere Spirale* an, indem du die Rückseite des Oberschenkels weitest.
- Drücke den Oberschenkel nach vorn in die Hände und arbeite daran, den Oberschenkel des liegenden Beins flach auf den Boden zu bringen.
- Halte die Füße aktiv. Öffne sanft den Halsbereich und bewege die Schultern in Richtung Boden.

45b

- Fahre fort, den Oberschenkel nach vorn in die Hände zu pressen, während du beginnst, den Fuß höherzudrücken. Hebe den Fuß nur so weit an, dass du nicht die Ausrichtung im liegenden Bein verlierst.
- Wenn du das obere Bein ganz durchstrecken kannst, fange an, es langsam zum Oberkörper hinzuziehen, während du den Oberschenkel, der sich am Boden befindet, nach unten drückst.

45c

- Sehr bewegliche Übende können mit einer Hand die Außenkante des Fußes greifen. Arbeite bei beiden Beinen durch die Großzehenballen, um die Beine zu verlängern, während du zugleich die Krone des Kopfes nach hinten wegstreckst.

weitere Variationen

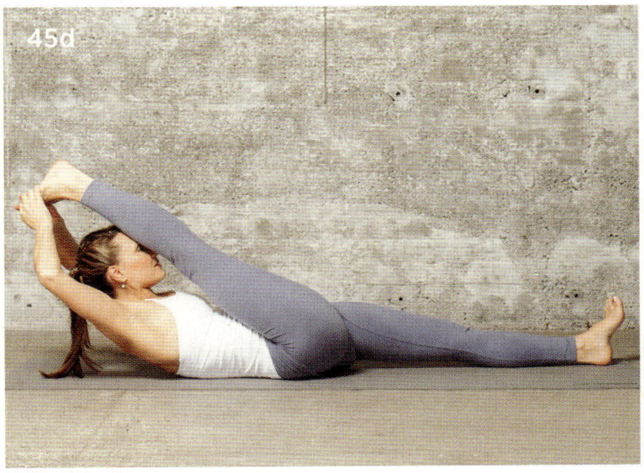

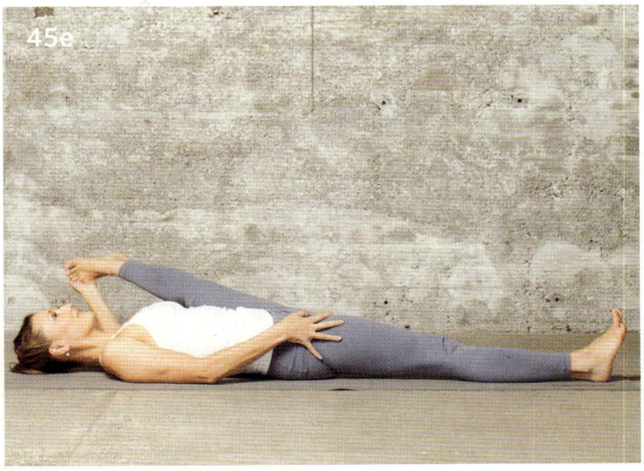

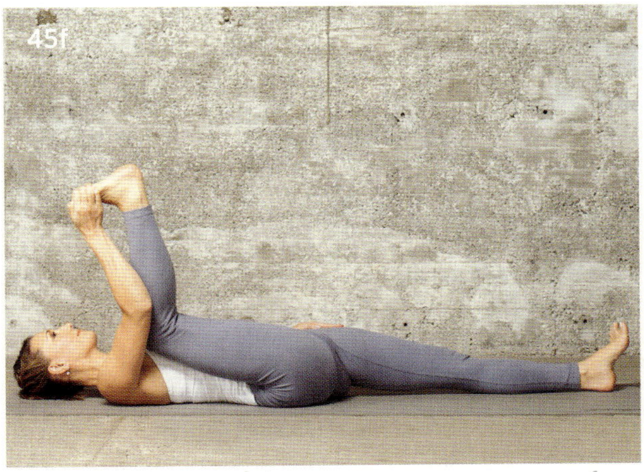

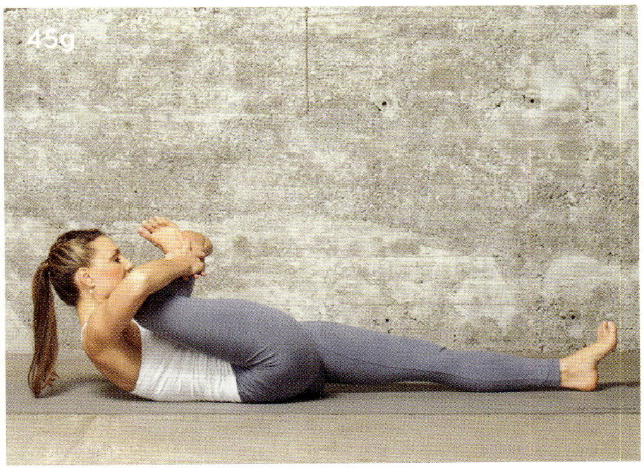

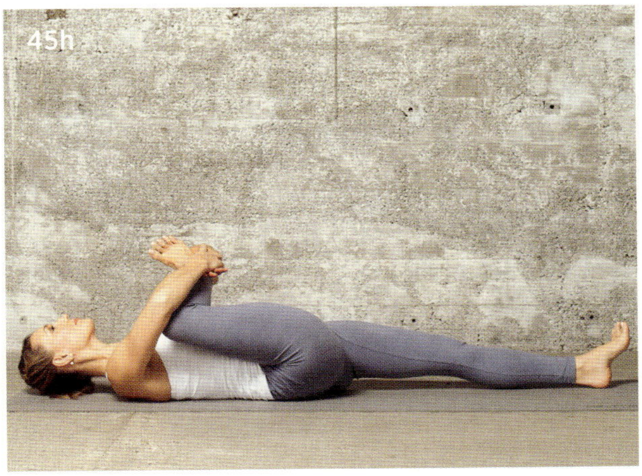

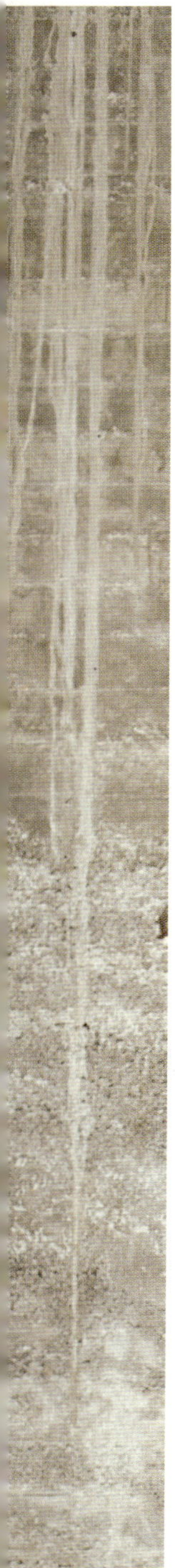

Shavasana
Entspannungshaltung

Diese einfache Haltung ist möglicherweise das heilsamste und wohltuendste Asana überhaupt. Der Sanskritname bedeutet übersetzt bedeutet „Leichnamhaltung", womit die profunde Stille, die man darin erfahren kann, beschrieben wird.

Nimm dir am Ende deiner Praxis immer Zeit für Shavasana. Denn gerade in dieser zutiefst erholsamen Haltung entspannen sich Körper und Nervensystem und verarbeiten all die vielem Impulse und Anregungen, die sie erhalten haben. Das Körpergewebe selbst hat sich verändert und kann sich nach der Intensität der Praxis erholen.

Der Körper ist vollkommen passiv, was den Muskeln und Faszien erlaubt, zu rehydrieren, und dem Blut ermöglicht, frei zu zirkulieren. Dies hilft, das Gewebe und die Zellen im gesamten Körper zu nähren und zu regenerieren. Während du tiefer in die Entspannung kommst, hast du vielleicht das Gefühl, zu schweben.

FORM UND FUNDAMENT UND AUSRICHTUNG

- Liege auf dem Rücken, die Beine liegen bequem und etwas auseinander. Weite mit den Händen die Rückseite des Beckens und der Oberschenkel, sodass die Körperrückseite nicht zusammengezogen ist.
- Lege die Schultern so ab, dass sie geweitet sind und nach hinten zum Boden sinken können. Platziere die Arme mit nach oben gedrehten Handflächen nah am Körper.
- Öffne im Halsbereich und atme. Der Nacken sollte eine leichte Kurve haben und nicht langgezogen werden, um das Kinn zur Brust zu neigen. Falls der obere Rücken sehr steif und gerundet ist, kannst du dir eine gefaltete Decke oder ein flaches Kissen unter den Kopf legen. Alternativ kannst du ein Handtuch oder eine kleine Decke zusammenrollen und unter dem Nacken platzieren, um dessen Kurve zu unterstützen.

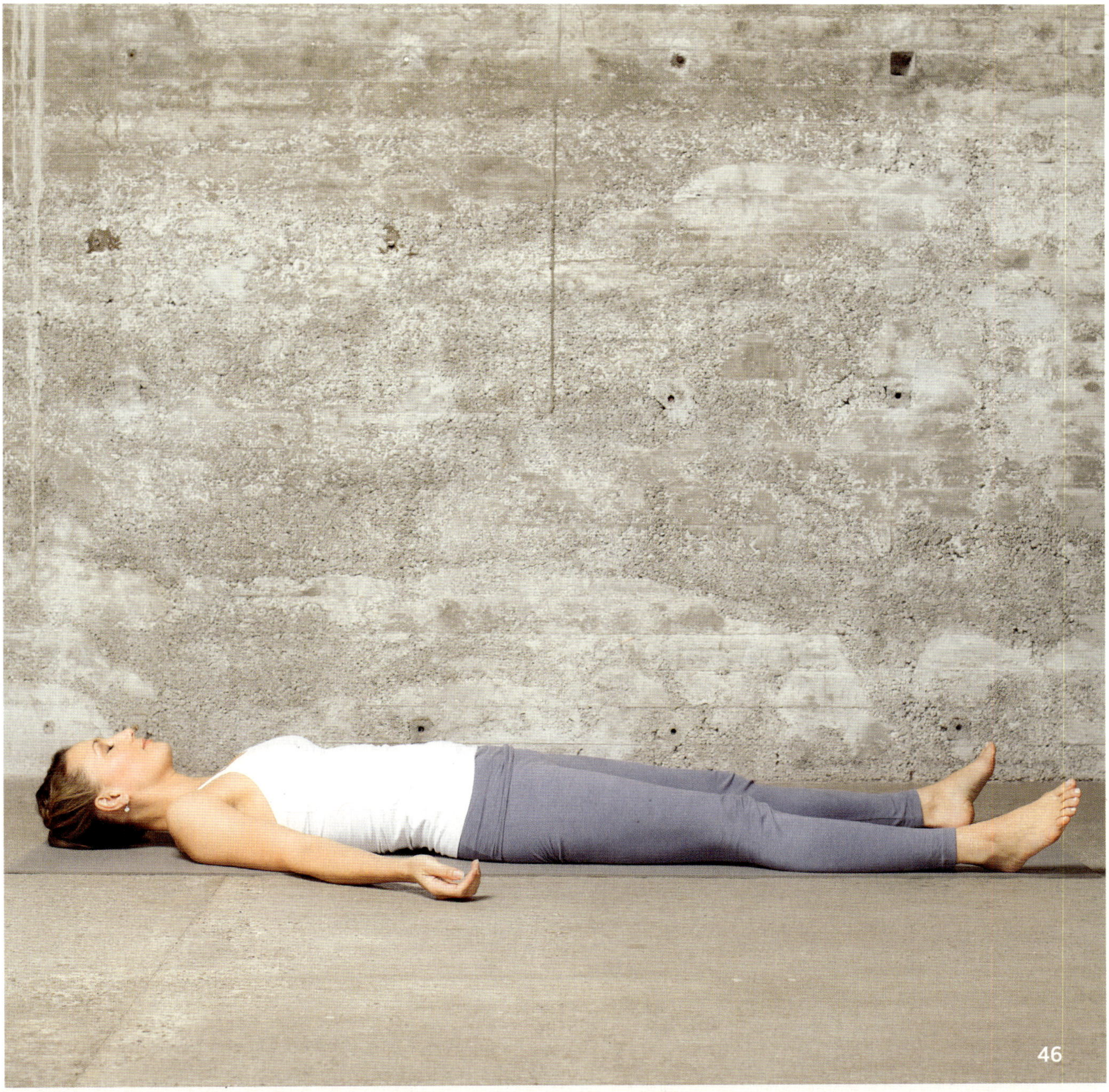

- Schließe die Augen, und beginne, von den Füßen an aufwärts jedes einzelne Körperteil zu entspannen. Werde mit jeder Ausatmung weicher und entspanne dich noch ein wenig mehr.
- Sandsäcke oder ein Bolster, die auf den Oberschenkeln direkt unter den Hüftfalten platziert werden, drücken die Oberschenkelknochen leicht nach unten zum Boden und erhöhen den Entspannungseffekt deutlich. Es unterstützt die Tiefenentspannung außerdem erheblich, den Raum abzudunkeln und die Augen zu bedecken.
- Bleibe für mindestens 6 Minuten in Shavasana. Magische Dinge geschehen nach ungefähr 8 Minuten. Wenn du eine lange Praxis hinter dir hast oder viel Stress hast, verweile 12 bis 15 Minuten.

Shavasana ist nicht dasselbe wie Schlafen, du bist in der Stille bei Bewusstsein und dennoch vollkommen entspannt. Falls du jedoch einschläfst, ist das ein deutliches Anzeichen dafür, dass du dich generell zu sehr antreibst und dir nicht genügend Ruhe gönnst. Nicht länger mit Adrenalin und Testosteron vollgepumpt, denjenigen Hormonen, die uns die Power geben, nach vorn zu streben, zeigt sich in Shavasana das wahre Ausmaß deiner Erschöpfung. Eine regelmäßige Shavasana-Praxis hilft, Stress und Ermüdung zu reduzieren, verbessert den Schlaf und lindert sogar depressive Stimmungen.

Wenn das Nervensystem herunterfährt, macht der Geist dasselbe. Es dauert ein paar Minuten, um vollständig auf das parasympathische Nervensystem umzuschalten. Dies ist unser „Ruhe und Verdauung"-Modus, das genaue Gegenteil des „Kampf oder Flucht"-Mechanismus, der uns anheizt und uns um unser Leben rennen lässt.

Nach etwa 5 bis 6 Minuten fängt das Gehirn an, langsamer zu werden, und du trittst in einen friedvollen, meditativen Zustand ein. Die Beta-Wellen ebben ab. Diese dominieren normalerweise unseren Wachzustand, halten uns mental fokussiert und sorgen dafür, dass wir uns mit der Außenwelt beschäftigen. Sie werden auch mit einem ruhelosen Geist, mit Stress und Nervosität in Verbindung gebracht.

Ein gutes Shavasana führt dich in den Bereich der Theta-Wellen, derselben Gehirnfrequenzen, die in der REM-Schlafphase auftreten. Du bist dir deiner Umgebung bewusst, aber dennoch tief entspannt. Der Theta-Zustand ist das Tor zum Unterbewusstsein und steht mit spiritueller Anbindung, Kreativität, Einsicht und Inspiration in Zusammenhang.

Die Gehirnwellen mit der niedrigsten Frequenz werden Delta-Wellen genannt. Sie entsprechen dem Tiefschlaf, der für unsere Gesundheit und Regeneration absolut essenziell ist. Wenn du genügend Zeit zur Verfügung hast und nicht abgelenkt wirst, kannst du in Shavasana in den traumlosen Zustand hineingleiten, der zu einer Erfahrung des universellen Geistes und des kollektiven Unbewussten führt („Alles ist Eins"). Dieser transzendente Zustand ist zutiefst heilsam und sogar lebensverändernd.

Besuche bitte meine Website www.barbranohyoga.com und bestelle dir das *Asana-Workbook* um weitere Haltungen und Variationen für alle Gruppen zu erhalten.

„Dieser Körper, den wir haben,
ist genau das, was wir brauchen,
um vollständig menschlich,
vollständig wach und
vollständig lebendig zu sein."

Pema Chödrön

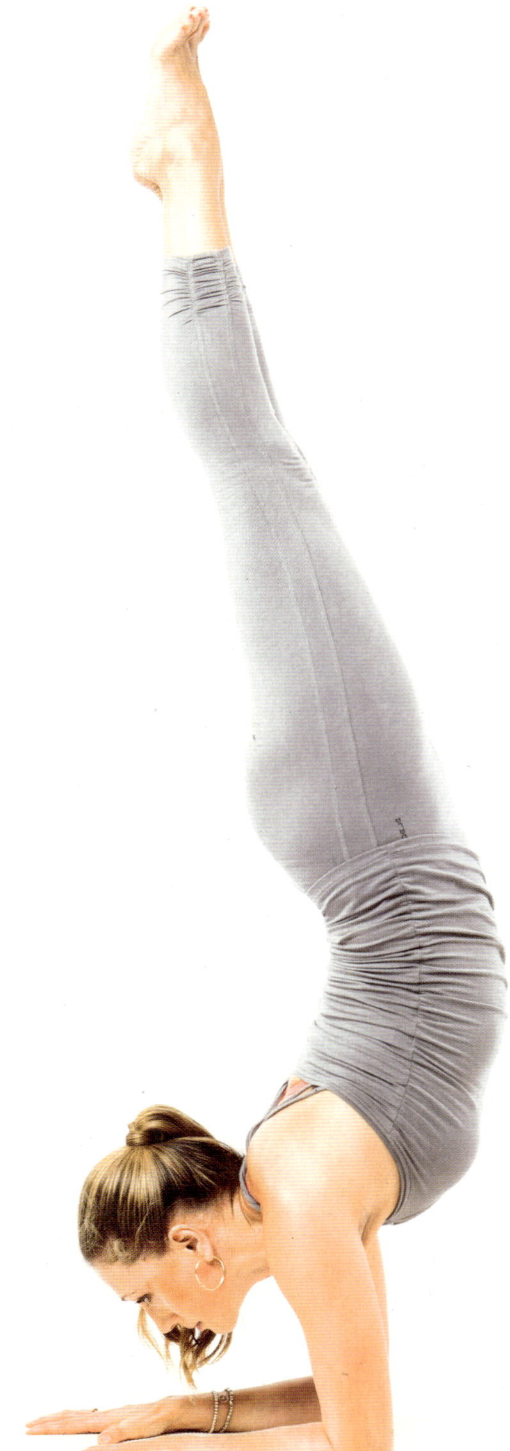

TEIL DREI

ACTION

deine tägliche Praxis

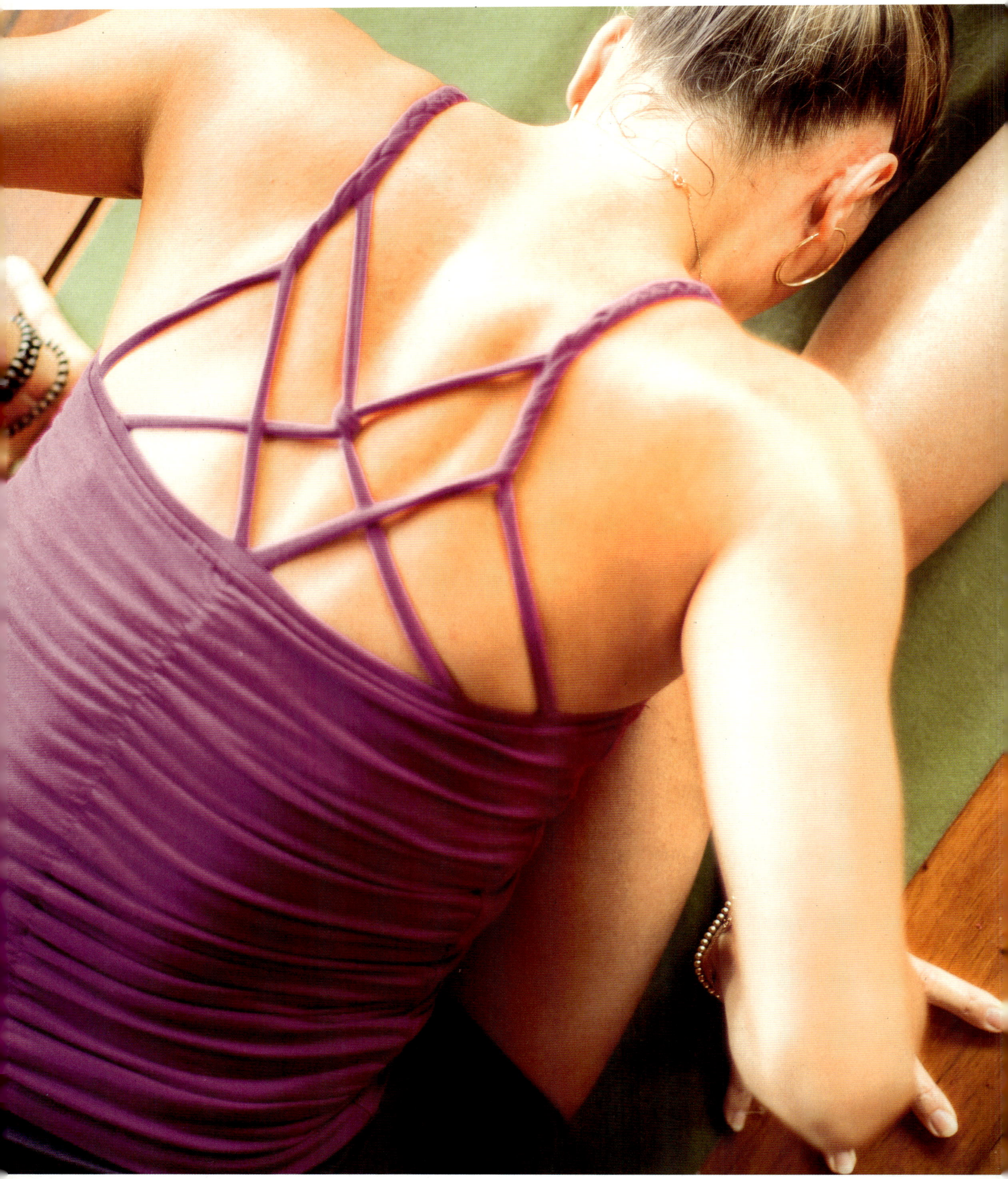

DEINE TÄGLICHE PRAXIS

Das letzte der drei A steht für Action – Handeln. Das bedeutet, es ist Zeit für die Praxis. Es ist deine innere Haltung, die dein Üben auf der Matte zu *Yoga* macht und sie von bloßen Dehnübungen unterscheidet. Nutze die Zeit auf deiner Matte, um deine Intention und die höchste Vision für dein Leben zu manifestieren. Indem du die Ausrichtungsprinzipien anwendest, die du in Teil 2 gelernt hast, wirst du geschickt und mit Klarheit handeln.

In den ersten beiden Teilen dieses Buches habe ich einige Konzepte, Techniken und Theorien vorgestellt. Aber die besten Theorien der Welt sind nicht viel wert, solange sie nicht in die Praxis umgesetzt werden. Nun ist es an der Zeit, den Worten Taten folgen und Yoga zu einem festen Teil deines Lebens werden zu lassen. In diesem Abschnitt findest du einige Sequenzen, mit denen du in deine eigene Praxis zu Hause einsteigen kannst.

Die positiven Effekte einer regelmäßigen körperlichen Yogapraxis muss man selbst erfahren, um davon überzeugt zu sein. Jedes Mal, wenn du dich auf die Matte begibst, ist es, als ob du auf ein Konto einzahlst. Auf diesem Konto sammelst du die Reichtümer von Weisheit, Kraft Zuversicht, Anmut und Gelassenheit an.

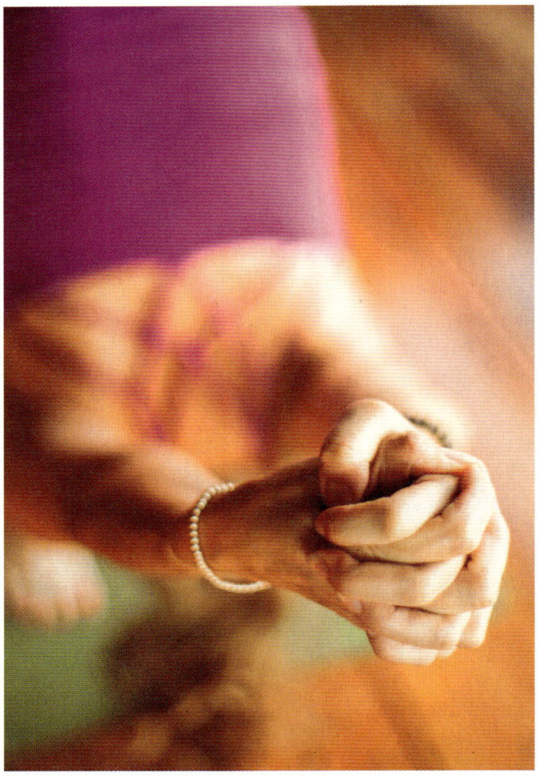
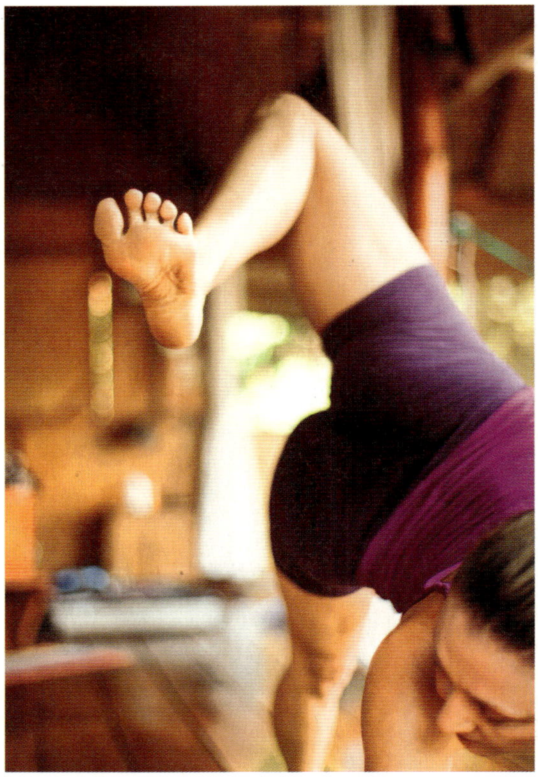

Jedes Mal, wenn ich Yoga übe, fühlt es sich so an, als ob ich einen „Frühjahrsputz" mache. Danach fühle ich mich erfrischt, aufgeräumt und mental geklärt. Mein Körper fühlt sich leicht, offen und stark an. Die Wirkungen von tiefer Atmung, bewusster Bewegung und dem ruhigen Verweilen in den Haltungen sind erstaunlich. Während einer Asana-Praxis fege ich quasi mit meinem Gewahrsein durch meine innere Welt und mache dabei allen Wollmäusen den Garaus, die sich vielleicht in irgendwelchen Ecken meines Geistes, meines Herzens oder meines Körpers versteckt haben.

Jeden Tag einige Minuten auf der Yogamatte zu verbringen gibt dir den Raum und die Stille, deine Aufmerksamkeit nach innen zu richten. Weniger in die Welt der Ablenkungen verstrickt, kannst du dich dem „Feintuning" deiner Einstellung widmen und deine Beziehung zu dir selbst stärken, indem du ganz einfach die Aufmerksamkeit auf die Atmung und auf deinen Körper lenkst. Tägliche Yogapraxis kann zu dem Ritual werden, das dich in den bestmöglichen Zustand versetzt, um deinen Tag anzugehen.

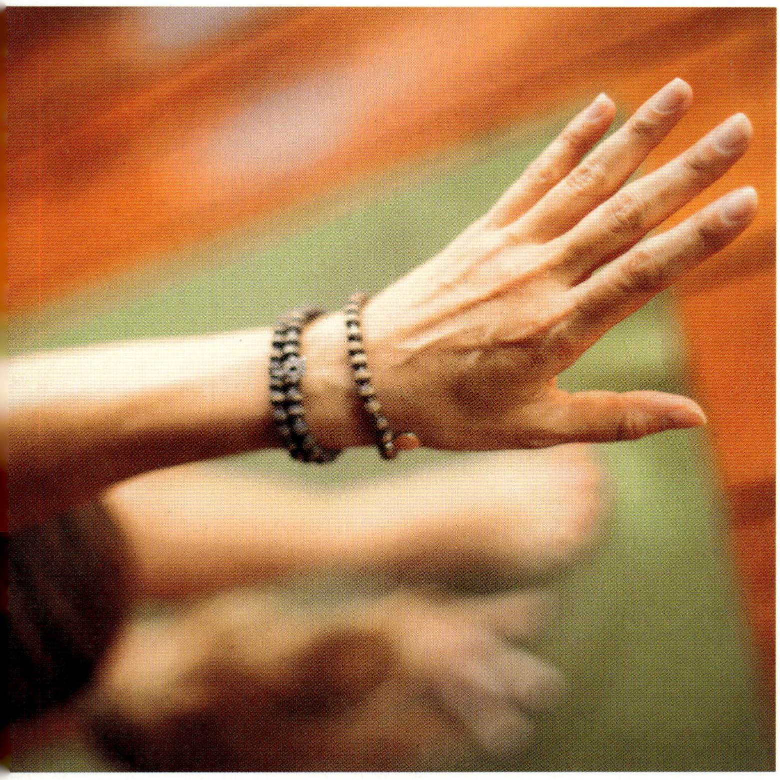

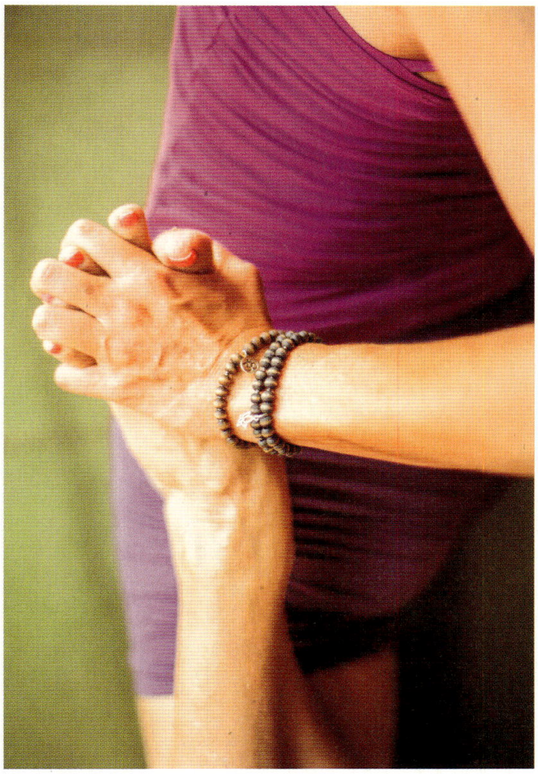

Die Praxissequenzen, die nun folgen, stellen einen Rahmen bereit, um dein Verständnis von den Ausrichtungsprinzipien zu vertiefen. Denke immer daran, deine Praxis so zu gestalten, das du dich gut fühlst. Lege die Priorität darauf, dass du frei atmen kannst, und nicht darauf, dich in eine Haltung zu zwingen, die vielleicht für dein aktuelles Level an Kraft und Beweglichkeit nicht passend ist. Setze dir selbst ein realistisches Ziel. Nimm dir z. B. fest vor, einen Monat lang an 5 Tagen in der Woche 20 Minuten zu üben – einfach, um herauszufinden, was für einen Unterschied das macht!

Eine regelmäßige Asana-Praxis zu etablieren ist der beste Weg, den ich kenne, um die Geschenke des Yoga in das tägliche Leben zu bringen. Bitte genieße diese Sequenzen.

„Denke daran: Es kommt nicht darauf an, wie tief du in eine Haltung gehst – worauf es ankommt, ist, wer du bist, wenn du dich dort befindest." *Max Strom*

Surya Namaskar Basic
Grundsequenz

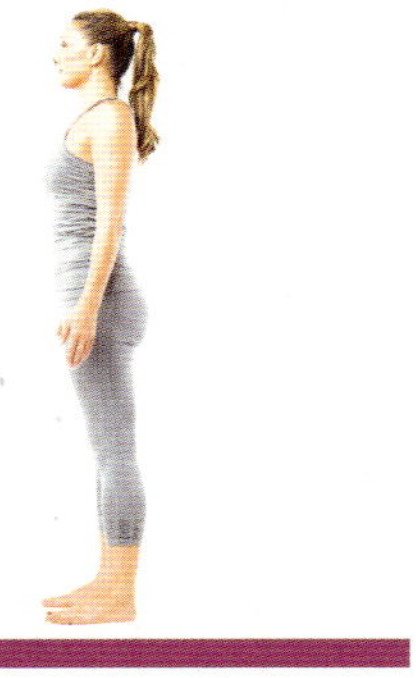

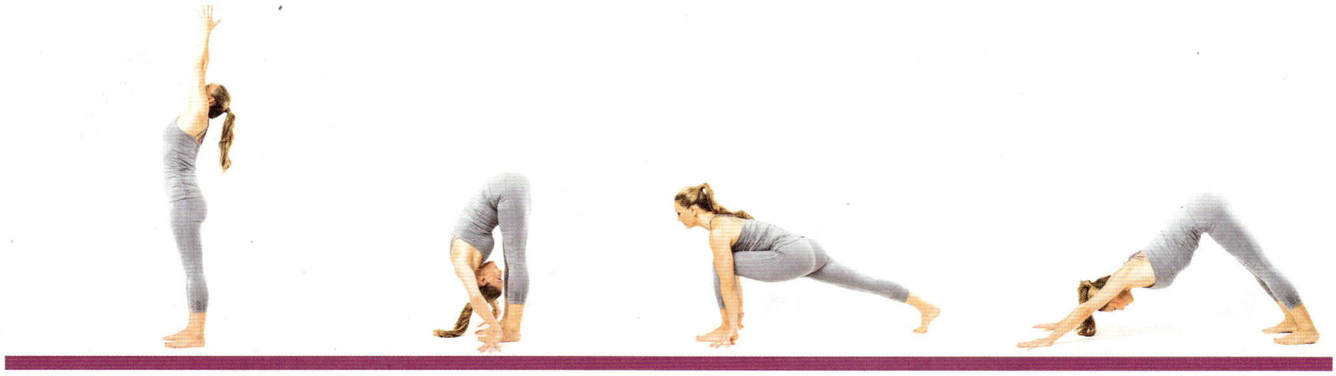

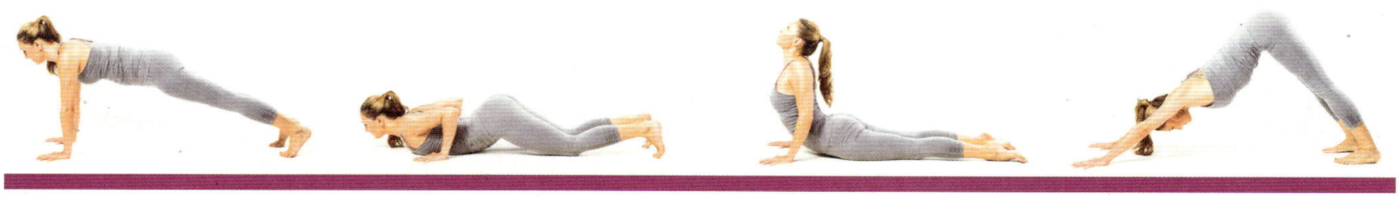

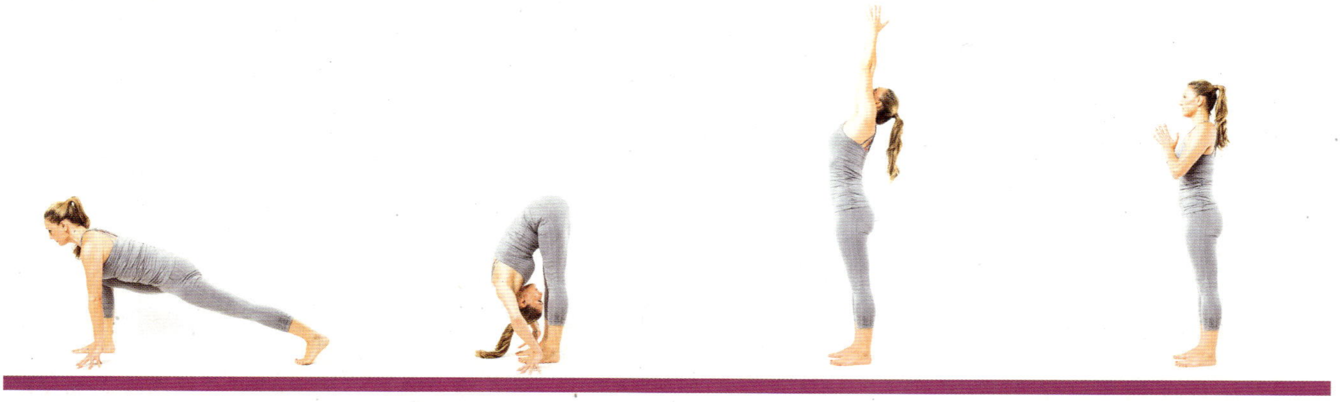

Surya Namaskar Plus
Sequenz für Fortgeschrittene

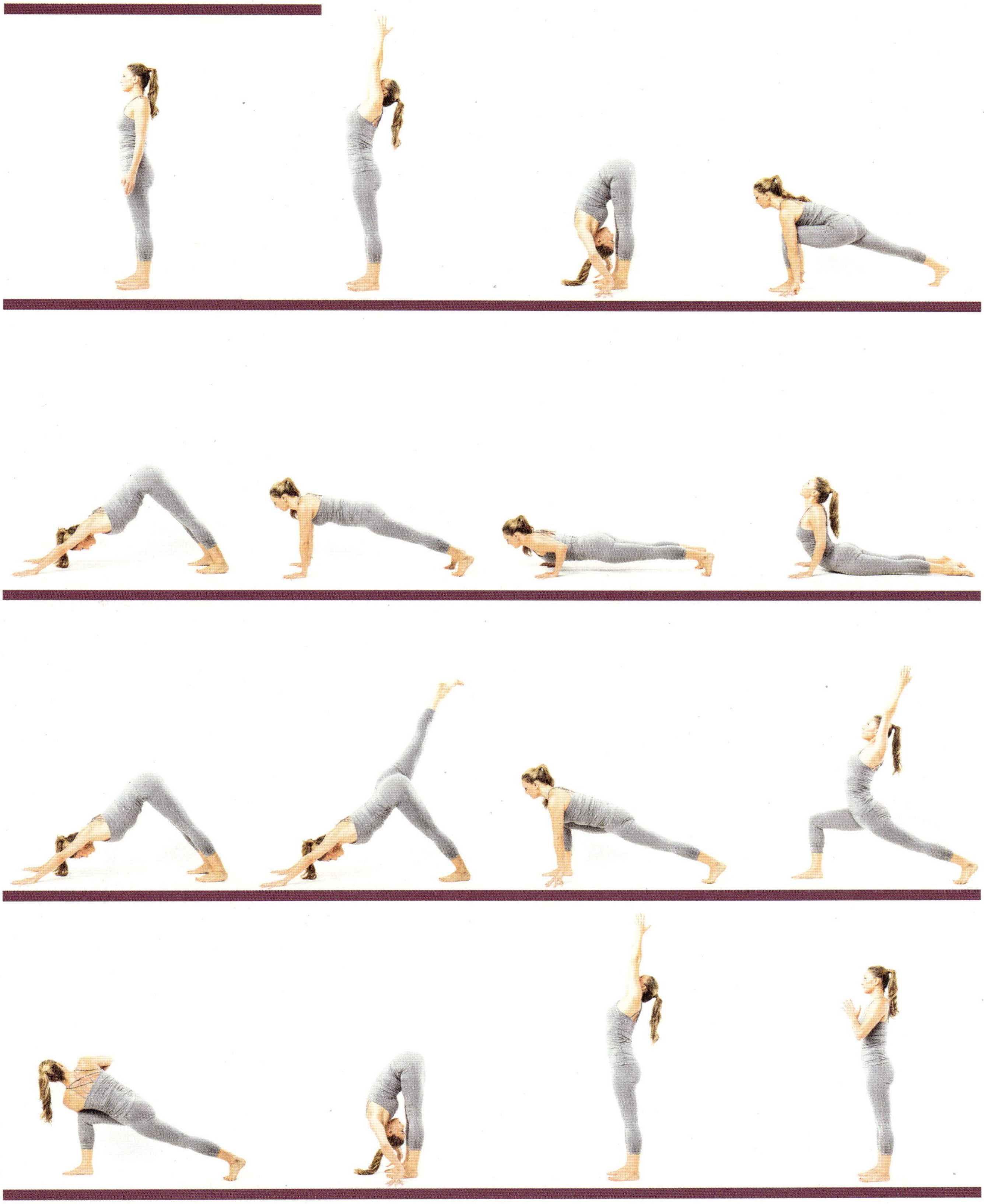

Daily Juice – 60 Minuten
tägliche Kraftquelle

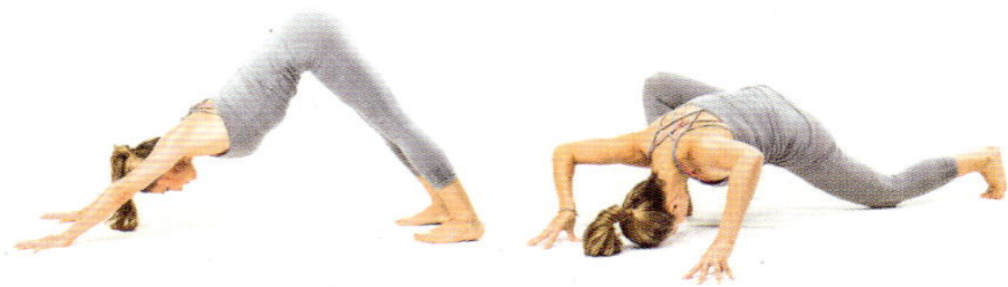

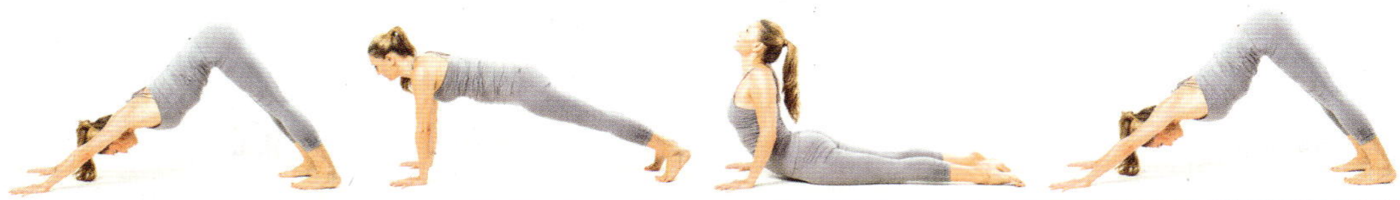

Baue hier eine
Surya Namaskar
ein

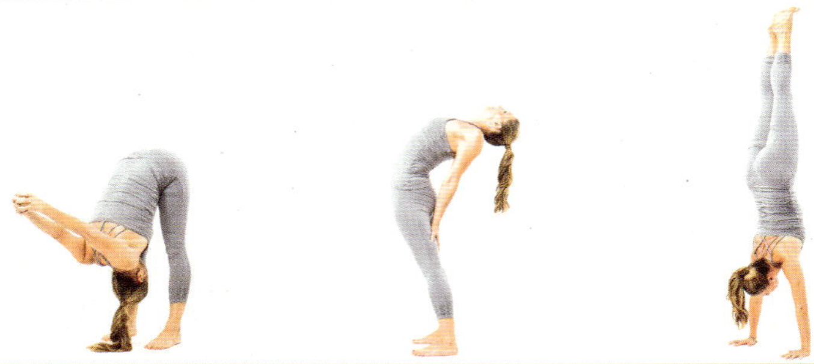

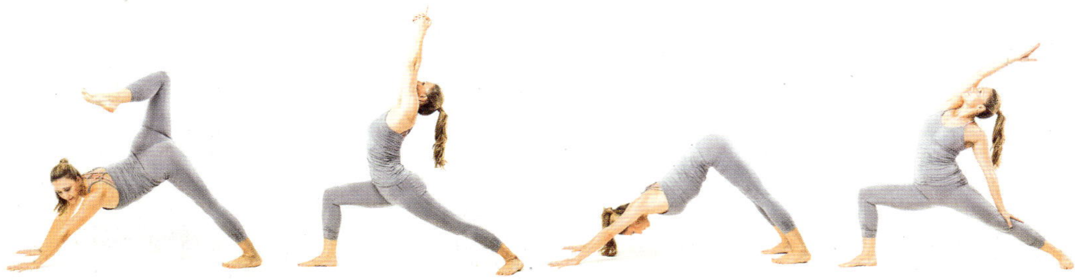

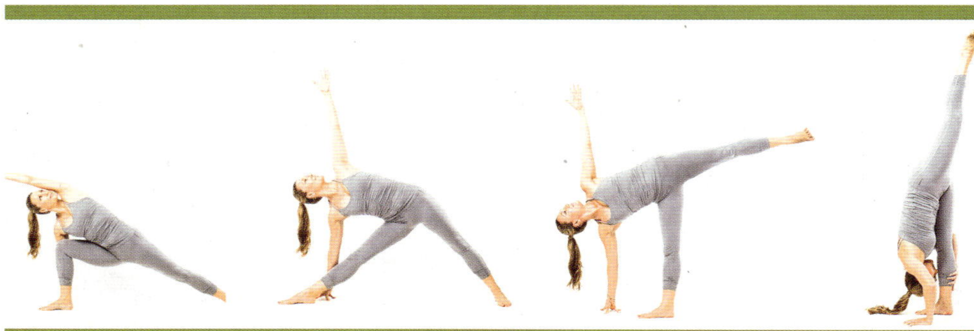

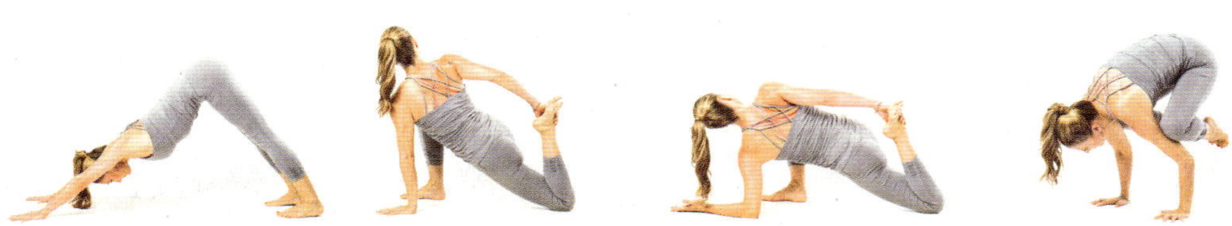

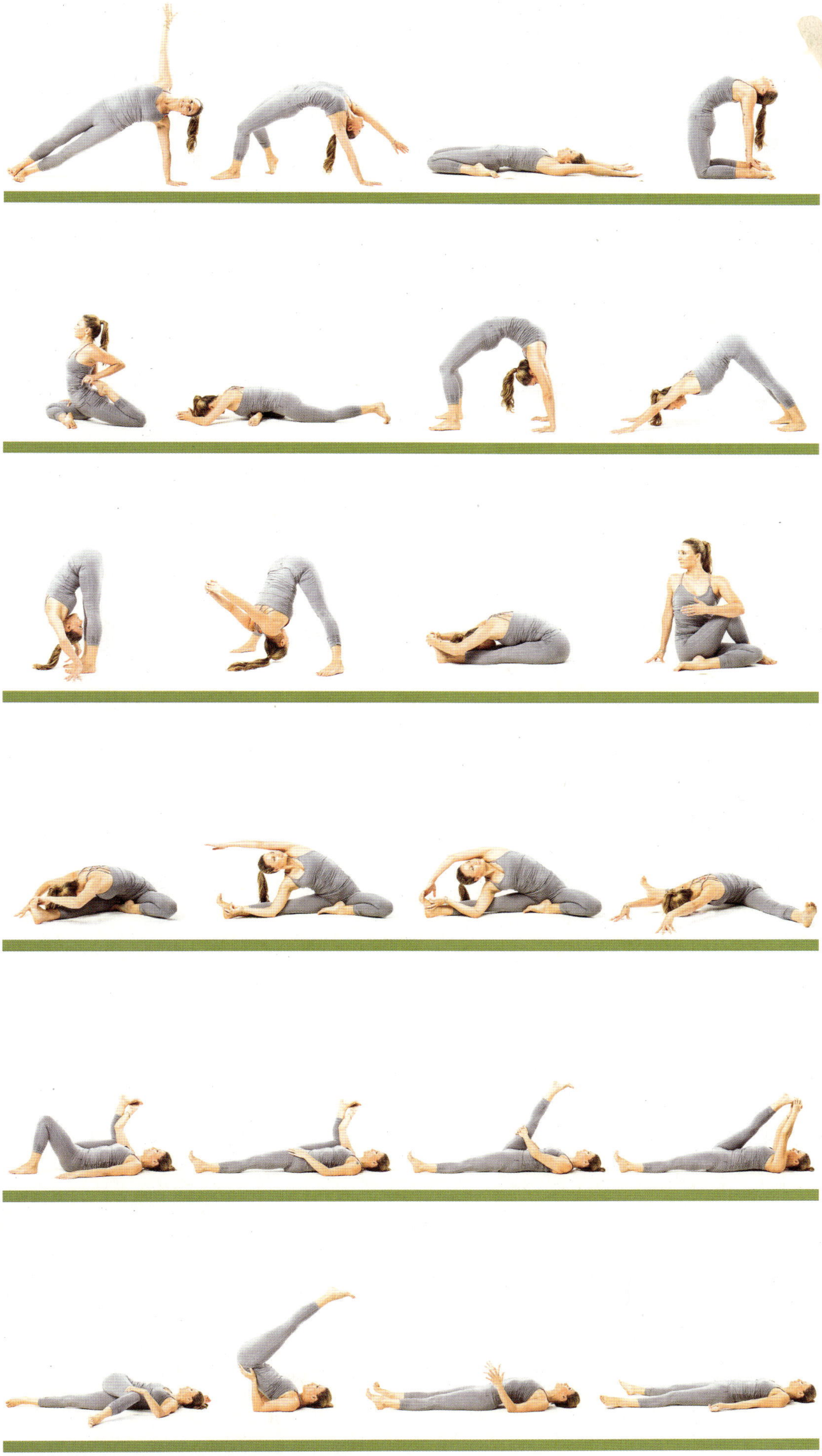

Chill Out – 60 Minutes
cool bleiben

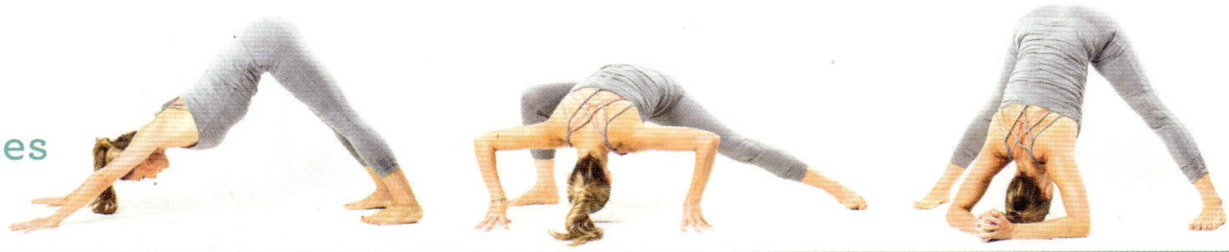

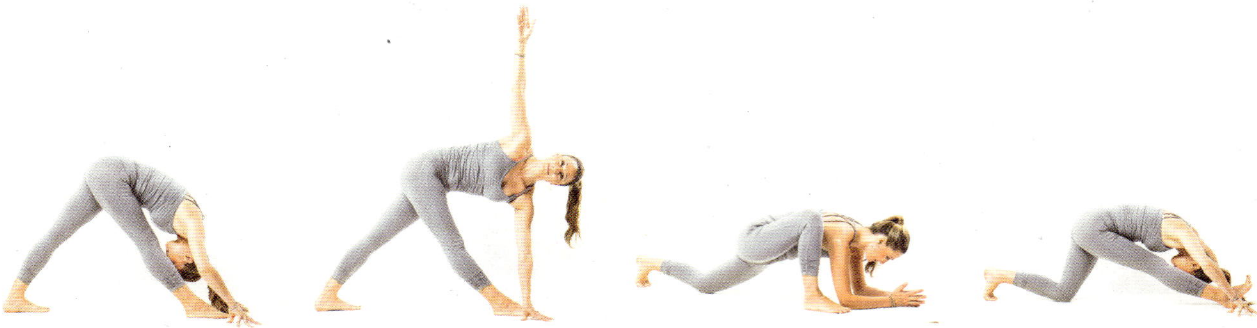

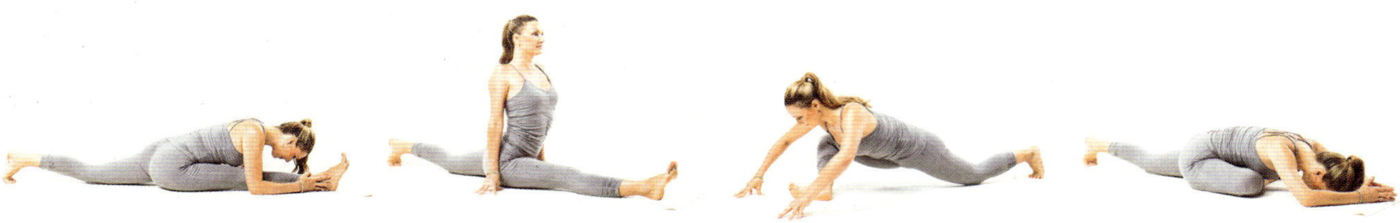

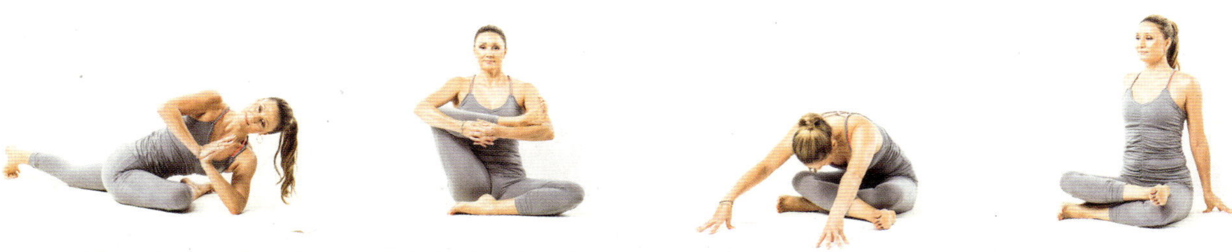

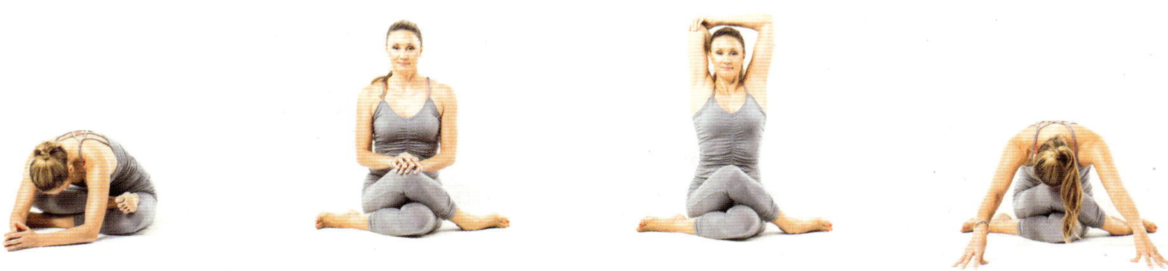

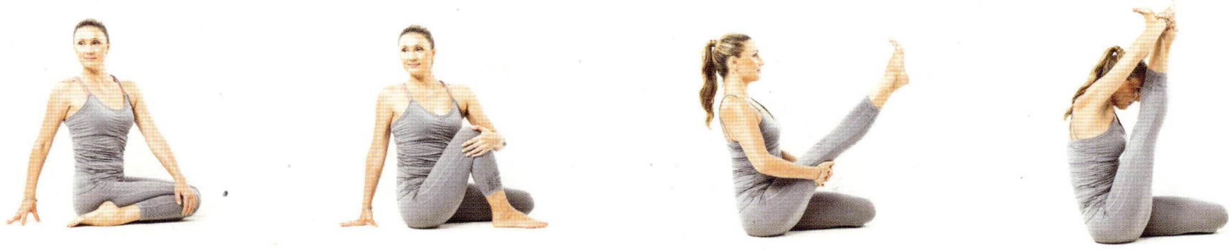

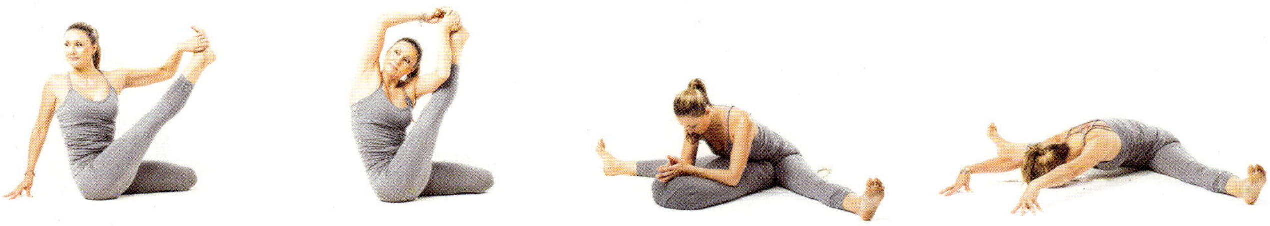

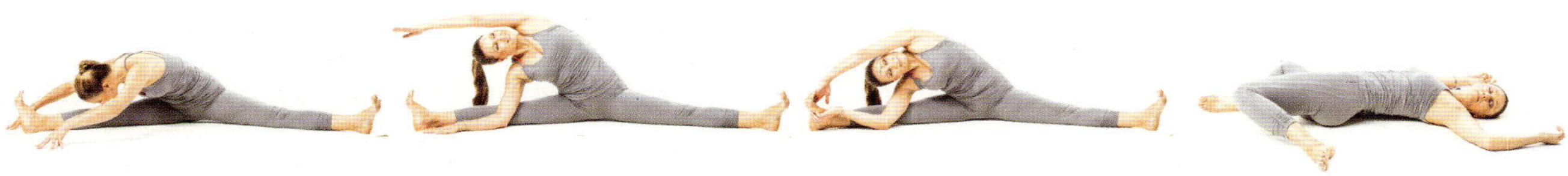

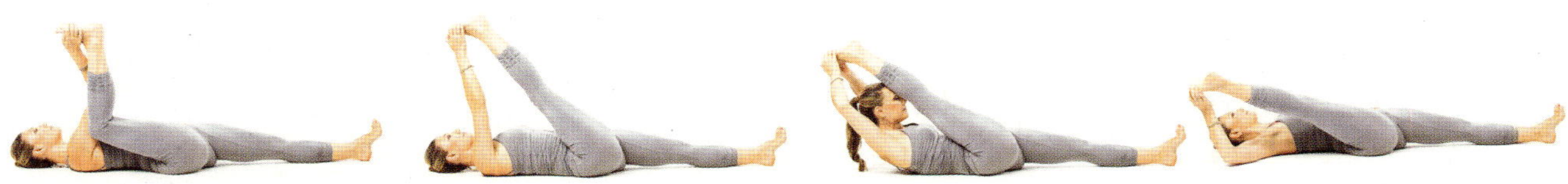

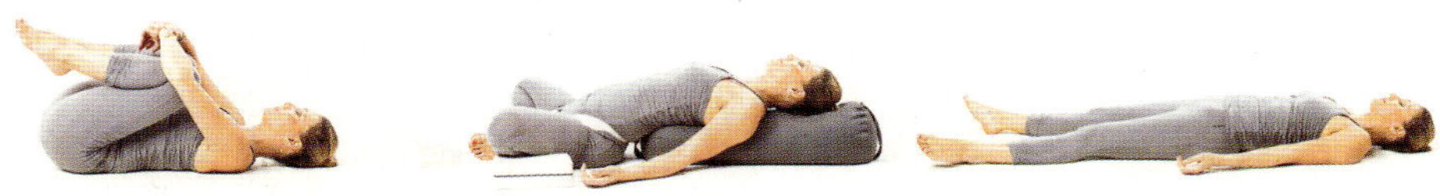

Hour of Power – 60 Minuten
kraftvolle Sequenz

Beginne mit Surya Namaskar Plus

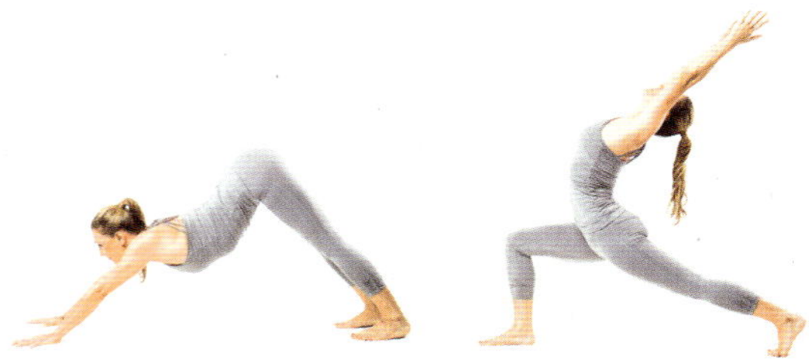

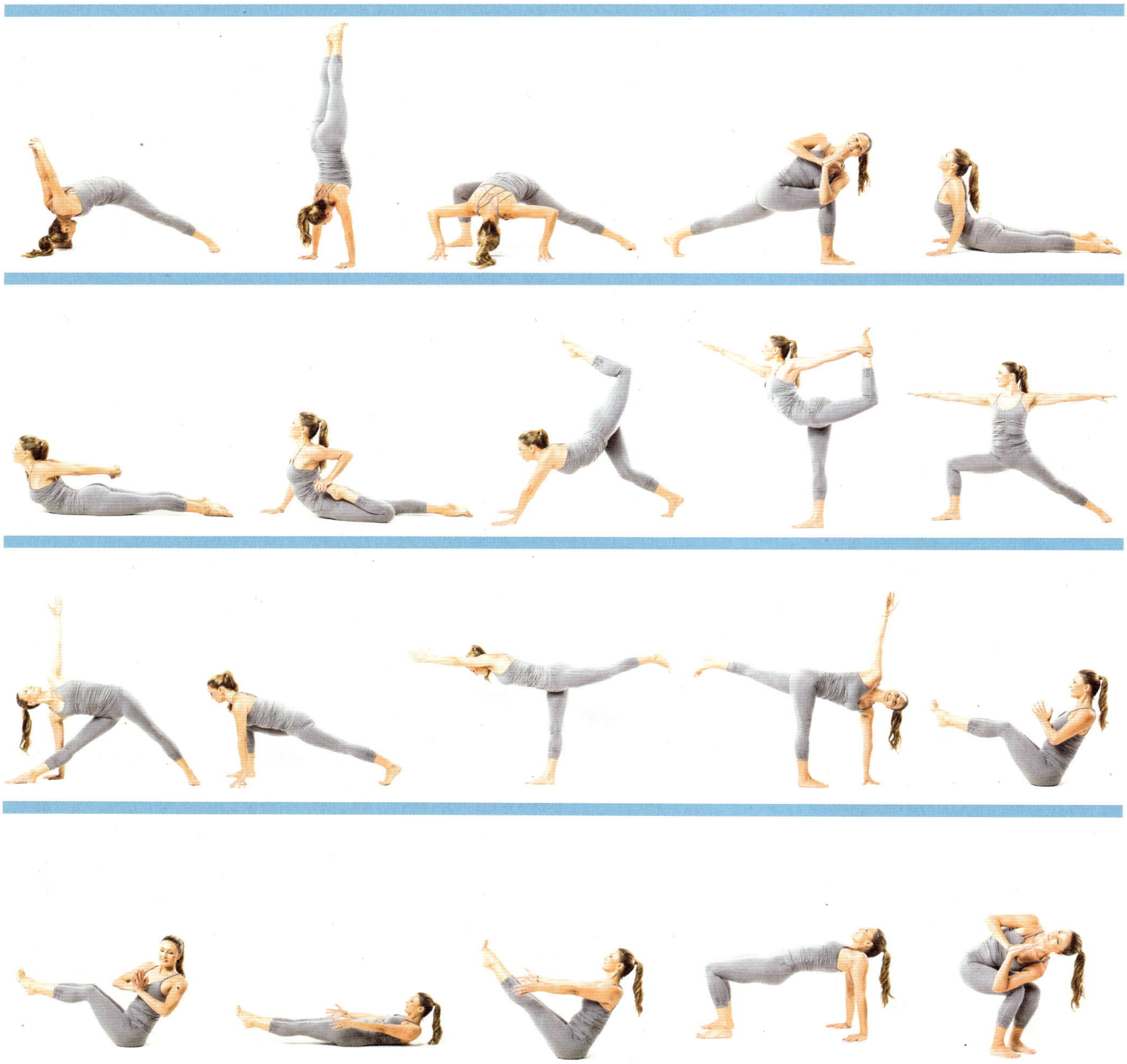

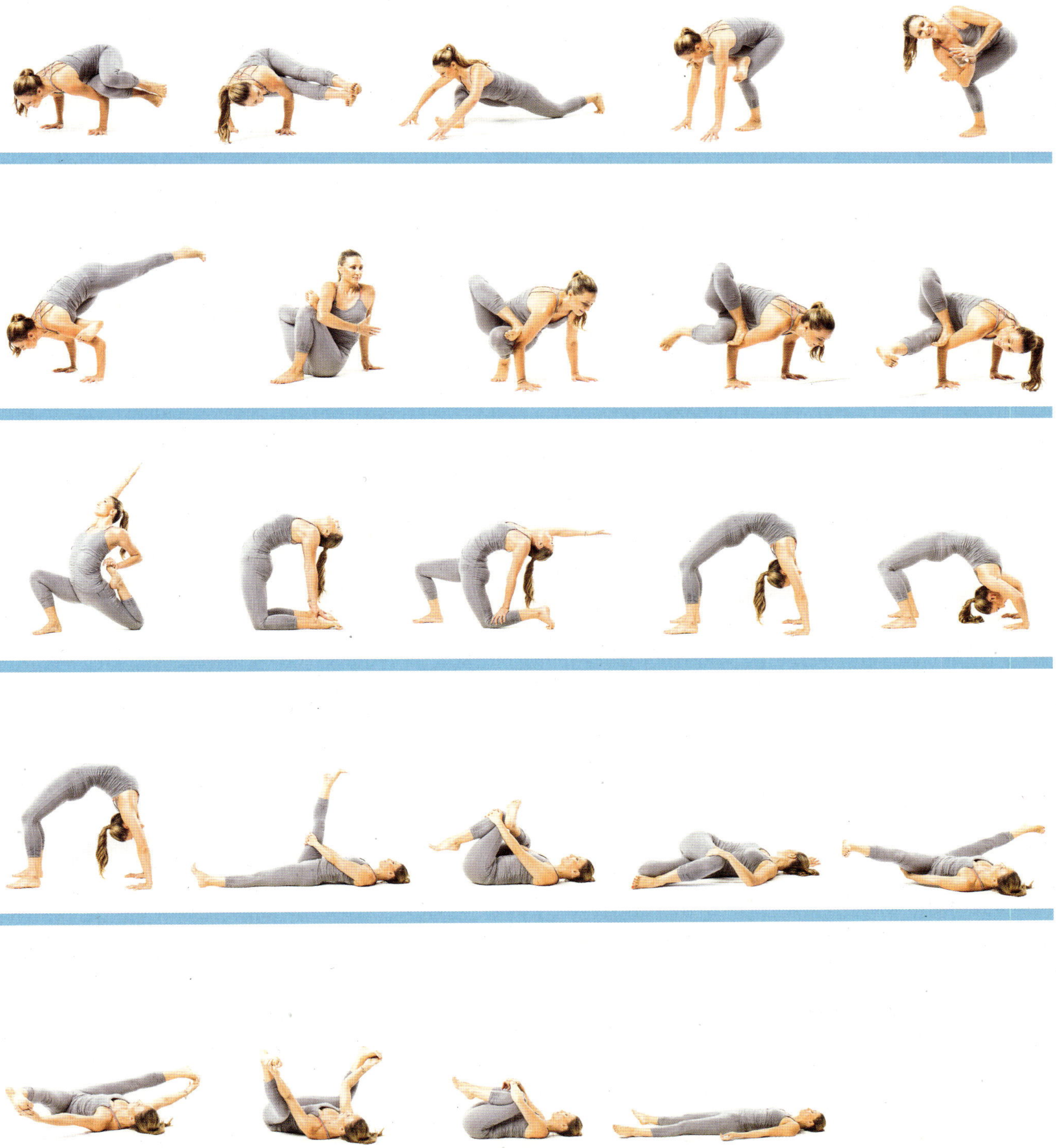

Open HeartFlow – 60 Minuten
Sequenz für Fortgeschrittene

Beginne mit
Surya Namaskar
Plus

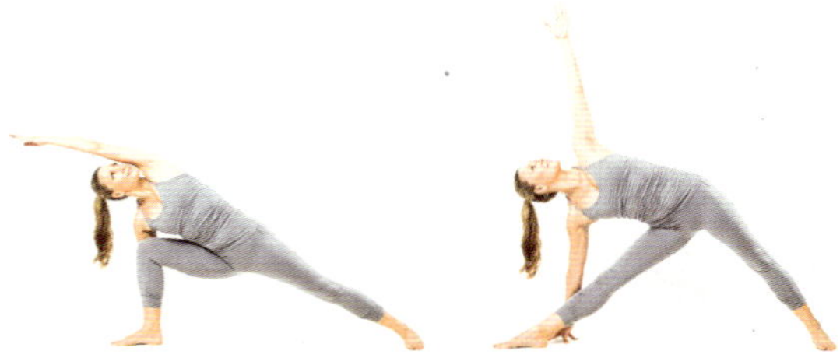

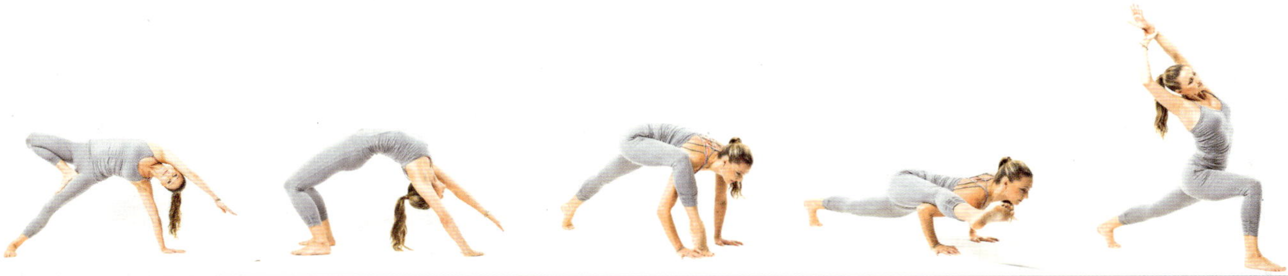

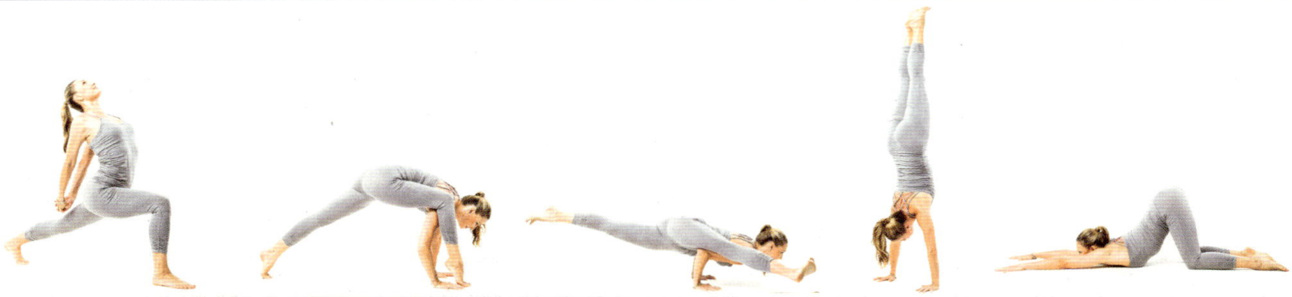

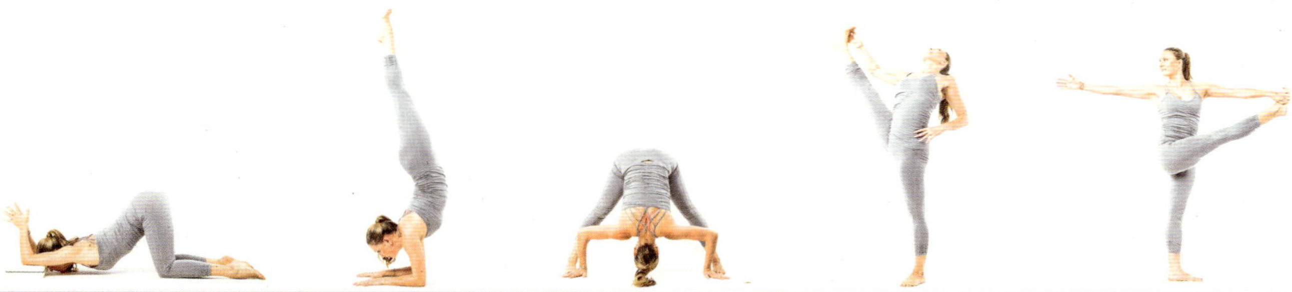

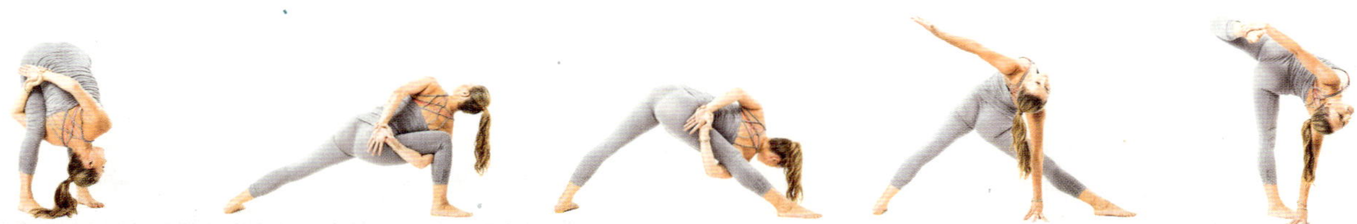

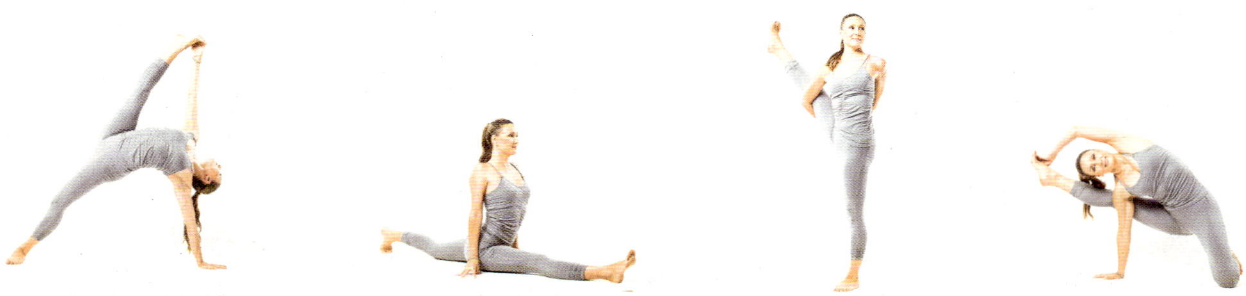

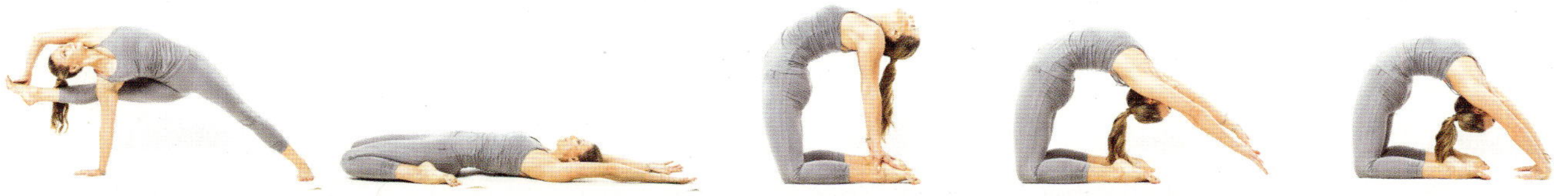

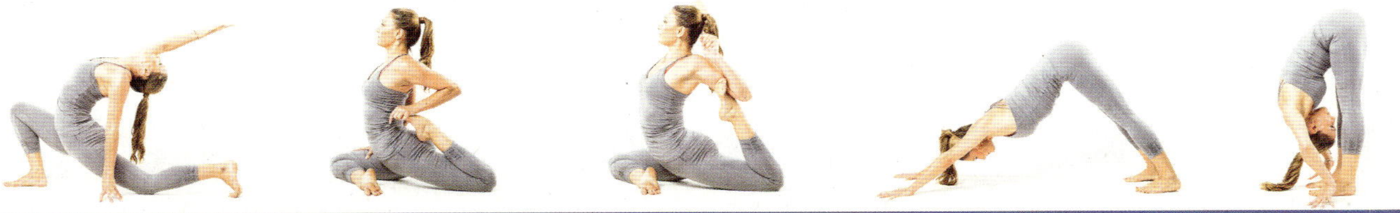

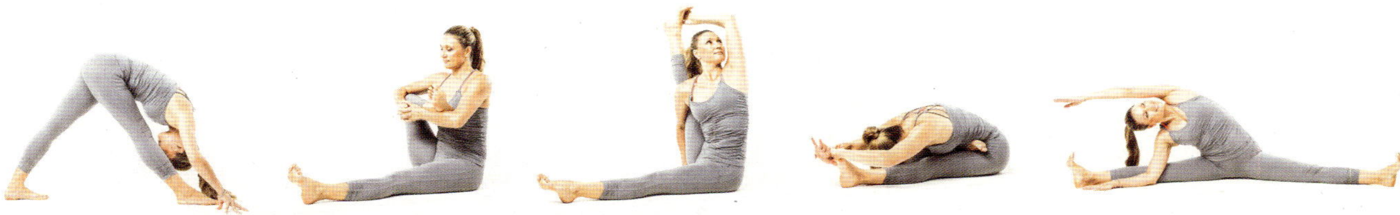

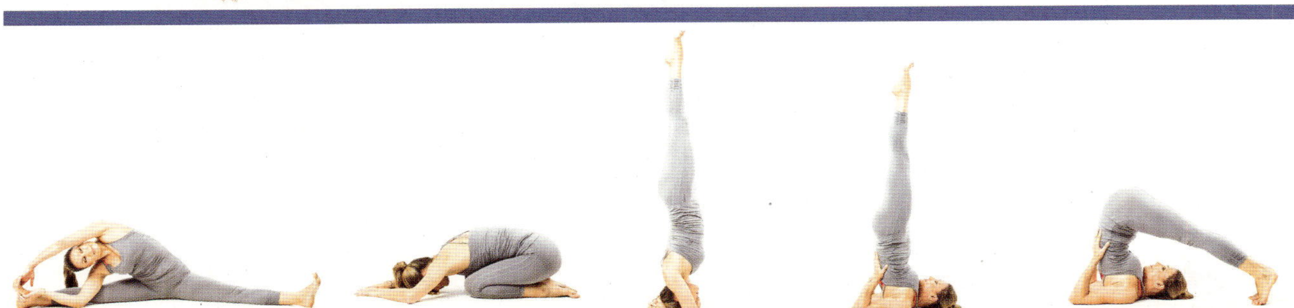

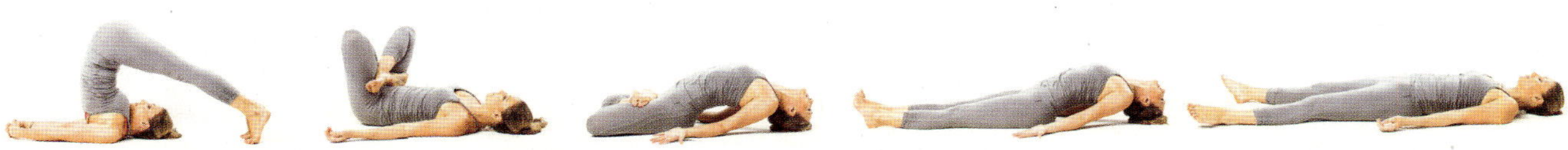

Sweet Flow – 40 Minuten
sanfte Sequenz für Anfänger

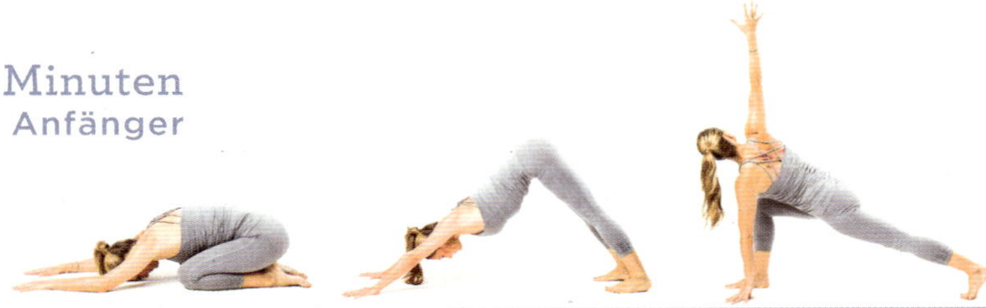

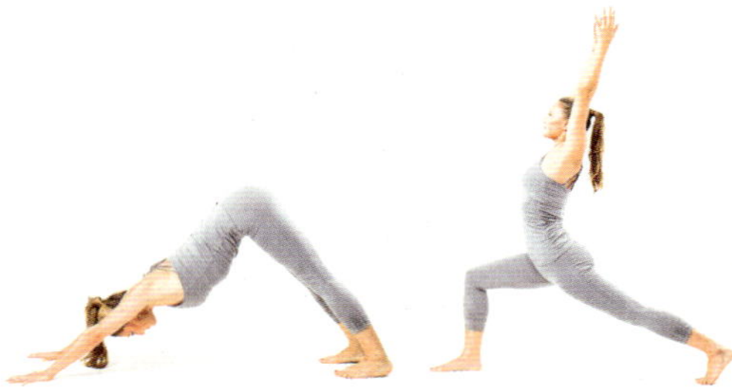

Baue hier eine Surya Namaskar ein

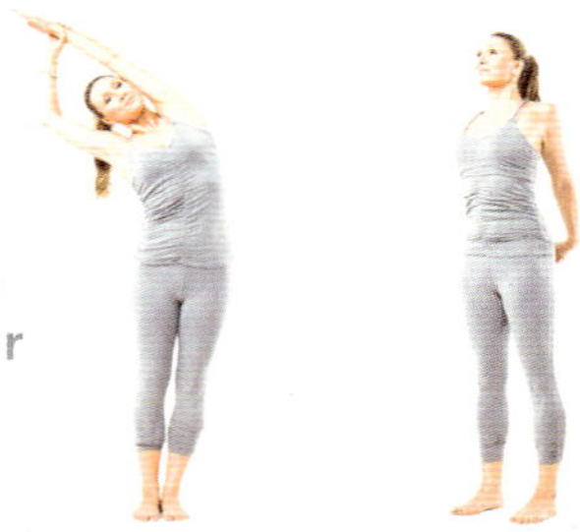

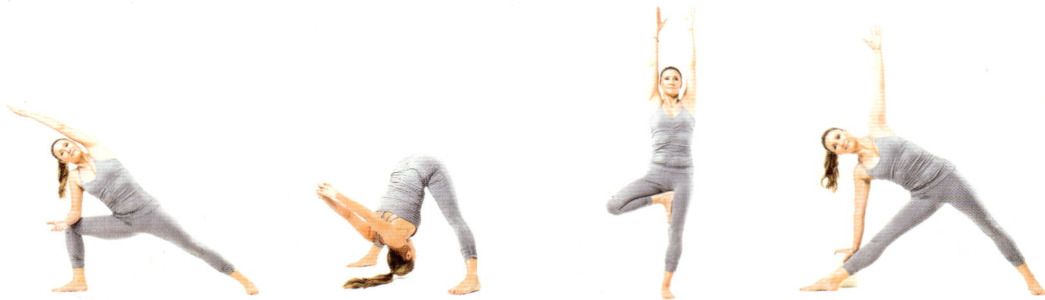

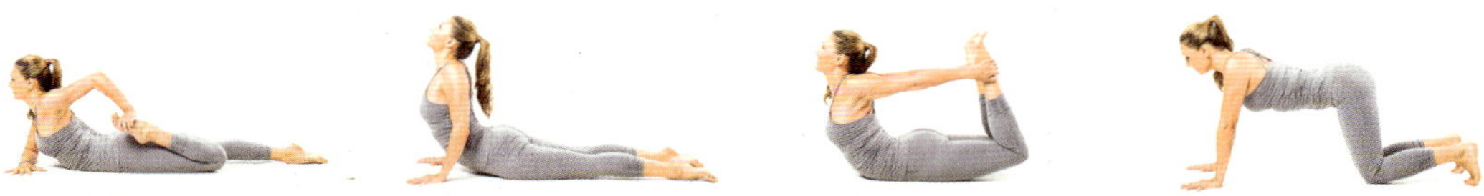

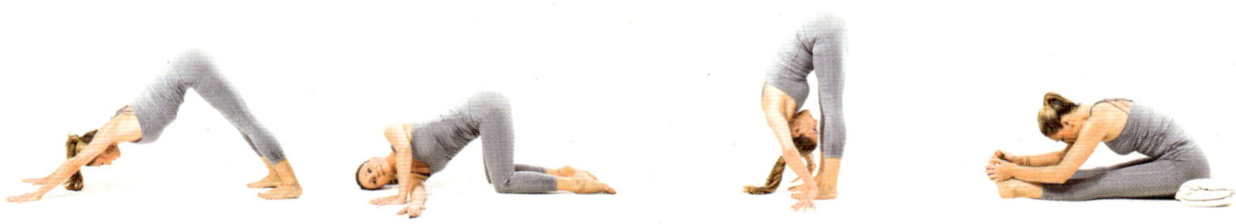

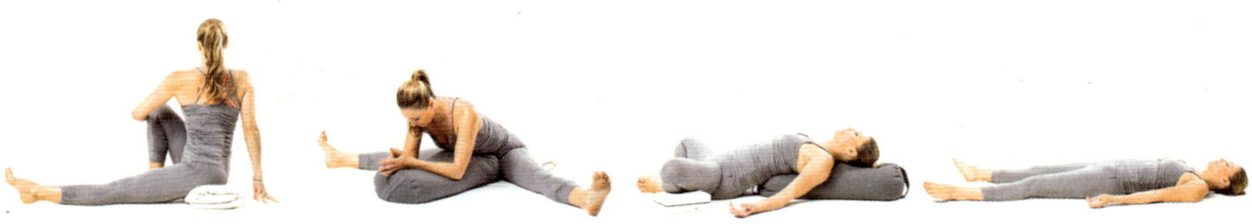

Moon Shine – 40 Minuten
für alle Level geeignet

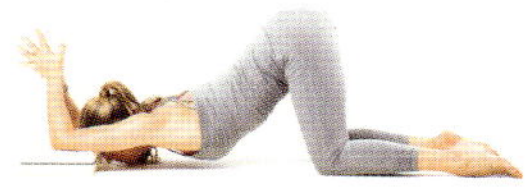

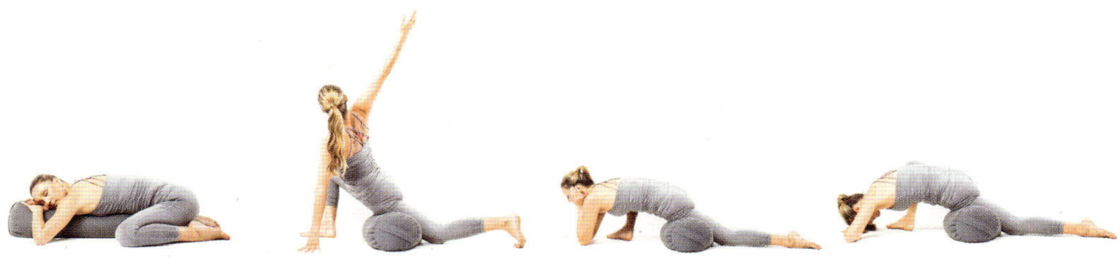

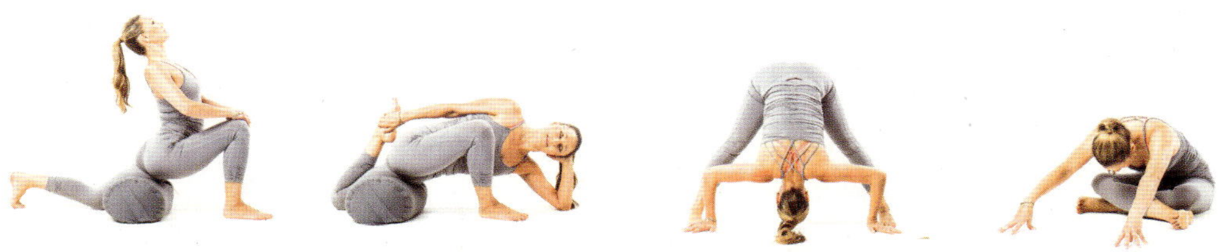

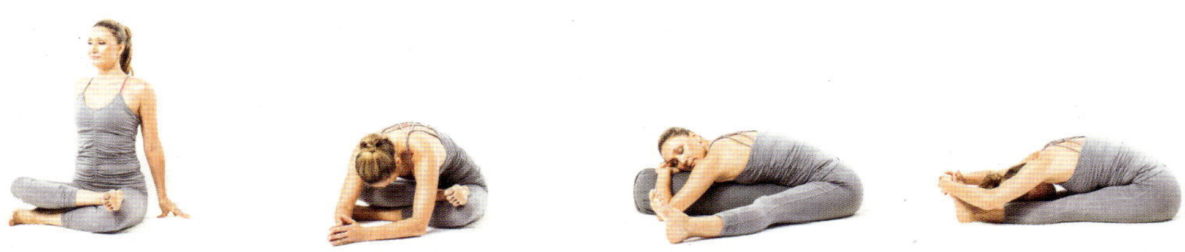

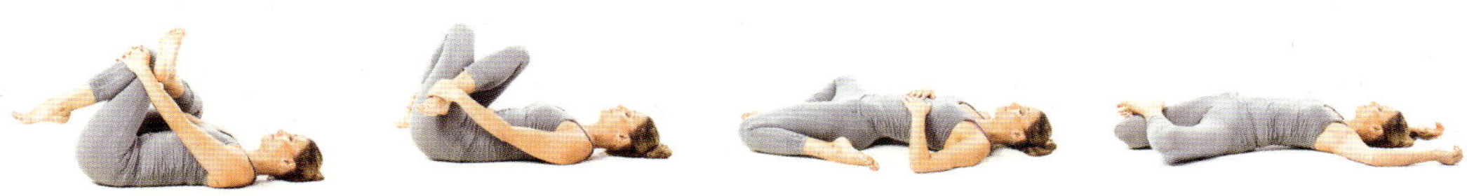

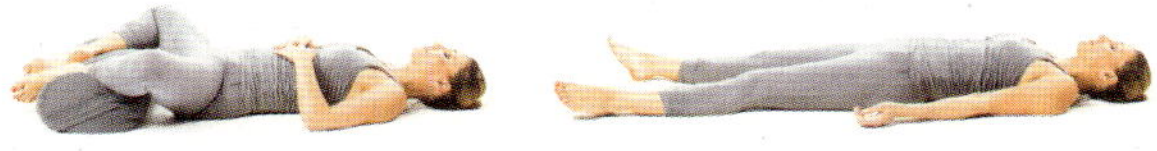

Quick Fix – 20 Minuten
für alle Level

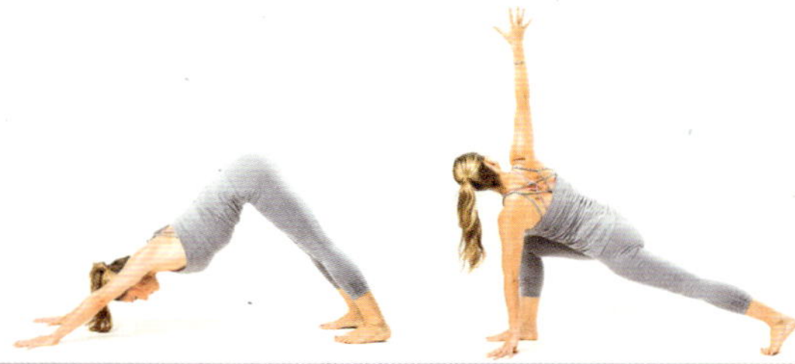

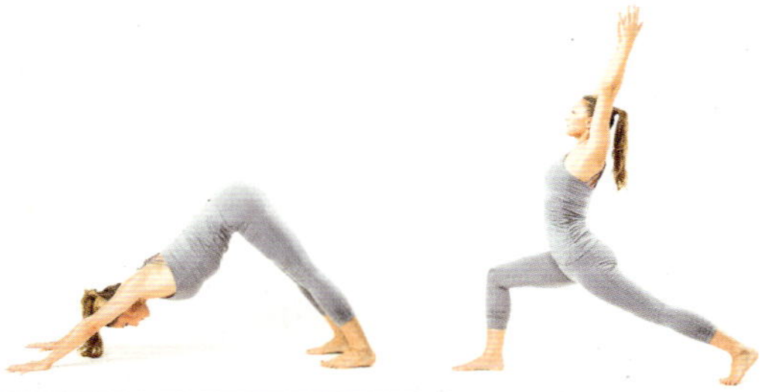

Baue hier eine
Surya Namaskar
ein

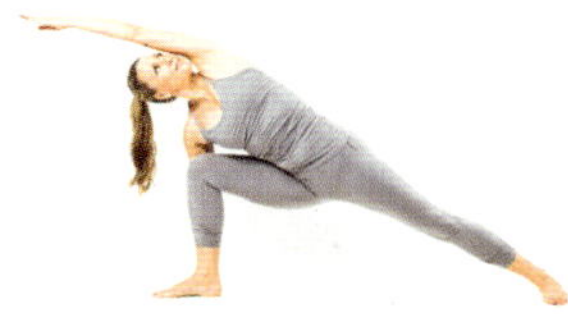

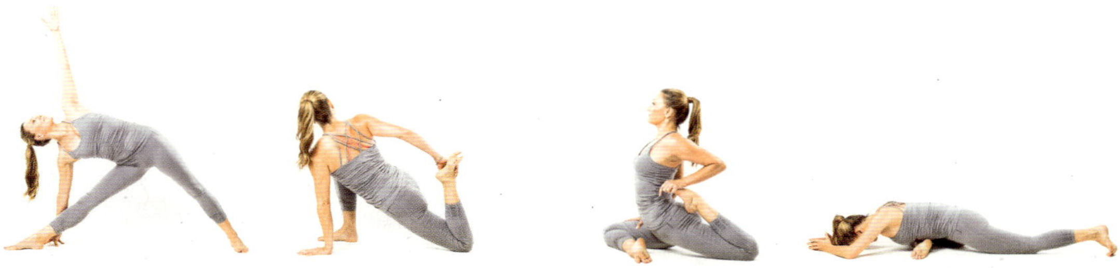

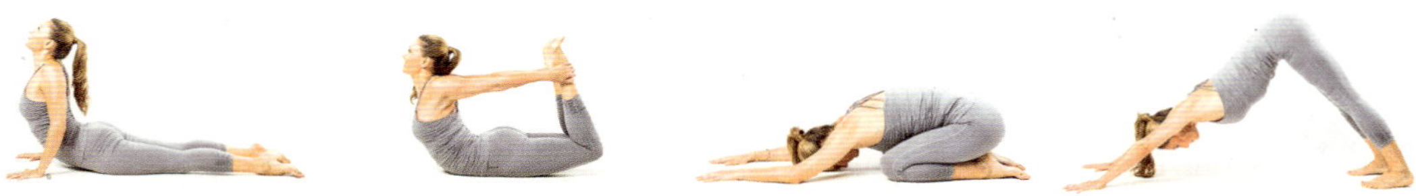

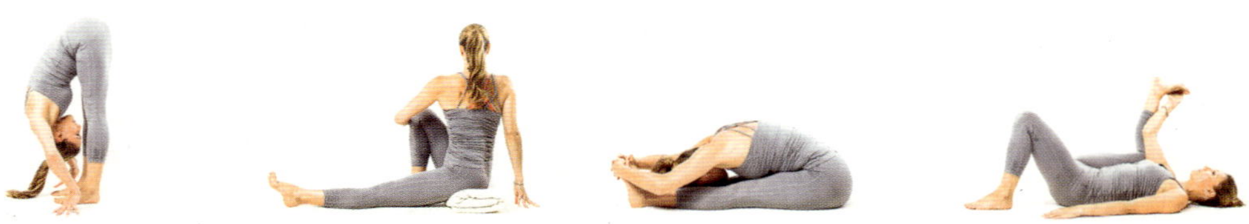

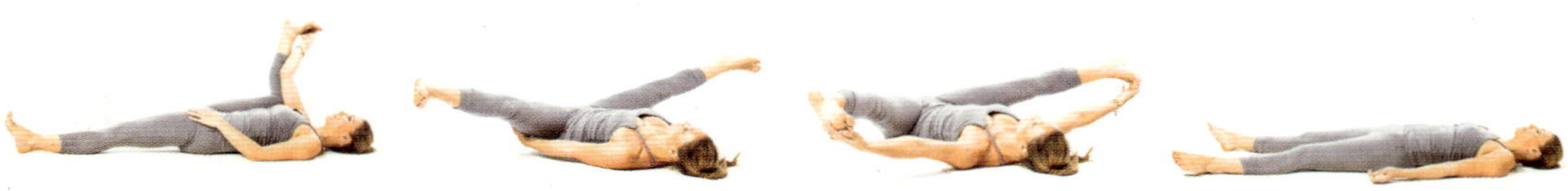

Möge
deine Reise mit
Yoga dir helfen, präsent,
bewusst und wohlwollend zu sein.
Mögest du durch Yoga eine liebevollere
Beziehung zu dir selbst und zu deinem
Körper entwickeln. Und mögest du die Kraft,
die Anmut, die Empfindsamkeit und das
Mitgefühl, die du in deinem Inneren
entwickelst, mit den Menschen um
dich herum teilen.

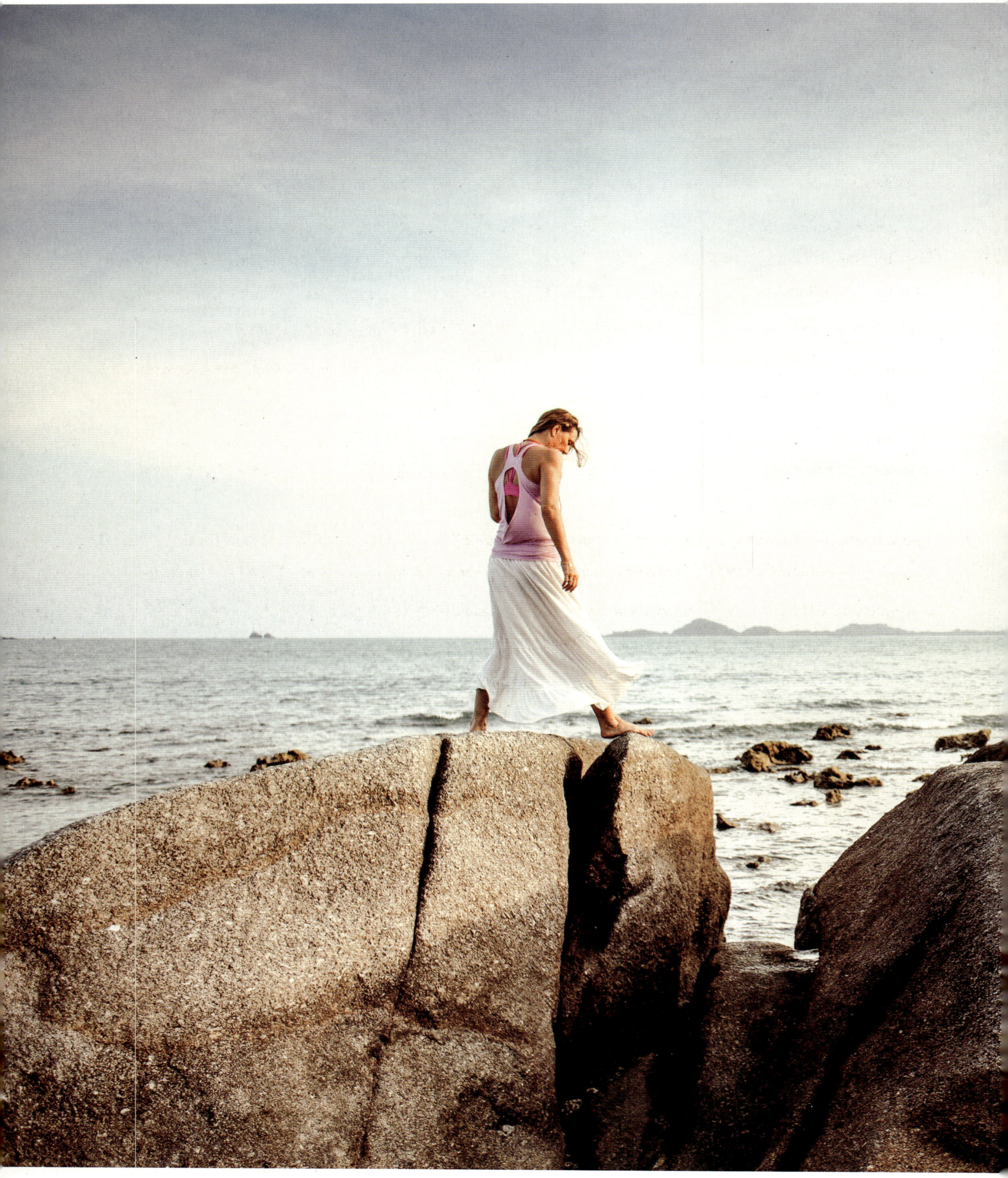

Danksagung

Mein Dank und meine Anerkennung gehen an das wundervolle Team, das dieses Buch ermöglicht hat:

Sylvie Reichert-Bisaillon, Madeleine Eggler, Suze Retera, Nina Haisken, Susanne Klein, Maren Brand und Christian Krinninger.

Besonders danke ich meinem Freund und Berater in Sachen Philosophie, Simon Krohn, www.mindyourself.dk.

Ein großes Dankeschön auch an die folgenden Yogis und Yoginis für ihre Zeit und Unterstützung: Marion Bierling, Leigh Ann Kittell, Christy McKenzie, Stefan Meyer, Nora Ndrenika, Stefanie Summer und Liliane Tschurtschenthaler.

Mein Respekt und meine Dankbarkeit an John Friend, den Gründer des Anusara® Yoga.

Ich bedanke mich bei allen Schülerinnen und Schülern, die zu treffen und zu unterrichten ich bisher die Freude hatte – ich habe so viel durch euch gelernt.

Für die Unterstützung und Freundschaft sowie die vielen wunderbaren Gelegenheiten, als Lehrerin zu wachsen, richte ich meinen Dank an Young-Ho Kim von Inside Yoga Frankfurt und an Dagmar Stuhr von AIRYOGA München.

Ganz besonders möchte ich meine allerersten Lehrer würdigen – meine Eltern, Robin Marchment und Keyhung No, die mich gelehrt haben, unerschütterlich meinen Träumen zu folgen und niemals aufzugeben.

Die Autorin und der Verlag danken folgenden Kooperationspartnern für ihre Unterstützung:

Mandala Fashion, Wellicious, Yogaeasy und Yogistar.

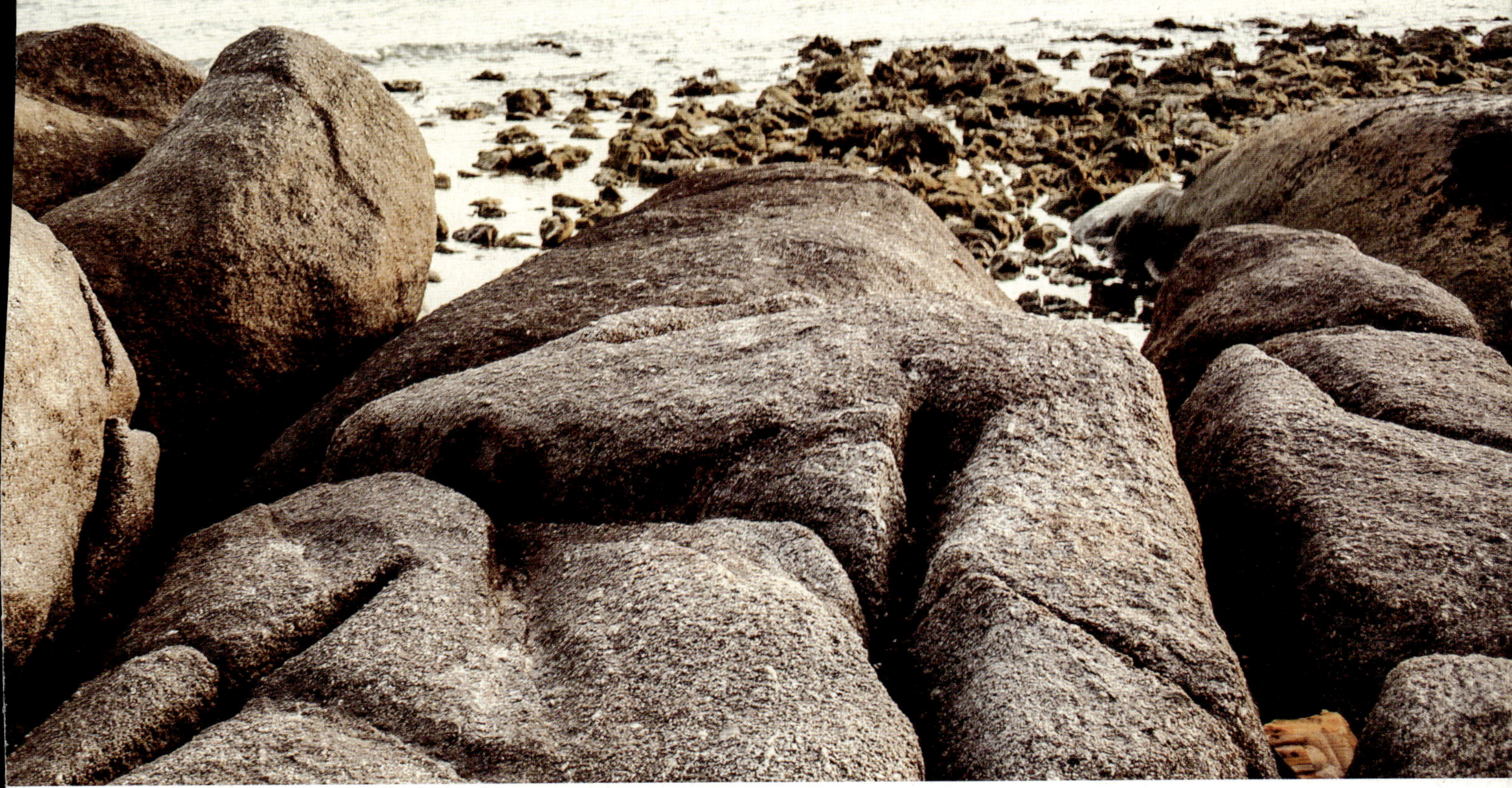